Springer-Lehrbuch

Wolfram Karges

Sascha Al Dahouk

Innere Medizin... in 5 Tagen

3., überarbeitete Auflage

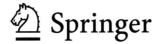 Springer

Prof. Dr. Wolfram Karges
Universitätsklinikum Aachen
Medizinische Klinik III
Aachen

PD Dr. Sascha Al Dahouk
Bundesinstitut für Risikobewertung
Berlin

ISBN-13 978-3-642-41617-0   ISBN 978-3-642-41618-7 (eBook)
DOI 10.1007/978-3-642-41618-7
3. Auflage 2014 Springer-Verlag Berlin Heidelberg

Die Deutsche Nationalbibliothek verzeichnet diese Publikation in der Deutschen Nationalbibliografie;
detaillierte bibliografische Daten sind im Internet über http://dnb.d-nb.de abrufbar.

Springer Medizin
© Springer-Verlag Berlin Heidelberg 2009, 2011, 2014

Planung: Dorit Müller, Heidelberg
Projektmanagement: Axel Treiber, Heidelberg
Lektorat: Martina Kahl-Scholz, Möhnesee
Projektkoordination: Heidemarie Wolter, Heidelberg
Umschlaggestaltung: deblik Berlin
Fotonachweis Umschlag: (c) iStockphoto
Herstellung: Fotosatz-Service Köhler GmbH – Reinhold Schöberl, Würzburg

Gedruckt auf säurefreiem und chlorfrei gebleichtem Papier

Springer Medizin ist Teil der Fachverlagsgruppe
Springer Science+Business Media
www.springer.com

Vorwort zur 3. Auflage

»Innere Medizin ...in 5 Tagen« ist ein Buch für junge Mediziner, die sich in kurzer Zeit systematisch und kompakt auf das Examen vorbereiten wollen oder müssen.

Das Buch wurde im Jahr 2008 für das einwöchige Aachener PJ-Repetitorium »Innere Medizin« konzipiert und seither mit Hilfe der Studierenden kontinuierlich weiterentwickelt. Es ist sicher nur ein Zufall, dass Aachen im M2-Ranking (Herbst 2013) den 1. Platz bundesweit eingenommen hat...

Wir möchten uns sehr bei den Studierenden und der Fachschaft des Modellstudiengangs Aachen und zahlreichen Fachkollegen für die vielen Kommentare und Vorschläge zur Verbesserung dieser 3. Auflage bedanken. Wir haben uns bemüht, das Buch trotz aller Updates und Ergänzungen möglichst kompakt zu halten, damit es sich auch zur Vorbereitung auf das künftige M2 Examen vor dem PJ eignet.

Auch den Mitarbeitern des Springer-Verlags gilt unser besonderer Dank für die professionelle und konstruktive Zusammenarbeit über die ganzen Jahre.

W. Karges
S. Al Dahouk
Aachen, im Herbst 2013

Inhaltsverzeichnis

Tag 3 – Gastroenterologie und Stoffwechsel

Tag 3 – Gastroenterologie und Stoffwechsel

Tag 4 – Hämatologie und Rheumatologie

Tag 4 – Hämatologie und Rheumatologie

Tag 5 – Nephrologie und Endokrinologie

Tag 5 – Nephrologie und Endokrinologie

Tag 1 – Kardiologie und Angiologie

Kardiologie

S. Al Dahouk, W. Karges

W. Karges, S. Al Dahouk, *Innere Medizin...in 5 Tagen*,
DOI 10.1007/978-3-642-41618-7_1, © Springer-Verlag Berlin Heidelberg 2014

1.1 Erkrankungen des Endokards

1.1.1 Infektiöse Endokarditis

- meist bakterielle (selten mykotische) Entzündung der Herzinnenhaut unter Beteiligung der Herzklappen
- oft Vorbestehen einer prädisponierenden strukturellen Herzerkrankung, z. B. Klappenvitium oder kongenitaler Herzfehler
- Befall der Mitralklappe und Aortenklappe am häufigsten, bei i. v. Drogenabusus Befall der Herzklappen des rechten Herzens durch Staphylokokken
- Streptokokken (40 % aller Fälle, davon >30 % *S. viridans*), Staphylokokken (40–50 %), Enterokokken, gramnegative Bakterien und andere seltene Erreger, z. B. Pilze (10 %)
- akute Verlaufsform
  - Destruktionen und Vegetationen an gesunden Herzklappen (**Endocarditis ulcerosa et polyposa**) durch hochvirulente Erreger
  - Erregerspektrum: *Staphylococcus aureus*, β-hämolysierende Streptokokken, Pneumokokken, Gonokokken, gramnegative Bakterien
- subakute Verlaufsform (**Endocarditis lenta**):
  - meist an vorgeschädigten Herzklappen, z. B. nach rheumatischer Endokarditis
  - Erregerspektrum: *Streptococcus viridans*, Enterokokken, gramnegative Bakterien der Darmflora, Staphylokokken, Pilze

- **Klinik**
- Fieber, Schüttelfrost, Tachykardie, Schwäche, Appetitlosigkeit, Gewichtsverlust
- neues oder sich änderndes Herzgeräusch, Herzinsuffizienzzeichen
- bakterielle Mikroembolien, z. B. embolische Herdenzephalitis
- Hautbeteiligung: Petechien, Osler-Knötchen (stecknadelkopfgroße rötliche Knötchen als Zeichen einer immunkomplexbedingten Vaskulitis), subunguale Splinterhämorrhagien, Janeway-Läsionen (hämorrhagische Läsionen an Handflächen und Fußsohlen), selten Trommelschlegelfinger und Uhrglasnägel
- Nierenbeteiligung: glomeruläre Herdnephritis (Löhlein-Herdnephritis), Niereninfarkte, diffuse Glomerulonephritis
- Splenomegalie
- Retinablutungen (*Roth's spots*)

- **Diagnostik**
- BSG↑, CRP↑, Leukozytose, normochrome Anämie
- Hämaturie und Proteinurie
- Nachweis zirkulierender Immunkomplexe (antiendotheliale/antisarkolemmale Antikörper) und Rheumafaktoren

! Cave
bei *Streptococcus bovis*-Endokarditis endoskopischer Ausschluss eines Kolontumors im freien Intervall!

Tag 1

- Erregernachweis mittels Blutkultur
- echokardiographischer Nachweis (TEE!) von Klappenvegetationen, Abszessen und Perikarderguss
- EKG-Veränderungen fehlen oder sind unspezifisch
- **Duke-Kriterien:**
  - **Hauptkriterien:** mindestens zwei unabhängige positive Blutkulturen, positiver Echokardiographiebefund (oszillierende Vegetation, Abszess, neue Klappeninsuffizienz)
  - **Nebenkriterien:** kardiale Vorerkrankung, Fieber >38°C, vaskuläre Befunde (Embolien, septische Infarkte), immunologische Befunde (Osler-Knötchen, Löhlein-Herdnephritis), echokardiographischer Befund (nicht dem Hauptkriterium entsprechend!), mikrobiologischer Befund (nicht dem Hauptkriterium entsprechend!, z. B. indirekter serologischer Nachweis)
  - Diagnose der bakteriellen Endokarditis ist erfüllt beim Vorliegen der zwei Hauptkriterien, von einem Hauptkriterium und drei Nebenkriterien oder fünf Nebenkriterien

- **Therapie**
- kalkulierte Initialtherapie
  - bei Nativklappen: Ampicillin-Sulbactam oder Amoxicillin-Clavulansäure und Gentamicin; alternativ Vancomycin, Gentamicin und Ciprofloxacin
  - bei Klappenprothesen: Vancomycin, Gentamicin und Rifampicin
- später nach Antibiogramm
  - bei Streptokokkennachweis: Penicillin/Amoxicillin und Gentamicin
  - bei Enterokokkennachweis: Amoxicillin/Ampicillin und Gentamicin
  - bei Staphylokokkennachweis: Flucloxacillin/Oxacillin und Gentamicin bzw. Vancomycin und Gentamicin im Falle methicillinresistenter Staphylokokken (bei Klappenprothesen zusätzlich Rifampicin)
- Klappenersatz bei persistierender Infektion unter Antibiose, rezidivierenden Thromboembolien oder bei vitiumbedingter Herzinsuffizienz
- gemäß Empfehlung der Deutschen Gesellschaft für Kardiologie und der Paul-Ehrlich-Gesellschaft für Chemotherapie (2007) medikamentöse Endokarditisprophylaxe nur noch für Patienten mit Hochrisikokonstellationen, d. h. Patienten mit der höchsten Wahrscheinlichkeit eines schweren oder letalen Verlaufs einer infektiösen Endokarditis
  - Patienten mit Klappenersatz (mechanische und biologische Prothesen)
  - Patienten mit rekonstruierten Klappen unter Verwendung von alloprothetischem Material in den ersten 6 Monaten nach Operation

>Memo
Cephalosporine wirken generell nicht gegen Enterokokken – »Enterokokkenlücke«

Tag 1

- Patienten mit überstandener Endokarditis
- Patienten mit angeborenen Herzfehlern
  - zyanotische Herzfehler, die nicht oder palliativ mit systemisch-pulmonalem Shunt operiert sind
  - operierte Herzfehler mit Implantation von Conduits (mit oder ohne Klappe) oder residuellen Defekten, d. h. turbulenter Blutströmung im Bereich des prothetischen Materials
- alle operativ oder interventionell unter Verwendung von prothetischem Material behandelten Herzfehler in den ersten 6 Monaten nach Operation
- herztransplantierte Patienten, die eine kardiale Valvulopathie entwickeln
- bei Eingriffen am Oropharynx oder Respirationstrakt
  - **Standardprophylaxe:** Amoxicillin 2 g p. o. oder Ampicillin 2 g i. v. 30–60 min vor dem Eingriff, alternativ Cefazolin/Ceftriaxon 1 g i. v.
  - **bei Penicillin- oder Ampicillinallergie:** Clindamycin 600 mg p. o., alternativ Cefalexin 2 g p. o. bzw. Clarithromycin 500 mg p. o., oder Clindamycin 600 mg i. v., alternativ Cefazolin/Ceftriaxon 1 g i. v.
- Endokarditisprophylaxe für Patienten mit manifesten Infektionen
  - bei Eingriffen am Respirationstrakt
    - Aminopenicillin und Betalaktamaseinhibitor (z. B. Augmentan®), Cefazolin oder Clindamycin
    - bei methicillinresistenten *Staph.-aureus*-Stämmen (MRSA) Vancomycin
  - bei Eingriffen am Gastrointestinal- oder Urogenitaltrakt
    - Ampicillin, Piperacillin oder Vancomycin
  - bei Eingriffen an Haut, Hautanhangsgebilden oder muskuloskelettalem Gewebe
    - staphylokokkenwirksame Penicilline oder Cephalosporine
    - bei Betalaktamallergie Clindamycin
    - bei MRSA Vancomycin

! Cave
Endokarditisprophylaxe bei Gastroskopien, Koloskopien oder Zystoskopien auch bei Biopsieentnahmen nicht mehr generell empfohlen

>Memo
Bei Eingriffen am Gastrointestinal- oder Urogenitaltrakt sollte das Antibiotikaregime wirksam gegen Enterokokken sein.

1.1.2 Nichtinfektiöse (abakterielle) Endokarditis

- **Endokarditis Libman-Sacks:** Manifestation des systemischen Lupus erythematodes mit großen Fibrinthromben auf den Klappen und Begleitperikarditis und Pleuritis
- **Löffler-Endokarditis (Endocarditis parietalis fibroplastica):** Infiltration des Wandendokards, meist der rechten Herzkammer, mit eosinophilen Granulozyten im Rahmen eines hypereosinophilen Syndroms, z. B. bei Asthma bronchiale, paraneoplastisch bei Lymphomen und Bronchialkarzinom, bei eosinophiler Leukämie

Tag 1

1

□ Tab. 1.1 Jones-Kriterien (American Heart Association)	
Hauptkriterien	Nebenkriterien
Karditis	Fieber
Polyarthritis	Arthralgie
Chorea	BSG- und/oder CRP-Erhöhung
Subkutane Knötchen	Verlängerte PQ-Zeit
Erythema anulare (marginatum)	Rheumatisches Fieber oder rheumatische Karditis in der Anamnese

Diagnose wahrscheinlich bei Vorhandensein zweier Hauptkriterien oder eines Hauptkriteriums und zweier Nebenkriterien

1.1.3 Rheumatisches Fieber

- Autoimmunreaktion nach einer Infektion mit β-hämolysierenden Streptokokken der Gruppe A (*S. pyogenes*), z. B. Angina tonsillaris, Pharyngitis
- Kreuzreaktion des M-Proteins der β-hämolysierenden A-Streptokokken mit sarkolemmalem Myosin und Tropomyosin sowie Antigenen des Nucleus caudatus und subthalamicus
- entzündliche Systemerkrankung mit Manifestationen an Herz, Gelenken, ZNS und Haut
- meist zwischen dem 5. und 15. Lebensjahr auftretend

- **Klinik**
- 2–3 Wochen nach einer Streptokokkeninfektion des oberen Respirationstraktes
  - Fieber, Schweißneigung, Abgeschlagenheit, Kopfschmerzen
  - häufig asymptomatische Pankarditis, evtl. Dyspnoe, Tachykardie, Ödeme, retrosternale Schmerzen als Zeichen einer Herzinsuffizienz
  - wandernde Gelenkbeschwerden mit überwiegendem Befall der großen Gelenke
  - rheumatische subkutane Knötchen, Erythema anulare rheumaticum (marginatum), Erythema nodosum
  - selten Pleuritis
- Chorea minor (Sydenham): Spätmanifestation mit plötzlichen unkontrollierten Bewegungen der Hände mit begleitender Muskelschwäche

- **Diagnostik**
- Jones-Kriterien (American Heart Association) (□ Tab. 1.1)
- positiver Rachenabstrich (Kultur oder Antigenschnelltest)
- Antistreptolysin-Titer (ASO, ASL)↑ und Anti-Desoxyribonukleotidase-Titer (Anti-DNAase-B, ADB)↑

▢ Tab. 1.2 Schweregrade eines Klappenvitiums (New York Heart Association, NYHA)

Schweregrad	Körperliche Belastbarkeit
I	Keine Einschränkung der körperlichen Leistungsfähigkeit in Ruhe und bei Belastung
II	Beschwerden bei stärkerer körperlicher Belastung
III	Beschwerden bei leichter körperlicher Belastung
IV	Beschwerden in Ruhe

- BSG↑, CRP↑
- Systolikum (bei relativer Mitralinsuffizienz) und Diastolikum (bei relativer Aorteninsuffizienz)
- echokardiographischer Nachweis von Klappenveränderungen (Mitralklappe 80 %, Aortenklappe 20 %), evtl. Ventrikeldilatation und Perikarderguss
- im Myokard Rundzellenansammlungen und Riesenzellen um nekrotisches Material (Aschoff-Knötchen) und nekrotische Myokardfibrillen nachweisbar

- **Therapie**
- Penicillin 3–4 Mio. IE/d i. v. über 10 Tage
- bei Penicillinallergie Makrolidantibiotikum (Erythromycin)
- ASS 2–3 g/d und Prednisolon initial 80 mg/d mit anschließender Dosisreduktion über 4–6 Wochen
- Tonsillektomie im freien Intervall
- Rezidivprophylaxe mit Benzyl-Penicillin 1,2 Mio. IE i. m. alle 4 Wochen über mindestens 10 Jahre/bis zum 25. Lebensjahr

1.2 Erworbene Herzklappenfehler

- Klassifikation des Schweregrades eines Klappenvitiums nach körperlicher Belastbarkeit (New York Heart Association, NYHA) (▢ Tab. 1.2)

1.2.1 Mitralklappenstenose

- Einengung der Mitralklappe mit Verkleinerung der Klappenöffnungsfläche und Behinderung der linksventrikulären Füllung
- normale Klappenöffnungsfläche 4–6 cm²
- meist Folge der rheumatischen Endokarditis, postentzündliche Prozesse führen zur Fusion der Kommissuren, Fibrosierung und Verkalkung der Klappensegel

- symptomatisch erst 10–20 Jahre nach rheumatischem Fieber
- Mitralstenose → Füllung des LV↓ → HZV↓ → Druck im LA↑ → Lungenstauung → pulmonale Hypertonie → Rechtsherzbelastung/-hypertrophie → relative Trikuspidalinsuffizienz → Rechtsherzinsuffizienz → Rückstau in den Körperkreislauf

- **Klinik**
- Klinik ist abhängig vom Schweregrad der Mitralstenose
- Leistungsminderung, evtl. pektanginöse Beschwerden und Palpitationen
- Belastungs-/Ruhedyspnoe, nächtlicher Husten (»**Asthma cardiale**«), Hämoptoe (hämosiderinhaltige Lungenmakrophagen, sog. Herzfehlerzellen), evtl. Lungenödem
- absolute Arrhythmie bei Vorhofflimmern, Thrombenbildung mit der Gefahr thromboembolischer Komplikationen, evtl. bakterielle Endokarditis
- Facies mitralis mit rötlich-zyanotischen Wangen
- sichtbare Stauung der Hals- und Zungenvenen, Stauungsleber, Stauungsniere, periphere Ödeme

- **Diagnostik**
- auskultatorisch paukender 1. Herzton, Mitralklappenöffnungston, niederfrequentes daran anschließendes Diastolikum, präsystolisches Crescendogeräusch (nur bei Sinusrhythmus!)
- Decrescendodiastolikum (**Graham-Steell-Geräusch**) bei pulmonaler Hypertonie als Zeichen einer relativen Pulmonalklappeninsuffizienz
- im EKG Zeichen der Belastung des linken Vorhofs (P-mitrale, evtl. AA bei VHF) und später der Rechtsherzbelastung (Steil-/Rechtstyp, Sokolow-Lyon-Index $RV_1 + SV_{5/6} \geq 1{,}05$ mV)
- im Röntgenbild des Thorax mitralkonfiguriertes Herz (»**stehende Eiform**«) mit vergrößertem linkem Vorhof (Doppelkontur am rechten Herzrand, verstrichene Herztaille), erweiterter A. pulmonalis und vermehrter Lungengefäßzeichnung (**Kerley-B-Linien** in den Unterfeldern)
- transthorakale/-ösophageale Echokardiographie: Nachweis fibrotischer Verdickungen und Verkalkungen, »**Doming**« der Mitralsegel, Abnahme der frühdiastolischen Klappenschlussgeschwindigkeit (EF-Slope), Berechnung der Mitralklappenöffnungsfläche (Druckhalbwertszeit oder Planimetrie), Bestimmung des Druckgradienten über der Klappe mittels Doppler-Echokardiographie, evtl. Nachweis eines vergrößerten Vorhofs und von Vorhofthromben
- simultaner Rechts- und Linksherzkatheter: erhöhte pulmonalarterielle Drücke, Bestimmung des diastolischen Druckgradienten über der Klappe und der Klappenöffnungsfläche (nach Gorlin) (◨ Tab. 1.3)

Tag 1

◼ **Tab. 1.3** Schweregrade der Mitralklappenstenose (American College of Cardiology/American Heart Association, 2006)

Schweregrad		Mittlerer Druckgradient (mmHg)	Mittlerer pulmonal-arterieller Druck (mmHg)	Klappen-öffnungsfläche (cm^2)
I	Leicht	<5	<30	>1,5
II	Moderat	5–10	30–50	1,0–1,5
III	Schwer	>10	>50	<1,0

- **Therapie**
▬ körperliche Schonung
▬ Diuretika
▬ bei Vorhofflimmern Digitalisglykoside, evtl. in Kombination mit Verapamil oder Betablockern
▬ Antikoagulation bei rezidivierendem Vorhofflimmern oder nach Embolisierung
▬ Endokarditisprophylaxe nur noch nach individueller Abwägung
▬ Mitralklappenvalvuloplastie bei reinen Stenosen mit wenigen Kalzifizierungen (bei linksatrialen Thromben kontraindiziert!)
▬ evtl. Kommissurotomie
▬ Klappenersatz bei klinisch symptomatischer moderater Mitral-klappenstenose (NYHA III–IV) oder asymptomatischer bzw. oligosymptomatischer schwerer Mitralklappenstenose (NYHA I–II)

! Cave
keine ACE-Hemmer!
(wie bei anderen Vasodilatatoren ist bei Patienten mit Aorten-/ Mitralklappenstenose oder obstruktiver hypertropher Kardiomyopathie besondere Vorsicht angezeigt)

1.2.2 Mitralklappeninsuffizienz

▬ Schlussunfähigkeit der Mitralklappe mit Zurückströmen des Blutes in den linken Vorhof während der Systole
▬ meist Folge degenerativer Veränderungen, z. B. Chordafaden-abriss oder myxomatöser Prolaps, seltener durch postrheuma-tische Veränderungen oder bakterielle Endokarditis bedingt
▬ relative Mitralinsuffizienz durch Dehnung des Klappenrings infolge starker Dilatation des linken Ventrikels
▬ Ruptur des Papillarmuskels, z. B. im Rahmen eines akuten Myokardinfarktes
▬ Mitralinsuffizienz → Reflux in LA → Vorhofdilatation → Ventri-keldilatation → linksventrikuläre Dekompensation → pulmonale Stauung → Rechtsherzinsuffizienz

Tag 1

■ Klinik
- erst im fortgeschrittenen Stadium Zeichen der Herzinsuffizienz: Belastungsdyspnoe, Leistungsminderung, Palpitationen, nächtliche Hustenanfälle, Orthopnoe
- bei akuter Mitralinsuffizienz infolge einer Papillarmuskelnekrose nach Infarkt rasche Linksherzdekompensation mit Lungenödem und evtl. kardiogenem Schock
- thromboembolische Komplikationen bei Vorhofflimmern
- bakterielle Endokarditis

■ Diagnostik
- Herzspitzenstoß ist abgeschwächt, häufig hebend, verbreitert und nach außen verlagert
- auskultatorisch abgeschwächter oder nicht hörbarer 1. Herzton, mittel- bis hochfrequentes holosystolisches, band- bis decrescendoförmiges Geräusch mit p. m. über der Herzspitze und Fortleitung in die Axilla (verstärkt in Linksseitenlage); bei großem Pendelvolumen 3. Herzton mit daran anschließendem kurzem diastolischem Geräusch als Ausdruck einer relativen Mitralstenose
- im EKG P-mitrale (sinistroatriale), evtl. Vorhofflimmern, Zeichen der Linksherzhypertrophie
- im Röntgenbild des Thorax mitralkonfiguriertes Herz mit verstrichener Herztaille; in der Seitaufnahme Einengung des Retrokardialraumes in Vorhof- und Ventrikelhöhe; evtl. Zeichen der Lungenstauung
- echokardiographischer Nachweis der vergrößerten Herzhöhlen und morphologisch veränderter Klappen sowie mittels Farbdoppler Quantifizierung des Regurgitationsstroms in den linken Vorhof zur Abschätzung des Ausmaßes der Insuffizienz
- in der Herzkatheteruntersuchung veränderte Pulmonalkapillardruckkurve (hohe V-Welle als Zeichen einer starken Regurgitation); mittels Lävokardiogramm erfolgt die Schweregradbeurteilung anhand des Refluxes in den Vorhof (■ Tab. 1.4)

■ Therapie
- körperliche Schonung
- Herzinsuffizienztherapie: Digitalis, Diuretika, Nitrate, ACE-Hemmer
- Antikoagulation bei Vorhofflimmern
- Therapie der Wahl ist die frühzeitige (noch bei asymptomatischem Patienten) Klappenrekonstruktion mit Erhalt des Mitralklappenapparates
- Mitralklappenersatz als »Second-line«-Therapie bei schwerer Mitralinsuffizienz
- Endokarditisprophylaxe nur noch nach individueller Abwägung

Tag 1

□ Tab. 1.4 Schweregrade der Mitralklappeninsuffizienz		
Schweregrad der Mitral-insuffizienz	Kontrastmittelreflux im Lävokardiogramm	Regurgitations-fraktion (% des Schlagvolumens)
I	Minimaler Reflux in der Klappen-ebene	<20
II	Systolischer Reflux mit fast vollstän-diger Kontrastierung des linken Vorhofs nach mehreren Herzaktio-nen (Kontrastmitteldichte LA<LV)	20–40
III	Schnelle vollständige Kontrastie-rung des linken Vorhofs (Kontrast-mitteldichte LA = LV)	40–60
IV	Vollständige Kontrastierung des linken Vorhofs mit der ersten Systole und Reflux in die Pulmonalvenen (Kontrastmitteldichte LA>LV)	>60

1.2.3 Mitralklappenprolaps (Barlow-Syndrom, Klick-Syndrom)

▬ verstärkte systolische Vorwölbung einer oder beider Klappen-segel in den linken Vorhof teilweise mit Mitralinsuffizienz
▬ häufigste Klappenanomalie im Erwachsenenalter, familiär gehäuft
▬ primärer (idiopathischer) Mitralklappenprolaps: myxomatöse Proliferation des Klappenstromas
▬ sekundärer Mitralklappenprolaps: Verlagerung des Ansatzes des vorderen Mitralsegels, z. B. bei Vorhofseptumdefekt oder hypertropher Kardiomyopathie

▪ **Klinik**
▬ meist asymptomatisch (90 %)
▬ Palpitationen, Herzstechen, Dyspnoe, Schwindel, Synkopen, Ermüdbarkeit, Angstzustände, pektanginöse Beschwerden
▬ seltene Komplikationen: Ruptur eines degenerierten Sehnen-fadens, Endokarditis, Herzrhythmusstörungen, arterielle Embolien

▪ **Diagnostik**
▬ häufig graziler Körperbau
▬ auskultatorisch meist meso- oder spätsystolischer Klick mit p. m. über der Herzspitze oder dem linken unteren Sternalrand, evtl. spätsystolisches hochfrequentes Mitralklappeninsuffizienz-geräusch (Auskultationsbefund ändert sich in Abhängigkeit von

Körperposition, Belastung oder Valsalva-Manöver); stummer MKP in 25 % aller Fälle
=== unspezifische EKG-Befunde, z. B. gehäuft supraventrikuläre/ventrikuläre Arrhythmien, ST-Streckenveränderungen in II, III und aVF
=== im Belastungs-EKG häufig falsch positive Ischämiezeichen
=== echokardiographischer Nachweis der systolischen Posteriorbewegung (mindestens 2 mm) des vorderen oder hinteren Segels (»Hängematten-Phänomen« der C-D-Strecke), evtl. Reflux bei Mitralklappeninsuffizienz

- **Therapie**
=== keine spezifische Therapie
=== bei symptomatischen Patienten Betablocker
=== ggf. orale Antikoagulation bei Thrombusnachweis oder Embolien
=== Klappenrekonstruktion/-ersatz nur bei symptomatischen Patienten mit höhergradiger Mitralklappeninsuffizienz

1.2.4 Aortenklappenstenose

=== bei älteren Patienten infolge Aortensklerose, angeboren bikuspide Aortenklappe, erworbene Aortenstenose nach rheumatischer oder bakterieller Endokarditis
=== häufigster Klappenfehler
=== normale Aortenklappenöffnungsfläche 3,5–5,0 cm^2
=== Aortenklappenstenose → linksventrikuläre konzentrische Hypertrophie (O_2-Diffusionsstrecke$\uparrow$) → Koronarperfusion$\downarrow$ (niedriger poststenotischer Druck, erhöhter enddiastolischer Ventrikeldruck) → myokardialer O_2-Bedarf$\uparrow$

- **Klinik**
=== lange Zeit beschwerdefrei trotz hochgradiger Stenose
=== Belastungsdyspnoe, Leistungsminderung
=== Hypotonieneigung, Schwindel, belastungsabhängige Synkopen
=== Angina pectoris
=== Komplikationen: höhergradige Herzrhythmusstörungen, plötzlicher Herztod, Linksherzversagen, evtl. arterielle Mikroembolien

- **Diagnostik**
=== niedrige Blutdruckamplitude, Pulsus parvus et tardus
=== hebender und verbreiterter Herzspitzenstoß, Schwirren über Aorta (rechts parasternal) und Karotiden
=== auskultatorisch raues spindelförmiges Systolikum mit p. m. im 2. ICR rechts parasternal mit Fortleitung in die Karotiden (Verstärkung im Sitzen); bei höhergradiger Stenose wird das Geräusch wieder leiser, paradoxe Spaltung des 2. Herztons

Tag 1

◻ **Tab. 1.5** Schweregrade der Aortenklappenstenose (American Heart Association, 2006)

Schweregrad	Klappen-öffnungs-fläche (cm²)	Mittlerer Druck-gradient (mmHg)	V_{max} (m/s)
Leichte Aortenstenose	>1,5	<25	<3,0
Mittelgradige Aortenstenose	1,0–1,5	25–50	3,0–4,0
Schwere Aortenstenose	<1,0	>50	>4,0

— im EKG Zeichen der Linksherzhypertrophie (Sokolow-Lyon-Index $SV_1 + RV_{5/6}$ >3,5 mV, Linkstyp), T-Negativierungen links-präkordial (V_{4-6}) als Zeichen der Druckhypertrophie, bei gleichzeitiger Volumenbelastung kleine Q-Zacken, evtl. Rhyth-musstörungen
— im Röntgenbild des Thorax erst bei fortgeschrittener Erkrankung Linksherzvergrößerung, poststenotische Dilatation der Aorta, Lungenstauung
— echokardiographischer Nachweis fibrotisch verdickter und ver-kalkter Klappen mit verminderter Beweglichkeit und Öffnungs-fähigkeit (selten kuppelförmige »Domstellung« der Klappen), linksventrikuläre Hypertrophie, vergrößerter linksventrikulärer Durchmesser und eingeschränkte Kontraktilität, Bestimmung der Klappenöffnungsfläche und des Druckgradienten über der Klappe mittels Doppler-Echokardiographie
— mittels Linksherzkatheter Bestimmung der Druckgradienten über der Klappe, der Klappenöffnungsfläche und der links-ventrikulären Pumpfunktion (indiziert bei symptomatischen Patienten und vor Operation) (◻ Tab. 1.5)

▪ Therapie
— körperliche Schonung bei symptomatischen Patienten
— Endokarditisprophylaxe nur noch nach individueller Abwägung
— Klappenersatz vor Auftreten von Linksherzinsuffizienzzeichen (Druckgradient >50 mmHg oder symptomatischer Patient)
— Aortenklappenvalvuloplastie und perkutane Implantation eines klappentragenden Stents bei nichtoperablen älteren Patienten

1.2.5 Aortenklappeninsuffizienz

— unvollständiger Aortenklappenschluss infolge von Verände-rungen an den Klappen, am Klappenring oder an der Aorten-wurzel
— zweithäufigster Klappenfehler

1

—   meist durch rheumatisches Fieber, Dilatation des Aortenbogens, bakterielle Endokarditis oder bikuspide Aortenklappe bedingt; selten infolge eines Aneurysma dissecans, bei Lues oder Marfan-Syndrom
—   Aortenklappeninsuffizienz → Volumenbelastung LV (diastolisches Pendelvolumen) → Schlagvolumen↑ → Blutdruckamplitude↑ → exzentrische Linksherzhypertrophie

■   **Klinik**
—   bei akuter Aorteninsuffizienz Linksherzdekompensation mit Lungenödem
—   chronische Aorteninsuffizienz lange asymptomatisch
—   verminderte Leistungsfähigkeit, blasse Haut, Palpitationen, Dyspnoe, pektanginöse Beschwerden
—   Pulsationen der Halsgefäße und pulssynchrones Kopfnicken (**Musset-Zeichen**), sichtbarer Kapillarpuls bei Druck auf den Fingernagel (**Quincke-Zeichen**), pulssynchrone Kopfschmerzen

■   **Diagnostik**
—   große Blutdruckamplitude ($RR_{systolisch}$↑ durch Schlagvolumen und $RR_{diastolisch}$↓ durch Windkesseleffekt bei Blutreflux), Pulsus celer et altus (»**Wasserhammerpuls**«)
—   auskultatorisch hauchendes oder gießendes diastolisches Decrescendogeräusch unmittelbar nach dem 2. Herzton, spindelförmiges Systolikum infolge der relativen Aortenstenose (Schlagvolumen↑), evtl. spätdiastolisches Geräusch durch Behinderung des vorderen Mitralsegels (**Austin-Flint-Geräusch**)
—   im EKG Zeichen der Linksherzhypertrophie (Sokolow-Lyon-Index $SV_1 + RV_{5/6} > 3{,}5$ mV, Linkstyp), als Zeichen der Volumenbelastung betonte Q-Zacken, T-Negativierungen erst spät im Verlauf
—   im Röntgenbild des Thorax aortenkonfiguriertes Herz (»**Holzschuhform**«) mit Vergrößerung des linken Ventrikels und ausgeprägter Herztaille, prominenter Aortenknopf, Dilatation und Elongation der Aorta ascendens
—   echokardiographischer Nachweis des vergrößerten linken Ventrikels, infolge des Refluxes Flatterbewegungen des vorderen Mitralsegels und vorzeitiger Mitralklappenschluss bei hohem LVEDP, Insuffizienzjet mittels Farbduplex, evtl. Vegetationen sichtbar
—   mittels Herzkatheter Beurteilung des Schweregrades nach Kontrastmittelinjektion in die Aorta ascendens und Bestimmung des Regurgitationsvolumens sowie der Auswaschgeschwindigkeit (◘ Tab. 1.6)

■   **Therapie**
—   bei asymptomatischen Patienten konservative Therapie:
  —   normale körperliche Aktivität unter Meidung größerer Anstrengungen

Tag 1

◨ **Tab. 1.6** Schweregrade der Aortenklappeninsuffizienz

Schweregrad der Aorteninsuffizienz	Kontrastmittelreflux im Lävokardiogramm	Regurgitationsfraktion (% des Schlagvolumens)
I	Minimaler Reflux im Klappenbereich	<20
II	Mäßiger Reflux in den linken Ventrikel ohne völlige Ausschwemmung des Kontrastmittels während jeder Systole	20–40
III	Völlige und homogene Kontrastierung des linken Ventrikels und der Aorta	40–60
IV	Einstrom des Kontrastmittels in den linken Ventrikel vorwiegend während der ersten Diastole, Kontrastmitteldichte im linken Ventrikel höher als in der Aorta ascendens	>60

— Herzinsuffizienztherapie mit Digitalis, Diuretika, ACE-Hemmer
— Endokarditisprophylaxe nur noch nach individueller Abwägung
— bei symptomatischen Patienten Klappenersatz vor irreversibler Myokardschädigung

1.3 Angeborene Herzfehler

— mögliche Ursachen angeborener Herzfehler
  — embryonale Entwicklungsstörung (14.–60. Tag der Schwangerschaft)
  — teratogene Schäden
    – Alkoholabusus
    – Medikamenteneinnahme
    – Infektionen, z. B. Röteln
    – Erkrankungen der Mutter, z. B. Diabetes mellitus
  — Chromosomenabberationen, z. B. Down-Syndrom, Ullrich-Turner-Syndrom
— Klassifikation angeborener Herzfehler
  — Herz-/Gefäßfehler ohne Shunt (20–30 %)
    – Pulmonalklappenvitien
    – Aortenklappenvitien
    – Mitralklappenvitien
    – Aortenisthmusstenose

- – Ebstein-Anomalie (Trikuspidalklappenansatz in den rechten Ventrikel verlagert, RA↑)
- Herz-/Gefäßfehler mit Links-rechts-Shunt, azyanotisch (50 %)
  - – Ventrikelseptumdefekt
  - – Vorhofseptumdefekt
  - – persistierender Ductus arteriosus Botalli
  - – aortopulmonales Fenster
- Herz-/Gefäßfehler mit Rechts-links-Shunt, häufig zyanotisch (20–30 %)
  - – mit verminderter Lungendurchblutung: Fallot-Tetralogie, Pulmonalstenose/-atresie
  - – mit vermehrter Lungendurchblutung: Truncus arteriosus communis; andere Fehlbildungen mit ASD oder VSD

1.3.1 Pulmonalstenose

- Obstruktion des rechtsventrikulären Ausflusstraktes
  - valvulär
  - subvalvulär (infundibulär)
  - supravalvulär
- etwa 10 % aller angeborenen Herzfehler, meist valvulär
- häufig zusammen mit anderen Herzfehlern auftretend, z. B. Fallot-Tetralogie
- Druckbelastung RV → konzentrische Hypertrophie → Rechtsherzinsuffizienz

- **Klinik**
- leichte Pulmonalstenose häufig asymptomatisch
- mit zunehmendem Schweregrad der Stenose Leistungsabfall und periphere Zyanose als Zeichen des kleinen Herzzeitvolumens
- evtl. zentrale Zyanose bei Rechts-links-Shunt, z. B. infolge eines offenen Foramen ovale

- **Diagnostik**
- palpatorisch links parasternal (2./3. ICR) systolisches Schwirren
- auskultatorisch raues spindelförmiges Systolikum mit p. m. im 2./3. ICR links parasternal, evtl. systolischer Ejektionsklick, gespaltener 2. Herzton mit verspätetem und abgeschwächtem Pulmonalissegment
- im EKG Zeichen der Rechtsherzbelastung (Rechtstyp, P-dextroatriale, inkompletter Rechtsschenkelblock, Sokolow-Lyon-Index $RV_1 + SV_{5/6} \geq 1{,}05$ mV)
- im Röntgenbild des Thorax abgerundete und angehobene Herzspitze, in der Seitaufnahme Einengung des Retrosternalraumes, prominentes Pulmonalissegment bei poststenotischer Dilatation der A. pulmonalis, evtl. verminderte Lungengefäßzeichnung

◻ **Tab. 1.7** Schweregrade der Pulmonalstenose

Schweregrad		Systolischer Druckgradient (mmHg)
I	Unbedeutend	<25
II	Leicht	25–50
III	Mäßig	50–80
IV	Schwer	>80

━ echokardiographische Beurteilung der Klappenbeweglichkeit, der rechtsventrikulären Hypertrophie und des transvalvulären Druckgradienten mittels Doppler

━ im Rechtsherzkatheter Bestimmung der Druckwerte im rechten Ventrikel und in der A. pulmonalis sowie Beurteilung der Pumpfunktion (◻ Tab. 1.7)

▪ **Therapie**

━ medikamentöse Behandlung der Rechtsherzinsuffizienz

━ interventionelle/operative Therapieindikation ab einem Druckgradienten >50 mmHg
  ━ Ballonvalvuloplastie
  ━ Valvulotomie
  ━ evtl. Klappenersatz
  ━ Resektion hypertrophischen Gewebes
  ━ Erweiterungsplastik

1.3.2 Aortenisthmusstenose (Coarctatio aortae)

━ Stenose der Aorta thoracalis zwischen dem Abgang der A. subclavia sinistra und der aortalen Einmündung des Ductus arteriosus Botalli

━ etwa 7 % aller angeborenen Herzfehler, männliches Geschlecht doppelt so häufig betroffen wie das weibliche

━ präduktale (infantile) Form (25 %): i. d. R. mit persistierendem Ductus arteriosus Botalli assoziiert → Rechts-links-Shunt → pulmonale Hypertonie → Rechtsherzinsuffizienz

━ postduktale (Erwachsenen-)Form (75 %), häufige Assoziation mit bikuspider Aortenklappe: Ductus arteriosus Botalli meist verschlossen → obere Körperhälfte hyperton, untere Körperhälfte hypoton → Perfusion der unteren Körperhälfte über Kollateralsystem (Aa. intercostales und mammariae)

Tag 1

- **Klinik**
- warme Hände, kalte Füße
- arterielle Hypertonie mit Kopfschmerz, Schwindel, Tinnitus und Nasenbluten

- **Diagnostik**
- abgeschwächte Femoralarterien- und Fußpulse
- tastbare Kollateralkreisläufe
- Blutdruckgradient zwischen oberer und unterer Extremität >20 mmHg
- Blutdruckdifferenz zwischen rechtem und linkem Arm bei Abgang der linken A. subclavia jenseits der Stenose
- auskultatorisch systolischer Klick und im 3./4. ICR links parasternal Systolikum mit Fortleitung in den Rücken
- im EKG Zeichen der Linksherzbelastung (Linkslagetyp, Sokolow-Lyon-Index $SV_1 + RV_{5/6} > 3,5$ mV)
- im Röntgenbild des Thorax Rippenusuren infolge der Kollateralkreisläufe (erst ab Vorschulalter nachweisbar!), prominente Aorta ascendens, ggf. Einkerbung am Übergang zur Aorta descendens
- echokardiographischer Nachweis der linksventrikulären Hypertrophie, bei Kindern direkte Darstellung der Aortenisthmusregion einschl. Stenose, bei Erwachsenen nur eingeschränkt bei suprasternaler Anlotung möglich, Bestimmung des Druckgradienten über der Stenose mittels Doppler
- im Herzkatheter einschl. Aortographie Darstellung der Stenose und begleitender Fehlbildungen, Bestimmung des Druckgradienten

- **Therapie**
- Operationsindikation ab einem systolischen Druckgradienten zwischen oberen und unteren Extremitäten von 20–30 mmHg oder bei konstanter arterieller Hypertonie
- End-zu-End-Anastomose oder Erweiterungsplastik bis spätestens zum 6. Lebensjahr
- evtl. Ballondilatation der Stenose

1.3.3 Vorhofseptumdefekt

- angeborene offene Verbindung zwischen linkem und rechtem Vorhof
- etwa 10 % aller angeborenen Herzfehler
- **Sinus-venosus-Defekt**: hoher Vorhofseptumdefekt an der Grenze zur V. cava superior
- **Ostium-secundum-Defekt (ASD II)**: häufigste Form (70 % aller Vorhofseptumdefekte), im mittleren Teil des Vorhofseptums
- **Ostium-primum-Defekt (ASD I)**: bis zur AV-Klappenebene reichender Vorhofseptumdefekt

- **persistierendes Foramen ovale**: offene Verbindung in der Fossa ovalis
- Links-rechts-Shunt → Minutenvolumen im kleinen Kreislauf↑ → Volumenbelastung RA und RV → pulmonale Hypertonie → Rechtsherzinsuffizienz → evtl. Shuntumkehr (**Eisenmenger-Reaktion**)

Tag 1

- **Klinik**
- bei kleinem ASD II (Links-rechts-Shunt <30 % des Kleinkreislaufvolumens) lange Zeit asymptomatisch
- Belastungsdyspnoe, Palpitationen und Leistungsminderung
- rezidivierende pulmonale Infekte
- zerebrale Insulte
- Zeichen der Rechtsherzinsuffizienz

- **Diagnostik**
- auskultatorisch fixiert gespaltener 2. Herzton, raues spindelförmiges Systolikum mit p. m. im 2. ICR links parasternal als Zeichen einer relativen Pulmonalstenose
- im EKG Steil-/Rechtstyp (beim ASD II) und überdrehter Linkstyp (beim ASD I), inkompletter/kompletter Rechtsschenkelblock, P-pulmonale und Rechtsherzhypertrophiezeichen, evtl. Vorhofarrhythmien
- im Röntgenbild des Thorax betontes Pulmonalissegment, erweiterte Hilusgefäße und vermehrte Lungengefäßzeichnung bis in die Peripherie, in der Seitaufnahme eingeengter Retrosternalraum
- bei Durchleuchtung »tanzende Hili«
- echokardiographisch vergrößerter rechter Vorhof und Ventrikel, paradoxe Bewegung des interventrikulären Septums infolge Volumenbelastung des rechten Ventrikels, Shuntdarstellung mittels Farbdoppler; Bestimmung von Größe und Lage des Defektes mittels TEE
- im Herzkatheter Bestimmung des Shuntvolumens durch stufenweise Sauerstoffsättigungsmessungen

- **Therapie**
- Verschlussindikation bei symptomatischen Patienten bzw. bei einem Links-rechts-Shunt >50 % des Minutenvolumens im kleinen Kreislauf (Herzzeitvolumen im Lungenkreislauf/Herzzeitvolumen im Systemkreislauf: Qp/Qs >1,5)
- interventioneller Katheterverschluss, Direktnaht oder Patchverschluss
- nach eingetretener Eisenmenger-Reaktion kombinierte Herz-/Lungentransplantation

1

1.3.4 Ventrikelseptumdefekt (VSD)

- offene Verbindung zwischen linker und rechter Herzkammer
- Einteilung der Ventrikelseptumdefekte nach Lage
  - (peri-)membranös (70 %)
  - infundibulär (8 %)
  - muskulär (12 %)
  - VSD vom AV-Kanaltyp (Inlet-VSD) mit Fehlbildung der linken AV-Klappe
- häufigster angeborener Herzfehler (25–30 %)
- Links-rechts-Shunt → Volumenbelastung LV (bei kleinem und mittlerem VSD) → Druckbelastung RV (bei großem VSD) → pulmonale Hypertonie → **Eisenmenger-Reaktion** mit Shunt-Umkehr → sekundäre Zyanose

- **Klinik**
- kleiner VSD meist asymptomatisch
- bei mittelgroßem VSD Belastungsdyspnoe und Neigung zu bronchopulmonalen Infekten
- bei großem VSD bereits im Säuglingsalter Herzinsuffizienz und Zyanose, Gedeihstörungen
- bei zunehmendem Rechts-links-Shunt (**Eisenmenger-Reaktion**) Zyanose, Trommelschlegelfinger und Uhrglasnägel

- **Diagnostik**
- auskultatorisch
  - bei kleinem VSD **Pressstrahlgeräusch** mit p. m. im 3./4. ICR links parasternal (»viel Lärm um nichts«)
  - bei mittelgroßem VSD zusätzlich diastolisches Mitral-strömungsgeräusch (bei relativer Mitralstenose)
  - bei großem VSD wieder leiser werdendes Systolikum, pulmonaler Ejektionsklick mit p. m. im 2./3. ICR links parasternal, frühdiastolisches Decrescendo über Pulmonalis-klappe infolge einer Pulmonalisinsuffizienz
- EKG
  - bei kleinem VSD normal
  - bei mittelgroßem VSD Zeichen der Linksherzhyper-trophie
  - bei pulmonaler Hypertonie Zeichen der Rechtsherzhyper-trophie
- im Röntgenbild des Thorax vergrößerter linker Vorhof und Ventrikel (vergrößerter Transversaldurchmesser) mit Einengung des Retrokardialraumes in der Seitaufnahme, prominentes Pulmonalissegment, verbreiterte Lungengefäße, bei pulmonaler Hypertonie »Kalibersprung« der Gefäße zur Peripherie hin
- echokardiographischer Nachweis des VSD, der Shuntströmung/-größe und des Pulmonalarteriendrucks

◻ Tab. 1.8 Klassifizierung der Ventrikelseptumdefekte nach Defektgröße und Widerstandsverhältnissen (Canadian Consensus Conference, 2001)

Defektgröße	Systolischer Pulmonal-arteriendruck/ systolischer Aortendruck (PAP/AoP)	Herzzeitvolumen im Lungenkreislauf/ Herzzeitvolumen im Systemkreislauf (Qp/Qs)
Klein	<0,3	<1,5
Mittelgroß	>0,3	1,5–2,2
Groß	>0,3	>2,2
Eisenmenger-Reaktion	>0,9	<1,5

- im Herzkatheter Beurteilung der intraventrikulären Druckverhältnisse, der Shuntvolumina, der Kreislaufwiderstände und Druckgradienten (◻ Tab. 1.8)

- **Therapie**
- bei kleinen Defekten Abwarten des Spontanverlaufes
- Indikation zum VSD-Verschluss bei Links-rechts-Shunt >40 % des Minutenvolumens, Durchführung elektiv im Vorschulalter
- bei großem VSD mit pulmonaler Hypertonie palliative Verengung des Pulmonalarterienstammes (Banding-Operation) im Säuglingsalter
- bei eingetretener Shuntumkehr Herz-/Lungentransplantation
- Endokarditisprophylaxe

1.3.5 Atrioventrikulärer Septumdefekt (AV-Kanal, Endokardkissendefekt)

- Kombination aus ASD I, VSD und AV-Klappenanomalie
- gehäuft bei Patienten mit Trisomie 21 (Down-Syndrom)
- Links-rechts-Shunt → Volumenbelastung RA, RV und Lungengefäße → pulmonale Hypertonie → bei komplettem AVSD Volumenbelastung des linken Herzens durch VSD und Mitralklappeninsuffizienz

- **Klinik**
- gehäuft pulmonale Infekte
- langsame Gewichtszunahme

- **Diagnostik**
- niedriger Blutdruck und kleine Blutdruckamplitude
- auskultatorisch infolge der pulmonalen Hypertonie fixiert gespaltener 2. Herzton mit betontem Pulmonalissegment, Systo-

likum im 2./3. ICR links parasternal (bei ASD mit relativer Pulmonalstenose) und Holosystolikum im 4./5. ICR links parasternal (bei VSD)

- im EKG überdrehter Linkstyp, Rechtsschenkelblock, Zeichen der Rechts-/Links- oder biventrikulären Hypertrophie
- im Röntgenbild des Thorax allseits vergrößertes Herz und vermehrte pulmonale Gefäßfüllung
- echokardiographischer Nachweis der Defekte und Messung der Shuntvolumina sowie Abschätzung des Grades der Klappeninsuffizienzen
- im Herzkatheter Bestimmung der intraventrikulären Druckverhältnisse und Bestimmung der Shuntvolumina

- **Therapie**
- operative Korrektur innerhalb der ersten 6 Lebensmonate
- falls keine primäre Korrektur möglich palliatives Pulmonalarterienbanding, um das Risiko einer pulmonalen Hypertonie zu vermindern
- Endokarditisprophylaxe

1.3.6 Persistierender Ductus arteriosus Botalli (PDA)

- normalerweise Verschluss des Ductus arteriosus bis zum 3. Tag nach der Geburt infolge des pO_2-Anstieges im Blut, vollständige Obliteration innerhalb der ersten Lebenswochen
- bei Frühgeburten oder Rötelnembryopathie Persistenz der fetalen Gefäßverbindung zwischen dem linken Pulmonalarterienstamm und der Aorta nach der Geburt
- etwa 10 % aller Herzfehler
- kompensierender PDA kann bei verminderter Lungendurchblutung (im Rahmen einer Pulmonalatresie/-stenose) oder bei vermindertem Aortendurchfluss (infolge einer Aortenisthmusstenose) lebenswichtig sein
- PDA → Links-rechts-Shunt → Volumenbelastung LA, LV, Aorta ascendens und der Lungengefäße → pulmonale Hypertonie → Rechtsherzbelastung → **Eisenmenger-Reaktion** → Shuntumkehr

- **Klinik**
- kleiner PDA meist asymptomatisch
- bei sehr großem PDA im Säuglingsalter Trinkschwäche, Gedeihstörungen, Herzinsuffizienzzeichen
- Belastungsdyspnoe, Leistungsschwäche, Palpitationen, pulmonale Infekte
- evtl. zentrale Zyanose bei Eisenmenger-Reaktion, Trommelschlegelzehen und Uhrglasnägel der Zehen

- **Diagnostik**

- große Blutdruckamplitude, Pulsus celer et altus, systolisches Schwirren im 2. ICR links parasternal
- auskultatorisch mittel-/hochfrequentes kontinuierliches systolisch-diastolisches Crescendo-Decrescendo-Geräusch (»**Maschinengeräusch**«) mit p. m. im 2. ICR links medioklavikulär, bei großem Shunt mesodiastolisches Mitralströmungsgeräusch, bei pulmonaler Hypertonie hochfrequentes frühdiastolisches Decrescendogeräusch (**Graham-Steell-Geräusch**) als Ausdruck einer Pulmonalisinsuffizienz; kleiner PDA auskultatorisch stumm (»silent duct«)
- im EKG Zeichen der linksventrikulären Hypertrophie mit Volumenbelastung (große R-Zacken und Q-Zacken in $V_{5/6}$), bei pulmonaler Hypertonie Rechtsherzbelastungszeichen
- im Röntgenbild des Thorax vergrößerter Transversaldurchmesser, zentral und peripher weite Pulmonalgefäße, Abnahme der peripheren Lungengefäßzeichnung bei pulmonaler Hypertonie
- echokardiographische Darstellung des PDA, Abschätzung des Shuntvolumens mittels Doppler (retrograder diastolischer Fluss im Pulmonalarterienhauptstamm), vergrößerter linker Vorhof und Ventrikel
- im Herzkatheter Sondierung von der A. pulmonalis aus, Sättigungssprung in der linken A. pulmonalis, Bestimmung von Druck- und Widerstandsverhältnissen, Erfassung weiterer Herzfehler

- **Differenzialdiagnose**
- systolisch-diastolisches »**Maschinengeräusch**« bei
  - aortopulmonalem Fenster
  - Koronarfisteln
  - perforierendem Sinus-Valsalvae-Aneurysma
  - Aortenstenose mit Aorteninsuffizienz

- **Therapie**
- häufig Spontanverschlüsse, evtl. bei Neugeborenen Verschluss nach Gabe von Prostaglandinhemmern, z. B. Indometacin
- interventioneller Katheterverschluss zur Vermeidung einer symptomatischen Herzinsuffizienz und einer irreversiblen Erhöhung des Lungengefäßwiderstandes
- Operation mit Ligatur oder Durchtrennung des Ductus bei erfolgloser Katheterintervention
- Endokarditisprophylaxe

1.3.7 Zyanosen

- bläuliche Verfärbung der Haut/Schleimhaut
- deoxygeniertes Hb in den Hautkapillaren >5 g/dl

! Cave
bei Anämie tritt Zyanose erst spät oder gar nicht in Erscheinung!

- zentrale Zyanose
  - O_2-Sättigung des arteriellen Blutes↓
  - kardiale Genese: Leitsymptom angeborener Herzfehler mit Rechts-links-Shunt
  - pulmonale Genese
  - zyanotische Haut und Zunge/Mundschleimhaut
  - beim Lewis-Test (Massage des Ohrläppchens) bleibt die zyanotische Verfärbung erhalten
- periphere Zyanose
  - O_2-Ausschöpfung des Blutes↑ (als Folge eines reduzierten Blutflusses oder bei Vasokonstriktion)
  - Schock, Herzinsuffizienz, Durchblutungsstörung
  - keine Zyanose der Zunge/Mundschleimhaut, Zyanose der Akren
  - beim Lewis-Test (Massage des Ohrläppchens) verschwindet die Blaufärbung
- **Methämoglobinzyanose** (Hämiglobinzyanose) ab Met-Hb >10 %, symptomatisch >35 % des Gesamthämoglobins
  - infolge festerer Bindung des O_2 an Eisen III (Hämiglobin) keine O_2-Abgabe ans Gewebe
  - angeborener Mangel an Met-Hb-Reduktase (bei Neugeborenen physiologische Aktivitätsminderung)
  - Medikamentenintoxikation, Vergiftung mit Nitro- und Aminoverbindungen
  - schiefergraue Haut
  - dunkelbraune Blutfarbe, Heinz-Innenkörper in Erythrozyten, spektroskopische Bestimmung des Met-Hb
  - Therapie mit Methylenblau und Ascorbinsäure
- Sulfhämoglobinämie nach Intoxikation mit Sulfonamiden oder Phenacetin
  - irreversible Bindung des O_2 an Hb
  - grünliches Blut

1.3.8 Fallot-Tetralogie

- Kombination aus großem VSD, meist infundibulärer Pulmonalstenose, rechtsventrikulärer Hypertrophie und einer über dem VSD reitenden Aorta
- Fallotsche Pentalogie bei zusätzlichem Vorhofseptumdefekt
- etwa 10 % aller angeborenen Herzfehler
- Pulmonalstenose → Lungendurchblutung↓, Rechts-links-Shunt (druckangleichender VSD) → zentrale Zyanose → Rechtsherzbelastung

- **Klinik**

- im Laufe des ersten Lebensjahres Dyspnoe, Tachypnoe, hypoxämische Anfälle bei Säuglingen und Kleinkindern, Krampfanfälle, Synkopen
- ausgeprägte zentrale Zyanose, Trommelschlegelfinger/-zehen, Uhrglasnägel
- Hockstellung verbessert Lungendurchblutung durch Widerstandserhöhung im großen Kreislauf

- **Diagnostik**
- Polyglobulie (Hb↑, Hkt↑, Erythrozyten↑)
- auskultatorisch raues Systolikum mit p. m. im 3./4. ICR links parasternal als Zeichen der Pulmonalstenose, abgeschwächter Pulmonalklappenschluss
- im EKG Zeichen der Rechtsherzbelastung (Rechtstyp, P-pulmonale, hohe R-Zacken in V_1 und tiefe S-Zacken in $V_{5/6}$)
- im Röntgenbild des Thorax »**Holzschuhform**« des Herzens (ausgeprägte Herztaille infolge Pulmonalishypoplasie und angehobene Herzspitze bei rechtsventrikulärer Hypertrophie), verminderte Lungengefäßzeichnung
- echokardiographische Darstellung der Herzfehlermorphologie, Beurteilung der Druckgradienten über der Pulmonalklappe und der Shuntgröße/-richtung
- im Herzkatheter morphologische und hämodynamische Beurteilung

- **Therapie**
- frühe operative Korrektur mit Verschluss des VSD und Beseitigung der rechtsventrikulären Obstruktion
- falls frühe Korrektur nicht möglich, palliative Erweiterung des rechtsventrikulären Ausflusstraktes und Shuntanlage zwischen Aorta/A. subclavia und A. pulmonalis (Blalock-Taussig-Anastomose) mit dem Ziel der verbesserten Lungenperfusion
- Endokarditisprophylaxe!

1.3.9 Transposition der großen Arterien

- Aorta entspringt aus dem rechten Ventrikel und A. pulmonalis aus dem linken Ventrikel
- Parallelschaltung des Lungen- und Systemkreislaufes
- Lebensfähigkeit besteht nur bei weiterer Shuntverbindung mit Durchmischung von oxygeniertem und desoxygeniertem Blut (ASD, VSD, PDA)
- etwa 5 % aller angeborenen Herzfehler

Tag 1

- **Klinik**
- Zyanose, Dyspnoe, Herzinsuffizienz
- Komplikationen: Hypoxie, Azidose, pulmonale Infekte, zerebrale Insulte oder Abszesse

- **Diagnostik**
- auskultatorisch
  - ohne VSD kein Geräusch
  - mit VSD Systolikum über dem 3./4. ICR links parasternal
- im EKG Rechtstyp, kompletter/inkompletter Rechtsschenkelblock, P-dextroatriale, Rechtsherzhypertrophiezeichen
- im Röntgenbild des Thorax »**liegende Eiform**« infolge der beidseitigen Herzverbreiterung, vermehrte Lungengefäßfüllung
- echokardiographischer Nachweis des Abgangs der Aorta (nicht verzweigt) aus dem rechten Ventrikel und der Pulmonalarterie (verzweigt) aus dem linken Ventrikel
- im Herzkatheter Darstellung der morphologischen Veränderungen, Bestimmung der Shuntgröße, Beurteilung des Koronarstatus (vor Operation)

- **Therapie**
- Applikation von Prostaglandin E soll zunächst den Verschluss des Ductus arteriosus Botalli verhindern
- in den ersten Lebenswochen palliative Ballonatrioseptostomie nach Rashkind (Shuntverbindung auf Vorhofebene)
- innerhalb der ersten drei Lebenswochen arterielle Switch-Operation

1.4   Herzinsuffizienz

- Funktionsstörung des Herzens mit herabgesetztem Herzzeitvolumen
  - Vorwärtsversagen: erniedrigter Blutdruck, periphere Minderperfusion
  - Rückwärtsversagen: Stauung des venösen Blutes (Lungenstauung/-ödem, periphere Ödeme, Stauungsleber, evtl. Aszites)
  - Links-/Rechts-/Globalherzinsuffizienz
- mit zunehmendem Alter steigende Prävalenz
- mögliche Ursachen einer Herzinsuffizienz:
  - direkte Myokardschädigung
    - koronare Herzerkrankung
    - Myokarditis
    - dilatative Kardiomyopathie
  - Druckbelastung
    - arterielle Hypertonie
    - Aortenstenose

Tag 1

  - Pulmonalstenose
  - Aortenisthmusstenose
  - pulmonale Hypertonie
 - Volumenbelastung
   - Aorteninsuffizienz
   - Mitralinsuffizienz
   - Vorhofseptumdefekt
   - Ventrikelseptumdefekt
   - persistierender Ductus arteriosus Botalli
 - linksventrikuläre Füllungsbehinderung
   - Mitralstenose
   - Pericarditis constrictiva
   - Herzbeuteltamponade
   - restriktive Kardiomyopathie
   - hypertrophe Kardiomyopathie
 - Herzrhythmusstörungen
   - Bradykardien
   - Tachykardien
- Die Pumpleistung eines gesunden Herzens ist abhängig von der Kontraktilität (über sympathoadrenerge Aktivierung), der Vorlast (über den Frank-Starling-Mechanismus), der Nachlast (peripherer Widerstand) und der Herzfrequenz (Bowditch-Effekt, Kraft-Frequenz-Beziehung).
- Kompensationsmechanismen zur Aufrechterhaltung der Pumpleistung bei Herzinsuffizienz:
  - Sympathikusaktivierung
  - ANP (»atrial natriuretic peptide«) und BNP (»brain natriuretic peptide«)
  - Aktivierung des Renin-Angiotensin-Aldosteron-Systems
  - ADH (Vasopressin)-Aktivierung
  - myokardiale Hypertrophie bei chronischer Herzinsuffizienz
    - exzentrische Hypertrophie (mit Dilatation) bei Volumenbelastung
    - konzentrische Hypertrophie (ohne Dilatation) bei Druckbelastung
  - Remodeling

- **Klinik**
- Stadieneinteilung (New York Heart Association, NYHA) nach subjektiver Beschwerdesymptomatik (◘ Tab. 1.9)
- Stadieneinteilung (American Heart Association) nach klinischer Symptomatik und strukturellen Veränderungen am Herzmuskel (◘ Tab. 1.10)
- Nykturie (Rückresorption der Ödeme in der Nacht)
- Herzrasen, Palpitationen
- feucht-kalte, blasse Haut
- Pleuraergüsse (häufiger rechts als links)

Tag 1

◻ **Tab. 1.9** Stadieneinteilung der Herzinsuffizienz (New York Heart Association, NYHA)

NYHA-Stadium	Subjektive Beschwerdesymptomatik
I	Keine Beschwerden, normale körperliche Belastbarkeit
II	Beschwerden bei stärkerer körperlicher Belastung
III	Beschwerden bei leichter körperlicher Belastung
IV	Beschwerden in Ruhe

◻ **Tab. 1.10** Stadieneinteilung der Herzinsuffizienz (American Heart Association)

AHA-Stadium	Klinische Symptomatik und strukturelle Veränderungen
A	Keine Symptome einer Herzinsuffizienz, aber Vorliegen von Risikofaktoren (Hypertonie, KHK, Kardiomyopathie, Alkohol etc.)
B	Keine Symptome einer Herzinsuffizienz, aber Zeichen der strukturellen Herzschädigung (myokardiale Hypertrophie, Infarktnarbe etc.)
C	Strukturelle Herzschäden und Symptome einer Herzinsuffizienz
D	Terminale Herzinsuffizienz

- Linksherzinsuffizienz
    - Müdigkeit, Abgeschlagenheit, Leistungsabfall, zerebrale Funktionsstörungen
    - Dyspnoe, Orthopnoe und nächtlicher Husten (»**Asthma cardiale**«), evtl. blutig tingierter schaumiger Auswurf (»Herzfehlerzellen«), Lungenödem, Zyanose
- Rechtsherzinsuffizienz
    - Halsvenenstauung
    - abdominelle Beschwerden, Dyspepsie, Inappetenz und Kachexie (Stauungsgastritis, ödematöse Darmschleimhaut, Stauungsleber, evtl. »cirrhose cardiaque«, Aszites)
    - Gewichtszunahme, periphere Ödeme (primär an Knöcheln und Unterschenkeln), Anasarka (Ödeme des Körperstammes)
    - Proteinurie (Stauungsniere)
- Komplikationen
    - Schlafapnoe-Syndrom
    - tachykarde Herzrhythmusstörungen (plötzlicher Herztod)
    - Lungenödem
    - kardiogener Schock
    - venöse Thromben, Lungenembolien, arterielle Embolien

- **Diagnostik** Tag 1
- ▬ auskultatorisch feinblasige Rasselgeräusche über den Lungen-unterfeldern, evtl. grobblasig bei beginnendem Lungenödem, gelegentlich 3. Herzton (»**Galopprhythmus**«)
- ▬ im EKG Hypertrophiezeichen, Rhythmusstörungen, evtl. ST-Streckenveränderungen
- ▬ BNP >130 pg/ml, evtl. Bilirubin- und Transaminasenerhöhung bei Stauungsleber
- ▬ echokardiographischer Nachweis vergrößerter Herzhöhlen, einer Myokardverdickung, einer diastolischen Dysfunktion, Hinweise auf kausale Faktoren der Herzinsuffizienz, Bestimmung der prozentualen systolischen Verkürzungsfraktion (~Ejektions-fraktion!), Beurteilung des Herzminutenvolumens
- ▬ im Röntgenbild des Thorax (obligatorische Basisdiagnostik!) Dokumentation der pulmonalen Stauung (Kerley-B-Linien, ge-staute Hilusgefäße, verbreiterte Lungenvenen, evtl. Milchglaszeich-nung und Pleuraergüsse) und grobe Beurteilung der Herzgröße (Herz-Thorax-Quotient >0,5); bei vergrößertem linkem Ventrikel stumpfer Winkel (>90°) der Herzspitze mit dem Zwerchfell und Einengung des retrokardialen Raumes (in der Seitaufnahme); bei vergrößertem rechtem Ventrikel spitzer Winkel (<90°) zwischen linkem Herzrand und Zwerchfell durch Anhebung der Herzspitze sowie Einengung des retrosternalen Raumes (in der Seitaufnahme)
- ▬ Koronarangiographie im Rahmen der Ursachenabklärung (KHK und arterielle Hypertonie sind die häufigsten Ursachen der Herzinsuffizienz!), intrakardiale Druckmessung über Herz-katheter, im kleinen Kreislauf über Swan-Ganz-Katheter
- ▬ evtl. Myokardbiopsie

- **Therapie**
- ▬ Reduktion kardiovaskulärer Risikofaktoren und Therapie der Grunderkrankung
- ▬ Therapie von Begleiterkrankungen
- ▬ kaliumreiche, kochsalzarme Diät, Flüssigkeitsrestriktion
- ▬ Bilanzierung des Flüssigkeits- und Elektrolythaushaltes (tägliche Gewichtskontrollen!)
- ▬ leichte Kost, kleine Mahlzeiten, Vermeidung von Übergewicht, Stuhlregulierung
- ▬ körperliche Schonung, evtl. Oberkörperhochlagerung
- ▬ Atemtraining, ggf. O_2-Gabe
- ▬ Thromboseprophylaxe
- ▬ Absetzen von Medikamenten, die möglicherweise zur Verschlech-terung der Herzinsuffizienz führen können, z. B. Kalziumantago-nisten, Beta-Sympathomimetika, NSAR
- ▬ medikamentöse Behandlung bei chronischer Herzinsuffizienz
  - ▬ mit Verbesserung der Prognose
    - – ACE-Hemmer, z. B. Enalapril, Captopril, Ramipril, Lisino-pril (Mittel der 1. Wahl ab NYHA I)

- Angiotensin-II-Rezeptorantagonisten (AT-II-Blocker, Sartane), z. B. Losartan, Candesartan, Valsartan (Therapiealternative für ACE-Hemmer)
  - Betablocker, z. B. Metoprolol, Bisoprolol, Carvedilol (ab NYHA II bzw. unabhängig vom Stadium nach Herzinfarkt oder bei arterieller Hypertonie)
  - Aldosteronantagonisten, z. B. Spironolacton, Eplerenon (Inspra®) (ab NYHA III bzw. unabhängig vom Stadium nach Herzinfarkt)
  - ggf. If-Kanalblocker, Ivabradin (Procoralan®) bei Patienten mit Sinusrhythmus, einer EF≤ 35 % und einer HF≥ 75/min sowie persistierenden Symptomen trotz Behandlung mit adäquater Betablocker-Dosis, ACE-Hemmer und Aldosteronantagonisten
- ohne Einfluss auf die Prognose
  - Diuretika: Thiazide, z. B. Hydrochlorothiazid (Esidrix®), Xipamid (Aquaphor®); Schleifendiuretika, z. B. Furosemid (Lasix®), Torasemid (Unat®) (ab NYHA III oder bei Ödemen); kaliumsparende Diuretika (nur in Kombination mit anderen Diuretika), z. B. Triamteren, Amilorid
  - Herzglykoside, z. B. Digoxin, Digitoxin (Linksherzinsuffizienz ab NYHA III bzw. Tachyarrhythmie bei Vorhofflimmern)
  - evtl. Kalzium-Sensitizer, z. B. Levosimendan (bei NYHA IV)
- kardiale Resynchronisation mittels vorhofgesteuerter biventrikulärer Elektrostimulation bei NYHA III/IV mit EF ≤35 % bei erhaltenem Sinusrhythmus und asynchroner Aktion beider Ventrikel durch kompletten Linksschenkelblock
- implantierbarer Kardioverter-Defibrillator (ICD)
- bei akuter Dekompensation ggf. Hämofiltration zur Unterstützung des Wasserentzugs
- ggf. implantierbare Linksventrikelpumpe (LVAD: »left ventricular assist device«)
- ggf. Herztransplantation bei terminaler Herzinsuffizienz (NYHA IV), immunsuppressive Therapie mit Ciclosporin A, Mycophenolatmofetil, Kortikosteroiden, längerfristig auch Tacrolimus oder Azathioprin
- bei akuter Herzinsuffizienz sitzende Lagerung, Sedierung, O_2-Gabe, Nitroglyzerin, Furosemid, evtl. Dobutamin etc., ggf. apparative Unterstützung unter engmaschiger Kontrolle des RR, ZVD, linksventrikulären Füllungsdruckes und Herzzeitvolumens

! Cave

kein Kalzium i. v. bei digitalisierten Patienten!

1.4.1 Herz-Kreislauf-Stillstand

- Kammerflimmern/-flattern, pulslose ventrikuläre Tachykardie
- Asystolie
- elektromechanische Dissoziation

Tag 1

- kardial (KHK/MI, Kardiomyopathien), zirkulatorisch (Schock, Lungenembolie), respiratorisch (Atemwegsverlegung, Atemlähmung, Sauerstoffmangel in der Atemluft)

- **Klinik**
- Bewusstlosigkeit innerhalb von 10–15 s
- Atemstillstand innerhalb von 30–60 s
- Kreislaufstillstand (Pulslosigkeit)
- weite, lichtstarre Pupillen nach 2 min
- evtl. plötzlicher Herztod

- **Diagnostik**
- im EKG Kammerflimmern, Kammerflattern oder Kammertachykardie bzw. Nulllinie
- bei elektromechanischer Dissoziation pulslose elektrische Aktivität, d. h. Herzaktionen im EKG ohne Pumpleistung

- **Therapie**
- kardiopulmonale Reanimation (CPR)
- Basismaßnahmen: Atemwege freimachen, Herzdruckmassage und Beatmung (30:2)
- erweiterte Maßnahmen
    - bei Kammerflimmern/-flattern und pulsloser ventrikulärer Tachykardie Defibrillation mit 360 J im Wechsel mit CPR über 2 min, Adrenalin (1 mg in 9 ml NaCl 0,9 %) alle 3–5 min i. v.; nach insgesamt drei erfolglosen Elektroschocks Amiodaron (Cordarex®) 300 mg i. v.; Intubation und Beatmung (FiO$_2$ 0,8)
    - bei Asystolie und elektromechanischer Dissoziation CPR und Adrenalin (1 mg in 9 ml NaCl 0,9 %) alle 3–5 min i. v.; evtl. 3 mg Atropin i. v., evtl. transthorakale Elektrostimulation, Natriumbikarbonat
    - Reanimation mindestens 30 min lang fortsetzen, bei Hypothermie über 1 h
    - nach erfolgreicher Reanimation umfassende klinische Untersuchung (Röntgen-Thorax, Abdomensonographie, Echokardiographie etc.) zum Ausschluss von Komplikationen (Rippenfrakturen, Pneumothorax, Herzruptur, Perikarderguss, Leber-/Milzverletzungen etc.) und Korrektur des Elektrolythaushaltes, Koronarangiographie, evtl. elektrophysiologische Stimulation

1.4.2 Schock

- kritische Gewebehypoxie und metabolische Störungen infolge einer verminderten Mikrozirkulation
    - Versagen der Pumpfunktion des Herzens (kardiogener Schock)

Tag 1

- intravasaler Flüssigkeitsverlust (hypovolämischer Schock)
- Versagen der Kreislaufregulation (septischer, anaphylaktischer, neurogener Schock, Intoxikationsschock)
- HZV↓ → sympathoadrenerge Reaktion → Zentralisation → periphere Minderperfusion → Hypoxie, Nährstoffmangel → metabolische Azidose (Laktat↑) → Zellfunktionsstörungen → Gefäßatonie und transkapillärer Verlust intravasaler Flüssigkeit → Volumenmangel↑ → Schockmediatoren↑ → Multiorganversagen

- ■ **Klinik**
- kardiogener Schock bei Linksherzversagen, meist infolge eines Myokardinfarktes mit Zerstörung von mindestens 40 % der linksventrikulären Muskelmasse ($RR_{systolisch}$ <80 mmHg, CI <1,8 l/min/m^2 KOF, LVEDP >20 mmHg)
- hypovolämischer Schock, meist infolge gastrointestinaler Blutungen oder größerer Verletzungen
  - Stadium I: blasse kaltschweißige Haut, RR normal
  - Stadium II: Puls >100/min, $RR_{systolisch}$ <100 mmHg, Durst, Oligurie
  - Stadium III: kaum fühlbarer Puls, $RR_{systolisch}$ <60 mmHg, schnelle und flache Atmung, Bewusstseinstrübung, weite Pupillen, Anurie
- anaphylaktischer Schock infolge einer allergischen Reaktion vom Soforttyp (Typ I) (Flush, Urtikaria, Juckreiz, Bronchospasmus, evtl. inspiratorischer Stridor bei Larynxödem)
- septischer Schock (Nachweis der Infektion + SIRS + systolischer arterieller Blutdruck ≤90 mmHg bzw. mittlerer arterieller Blutdruck ≤65 mmHg für wenigstens 1 Stunde oder notwendiger Vasopressoreinsatz, um den Blutdruck zu halten)
  - evtl. septische Hautmanifestationen oder -blutungen
  - Meningokokkensepsis (Waterhouse-Friderichsen-Syndrom)
  - »overwhelming postsplenectomy infection« (OPSI)
  - »toxic shock syndrome« (Staphylokokken-/Streptokokken-assoziiert)
- Multiorganversagen
  - Oligurie/Anurie bei Schockniere
  - ARDS (»adult respiratory distress syndrome«, Schocklunge)
  - erhöhte Infektanfälligkeit infolge der beeinträchtigten Funktion des retikulohistiozytären Systems
  - evtl. disseminierte intravasale Gerinnung

- ■ **Diagnostik**
- Schockindex = Puls/$RR_{systolisch}$ >1
- Puls, Blutdruck, zentralvenöser Venendruck (ZVD)
- EKG-Monitoring, Pulsoxymetrie
- Diurese
- mittels Pulmonaliskatheter (Swan-Ganz-Einschwemmkatheter) Messung des Pulmonalkapillardrucks (Wedge-Druck) und Be-

> **>Memo**
> SIRS = »septic inflammatory response syndrome« ist charakterisiert durch mindestens 2 der folgenden Kriterien: Körpertemperatur >38°C/<36°C, Tachykardie >90/min, Tachypnoe >20/min, pCO_2 ≤33 mmHg, Leukozyten >12.000/µl oder <4.000/µl oder ≥10 % unreife Neutrophile im Differentialblutbild

> **! Cave**
> hyperdyname Frühphase mit rosigem Aussehen und normalem Blutdruck, erst im Verlauf hypodynam

stimmung des Herzzeitvolumens durch Thermodilutions-
methode
- Blutgasanalyse
- Laboruntersuchungen (Blutbild, Gerinnung, Nieren-/Leber-
werte, Serumelektrolyte etc.)

- **Therapie**
- Therapie der Schockursache, Freihalten der Atemwege und
Sauerstoffgabe, Lagerung
- Therapie des kardiogenen Schocks (▶ Abschn. 1.6.2)
- bei hypovolämischem Schock Volumensubstitution
  - kolloidale Plasmaersatzmittel (Plasmaexpander), z. B. Hydro-
xyethylstärke (HAES 6/10 %) 500–1000 ml
  - isotone kristalline Lösungen, z. B. Ringer-Lösung
  - Erythrozytenkonzentrate (bei Hb <7 g/dl) und Frischplasma
(FFP = »fresh frozen plasma«)
- bei anaphylaktischem Schock zunächst weitere Antigenzufuhr
verhindern
  - Adrenalin (Suprarenin®) 0,5 mg in 9 ml NaCl 0,9 %
langsam i. v.
  - Prednisolon 500 mg i. v.
  - Clemastin (Tavegil®) 4 mg i. v.
  - Cimetidin (Tagamet®) 400 mg i. v.
  - bei Bronchospasmus β$_2$-Sympathomimetika und Theophyllin
  - Volumensubstitution, evtl. Dopamin (3–15 µg/kg KG/min)
- bei septischem Schock
  - Breitbandantibiotika und evtl. Fokussanierung
  - Volumensubstitution, evtl. Noradrenalin
  - niedrig dosiert Heparin zur Prophylaxe/Therapie einer DIC
- Bikarbonatpuffer bei metabolischer Azidose
- (Stress-)Ulkusprophylaxe
- bei Kreislaufstillstand kardiopulmonale Reanimation
- spezifische Therapie möglicher Organkomplikationen

! Cave
kein Ringer-Laktat bei Laktatazidose!

1.5　Erkrankungen des Myokards und Perikards

1.5.1　Dilatative Kardiomyopathie (DCM)

- Ventrikelvergrößerung mit systolischer Funktionsstörung und
eingeschränkter Ejektionsfraktion
- häufigste Form der idiopathischen Kardiomyopathien
- in 60 % aller Fälle viraler Genese, durch Entero-Viren, Adeno-
Viren, Parvo-Virus B19 etc.
- familiäre Häufung bei unterschiedlichen Erbgängen und
Gendefekten

1

- **Klinik**
- Initialsymptom meist Luftnot
- Zeichen der Linksherzinsuffizienz, später Globalherzinsuffizienz
- Palpitationen infolge kardialer Arrhythmien
- Komplikationen:
  - akute Linksherzinsuffizienz, Lungenödem
  - ventrikuläre Tachykardien
  - plötzlicher Herztod
  - kardiale Thrombenbildung in den erweiterten Herzhöhlen mit systemischen und pulmonalen Embolien

- **Diagnostik**
- auskultatorisch 3. Herzton, systolisches Geräusch infolge einer Klappenringdilatation (Mitral- und Trikuspidalinsuffizienz)
- im EKG häufig Sinustachykardie, evtl. Linksschenkelblock, Vorhofflimmern
- BNP↑
- im Röntgenbild des Thorax Kardiomegalie und Zeichen der Lungenstauung
- echokardiographisch Dilatation des linken Ventrikels und weiterer Herzkammern, Hypokinesie der Ventrikelwand, verminderte Ejektionsfraktion, evtl. Nachweis von Thromben
- im Herzkatheter LVEDP↑, und konsekutiv PC- und PA-Druck↑
- evtl. Myokardbiopsie: im Anfangsstadium Hypertrophie, später Degeneration der Herzmuskelzellen und interstitielle Fibrose, im Endstadium Abnahme der Dichte der kontraktilen Elemente (**Gefügedilatation** des Muskels)

- **Therapie**
- bei Vorliegen einer Grunderkrankung Versuch der Kausaltherapie
- Herzinsuffizienztherapie (u. a. Diuretika, Digitalis, ACE-Hemmer, Betablocker)
- orale Antikoagulation zur Thromboembolieprophylaxe bei erhöhter Gefahr der intraventrikulären Thrombenbildung bzw. bei Vorhofflimmern, evtl. primär prophylaktisch bei einer Ejektionsfraktion <35 %
- ggf. Amiodaron
- evtl. ICD bei anhaltenden ventrikulären Tachykardien oder nach Reanimation
- evtl. LVAD (»left ventricular assist device«)
- ggf. Herztransplantation

1.5.2 Hypertrophe Kardiomyopathie (HCM)

- vor allem asymmetrische linksventrikuläre Hypertrophie ohne entsprechende hämodynamische Belastung
  - hypertrophe nichtobstruktive Kardiomyopathie, HNCM
  - hypertrophe obstruktive Kardiomyopathie, HOCM (idiopathische hypertrophe Subaortenstenose)
- bei HOCM dynamische Obstruktion des linksventrikulären Ausflusstraktes am Ende der Systole und gestörte diastolische Relaxation
- familiäre Häufung bei etwa 50 % der Fälle, autosomal-dominanter Erbgang mit inkompletter Penetranz

- **Klinik**
- Ermüdungserscheinungen
- Dyspnoe
- Schwindel, Synkopen
- belastungsabhängige Angina pectoris
- Komplikationen: ventrikuläre Tachykardien, plötzlicher Herztod

- **Diagnostik**
- HNCM auskultatorisch stumm, bei HOCM systolisches Pressstrahlgeräusch über dem 2. ICR rechts bzw. über Erb (verstärkt unter Valsalva-Manöver)
- im EKG Linksherzhypertrophiezeichen, evtl. linksanteriorer Hemiblock, Rhythmusstörungen, evtl. tiefe Q-Zacken und negative T links präkordial (»Pseudoinfarkt«), QT-Verlängerung
- echokardiographisch Nachweis der Hypertrophie (regional/global), meist unter Betonung des Septums, SAM (»systolic anterior movement«) des anterioren Mitralsegels (durch die erhöhte Flussgeschwindigkeit im linksventrikulären Ausflusstrakt wird das vordere Mitralsegel an das Septum angesaugt, Venturi-Effekt)
- evtl. Herzkatheter
- Myokardbiopsie zum Ausschluss einer sekundären Kardiomyopathie: Hypertrophie und Strukturverlust, interstitielle Fibrose

> **>Memo**
> Provokation eines dynamischen Druckgradienten durch Valsalva-Manöver bzw. mittels Stress-Echokardiographie

- **Differenzialdiagnose**
- Hypertrophie durch Druckbelastung des linken Ventrikels
- subvalvuläre Aortenstenose (fibromuskulär/membranös)
- Speicherkrankheiten, z. B. Amyloidose, M. Fabry (α-Galaktosidase-Mangel)

- **Therapie**
- keine schwere körperliche Belastung
- Betablocker oder Kalziumantagonisten vom Verapamil-Typ
- Antikoagulation bei Vorhofflimmern
- ggf. implantierbarer Kardioverter-Defibrillator (ICD)

> **! Cave**
> Verstärkung der systolischen Stenose bei HOCM durch positiv-inotrope Substanzen (Digitalis, Sympathomimetika) und Nachlastsenker (Nitrate)!

- perkutane transluminale septale Myokard-Ablation (transkoronare Ablation der Septumhypertrophie): Alkoholinjektion in einen Septalast der LCA
- Vergrößerung des linksventrikulären Ausflusstraktes durch Myotomie/Myektomie
- evtl. Herztransplantation

1.5.3 Restriktive Kardiomyopathie

- verminderte Compliance beider Ventrikel bei normaler systolischer Funktion
- Endomyokardfibrose, Löfflersche Endokarditis (assoziiert mit Hypereosinophilie)

- **Klinik**
- Symptome der Links- und/oder Rechtsherzinsuffizienz
- Halsvenenstauung
- Kussmaulsches Zeichen (paradoxer Anstieg des Venendruckes bei Inspiration)

- **Diagnostik**
- auskultatorisch 3. und 4. Herzton
- echokardiographisch dilatierte Vorhöfe bei normal großen Ventrikeln und normaler systolischer Pumpfunktion, pathologisches Füllungsverhalten des Ventrikels (in der Mitralflusskurve charakteristische Erniedrigung der frühdiastolischen E-Welle im Vergleich zur spätdiastolischen A-Welle), »**Square-root-Phänomen**« der ventrikulären Druckkurve (tiefer Abfall zu Beginn der Diastole und kurz darauf schneller Anstieg auf ein Plateau; häufiger bei Konstriktion!)
- Endomyokardbiopsie

- **Differenzialdiagnose**
- konstriktive Perikarditis
- Speicherkrankheiten (Amyloidose, Hämochromatose)

- **Therapie**
- Diuretika, Nachlastsenker (kein Digitalis)
- bei Löffler-Endokarditis Kortikosteroide
- Thromboembolieprophylaxe
- ggf. Herztransplantation

1.5.4 Arrhythmogene rechtsventrikuläre Kardiomyopathie

Tag 1

- fibrolipomatöse Degeneration des rechtsventrikulären Myokards mit Dilatation des rechten Ventrikels
- familiäre Häufung plötzlicher Herztodesfälle, meist junge Männer um das 30. Lebensjahr

- **Klinik**
- Synkopen
- Kammertachykardien mit plötzlichem Herztod, häufig infolge körperlicher Anstrengung
- selten Herzinsuffizienz

- **Diagnostik**
- im EKG evtl. Epsilonwelle am Ende eines verbreiterten QRS-Komplexes, evtl. T-Negativierung, evtl. Rechtsschenkelblock
- echokardiographisch lokale Wandbewegungsstörungen, Hypokinesie und Dilatation des rechten Ventrikels
- Kardio-MRT
- ggf. Rechtsherzkatheter
- evtl. Myokardbiopsie

> **! Cave**
> Myokardbiopsie ist aufgrund der dünnen Wand des RV ein riskanter Eingriff!

- **Differenzialdiagnose**
- M. Uhl (rechtsventrikuläre Myokardaplasie)
- Brugada-Syndrom

- **Therapie**
- körperliche Schonung
- Betablocker zur Arrhythmieprophylaxe
- Implantation eines ICD
- evtl. Herztransplantation

1.5.5 Non-Compaction-Kardiomyopathie (NCCM)

- seltene, genetisch determinierte angeborene Herzmuskelerkrankung
- teilweise Assoziation mit komplexen angeborenen Herzfehlern

- **Klinik**
- Herzinsuffizienz
- maligne Arrhythmien
- seltener arterielle thromboembolische Ereignisse
- in 10-30 % d. F. begleitende Gesichtsdysmorphien oder Neutropenie (Barth-Syndrom)

Tag 1

- **Diagnostik**
- im EKG unspezifische ST-Strecken und T-Wellenveränderungen, Schenkelblockbilder
- im Langzeit-EKG supra- und ventrikuläre Tachykardien
- echokardiographisch tiefe intertrabekuläre Rezessus, zweischichtige Wandstruktur mit einem endsystolischen Verhältnis >2 zwischen nichtkompakter subendokardialer und kompakter subepikardialer Schicht (überwiegend an der Herzspitze und den inferioren Anteilen des LV); im Farbdoppler Darstellung von Blutfluss zwischen linksventrikulärem Cavum und den Rezessus
- Kardio-MRT

- **Therapie**
- symptomatische Therapie der Herzinsuffizienz und von Herzrhythmusstörungen
- evtl. orale Antikoagulation zur Thromboembolieprophylaxe
- evtl. LVAD (»left ventricular assist device«) vor Herztransplantation

1.5.6 Myokarditis

- entzündliche Herzmuskelerkrankung (Myozyten, Interstitium und vaskuläre Anteile können betroffen sein)
  - infektiös
    - viral (meist Coxsackie-Viren, Typ B)
    - bakteriell (Staphylokokken, Enterokokken, β-hämolysierende Streptokokken der Gruppe A, *Borrelia burgdorferi*)
    - selten Pilze, Protozoen (Toxoplasmose, Chagas-Krankheit), Parasiten (Trichinen, Echinokokken)
  - nicht-infektiös
    - rheumatoide Arthritis
    - Kollagenosen
    - nach Bestrahlung des Mediastinums
    - Fiedler-Myokarditis (idiopathisch)

- **Klinik**
- variabler klinischer Verlauf, häufig asymptomatisch
- Leistungsknick
- thorakale Schmerzen, Druckgefühl, Palpitationen
- Luftnot, Beinödeme als Zeichen einer progredienten Herzinsuffizienz
- chronischer Verlauf mit Entwicklung einer dilatativen Kardiomyopathie

■ **Diagnostik**

- auskultatorisch bei Ventrikeldilatation Systolikum als Zeichen einer Mitral-/Trikuspidalinsuffizienz, evtl. Perikardreiben
- Entzündungszeichen (CRP↑, BSG↑, Leukozytose)
- CK/CK-MB↑, Troponin T und I↑
- antimyolemmale Antikörper, antisarkolemmale Antiköper bei Virusmyokarditis
- mikrobiologische Diagnostik, z. B. Stuhluntersuchung auf Entero-Viren, Nachweis von Virusantikörpern/-antigenen im Blut, im Perikardpunktat oder in der Myokardbiopsie
- im EKG unspezifische Veränderungen, z. B. Sinustachykardie, Extrasystolie, passagere Veränderungen des ST-Segmentes und der T-Welle, evtl. Erregungsleitungsstörungen (z. B. bei Diphtherie oder Lyme-Erkrankung), evtl. Niedervoltage
- echokardiographisch häufig unauffällig, evtl. linksventrikuläre Dysfunktion, evtl. Perikarderguss, ggf. Herzdilatation
- im Röntgenbild des Thorax Herzvergrößerung und Lungenstauung bei Herzinsuffizienz
- Endomyokardbiopsie

■ **Therapie**

- kausale Therapie bei bekannter Ursache (z. B. antibiotische, antivirale, immunsuppressive Therapie)
- körperliche Schonung
- Thromboembolieprophylaxe
- ggf. Herzinsuffizienztherapie
- evtl. temporäre Entlastung durch LVAD (»left ventricular assist device«) bei schwerster Verlaufsform mit therapierefraktärem Schock
- ggf. Herztransplantation

1.5.7 Akute Perikarditis

- Entzündung des parietalen und viszeralen Blattes des Herzbeutels, evtl. Mitbefall subepikardialer Myokardschichten (Perimyokarditis)
  - infektiöse Erkrankung (viral, bakteriell, tuberkulös, mykotisch)
  - nicht-infektiöse Entzündung (Sarkoidose, Amyloidose)
  - Autoimmunprozesse/Überempfindlichkeitsreaktionen (rheumatisches Fieber, systemischer Lupus erythematodes, rheumatoide Arthritis, Myokardinfarkt (Dressler-Syndrom), Postkardiotomiesyndrom, Arzneimittel (Hydralazin, Procainamid))
  - Stoffwechselerkrankungen (Urämie, Myxödem)
  - Neoplasien (Lymphome, Leukämien, Bronchialkarzinom, Chemotherapie, Strahlentherapie)
  - Trauma

Tag 1

- **Klinik**
  - inspiratorisch zunehmende retrosternale Schmerzen (bei trockener/fibrinöser Perikarditis)
  - körperliche Schwäche
  - Dyspnoe, Tachypnoe
  - Komplikation: Perikardtamponade (bei feuchter/exsudativer Perikarditis)
    - venöse Einflussstauung (prall gefüllte Zungengrund-/Jugularvenen, Oberbauchschmerzen infolge Leberkapselspannung, evtl. Aszites)
    - kardiogener Schock (»Low-cardiac-output«-Syndrom)

- **Diagnostik**
  - Pulsus paradoxus (inspiratorischer Abfall der Blutdruckamplitude um mehr als 15 mmHg)
  - Kussmaul-Zeichen (paradoxer inspiratorischer Druckanstieg in den Jugularvenen!)
  - auskultatorisch systolisches ohrnahes Reibegeräusch, bei größeren Ergüssen kein Reibegeräusch, aber leise Herztöne
  - Entzündungszeichen (BSG↑, CRP↑, Leukozytose)
  - mikrobiologische Diagnostik, z. B. Virusserologie, bakterielle Kulturen
  - evtl. CK-MB↑
  - evtl. antimyokardiale Antikörper beim Postmyokardinfarktsyndrom
  - im EKG Zeichen des Außenschichtschadens ohne eindeutige territoriale Zuordnung (im Akutstadium konkavbogige ST-Streckenhebung aus dem aufsteigenden Schenkel der S-Zacke, im Verlauf terminal negative T), evtl. Niedervoltage und elektrischer Alternans bei Perikarderguss
  - im Röntgenbild des Thorax bei großem Perikarderguss vergrößerter Herzschatten (Zeltform oder Bocksbeutelform)
  - echokardiographischer Nachweis eines Perikardgusses, Abschätzung der Ergussmenge, evtl. Kompression des rechten Ventrikels und Vorhofs bei Perikardtamponade, »swinging heart« bei großer Ergussmenge (>400 ml)

- **Differenzialdiagnose**
  - Myokardinfarkt
  - myogene Herzdilatation, Herzinsuffizienz

- **Therapie**
  - Therapie eines Grundleidens
  - antiphlogistische Therapie (NSAR, evtl. Kortikosteroide)
  - ggf. Entlastungspunktion bei Herzbeuteltamponade
  - evtl. Perikardfensterung bei chronisch-rezidivierenden Ergüssen

! Cave

EKG-Zeichen des Myokardinfarkts: nach oben konvex verlaufende ST-Strecken, reziproke ST-Senkungen in gegenüberliegenden Ableitungen, Q-Zacken und R-Verlust

1.5.8 Chronisch konstriktive Perikarditis

- Behinderung der diastolischen Ventrikelfüllung durch Fibrose des Herzbeutels mit/ohne Kalkspangen
- häufig tuberkulöser Genese

- **Klinik**
- Leistungsminderung
- Atemnot
- Zeichen der venösen Stauung (Halsvenenstauung, Lebervergrößerung, Aszites, periphere Ödeme, Stauungsproteinurie)

- **Diagnostik**
- erhöhter zentraler Venendruck (>12 cm H_2O)
- Kussmaul-Zeichen (paradoxer inspiratorischer Druckanstieg in den Jugularvenen!)
- Pulsus paradoxus (inspiratorischer Abfall der Blutdruckamplitude um mehr als 15 mmHg)
- auskultatorisch Galopprhythmus mit diastolischem Zusatzton
- im EKG Niedervoltage, T-Negativierungen, evtl. Vorhofflimmern
- echokardiographische Darstellung der Perikardverdickung (>3 mm)/-verkalkungen, behinderte Ventrikelrelaxation mit plötzlichem Stopp der Ventrikelfüllung in der mittleren Diastole
- im Röntgenbild des Thorax Dilatation der V. cava superior und Perikardverkalkungen
- im Rechtsherzkatheter diastolischer Druckangleich zwischen rechtem Vorhof, rechtem Ventrikel und A. pulmonalis, doppelgipfelige Vorhofdruckkurven, Dip-Plateau-Phänomen (frühdiastolischer Druckabfall gefolgt von überhöhtem spätdiastolischem Druckniveau)

- **Differenzialdiagnose**
- restriktive Kardiomyopathie

- **Therapie**
- Dekortikation oder Perikardektomie (vor Myokardatrophie!)

1.6 Koronare Herzerkrankung (KHK)

- Missverhältnis zwischen Sauerstoffangebot und Sauerstoffbedarf des Herzmuskels infolge einer Arteriosklerose der Herzkranzgefäße (Koronarinsuffizienz)
- klinische Manifestationen der KHK
    - stabile Angina pectoris
    - akutes Koronarsyndrom

- – instabile Angina pectoris
- – NSTEMI (»non ST-segment-elevation myocardial infarction«)
- – STEMI (»ST-segment-elevation myocardial infarction«)
- ▬ stumme Ischämien
- ▬ ischämische Kardiomyopathie mit Linksherzinsuffizienz
- ▬ Herzrhythmusstörungen
- ▬ plötzlicher Herztod

1.6.1 Akutes Koronarsyndrom

- ▬ instabile Angina pectoris (Troponin I und T negativ)
- ▬ NSTEMI (»non ST-segment-elevation myocardial infarction«): instabile Angina pectoris/Myokardinfarkt mit Troponin-I-/ -T-Anstieg, keine ST-Streckenhebung
- ▬ STEMI (»ST-segment-elevation myocardial infarction«): Myokardinfarkt mit Troponin-I-/-T- und Enzymanstieg sowie initialer ST-Streckenhebung
- ▬ häufigste Todesursache in den westlichen Industrienationen, Verhältnis betroffener Männer zu Frauen beträgt etwa 2:1
- ▬ grobe Risikoabschätzung mittels Risikokalkulatoren möglich (PROCAM, Framingham)
- ▬ beeinflussbare Risikofaktoren
  - ▬ Nikotinabusus
  - ▬ Dyslipidämie (LDL↑, HDL↓)
  - ▬ Diabetes mellitus
  - ▬ Adipositas
  - ▬ körperliche Inaktivität
  - ▬ arterielle Hypertonie
- ▬ nicht-beeinflussbare Risikofaktoren
  - ▬ familiäre Disposition (KHK/MI bei erstgradigen Verwandten vor dem 55. Lebensjahr [♂] oder vor dem 65. Lebensjahr [♀])
  - ▬ männliches Geschlecht
  - ▬ Lebensalter (♂ ≥45 Jahre, ♀ ≥55 Jahre)
- ▬ weitere Risikofaktoren
  - ▬ Glukosetoleranzstörungen
  - ▬ CRP↑, Homocystein↑, Fibrinogen↑, Lipoprotein (a)↑
  - ▬ Thrombophilie

- ■ Klinik
- ▬ Angina pectoris (Stenokardie): retrosternaler Schmerz (Brennen, Druck- oder Engegefühl im Brustkorb) bei körperlicher und psychischer Belastung, häufig mit Ausstrahlung in den linken Arm, Hals, Unterkiefer, Oberbauch
- ▬ Ansprechen der Beschwerden auf Nitroglyzerin
  - ▬ **stabile Angina pectoris:** unter körperlicher Belastung reproduzierbar, gleich bleibende Schmerzintensität/-qualität

Tag 1

Tab. 1.11 CCS-Klassifikation der Angina pectoris (Canadian Cardiovascular Society)	
Klasse	**Klinische Symptomatik in Abhängigkeit von der körperlichen Belastung**
I	Angina pectoris nur bei schwerer körperlicher Anstrengung, nicht bei normaler körperlicher Belastung
II	Angina pectoris bei normaler körperlicher Belastung
III	Angina pectoris bei geringer körperlicher Belastung
IV	Angina pectoris in Ruhe

— **instabile Angina pectoris** (Präinfarktsyndrom, Infarktrisiko 20–25 %): jede Ruhe-Angina, jede Erstangina, bei Zunahme der Schmerzdauer, -intensität, -häufigkeit sowie bei zunehmendem Bedarf an antianginösen Medikamenten

! Cave
stumme Ischämien bei Diabetes mellitus!

- **Diagnostik**
— Klassifikation der Angina pectoris (Canadian Cardiovascular Society) anhand der klinischen Symptomatik unter körperlicher Belastung (□ Tab. 1.11)
— Troponin I und T, falls negativ Kontrolle nach 6 h
— EKG bei 50 % der KHK-Patienten unauffällig, evtl. T-Abflachung, T-Negativierung als Folge disseminierter kleinster Infarkte
— im Belastungs-EKG positiver Ischämienachweis (wenn möglich maximale Belastung bis HF = 220 – Lebensalter oder zumindest submaximal bis HF = 200 – Lebensalter)
  — horizontale oder deszendierende reversible ST-Streckensenkung $\geq$0,1 mV in den Extremitätenableitungen ($\geq$0,2 mV in den Brustwandableitungen), gemessen 80 ms nach dem J-Punkt (Übergang QRS-Komplex/ST-Strecke)
  — ST-Hebung $\geq$0,1 mV (bei Prinzmetalangina)
— im Langzeit-EKG werden ST-Senkungen unter alltäglichen Belastungen erfasst
— in der Stressechokardiographie systolische Wandbewegungsstörungen unter ergometrischer oder pharmakologischer Belastung (Dobutamin)
— in der Myokardperfusionsszintigraphie (Single-Photonen-Emissionscomputertomographie, SPECT) mit ^{99m}Tc-markierten Perfusionsmarkern Aktivitätsverlust/-minderung
— in der Positronenemissionstomographie (PET) Nachweis metabolischer Aktivität mit ^{18}Fluor-Desoxyglukose (FDG) und regionaler Perfusion mit ^{13}N-Ammoniak möglich
— im Mehrschicht-Spiral-CT (MSCT) Nachweis von Koronarkalk

◻ Tab. 1.12 Schweregrade der Koronarstenosen

Grad	Verminderung des Koronardurchmessers (%)	Charakteristika
I	25–49	Keine signifikante Stenose
II	50–74	Signifikante Stenose: regionale Perfusionsstörungen in Abhängigkeit von Kollateralgefäßen
III	75–99	Kritische Stenose: Erschöpfung der Koronarreserve (Angina pectoris)
IV	100	Kompletter Verschluss

- in der MR-Angiographie mit Kontrastmittel (Gadomer-17) Nachweis regionaler Minderperfusion
- Koronarangiographie und linksventrikuläre Angiographie (Goldstandard in der KHK-Diagnostik!), evtl. intravaskulärer Ultraschall
- normaler koronarer Versorgungstyp (80 %):
    - LCA → RIVA (Versorgung der Vorderwand des LV und die vorderen 2/3 des Kammerseptums) + RCX (Versorgung der Hinter-/Seitenwand des LV)
    - RCA (Versorgung des RV, Hinterwand des LV, hinteres Drittel des Septums)
- abhängig von der Zahl stenosierter Gefäße werden 1-, 2- und 3-Gefäßerkrankungen unterschieden
- Beurteilung von Koronarstenosen anhand der prozentualen Verminderung des Koronardurchmessers (◻ Tab. 1.12)

- **Differenzialdiagnose**
- Perimyokarditis, Aortenvitien, hochgradige Tachykardien, hypertone Krise, Aortendissektion
- **Tako-Tsubo-Kardiomyopathie** (Stresskardiomyopathie, »broken heart syndrome«), überwiegend betroffen sind ältere Frauen nach körperlichem oder emotionalem Stress; EKG-Veränderungen wie bei Myokardinfarkt, aber keine höhergradigen Verengungen der Herzkranzgefäße, und akute linksventrikuläre Dysfunktion (apikale Akinesie, basale Hyperkinesie, dadurch Form einer japanischen Tintenfischfalle [Tako-Tsubo])
- Lungenembolie, Pleuritis, (Spontan-)Pneumothorax
- Pankreatitis, Gallenkolik, Roemheld-Syndrom
- Refluxösophagitis, Ösophagusspasmus, Mallory-Weiss-Syndrom, Boerhaave-Syndrom, Gastritis, Magen-/Duodenalulkus
- orthopädische Erkrankungen

■ **Therapie**

▬ Beseitigung/Modifikation von Risikofaktoren einer KHK
(Primär-/Sekundärprävention)
  ▬ Nikotinkarenz
  ▬ Gewichtsnormalisierung
  ▬ fettarme, ballaststoffreiche, mediterrane Diät
  ▬ körperliches Training
  ▬ Blutdruckeinstellung bei hohem Risiko <130/80 mmHg
  ▬ Einstellung des LDL-Cholesterins bei hohem Risiko
    <100 mg/dl bzw. bei sehr hohem Risiko <70 mg/dl
  ▬ Nüchtern-Triglyzeride <150 mg/dl
  ▬ optimierte Diabeteseinstellung (HbA1c <6,5 %)

>Memo
alle KHK-Patienten profitieren von
einer Behandlung mit Statinen,
unabhängig von der Höhe der
Blutfettwerte!

▬ Erstbehandlung bei instabiler Angina pectoris: O_2-Gabe (4–8 l/
min), wenn Sättigung <90 %, 5000 IU Heparin als Bolus und
250–500 mg ASS i. v., initial 300 mg Clopidogrel (»loading dose«
bei dringlicher Indikation für eine perkutane Koronarinterven-
tion (PCI): 600 mg), Nitroglyzerin über Perfusor (1–5 mg/h),
Betablocker (Ziel-HF <60/min), evtl. ACE-Hemmer, Morphin
5 mg i. v. bei starken Schmerzen, Antiemetika bei Übelkeit und
Erbrechen

! Cave
bei instabiler Angina pectoris
absolute Indikation zur Klinik-
einweisung in Begleitung
eines Notarztes!

▬ antianginöse Therapie bei stabiler Angina pectoris:
  ▬ ASS 100 mg/d, bei Unverträglichkeit Clopidogrel 75 mg/d
  ▬ β_1-selektive Betablocker, z. B. Metoprolol
  ▬ Nitrate
    – Nitroglyzerin (Glyzeroltrinitrat), z. B. Nitrolingual® in der
      Anfallsbehandlung
    – Isosorbiddinitrat (ISDN), Isosorbidmononitrat (ISMN),
      Pentaerithrityltetranitrat (PETN)
    – zur Langzeitbehandlung alternativ Molsidomin 8 mg/d
      als Retardpräparat (keine Toleranzentwicklung!)

! Cave
vorsichtiger Einsatz von Betablockern bei obstruktiven
Lungenerkrankungen, peripherer
arterieller Verschlusskrankheit
und AV-Block >I°

  ▬ Kalziumantagonisten, ggf. zusätzlich zu Betablockern und
    bei spastischer Gefäßverengung (Prinzmetalangina)
    – Diltiazem (Benzothiazepin-Typ)
    – Verapamil (Phenylalkylamin-Typ)
    – Nifedipin (Dihydropyridin-Typ)
    – I_f-Kanalblocker der Schrittmacherzellen, Ivabradin
      (Procoralan®) anstelle von Betablockern
    – I_{Na}-late-Inhibitor, Ranolazin (Ranexa®) als Reservemittel
▬ perkutane transluminale Koronarangioplastie (PTCA) bei
  hämodynamisch signifikanter Koronarstenose, Ballonkatheter-
  dilatation ggf. mit Stentimplantation (Verminderung der
  Restenoserate durch »drug eluting stents« mit Sirolimus oder
  Paclitaxel bzw. zeitlich begrenzte Gabe von Clopidogrel)
▬ Abfräsen verkalkter Plaques mittels Hochfrequenzrotablation,
  Sono-/Laserablation, Aspirationsthrombektomie, Atherektomie
▬ aortokoronare Bypass-Operation (RIMA-/LIMA-Bypass mittels
  A. thoracica (mammaria) interna; aortokoronarer Venenbypass,
  ACVB)

Tag 1

1.6.2 Myokardinfarkt

- Untergang von Herzmuskelgewebe infolge eines akuten Verschlusses eines Herzkranzgefäßes
- meist durch Ruptur eines intrakoronaren Plaques mit anschließender Thrombusbildung
- Ischämietoleranz des Herzmuskelgewebes liegt zwischen 2 und 4 h
- jährliche Inzidenz in Deutschland 300/100.000 Einwohner, Männer sind etwa doppelt so häufig betroffen wie Frauen

■ **Klinik**
- plötzlich einsetzender starker, ringförmiger Thoraxschmerz, evtl. mit Ausstrahlung (»Vernichtungsschmerz«)

> **>Memo**
> Symptomatik ist nicht beeinflussbar durch Ruhe oder Nitrate

- Todesangst
- vegetative Symptomatik (Übelkeit, Erbrechen, Hautblässe, Schweißausbrüche)
- Synkope
- Zeichen der akuten Linksherzinsuffizienz bei etwa einem Drittel der Patienten
- häufig in den Morgenstunden oder in Stresssituationen (körperlich/psychisch) (RR↑)
- nach 1–2 Tagen evtl. Resorptionsfieber
- atypische Schmerzereignisse bei Frauen und älteren Patienten (z. B. Oberbauchschmerzen)

> **! Cave**
> in 70 % aller Myokardinfarkte geht eine instabile Angina pectoris voraus (Infarktrisiko bei instabiler Angina pectoris etwa 20 %)!

- Frühkomplikationen
  - Herzrhythmusstörungen
    - ventrikuläre Tachykardien und Kammerflimmern (in der Prähospitalphase bei 20–30 % der Infarktpatienten mit Todesfolge)
    - Vorhofflimmern (hervorgerufen durch atriale Ischämien oder vermehrte Vorhofdehnung)
    - Reizleitungsstörungen (AV-Block bei inferiorem Hinterwandinfarkt, Rechts-/Linksschenkelblock)

> **! Cave**
> knapp 20 % aller Infarkte verlaufen »stumm«

  - Linksherzinsuffizienz und kardiogener Schock
  - Herzwandruptur mit Perikardtamponade
  - Ventrikelseptumperforation
  - akute Mitralinsuffizienz infolge eines Papillarmuskelabrisses
- Spätkomplikationen
  - Herzwandaneurysma (meist im Bereich der Vorderwandspitze)
  - Thromboembolien (Thromben entstehen im Bereich von Myokardnekrosen und in akinetischen Arealen)
  - Perikarditis (etwa 3–5 Tage nach größeren Infarkten)
  - Postmyokardinfarktsyndrom/Dressler-Syndrom (Perikarditis, Pleuritis und Fieber infolge autoimmunologischer Prozesse 1–6 Wochen nach Myokardinfarkt)
  - Arrhythmien
  - Herzinsuffizienz
  - Postinfarktangina, Re-Infarkt

Tag 1

◻ Tab. 1.13 Stadien des ST-Hebungsinfarktes

Stadium	EKG-Veränderungen
0 (frischer Infarkt)	Erstickungs-T, Erhöhung der T-Welle, evtl. T-Negativierung, ST-Streckensenkung
I (akuter Infarkt)	Monophasische Deformierung (Verschmelzung des QRS-Komplexes, der ST-Strecke und der T-Welle), Anhebung der ST-Strecke ≥0,1 mV
Zwischenstadium	Abnahme der ST-Hebung mit zunehmend sichtbarem R-Verlust
II (alter Infarkt)	Pardée-Q/pathologisches Q (mindestens 0,03 s Dauer und mindestens ¼ der folgenden R-Zacke tief), zunächst mit T-Negativierung
III (chronischer Infarkt)	Evtl. Aufrichten der T-Welle, pathologisches Q, Persistenz des R-Verlusts oder Wiederaufbau einer kleinen R-Zacke

- **Diagnostik**
- Blutdruckabfall, Tachykardie
- auskultatorisch systolisches Geräusch bei Mitralinsuffizienz infolge eines Papillarmuskelabrisses oder bei Ventrikelseptumperforation, feinblasige Rasselgeräusche bei pulmonaler Stauung bzw. Brodeln bei Lungenödem (als Ausdruck der eingeschränkten linksventrikulären Funktion)
- Leukozytose, CRP↑, BSG↑, evtl. Hyperglykämie
- Enzymdiagnostik
  - Myoglobin↑ (Anstieg 2 h nach Schmerzbeginn)
  - Troponin I und T↑ (herzmuskelspezifisch, Anstieg 3 h nach Schmerzbeginn)
  - Gesamt-CK↑ (korreliert mit Infarktgröße, Anstieg 4 h nach Schmerzbeginn)
  - CK-MB Anteil↑ (≥6 % der Gesamt-CK)
  - Glutamat-Oxalacetat-Transferase (GOT) = Aspartat-Aminotransferase (AST)↑ (Anstieg 4 h nach Schmerzbeginn)
  - Laktatdehydrogenase (LDH)↑ (bis zu 14 Tage nach Schmerzbeginn noch nachweisbar, ermöglicht retrospektive Diagnose)
- im EKG direkte Infarktzeichen über der Infarktregion und indirekte Zeichen in den gegenüberliegenden Ableitungen:
  - STEMI (ST-Hebungsinfarkt) (◻ Tab. 1.13)
  - **NSTEMI (Nicht-ST-Hebungsinfarkt):** terminal negatives T, evtl. R-Zackenreduktion, kein pathologisches Q
  - Zuordnung der Infarktlokalisation zu bestimmten EKG-Ableitungen
    - großer Vorderwandinfarkt (proximale RIVA): V_{1-6}, I, aVL
    - anteroseptaler Infarkt (distale RIVA nach Abgang des R. diagonalis): V_{1-4}

>**Memo**
tägliche Auskultation!

! Cave
Troponin-Erhöhung nach schwerer Lungenembolie, ischämischem Schlaganfall oder bei Niereninsuffizienz!

! Cave
vorgetäuschter CK-MB-Aktivitätsanstieg durch CK-BB-Erhöhung oder durch Makro-CK (Immunkomplex aus CK-BB und IgG ohne Krankheitswert bzw. mehrere assoziierte CK-MiMi-Moleküle bei Malignomen; Differenzialdiagnose über Bestimmung der CK-MB-Proteinkonzentration mittels ELISA)

Tag 1

- anterolateraler Infarkt (R. diagonalis der RIVA): $V_{5/6}$, I, aVL
- posterolateraler Infarkt (R. marginalis sinistra der RIVA): $V_{5/6}$, III, aVF
- Hinterwandinfarkt, häufig als Synonym für den diaphragmalen (inferioreren) Infarkt verwandt (RCA, RCX): II, III, aVF
- Echokardiographie zur Beurteilung der Pumpleistung und zur Diagnostik bzw. Verlaufskontrolle typischer Komplikationen nach akutem Myokardinfarkt, z. B. Papillarmuskelabriss, Ventrikelseptumruptur, regionale Wandbewegungsstörungen, Aneurysma, intrakardiale Thromben
- Goldstandard in der Diagnostik des akuten Myokardinfarktes ist die Linksherzkatheteruntersuchung (Koronarangiographie, Lävokardiogramm, Druckmessungen)

■ **Differenzialdiagnose**
- Angina pectoris
- Gallenkolik, Ulkusperforation, akute Pankreatitis (DD Hinterwandinfarkt)
- Lungenembolie
- Aortendissektion
- ST-Streckenhebung bei akuter Perikarditis, Prinzmetalangina, Herzwandaneurysma
- tiefes Q bei HOCM und Lungenembolie

■ **Therapie**
- Akuttherapie durch Notarzt
  - sofortige Krankenhauseinweisung, Transport unter ärztlicher Überwachung
  - sitzende Lagerung, O_2-Gabe, i. v. Zugang
  - Monitoring, Defibrillationsbereitschaft
  - 5000 IU Heparin als Bolus und 250–500 mg ASS i. v., initial 300 mg Clopidogrel p. o. (alternativ 180 mg Ticagrelor, Brilique® oder 60 mg Prasugrel, Efient®)
  - Betablocker
  - Nitroglyzerin (2 Sprühstöße, 0,8 mg), evtl. über Perfusor (1–5 mg/h)
  - ggf. Analgesie (Morphin 10 mg i. v.) und Sedierung (Diazepam 5–10 mg i. v.)
- Reperfusionstherapie
  - Akut-PTCA, ggf. mit Stentimplantation, temporärer Einsatz von Glykoprotein-IIb/IIIa-Antagonisten, z. B. Abciximab (ReoPro®), Tirofiban (Aggrastat®)
  - intravenöse Thrombolyse bei frischem STEMI innerhalb von 3 h, evtl. mit begleitender Heparintherapie bei rt-PA
  - Streptokinase 1,5 Mio. IE i. v. über 1 h ohne begleitende Heparintherapie in den ersten 12–24 h

! Cave
keine i. m. Injektionen!

! Cave
keine Lysetherapie vor geplanter PTCA!

Tag 1

- rt-PA (»tissue plasminogen activator«): Alteplase (Actilyse®) 15 mg-Bolus i. v., 0,75 mg/kg KG über 30 min, 0,5 mg/kg KG über 1 h
- Reteplase (Rapilysin®) 10 IU-Bolus i. v., Wiederholung nach 30 min
- Tenecteplase (Metalyse®) i. v. Bolus gewichtsadaptiert (30–50 mg)
- Intensivtherapie und weiterführende Therapie
  - Bettruhe (24–48 h), psychische Abschirmung, O_2-Gabe, leichte Kost, Stuhlregulierung
  - Nitroglyzerin (Kapsel 0,8 mg s. l.), über Perfusor (1–5 mg/h) unter RR-Monitoring
  - Morphin 2–5 mg i. v.
  - ASS 100 mg/d und Clopidogrel 75 mg/d (oder Ticagrelor 2x 90 mg/d bzw. Prasugrel 10 mg/d)
  - Vollheparinisierung mittels Heparinperfusor 400 IE/kg KG/d (aPTT: 2-fache des oberen Normwertes)
  - ggf. im Verlauf Cumarine bei echokardiographischem Nachweis intrakardialer Thromben
  - Betablocker (Reduktion ventrikulärer Arrhythmien und Verminderung des myokardialen O_2-Verbrauchs)
  - ACE-Hemmer oder bei Unverträglichkeit Angiotensin-II-Rezeptorantagonisten (Sartane)
  - CSE-Hemmer (Statine) zur Plaquestabilisierung (LDL-Zielwert <100 mg/dl)
- Therapie möglicher Komplikationen
  - bei ventrikulärer Tachykardie Amiodaron 150 mg i. v., ggf. bei fehlendem Ansprechen auf Medikamente bzw. hämodynamischer Beeinträchtigung elektrische Kardioversion
  - bei Kammerflimmern Defibrillation
  - bei Vorhofflattern/-flimmern Betablocker oder Verapamil, evtl. elektrische Kardioversion
  - bei Reizleitungsstörungen evtl. temporärer Schrittmacher
  - bei Linksherzinsuffizienz mit kardiogenem Schock ($RR_{systolisch}$ <80 mmHg, cardiac index <1,8 l/min/m² KOF, LVEDP >20 mmHg, PCW-Druck >20 mmHg)
    - kausale Therapie
    - Furosemid, evtl. Hämofiltration, bei Lungenödem PEEP-Beatmung
    - ggf. Volumensubstitution
    - ACE-Hemmer, evtl. Nitroprussid-Natrium zur Nachlastsenkung
    - ggf. 5–10 µg/kg KG/min Dobutamin i. v., evtl. Noradrenalin
    - intraaortale Ballongegenpulsation (IABP) verbessert Koronarperfusion in der Diastole
- Rehabilitationsmaßnahmen (Frühmobilisation in den ersten 7 Tagen, Anschlussheilbehandlung, Koronarsportgruppen)

- prognostische Parameter: linksventrikuläre Dysfunktion, persistierende Ischämiezeichen, höhergradige ventrikuläre Rhythmusstörungen, Spätpotentiale, verminderte Herzfrequenzvariabilität, Koronarstatus, Risikofaktoren der Arteriosklerose

1.7 Herzrhythmusstörungen

- myokardial: KHK, MI, Myokarditis, Kardiomyopathien
- hämodynamisch: Druck-/Volumenbelastung des Herzens (Vitien, Hypertonie)
- extrakardial: Elektrolytstörungen, Hypoxie, Medikamente/ Drogen, Hyperthyreose

1.7.1 Supraventrikuläre Extrasystolen (SVES)

- vorzeitig einfallende Erregungen mit Entstehung oberhalb der Kammerebene
- mögliche Ursachen:
  - strukturelle Herzerkrankungen, z. B. KHK, hypertensive Herzerkrankung, Mitralklappenstenose
  - Hypokaliämie
  - emotionale Erregung, Übermüdung
  - Nikotin, Alkohol, Koffein
- Sinus-/Vorhof-/AV-Knoten-Extrasystole

- **Klinik**
- evtl. Palpitationen, Schwindel

- **Diagnostik**
- im Ruhe- oder Langzeit-EKG normal breiter, nicht deformierter, frühzeitiger QRS-Komplex
- meist nicht-kompensatorische Pause (prä- + postextrasystolisches Intervall <2× Sinusgrundzyklus), Unterscheidung zwischen Sinus-, Vorhof- und AV-Knoten-Extrasystole anhand der P-Wellen-Morphologie und der zeitlichen Beziehung zu benachbarten P-Wellen und QRS-Komplexen
- evtl. Ergometrie
- Echokardiographie
- Pfropfungswelle im Venenpuls bei gleichzeitiger Kontraktion von Vorhof und Kammer gegen die geschlossene AV-Klappe infolge einer AV-Knoten-Extrasystole
- Kalium- und Digitalisspiegel

! Cave
deformierter Kammerkomplex bei aberrierender ventrikulärer Leitung nach frühzeitigem Einfall einer SVES!

- **Therapie**
- keine Therapie bei Herzgesunden
- Therapie einer kardialen Grunderkrankung

— Verapamil bzw. Betablocker bei paroxysmaler supraventrikulärer Tachykardie oder intermittierendem Vorhofflimmern infolge SVES

Tag 1

— evtl. Kaliumhaushalt ausgleichen und proarrhythmische Medikamente absetzen

1.7.2 Ventrikuläre Extrasystolen (VES)

— vorzeitig einfallende Erregungen mit Entstehung unterhalb der Bifurkation des His-Bündels

- **Klinik**
— Herzstolpern, evtl. Schwindel

- **Diagnostik**
— Pulsdefizit: vermindertes Schlagvolumen bei frühzeitig einfallender VES infolge verkürzter Diastole, erhöhtes Schlagvolumen nach postextrasystolischer Pause infolge der verlängerten Diastole
— im Ruhe- oder Langzeit-EKG verbreiterte und aufgesplitterte, vorzeitige QRS-Komplexe ohne vorausgehende P-Welle, meist kompensatorische postextrasystolische Pause (prä- + postextrasystolisches Intervall = 2× Sinusgrundzyklus), bei Bradykardie evtl. interponierte/interpolierte VES, bei rechtsventrikulärer VES Bild des kompletten Linksschenkelblocks, bei linksventrikulärer VES Bild des kompletten Rechtsschenkelblocks, bei Bündelstamm VES normal formierter QRS-Komplex
  — monomorphe VES: gleiche QRS-Konfiguration
  — polymorphe VES (sind meist auch polytop, d. h. unterschiedlicher Reizursprung): verschiedene QRS-Konfigurationen
  — ventrikulärer Bigeminus: jedem Sinusschlag folgt eine VES
  — Trigeminus: jeder Normalaktion folgen zwei VES
  — 2:1-Extrasystolie: VES regelmäßig nach 2 Normalaktionen
  — Couplets: paarweise VES
  — Salven: ≥3 aufeinander folgende VES
  — R-auf-T-Phänomen: früh einfallende VES (VES in der vulnerablen Phase von T; Vorzeitigkeitsindex = Q_N bis Q_{VES}/Q_N bis T_{Ende} <1,0)

! Cave
aberrierende Leitung bei frühzeitig einfallenden VES gleichen Ursprungs!

— evtl. Ergometrie
— Echokardiographie

- **Therapie**
— keine Therapie bei Herzgesunden ohne Beschwerden, insbesondere bei Verschwinden der VES unter Belastung
— kausale Therapie einer Grunderkrankung
— Einstellung von Kalium und Magnesium im Serum auf hochnormale Werte
— Betablocker ohne intrinsische Aktivität

- Amiodaron oder Klasse-Ic-Antiarrhythmika (Propafenon, Flecainid) sofern keine strukturelle Herzkrankheit vorliegt
- Ablationstherapie

1.7.3 Akzelerierter junktionaler oder idioventrikulärer Rhythmus

- Übernahme der Schrittmacherfunktion durch aktive Heterotopiezentren mit pathologisch gesteigerter Eigenfrequenz
- mögliche Ursachen: Digitalisintoxikation, organische Herzerkrankungen
- Therapie der Grunderkrankung

1.7.4 Sinuatrialer Block (SA-Block)

- Reizleitungsstörungen des Sinusknotens und des Vorhofs
  - bei Sick-Sinus-Syndrom, Myokarditis, KHK, MI
  - durch Digitalis, Antiarrhythmika

- **Klinik**
- Schwindel, Synkope, Bewusstlosigkeit
- bei totalem SA-Block Adams-Stokes-Anfälle

- **Diagnostik**
- Ruhe- oder Langzeit-EKG
- Ersatzsystole/Ersatzrhythmus (Einspringen eines heterotopen Schrittmachers nach Sinusknotenausfall oder infolge des Unterschreitens einer kritischen Herzfrequenz)
  - sekundäres Schrittmacherzentrum: junktionaler (Knoten-) Rhythmus (30–50/min)
  - tertiäres Schrittmacherzentrum: ventrikuläre Automatie (20–30/min)
  - »wandernder Schrittmacher«
- EKG-Veränderungen in Abhängigkeit vom Schweregrad des SA-Blocks (◘ Tab. 1.14)

- **Therapie**
- evtl. Absetzen toxischer Medikamente
- Atropin
- Schrittmachertherapie

◫ **Tab. 1.14** Schweregrade des SA-Blocks

Grad	Definition		EKG
1	Verzögerte Reizleitung		Im EKG nicht erkennbar
2	Intermittierende Leitungsunterbrechung	**Typ 1 – Wenckebach** nach zunehmender Leitungsverzögerung zwischen Sinusknoten und Vorhof fällt die Überleitung der Sinuserregung aus	Zunehmende Verkürzung der PP-Intervalle bis zum Eintreten einer Pause (< zweifache Länge des vorangegangenen PP-Intervalls)
		Typ 2 – Mobitz plötzlicher Ausfall einer Vorhofaktion	PP-Intervalle bleiben konstant bis zum Auftreten einer Herzpause (≥ mehrfache Länge der PP-Intervalle bei Sinusrhythmus)
3	Vollständige Leitungsunterbrechung	**Totaler SA-Block** [a]	Keine P-Welle nachweisbar

[a] kein Unterschied zum Sinusknotenstillstand (Sinusarrest)

1.7.5 Sick-Sinus-Syndrom

- symptomatische Sinusbradykardie
- Sinusarrest oder SA-Blockierung
- Tachykardie-Bradykardie-Syndrom
- mögliche Ursachen: KHK, Myokarditis, Kardiomyopathien, M. Lenègre, M. Lev, Mutation der Natrium- und Funny-Ionenkanäle

- **Klinik**
- Schwindel, Synkopen
- evtl. Adams-Stokes-Anfälle
- Herzinsuffizienz
- Palpitationen
- Dyspnoe
- Angina pectoris

- **Diagnostik**
- Langzeit-EKG
- im Belastungs-EKG chronotrope Inkompetenz (altersabhängiger Frequenzanstieg unter Ergometerbelastung <70 % des Normwertes)
- im Atropintest (1 mg i. v.) kein adäquater Frequenzanstieg (<80/min)
- nach schneller Vorhofstimulation verlängerte Sinusknotenerholzeit (>1500 ms)

- Therapie
- bei symptomatischen Patienten Schrittmacherindikation
- evtl. in Kombination mit Antiarrhythmika oder bradykardisierenden Medikamenten bei Tachykardie-Bradykardie-Syndrom

1.7.6 Karotis-Sinus-Syndrom

- zerebrale Minderdurchblutung infolge einer Bradykardie (kardioinhibitorischer Typ) und/oder eines Blutdruckabfalls (vasodepressorischer Typ) bei hyperreagiblem Karotissinusreflex
- Sensibilitätserhöhung der Barorezeptoren im Karotissinus meist infolge arteriosklerotischer Veränderungen bei älteren Patienten

- Klinik
- Schwindel, evtl. Synkopen bei Kopfdrehung oder einengendem Kragen

- Diagnostik
- im EKG Pausen >3 s (Asystolie) bzw. Blutdruckabfall >50 mmHg nach Karotissinusmassage

- Therapie
- bei symptomatischen Patienten evtl. Schrittmachertherapie

1.7.7 Atrioventrikulärer Block (AV-Block)

- Leitungsstörungen des AV-Knotens durch
  - erhöhten Vagotonus
  - KHK, MI, Myokarditis, Kardiomyopathien
  - Hyperkaliämie
  - Digitalis, Antiarrhythmika
  - idiopathische Degeneration des Reizleitungssystems (M. Lenègre)
  - idiopathische Sklerose des bindegewebigen Herzgerüstes (M. Lev)

- Klinik
- AV-Block 1. Grades klinisch asymptomatisch
- Schwindel, Synkopen
- Adams-Stokes-Anfälle
- evtl. Herzinsuffizienz bei Bradykardie <40/min

- Diagnostik
- Ruhe- oder Langzeit-EKG
- evtl. intrakardial abgeleitetes His-Bündel-EKG zur Differenzierung von intranodalem (AH-Intervall↑, Ausfall H-Potenzial) und infranodalem (HV-Intervall↑, Ausfall V-Potenzial) Block

◻ Tab. 1.15 Schweregrade der AV-Blockierung

Grad	Definition		EKG
1	Verzögerte Erregungs-leitung	Verlängerte AH-Zeit im His-Bündel	PQ-Zeit >0,2 s, evtl. Verschwinden der P-Welle in der vorausgehenden Repolarisationsphase
2	Intermittierende Leitungsunterbrechung	**Typ 1 – Wenckebach** (Mobitz I) Blockierung oberhalb des His-Bündels	Mit jeder Herzaktion zunehmende Verlängerung der PQ-Zeit bis zum Ausfall einer AV-Überleitung
		Typ 2 – Mobitz (Mobitz II) Blockierung inner-/unterhalb des His-Bündels vereinzelte/regelmäßige AV-Blockierung, z. B. 2:1-Block	Intermittierender Ausfall eines QRS-Komplexes nach vorangegangener P-Welle (Pause in der Länge eines doppelten PP-Intervalls)
3	Vollständige Leitungs-unterbrechung	Komplette Dissoziation der Vorhof- und Kammeraktionen	Normofrequente P-Wellen ohne Beziehung zu den langsameren QRS-Komplexen (sekundäre/tertiäre Schrittmacher)

 ▬ EKG-Veränderungen in Abhängigkeit vom Schweregrad der AV-Blockierung (◻ Tab. 1.15)

 ▪ **Therapie**
 ▬ kausale Therapie, insbesondere Absetzen bradykardisierender Medikamente
 ▬ bei Bradykardie evtl. Atropin oder Orciprenalin
 ▬ relative Schrittmacherindikation bei AV-Block 2. Grades vom Typ Mobitz
 ▬ AV-sequenzieller Schrittmacher (DDD) bei AV-Block 3. Grades

! Cave
bei AV-Block 2. Grades vom Typ Mobitz kein Atropin aufgrund der Gefahr eines totalen AV-Blocks

1.7.8 Intraventrikulärer Block (Schenkelblock, faszikulärer Block)

 ▬ Verlangsamung bzw. Unterbrechung der Erregungsleitung in den Tawara-Schenkeln (unterhalb des His-Bündels)
 ▬ uni-/bi-/trifaszikulärer Block
 ▬ inkompletter, intermittierender, totaler Block
 ▬ Linksschenkelblock häufig bei KHK, MI, Linksherzhypertrophie, Aortenvitium, Myokarditis, Kardiomyopathie
 ▬ Rechtsschenkelblock bei Rechtsherzbelastung, z. B. infolge einer Lungenembolie
 ▬ linksanteriorer Hemiblock häufiger Befund bei älteren Patienten

 ▪ **Klinik**
 ▬ evtl. Schwindel, Synkopen
 ▬ bei trifaszikulärem Block Adams-Stokes-Anfälle

- Diagnostik
- im Ruhe-EKG
    - ab einer QRS-Breite ≥0,12 s kompletter Schenkelblock
    - bei inkomplettem Schenkelblock QRS-Breite 0,10–0,11 s
    - bei Rechtsschenkelblock verbreiterter und M-förmig aufgesplitterter QRS-Komplex in V_1 mit Verspätung der größten Negativitätsbewegung (>0,05 s), tiefes S in I und V_6, evtl. T-Negativierung und ST-Streckensenkungen in V_{1-3}
    - bei inkomplettem Rechtsschenkelblock rSr'- oder RSr'-Konfiguration in V_{1-2} und aVR
    - bei Linksschenkelblock gesplittete M-Form der verbreiterten und positiven QRS-Komplexe in I, aVL und V_{5-6}, verspätete endgültige Negativitätsbewegung, Diskordanz der ST-Strecke bzw. der T-Welle zum QRS-Komplex, tiefes und breites S in $V_{1/2}$
    - bei linksanteriorem Hemiblock überdrehter Linkstyp ($R_I/S_{II}/S_{III}$-Typ), bei linksposteriorem Hemiblock (überdrehter) Rechtstyp

- Therapie
- Therapie der Grunderkrankung
- bei symptomatischen Patienten mit bifaszikulärem Block evtl. Schrittmacher
- bei trifaszikulärem Block großzügige Schrittmacherindikation

1.7.9 AV-Knoten-Reentry-Tachykardie

- kreisende Erregung im AV-Knoten bei funktioneller Längsdissoziation mit meist langsamer antegrader und schneller retrograder Leitung sowie unterschiedlichen Refraktärzeiten, seltener umgekehrt (ungewöhnliche AV-Knoten-Reentry-Tachykardie)
- häufig jüngere herzgesunde Patienten
- paroxysmale AV-Knoten-Reentry-Tachykardie mit plötzlichem Beginn und Ende, meist getriggert durch SVES, und Frequenzen von 150–220/min
- nicht-paroxysmale AV-Knoten-Reentry-Tachykardie mit längerer Dauer und niedriger Frequenz

- Klinik
- plötzlich auftretendes Herzjagen, Palpitationen
- nach dem tachykarden Anfall Harnflut (atriales natriuretisches Peptid↑)
- Angst, Nervosität
- evtl. »Pfropfungszeichen« an den Halsvenen als Ausdruck der gleichzeitigen Kontraktion von Vorhof und Kammer
- bei vorbestehender Herzerkrankung evtl. Herzinsuffizienz, Angina pectoris, Schwindel, Synkope, Schock

- Diagnostik
=== im EKG plötzlich einsetzende regelmäßige Tachykardie mit
einer Frequenz von 150–220/min, schmale, normal konfigurierte
Kammerkomplexe
=== P-Welle kann unmittelbar vor, im und nach dem QRS-Komplex
liegen

- Differenzialdiagnose
=== atrioventrikuläre Reentry-Tachykardie
=== Vorhoftachykardie mit langem PQ-Intervall
=== ventrikuläre Tachykardie bei aberrierender Überleitung

- Therapie
=== Vagusreiz, z. B. Valsalva-Manöver, Karotissinusmassage
=== Adenosin (Adrekar®) 6 mg im Bolus i. v., evtl. Wiederholung mit
12 mg (Antidot: Theophyllin)
=== Verapamil 5 mg über 10 min i. v. unter EKG-Monitoring
=== Ajmalin
=== Overdrive-Pacing oder elektrische Kardioversion bei Versagen
der medikamentösen Therapie oder bei Kreislaufinstabilität be-
ginnend mit 100 J
=== Hochfrequenz-Katheterablation, selektiv der langsamen
AV-Knoten-Leitungsbahn

Tag 1

>**Memo**
bei aberrierender Überleitung
schenkelblockartig verbreiterte
Kammerkomplexe

>**Memo**
Adenosin als Mittel der 1. Wahl
bei regelmäßigen Tachykardien
mit schmalen QRS-Komplexen

>**Memo**
Ajmalin als Mittel der 1. Wahl
bei Tachykardien mit breiten
QRS-Komplexen

1.7.10 Junktionale ektope Tachykardie

=== Automatie mit Fokus im Bereich des AV-Knotens
=== häufig bei Kleinkindern mit angeborenen Herzfehlern, bei organischen Herzerkrankungen und nach Herzoperationen

- Diagnostik
=== im (Langzeit-)EKG normal konfigurierte QRS-Komplexe,
P-Wellen nicht erkennbar oder dissoziiert in Abhängigkeit
von evtl. retrograder Vorhoferregung, Tachykardiefrequenz bis
250/min

- Therapie
=== kausale Therapie
=== Propafenon, Flecainid oder Amiodaron
=== ggf. passagere Hypothermie in der postoperativen Phase
=== Hochfrequenz-Katheterablation als ultima ratio

1.7.11 Fokal atriale Tachykardie

=== ektoper atrialer Entstehungsort einer Vorhoftachykardie
(unifokal/multifokal)

— bei etwa 30 % d. F. keine strukturelle Herzerkrankung
— häufige Ursachen sind Myokardinfarkte, Lungenerkrankungen mit Cor pulmonale, Herzinsuffizienz, Digitalisintoxikation

- **Klinik**
— von Herzgesunden werden Vorhoftachykardien meist gut toleriert
— evtl. tachykardieinduzierte Kardiomyopathie
— selten embolische Ereignisse
— sehr selten plötzlicher Herztod

- **Diagnostik**
— im (Langzeit-)EKG gegenüber dem Sinusrhythmus veränderte P-Wellen-Morphologie, schmale QRS-Komplexe, Vorhoffrequenz 160–250/min, bei multifokaler atrialer Tachykardie häufig wechselnde PP- und PQ-Intervalle

- **Therapie**
— kausale Therapie
— symptomatisch Betablocker
— Hochfrequenz-Katheterablation

1.7.12 Präexzitationssyndrome (atrioventrikuläre Reentry-Tachykardie)

— neben dem spezifischen Reizleitungssystem zusätzliche elektrische Kopplung der Vorhöfe mit den Herzkammern über akzessorische atrioventrikuläre Leitungsbahnen
— kreisende Erregung durch antegrade atrioventrikuläre Leitung über das spezifische Reizleitungssystem und retrograde ventrikuloatriale Leitung über die akzessorische Leitungsbahn (orthodrome Tachykardie), bei kreisender Erregung in umgekehrter Richtung spricht man von antidromer Tachykardie
— meist herzgesunde Patienten
  — Wolff-Parkinson-White-(WPW-)Syndrom: akzessorische Leitungsbahn (Kent-Bündel) an beliebiger Stelle am Atrioventrikularklappenring
  — Mahaim-Fasern: nodoventrikuläre, faszikuloventrikuläre und atriofaszikuläre Fasern mit langsamen AV-Knoten ähnlichen Fasern, ausschließlich antegrade Leitungseigenschaften
  — verborgene akzessorische Leitungsbahn: ausschließlich retrograde Leitungseigenschaften
  — permanente junktionale Reentry-Tachykardie: ausschließlich retrograde, langsame und verzögernde Leitungseigenschaften
  — Lown-Ganong-Levine-(LGL-)Syndrom: atrionodale oder atriohisäre Fasern (James-Bündel) mit unklarer klinischer Bedeutung

- **Klinik**
- gelegentlich paroxysmale supraventrikuläre Tachykardie
- bei kurzer antegrader Refraktärzeit der akzessorischen Leitungsbahn und Vorhofflimmern Gefahr ventrikulärer Tachykardien
  (plötzlicher Herztod!)
- bei permanenter junktionaler Reentry-Tachykardie evtl. tachykardieinduzierte Kardiomyopathie

Tag 1

> **>Memo**
> Verlust der Δ-Welle unter
> Ergometerbelastung spricht
> für lange Refraktärzeit!

- **Diagnostik**
- im EKG, Langzeit-EKG (evtl. Event-Recorder)
  - bei WPW-Syndrom PQ-Zeit <0,12 s, Δ-Welle (träger R-An-
    stieg mit verbreitertem QRS-Komplex)
    - bei orthodromer Tachykardie schmale QRS-Komplexe
    - bei antidromer Tachykardie breite QRS-Komplexe
    - bei linksseitiger akzessorischer Leitungsbahn positive
      Polarität der Δ-Welle in V_1 und negative Polarität in I
      und aVL
    - bei rechtsseitiger akzessorischer Leitungsbahn negative
      Polarität der Δ-Welle in V_1 und positive Polarität in I
      und aVL
  - bei Mahaim-Fasern antidrome Reentry-Tachykardie mit
    linksschenkelblockartiger Konfiguration der QRS-Komplexe,
    bei Sinusrhythmus normale PQ-Zeit, evtl. kleine Δ-Welle
  - bei verborgener akzessorischer Leitungsbahn paroxysmale
    orthodrome Reentry-Tachykardie mit regelmäßigen,
    schmalen Kammerkomplexen und einer Frequenz von 180–
    200/min, keine P-Welle erkennbar
  - bei permanenter junktionaler Reentry-Tachykardie niedrigere
    Tachykardiefrequenz, schmale QRS-Komplexe, langes R-P-In-
    tervall
  - bei LGL-Syndrom PQ-Zeit <0,12 s bei normaler QRS-Kon-
    figuration (keine Δ-Welle)
- Ajmalin-Test (1 mg/kg KG i. v. unter kontinuierlicher EKG-Kon-
  trolle) zur Bestimmung der Refraktärzeit der akzessorischen Leitungsbahn
- elektrophysiologische Untersuchung zur Lokalisation der akzessorischen Leitungsbahn

- **Therapie**
- in der Akuttherapie Ajmalin (Gilurytmal®) 50 mg langsam i. v.
  unter EKG-Monitoring
- elektrische Kardioversion bei drohender Kreislaufinstabilität
- prophylaktisch selektive Hochfrequenz-Katheterablation der akzessorischen Leitungsbahn

> **! Cave**
> Verapamil, Digitalis und Adenosin
> sind bei Präexzitation mit
> Vorhofflimmern kontraindiziert.

1.7.13 Vorhofflattern

- kreisende intraatriale Erregungsausbreitung im rechten Vorhof
- paroxysmal auch bei Herzgesunden durch emotionalen Stress, exzessiven Alkohol-/Kaffeekonsum
- chronisch bei organischer Herzerkrankung, z. B. rheumatische Klappenerkrankungen, KHK, hypertensive Kardiomyopathie
  - Typ I (gewöhnlicher Typ): Makro-Reentry gegen den Uhrzeigersinn in einem muskulösen Areal zwischen der Mündung der unteren Hohlvene, dem Trikuspidalklappenanulus und den Koronarvenensinus
  - Typ II (ungewöhnlicher Typ): Erregungsausbreitung entsprechend dem Uhrzeigersinn in exakt entgegengesetzter Richtung

- **Klinik**
- bei niedriger Kammerfrequenz asymptomatische Patienten
- bei Herzkranken evtl. Herzinsuffizienz oder Angina pectoris
- Emboliegefahr gering

- **Diagnostik**
- im EKG Flatterwellen (sägezahnartiges Muster), Vorhoffrequenzen von 250–350/min, Kammerfrequenz infolge eines AV-Blocks 2. Grades mit 2:1- oder 3:1-Überleitung meist reduziert, schmale QRS-Komplexe außer bei aberranter intraventrikulärer Erregungsausbreitung
  - beim Typ I negative Polarität der Flatterwellen in II, III und aVF, rechtsschenkelblockartige Deformierung der QRS-Komplexe
  - beim Typ II Flatterwellen in II, III und aVF positiv
- echokardiographischer Ausschluss intrakardialer Thromben

- **Therapie**
- Thromboembolieprophylaxe
- atriale Überstimulation mittels Elektrodenkatheter
- Elektrokardioversion mit 200 J beginnend
- evtl. Amiodaron zur Konversion und Rezidivprophylaxe
- elektrische Dissektion des kavo-trikuspidalen Isthmus durch Hochfrequenz-Ablation

1.7.14 Vorhofflimmern

- ungeordnete Vorhofdepolarisationen ohne effektive Vorhofkontraktion (Mikro-Reentry) infolge ektoper atrialer Impulsbildung und multiplen kreisenden Erregungen
- Verminderung des Herzzeitvolumens um bis zu 20 % infolge der fehlenden Vorhofkontraktion

◻ **Tab. 1.16** CHADS$_2$-Score (American College of Cardiology, American Heart Association, European Society of Cardiology, 2006)

	Risikofaktoren für einen Apoplex	Score (Punkte)
C (congestive heart failure)	Strukturelle Herzerkrankung, die eine Herzinsuffizienz verursacht	1
H (hypertension)	Arterielle Hypertonie (auch behandelt)	1
A (age)	Lebensalter >75 Jahre	1
D (diabetes)	Diabetes mellitus	1
S (stroke)	Durchgemachter Schlaganfall oder transitorische ischämische Attacke	2

- häufigste supraventrikuläre Tachyarrhythmie mit steigender Inzidenz/Prävalenz im Alter
- paroxysmales, persistierendes oder permanentes Vorhofflimmern
- etwa 10 % d. F. sind herzgesund, verstärkt durch Alkohol-, Nikotin- und Kaffeegenuss oder Stress
- gehäuftes Auftreten bei Herzinsuffizienz, KHK/MI, Mitralvitien, Kardiomyopathien, Myokarditis, Sick-Sinus-Syndrom, arterieller Hypertonie, Lungenembolie und Hyperthyreose, evtl. medikamentös ausgelöst

- **Klinik**
- Herzstolpern
- Schwindel, evtl. Synkopen
- Luftnot
- Polyurie (ANP↑)
- Komplikationen:
    - arterielle Embolien
    - akute Linksherzinsuffizienz

- **Diagnostik**
- schwankender systolischer Blutdruck und unregelmäßiger Puls mit Pulsdefizit infolge der wechselnden Schlagvolumina bei unterschiedlicher Diastolendauer
- im EKG (evtl. Langzeit-EKG bei intermittierendem Vorhofflimmern) Fehlen der P-Wellen, Flimmerwellen v. a. in V_1 (Vorhofflimmerfrequenz von 350–600/min), unregelmäßige RR-Intervalle infolge absoluter Kammerarrhythmie mit einer Frequenz von 100–150/min (Tachyarrhythmia absoluta) bzw. <60/min (Bradyarrhythmia absoluta), Morphologie des QRS-Komplexes kann variieren
- echokardiographischer Nachweis (transösophageal) intrakardialer Thromben
- CHADS$_2$-Score zur Abschätzung des Schlaganfallrisikos bei Vorhofflimmern (◻ Tab. 1.16)

1

Tag 1

- weitere Risikostratifizierung von Patienten mit einem $CHADS_2$-Score von 0 oder 1 nach CHA_2DS_2-VASc
  - V (vascular disease): pAVK, vorangegangener Myokardinfarkt, Aortenverkalkung etc.
  - A (age): verschiedene Altersgruppen (65.-74. Lebensjahr: 1 Punkt, >75. Lebensjahr: 2 Punkte)
  - Sc (sex category): Frauen, falls keine weiteren Risikofaktoren bestehen nur wenn >65 Jahre

- **Therapie**
- kausale Therapie
- Thromboembolieprophylaxe vier Wochen vor und nach Rhythmisierungsversuch falls Vorhofflimmern länger als 48 h andauert bzw. als Dauertherapie bei chronischem Vorhofflimmern
  - low dose Marcumar® mit Ziel-INR 2,0–3,0 bei vorhandenen Risikofaktoren, z. B. Herzinsuffizienz, vergrößertes LA, Diabetes mellitus, KHK etc. ($CHADS_2$-Score >1)
  - individuelle Abwägung bei $CHADS_2$-Score = 1 in Abhängigkeit von Schwere und Häufigkeit des Vorhofflimmerns, Schwere des Risikofaktors etc.

! Cave
Bei $CHADS_2$-Score = 0 überwiegt das Risiko einer schweren Blutung!

  - evtl. ASS 75-325 mg/d ($CHADS_2$-Score = 0, kein Risikofaktor für einen Schlaganfall)
  - Entscheidungshilfe mittels CHA_2DS_2-VASc: orale Antikoagulation bei einem Score ≥2; entweder orale Antikoagulation (bevorzugt!) oder täglich ASS bei einem Score = 1; entweder täglich ASS 75-325 mg oder keine antithrombotische Therapie (bevorzugt!) bei einem Score = 0
- Normalisierung der Kammerfrequenz
  - Digitalis, evtl. in Kombination mit Betablockern bei Herzinsuffizienz
  - Verapamil (Isoptin®)
- Überführen in Sinusrhythmus (bei neu aufgetretenem Vorhofflimmern innerhalb von 12 Monaten, vorausgesetzt Durchmesser des LA <50 mm, keine fortgeschrittene kardiale Grunderkrankung, kein Sick-Sinus-Syndrom, therapierbare Ursachen beseitigt)
  - ohne kardiale Grunderkrankung Dronedaron (Multaq®), Flecainid, Propafenon oder Sotalol (Sotalex®)
  - bei kardialer Grunderkrankung Amiodaron (Cordarex®)
  - EKG-getriggerte elektrische Kardioversion mit 200 J beginnend
  - Amiodaron oder Betablocker zur Rezidivprophylaxe
- evtl. Implantation eines VVI-Schrittmachers bei Bradyarrhythmia absoluta oder nach AV-Knoten-Ablation bei Tachyarrhythmie
- nach erfolglosem Behandlungsversuch mit Antiarrhythmika Hochfrequenz-Katheterablation mit kompletter Isolation der Pulmonalvenen

1.7.15 Ventrikuläre Tachykardie (Kammertachykardie)　Tag 1

 ▬ meist bei KHK/MI, seltener bei nicht-ischämischen Kardiomyopathien, Medikamentenintoxikation (Digitalis, Antiarrhythmika), QT-Syndrom, sehr selten idiopathisch
 ▬ gesteigerte Automatie im Randgebiet einer Infarktnarbe und
Reentry mit kreisender Erregung um die Myokardnarbe

 ■ **Klinik**
 ▬ Herzrasen
 ▬ Angina pectoris
 ▬ Dyspnoe
 ▬ Lungenödem
 ▬ kardiogener Schock, evtl. plötzlicher Herztod

 ■ **Diagnostik**
 ▬ im (Langzeit-)EKG (Event-Recorder) regelmäßige Tachykardie
mit einer Frequenz von 100–200/min, verbreiterte und deformierte Kammerkomplexe (QRS-Komplex $\geq$0,14 s), AV-Dissozia-
tion oder wechselnde retrograde Überleitung auf die Vorhöfe,
vereinzeltes Auftreten von vorzeitigen schmaleren QRS-Komplexen (Fusionsschläge) oder schmalen QRS-Komplexen mit normaler Morphologie (»capture beats«)
 ▬ elektrophysiologische Untersuchung, Kathetermapping
 ▬ Kontrolle des Kalium- und evtl. des Digitalisspiegels

> **! Cave**
> AV-Dissoziation ist beweisend
> für die VT, wird aber nur bei etwa
> 50 % d. F. beobachtet!

 ■ **Differenzialdiagnose**
 ▬ supraventrikuläre Tachykardie mit vorbestehendem Schenkel-
block, bei aberrierender Leitung oder bei Präexzitationssyndrom

 ■ **Therapie**
 ▬ Behandlung der Grundkrankheit
 ▬ in der Akuttherapie
   ▬ Ajmalin 50 mg langsam i. v. bei Patienten ohne Herzinsuffizienz
   ▬ Amiodaron (Cordarex®) 300 mg langsam i. v. bei Patienten
   mit Herzinsuffizienz
   ▬ elektrische Kardioversion mit 200 J beginnend bei drohender
   hämodynamischer Instabilität oder bei Versagen der medikamentösen Kardioversionsversuche
   ▬ Magnesium 2 g langsam i. v. bei Torsade-de-pointes-Tachykardie
 ▬ Betablocker zur Rezidivprophylaxe
 ▬ evtl. Implantation eines Kardioverter-Defibrillators (ICD)
 ▬ evtl. Hochfrequenzstromablation

1

1.7.16 **Kammerflattern/-flimmern**

- hochfrequente Kammertachykardien ohne erkennbar koordinierte De- und Repolarisation infolge eines Mikro-Reentry-Mechanismus
- häufig bei KHK/MI, Linksherzinsuffizienz, hypertropher Kardiomyopathie
- Elektrolytstörungen, z. B. Hypokaliämie
- Elektrounfälle
- Ionenkanalerkrankungen des Herzens
  - Long-QT-Syndrom
    - Hemmung transmembranöser Kaliumströme, z. B. durch Antiarrhythmika der Klasse I und III
    - angeborene Erkrankungen, z. B. Romano-Ward-Syndrom, Jervell/Lange-Nielsen-Syndrom, Andersen-Syndrom, Timothy-Syndrom
    - bereits im Kindesalter Torsade-de-pointes-Tachykardien
    - Risikoerhöhung ab einer frequenzkorrigierten QT-Zeit >440 ms
  - Short-QT-Syndrom
    - beschleunigte Repolarisation infolge einer Kaliumkanalmutation
    - frequenzkorrigierte QT-Zeit <320 ms (Frequenzadaptation meist eingeschränkt)
  - Brugada-Syndrom
    - autosomal-dominant vererbte Mutation des Natriumkanals
    - häufig in Südostasien, meist Männer <40. Lebensjahr
    - im EKG dachförmige/sattelförmige Hebung der ST-Strecke ($\geq$0,2 mV), Übergang in negatives T in V_{1-3}, bei unauffälligem EKG evtl. Demaskierung der Veränderungen im Ajmalin-Test

- **Klinik**
- Herz-Kreislauf-Stillstand mit Bewusstseinsverlust
- plötzlicher Herztod

- **Diagnostik**
- im EKG
  - bei Kammerflattern regelmäßige, hochamplitudige Haarnadelkurve, Kammerfrequenz von 250–350/min
  - bei Kammerflimmern arrhythmische Flimmerwellen um die isoelektrische Linie undulierend, Kammerfrequenz >350/min
  - bei Torsade-de-pointes-Tachykardie periodisches An- und Abschwellen der QRS-Komplexe um die isoelektrische Linie (verknüpft mit Verlängerung der QT-Zeit)
- Linksherzkatheter und elektrophysiologische Untersuchung bei überlebtem Kammerflimmern ohne vorausgegangenen Myokardinfarkt

- Therapie
- sofortige Reanimation mit Frühdefibrillation
- ICD in der Langzeittherapie
- bei Torsade-de-pointes-Tachykardie
  - Magnesium 2 g langsam i. v., anschließend 2–20 mg/min per infusionem
  - prophylaktisch Betablocker ohne intrinsische Aktivität und Magnesium p. o.

Tag 1

1.8 Herztumoren

- sekundär metastatische Tumoren treten 30- bis 40-mal häufiger auf als primäre Herztumoren
- primäre Herztumoren
  - meist benigne Herztumoren (80 %): in absteigender Häufigkeit Myxome, Fibrome und Lipome, Rhabdomyome häufig bei Kindern
  - seltener maligne Herztumoren (20 %): Sarkome

- Klinik
- meist Zufallsbefund, z. B. im Rahmen der Emboliequellendiagnostik
- Symptomatik abhängig von Größe und Lage des Tumors
- Thoraxschmerzen, Dyspnoe
- Fieber, Gewichtsverlust
- Komplikationen
  - Herzrhythmusstörungen
  - evtl. Rechts-/Linksherzinsuffizienz bei großen intrakavitären Tumoren (Synkopen, Lungenödem)
  - Klappeninsuffizienzen/-stenosen bei klappennahen Tumoren
  - periphere Embolien
  - Metastasierung

- Diagnostik
- BSG↑
- evtl. Leukozytose, Anämie
- auskultatorisch unspezifische Herzgeräusche
- echokardiographische Beurteilung (transösophageal) der Tumorlokalisation und -ausdehnung (Myxome sind häufig gestielt am Septum des linken Vorhofs lokalisiert!)
- evtl. CT und MRT (besonders wertvoll bei intramuralen Tumoren)

! Cave
angiographische Darstellung
gelingt selten!

- Differenzialdiagnose
- Klappenvitien, intrakardiale Thromben, sekundäre Herztumoren

Tag 1

- ▪ Therapie
- ▬ Myxome sollten wegen des Auftretens möglicher Komplikationen (Embolie!) operativ entfernt werden.
- ▬ sehr schlechte Prognose bei primär malignen Herztumoren

1.9 Funktionelle Herzbeschwerden (Herzneurose/-phobie)

- ▬ chronisch rezidivierende kardiale Symptomatik ohne klinisches (somatisches) Korrelat
- ▬ etwa 15 % aller Patienten mit Herzbeschwerden
- ▬ psychosomatisch

- ▪ Klinik
- ▬ belastungsunabhängiger Thoraxschmerz
- ▬ Herzattacken mit Tachykardie, Panik, Todesangst, Globusgefühl
- ▬ häufig begleitet von zahlreichen weiteren vegetativen Beschwerden
- ▬ ständige Angst vor Herzerkrankung

- ▪ Diagnostik
- ▬ Ausschlussdiagnostik: (Belastungs-/Langzeit-)EKG, Röntgen-Thorax, Echokardiographie, evtl. Herzkatheter

- ▪ Differenzialdiagnose
- ▬ siehe Differenzialdiagnose der KHK (▶ Abschn. 1.6)

- ▪ Therapie
- ▬ psychosomatische Therapie
- ▬ körperliches Training
- ▬ evtl. Betablocker

Tag 1 – Kardiologie und Angiologie

Angiologie

S. Al Dahouk, W. Karges

W. Karges, S. Al Dahouk, *Innere Medizin...in 5 Tagen*,
DOI 10.1007/978-3-642-41618-7_2, © Springer-Verlag Berlin Heidelberg 2014

2.1 Blutdruckstörungen

2.1.1 Arterielle Hypertonie

- Folge eines erhöhten Herzzeitvolumens und/oder eines erhöhten peripheren Widerstandes
- Hypertonie bei wiederholt gemessenen Werten über 140/90 mmHg
- Hypertonieklassifikation (◘ Tab. 2.1)
- isoliert systolische Hypertonie bei $RR_{systolisch}$ ≥140 mmHg und $RR_{diastolisch}$ <90 mmHg
- direkter Zusammenhang zwischen der Höhe des systolischen/diastolischen Blutdrucks bzw. der Höhe der Blutdruckamplitude und dem kardiovaskulären Risiko
- Die Häufigkeit der arteriellen Hypertonie nimmt mit Alter und Übergewicht zu.
- In Deutschland liegt die Prävalenz bei 40–50 %.
- in 90 % aller Fälle **primäre/essenzielle Hypertonie** ohne bekannte Ursache (multifaktoriell polygen, begünstigend wirken Übergewicht, Salz-, Kaffee-, Alkoholkonsum, Rauchen, Stress und endokrine Faktoren, z. B. Diabetes mellitus)
- **sekundäre Hypertonie** (<10 %)
  - renale Hypertonie (renoparenchymatös/-vaskulär)
  - endokrine Hypertonie (primärer Hyperaldosteronismus, Phäochromozytom, Cushing-Syndrom, Hyperthyreose)
  - sonstige Hypertonieformen: Schlafapnoe-Syndrom mit nächtlicher Hypertonie, Aortenisthmusstenose, Hirndrucksteigerung, medikamentös-toxisch induzierte Hypertonie (Ovulationshemmer, Kortikosteroide, Erythropoetin, Kokain, Amphetamine), schwangerschaftsinduzierte Hypertonie (isolierte Gestationshypertonie, Präeklampsie zusammen mit Proteinurie und Ödemen, Eklampsie mit zusätzlich neurologischen Symptomen, evtl. HELLP-Syndrom)

- **Klinik**
- meist asymptomatisch
- evtl. Schlafstörungen bei nächtlicher Hypertonie, frühmorgendlicher Kopfschmerz
- Schwindel, Herzklopfen, Belastungsdyspnoe, Schwitzen, Sehstörungen, Nasenbluten
- Komplikationen
  - hypertensive Krise/hypertensiver Notfall
  - frühzeitige Arteriosklerose
  - Aortenaneurysma, Aortendissektion
  - hypertensive Retinopathie
  - hypertensive Herzkrankheit (konzentrische linksventrikuläre Hypertrophie, hypertensive Kardiomyopathie, KHK)

Tag 1

◻ Tab. 2.1 Klassifikation des Blutdrucks (Deutsche Hochdruckliga)

Blutdruck (RR)		$RR_{systolisch}$ (mmHg)	$RR_{diastolisch}$ (mmHg)
Optimal		<120	<80
Normal		120–129	80–84
Hoch normal		130–139	85–89
Hypertonie	Grad 1 (leicht)	140–159	90–99
	Grad 2 (mittelschwer)	160–179	100–109
	Grad 3 (schwer)	≥180	≥110

- zerebrale Ischämien (TIA, Apoplex), intrakranielle hypertone Massenblutung, akute Hochdruckenzephalopathie
- hypertensive Nephropathie
- maligne Hypertonie ($RR_{diastolisch}$ >120 mmHg, aufgehobene Tag-Nacht-Rhythmik, Fundus hypertonicus St. III/IV, Niereninsuffizienz)

- **Diagnostik**
- wiederholte Blutdruckmessungen (indirekt nach Riva Rocci) im Liegen oder Sitzen, mindestens einmal an beiden Armen einschließlich Pulsstatus
- evtl. Blutdruckmessung am Oberschenkel bei V. a. Aortenisthmusstenose (normal 30–40 mmHg über den RR-Werten am Arm)
- Blutdruckselbstmessungen bei fraglichem »Weißkitteleffekt«
- in der 24-h-Langzeitblutdruckmessung bei arterieller Hypertonie
  - 24-h-Mittelwert >130/80 mmHg
  - Tagesmittelwert >135/85 mmHg
  - Nachtmittelwert >120/75 mmHg
  - RR-Werte >140/90 mmHg tagsüber >25 % und nachts >20 %
  - fehlende Nachtabsenkung (normalerweise 10–20 % des Tagesmittelwertes)
- in der Ergometrie RR-Werte >200/100 mmHg bei 100 Watt
- auskultatorisch evtl. paraumbilikales Geräusch als Zeichen einer Nierenarterienstenose
- Abdomensonographie zur Beurteilung der Nieren, der Nebennieren und der Aorta, ggf. Farbduplexsonographie zum Ausschluss einer Nierenarterienstenose
- echokardiographischer Nachweis einer Linksherzhypertrophie (Septumdicke >11 mm) und einer diastolischen Relaxationsstörung
- im EKG evtl. Linksherzhypertrophiezeichen (Sokolow-Lyon-Index $SV_1 + RV_{5/6}$ >3,5 mV) und im weiteren Verlauf Erregungsrückbildungsstörungen

! Cave
Blutdruckdifferenzen >20 mmHg bei Aortenbogensyndrom, Stenose der A. subclavia, Aortendissektion, evtl. bei Aortenisthmusstenose

! Cave
Messung falsch hoher RR-Werte bei Mönckeberg Mediasklerose mit Ablagerung von Hydroxyapatit-Kristallen in der Media von Arterien vom muskulären Typ!

! Cave
bei fehlender Nachtabsenkung V. a. sekundäre Hypertonie oder Schlaflosigkeit!

Tag 1

- bei V. a. sekundäre Hypertonie, evtl. Katecholamine im 24-h-Sammelurin zum Ausschluss eines Phäochromozytoms, Dexamethason-Test zum Ausschluss eines Cushing-Syndroms, Hypokaliämie bei Conn-Syndrom etc.
- Laboruntersuchungen zum Ausschluss von Hypertoniefolgen, z. B. Mikroalbuminurie, Serumkreatinin etc. und zur Abklärung weiterer Gefäßrisikofaktoren, z. B. Blutzucker, Blutfettwerte
- Funduskopie

- **Therapie**
- Therapieziel RR-Werte <140/90 mmHg, bei Hochrisikopatienten (Niereninsuffizienz, Diabetes mellitus, KHK) <130/80 mmHg, bei signifikanter Proteinurie <125/75 mmHg
- bei sekundärer Hypertonie kausale Therapie
- Allgemeinmaßnahmen: Gewichtsnormalisierung, salzarme Kost (<6 g NaCl/d), mediterrane Diät, Nikotinkarenz, Kaffeeabstinenz, reduzierter Alkoholkonsum, Ausdauertraining, Entspannungsübungen, Kontrolle und ggf. Behandlung weiterer kardiovaskulärer Risikofaktoren
- medikamentöse Therapie
  - Medikamente der 1. Wahl
    - Thiazide
    - ACE-Hemmer, z. B. Captopril, Enalapril, Lisinopril, Perindopril (Coversum®), Ramipril (Delix®)
    - Angiotensin-Rezeptorblocker, z. B. Candesartan (Blopress®, Atacand®), Irbesartan (Karvea®, Aprovel®), Losartan (Lorzaar®), Telmisartan (Micardis®), Valsartan (Diovan®)
    - langwirksame Kalziumantagonisten vom Nifedipin-Typ, z. B. Amlodipin, Felodipin, Lercanidipin (Corifeo®, Carmen®)
    - Betablocker
  - Mono-/Kombinationstherapien in Abhängigkeit von der Blutdruckhöhe, der Grundkrankheit und weiterer Begleiterkrankungen sowie vom Alter des Patienten
  - bei Herzinsuffizienz ACE-Hemmer/Angiotensin-Rezeptorblocker, Betablocker (Metoprolol, Bisoprolol, Carvedilol), Diuretika
  - bei KHK kardioselektive Betablocker
  - bei Myokardinfarkt Betablocker und ACE-Hemmer
  - bei Diabetes mellitus ACE-Hemmer/Angiotensin-Rezeptorblocker
  - bei Niereninsuffizienz Schleifendiuretika, ACE-Hemmer/Angiotensin-Rezeptorblocker
  - bei Schwangerschaftshypertonie α-Methyldopa, Dihydralazin
  - Reserveantihypertensiva
    - $α_1$-Rezeptorenblocker (Doxazosin, Prazosin, Terazosin, Urapidil [Ebrantil®])
    - zentral wirksame Antisympathotonika: Clonidin ($α_2$-Rezeptoragonist), α-Methyldopa (nur bei Schwangerschafts-

! Cave
bei stimuliertem Renin-Angiotensin-Aldosteron-System Gefahr des Blutdruckabfalls bei Therapiebeginn mit ACE-Hemmern, deshalb initial niedrige Dosierung!

! Cave
keine Kombination von Kalziumantagonisten vom Diltiazem- oder Verapamil-Typ mit Betablockern

hypertonie), Moxonidin (Cynt®, Stimulation zentraler
Imidazolinrezeptoren)
– periphere Vasodilatatoren (Dihydralazin, Minoxidil)
– direkte Renininhibitoren (Aliskiren, Rasilez®)

2.1.2 Hypertensive Krise

▬ kritischer Blutdruckanstieg >230/120 mmHg
▬ Bei gleichzeitiger zentral-nervöser Symptomatik (durch Hochdruckenzephalopathie oder infolge intrakranieller Blutungen)
und/oder kardiovaskulären Komplikationen (Linksherzinsuffizienz, Angina pectoris/Myokardinfarkt, Aortendissektion)
spricht man vom hypertensiven Notfall.

■ **Klinik**
▬ Schwindel, Kopfschmerz, Bewusstseinsstörungen
▬ Dyspnoe, Angina pectoris

■ **Therapie**
▬ bei hypertensivem Notfall (mit Organmanifestationen) Klinik-
einweisung in notärztlicher Begleitung
▬ initiales Therapieziel RR <200/100 mmHg und Verschwinden
evtl. Symptome
▬ prästationäre/ambulante Therapie:
  ▬ Nitroglyzerin-Kapsel 0,8–1,2 mg p. o.
  ▬ Nifedipin/Nitrendipin 5 mg p. o.
  ▬ Urapidil (Ebrantil®) 25 mg langsam i. v.
  ▬ Clonidin 0,075 mg langsam i. v. oder s. c.
  ▬ bei Lungenödem zusätzlich Furosemid 20–40 mg i. v.
▬ stationäre Intensivtherapie:
  ▬ Nitroglyzerin 1–5 mg/h per infusionem (alternativ Urapidil,
  Clonidin oder Dihydralazin)
  ▬ bei therapierefraktärer hypertensiver Krise Nitroprussid-
  Natrium (Nipruss®)
  ▬ bei ursächlich terminaler Niereninsuffizienz hochdosiert
  Furosemid, evtl. Hämodialyse

2.1.3 Arterielle Hypotonie

▬ $RR_{systolisch}$ <100 mmHg (systolische Hypotonie) bzw. $RR_{diastolisch}$
<70 mmHg (diastolische Hypotonie)
▬ **primäre/essenzielle Hypotonie** (v. a. bei jungen, schlanken
Frauen)
▬ **sekundäre Hypotonie**
  ▬ kardial, z. B. Herzinsuffizienz, Aortenstenose, Herzrhythmusstörungen

Tag 1

! Cave
Bei Diabetes mellitus und Nierenfunktionsstörungen sind direkte
Renininhibitoren in Kombination
mit ACE-Hemmern oder Angio-
tensin-Rezeptorblockern
kontraindiziert.

! Cave
kein plötzliches massives
Absenken des Blutdrucks,
maximal 25 % des Ausgangswertes innerhalb der ersten
2 Stunden!

! Cave
Nifedipin/Nitrendipin
bei Angina pectoris/Myokard-
infarkt kontraindiziert!

! Cave
bei hohen Dosen von Nitro-
prussid-Natrium zusätzlich
Natriumthiosulfat zur Prophylaxe
einer Zyanidvergiftung!

Tag 1

▢ Tab. 2.2 Schellong-Stehversuch

Reaktionstypen	Befunde
Sympathikotone orthostatische Hypotonie	$RR_{systolisch}\downarrow$ >20 mmHg, $RR_{diastolisch}\uparrow$, Puls$\uparrow$ >16/min
Asympathikotone orthostatische Hypotonie	$RR_{systolisch}\downarrow$ >20 mmHg, $RR_{diastolisch}\downarrow$ >10 mmHg, Puls$\leftrightarrow\downarrow$
Orthostase-Intoleranz	Puls$\uparrow$ >30/min, Herzfrequenz$\uparrow$ >130/min, keine Hypotonie

- endokrin, z. B. NNR-Insuffizienz (M. Addison), HVL-Insuffizienz (M. Sheehan), Hypothyreose
- medikamentös-toxisch, z. B. Antihypertensiva, Diuretika, Vasodilatatoren, Hypnotika
- autonom-nervös, z. B. diabetische autonome Neuropathie, M. Parkinson, Baroreflexversagen, Shy-Drager-Syndrom (Multisystematrophie)
- Sonstiges: lange Immobilisation, Volumenmangel (Hypovolämie, Hyponatriämie), ausgeprägte Varikosis (»venous pooling«)
- **orthostatische Hypotonie** (innerhalb von 3 min nach dem Aufstehen RR-Abfall systolisch >20 mmHg oder diastolisch >10 mmHg)

- **Klinik**
- leichte Ermüdbarkeit, vermindertes Leistungsvermögen, Konzentrationsschwäche
- Schwindel, Benommenheit, Kopfschmerzen, Sehstörungen, Ohrensausen, evtl. Kollapsneigung
- Tachykardie, Schweißausbruch, kalte Hände und Füße, evtl. Übelkeit

- **Diagnostik**
- Schellong-Stehversuch (minütliche Messung des Blutdrucks und des Pulses während 10 min Liegen und 10 min Stehen, normalerweise RR-Abfall systolisch <20 mmHg und diastolisch <10 mmHg) (▢ Tab. 2.2)
- 24-h-Langzeitblutdruckmessung
- evtl. Kipptischversuch zum Ausschluss einer vasovagalen Synkope

- **Differenzialdiagnose**
- vasovagale, orthostatische, postprandiale oder pressorische Synkope
- Vena-cava-Kompressionssyndrom
- Karotis-Sinus-Syndrom

- **Therapie**
- kausale Therapie
- Allgemeinmaßnahmen: vermehrte Salz- und Flüssigkeitszufuhr, körperliche Aktivität, Hydrotherapie, Kompressionsstrümpfe, langsames Aufstehen
- medikamentöse Therapie selten erforderlich
  - Sympathomimetika, z. B. Etilefrin (Effortil®), Midodrin (Gutron®)
  - Dihydroergotamin
  - Mineralokortikosteroide, z. B. Fludrocortison (0,1 mg/d)

Tag 1

2.2 Erkrankungen der Arterien

2.2.1 Periphere arterielle Verschlusskrankheit (pAVK)

- okkludierende und stenosierende Gefäßerkrankung
  - arteriosklerotisch (>95 % d. F.)
  - entzündlich (<5 %), z. B. Thrombangitis obliterans, Takayasu-Arteriitis
- Risikofaktoren: Nikotinabusus (80–90 % der Patienten), Diabetes mellitus, Hyperlipoproteinämie, arterielle Hypertonie
- ca. 6 % der über 60-Jährigen, ♂:♀ = 4:1; in >90 % d. F. sind die Beinarterien betroffen, gleichzeitige koronare Herzkrankheit bei ca. 70 % der Patienten

- **Klinik**
- blasse, kühle Extremitäten
- belastungsabhängiger Ischämieschmerz, evtl. nächtlicher Ruheschmerz
- trophische Störungen, z. B. Nageldystrophien, Hyperkeratosen
- evtl. Interdigitalmykosen
- evtl. Nekrosen oder Gangrän an Akren und Druckstellen

- **Diagnostik**
- palpatorisch im Seitenvergleich Pulsabschwächung
- auskultatorisch hochfrequentes systolisches Strömungsgeräusch bei höhergradigen Stenosen (>70 %)
- in der Lagerungsprobe nach Ratschow Provokation der belastungsabhängigen Ischämieschmerzen mit Projektion distal des Gefäßverschlusses
- Stadieneinteilung der arteriellen Verschlusskrankheit anhand der Schmerzsymptomatik unter Belastung bzw. in Ruhe (◘ Tab. 2.3)
- klinische Lokalisationsdiagnostik bei Ein-Etagen-Erkrankungen
  - **Beckentyp** (Aorta/A. iliaca, 35 %) mit Gesäß- und Oberschenkelschmerzen und ab inguinal fehlenden Pulsen
  - **Oberschenkeltyp** (A. femoralis/A. poplitea, 50 %) mit Wadenschmerzen und ab popliteal fehlenden Pulsen

>**Memo**
Pulslosigkeit distal der Stenose bei >90 % Lumeneinengung

>**Memo**
Bei Diabetes mellitus kann infolge einer Polyneuropathie die Schmerzsymptomatik ausbleiben!

Tag 1

2

■ **Tab. 2.3** Klinische Stadien der arteriellen Verschlusskrankheit (nach Fontaine)

Stadium	Symptome
I	Keine klinischen Symptome bei objektivierbaren Stenosen
II – a – b	Belastungsschmerz (Claudicatio intermittens) – mit einer schmerzfreien Gehstrecke >200 m – mit einer schmerzfreien Gehstrecke <200 m
III	Ruheschmerz
IV	Ruheschmerz und ischämischer Gewebsdefekt (Nekrosen, Gangrän)

! Cave
falsch hohe Messwerte
bei Mönckeberg Mediasklerose
des Typ-2-Diabetikers

━ **peripherer Typ** (Unterschenkel-/Fußarterien, 15 %) mit Schmerzen in der Fußsohle und fehlenden Fußpulsen
━ **Leriche-Syndrom:** Aortenbifurkationsverschluss mit ischialgiformen Beschwerden und Erektionsschwäche
━ in der systolischen Dopplerdruckmessung in Ruhe verminderter Knöchel-Arm-Index
━ in der CW-Dopplerdruckmessung nach Belastung Druckabfall >35 % des Ausgangswertes und verlängerte Erholungszeit (>1 min)
━ mittels Laufbandergometrie Bestimmung der standardisierten Gehstrecke
━ in der transkutanen Sauerstoffpartialdruckmessung $pO_2\downarrow$ (bei kritischer Ischämie <30 mmHg)
━ Lokalisationsdiagnostik mittels Farbduplexsonographie, in der direktionalen Dopplersonographie erhöhte Flussgeschwindigkeiten in der Stenose (>180 cm/s) und reduzierte Amplitude des systolischen Vorflusses
━ digitale Subtraktionsangiographie vor Angioplastie oder Gefäßoperation, evtl. MRT-Angiographie oder CT-Angiographie zur Stenoselokalisation
━ laborchemische Diagnostik zur Erfassung des kardiovaskulären Risikoprofils (Blutfettwerte, HbA_{1c}, Blutzucker etc.)
━ Aufnahme des allgemeinen Gefäßstatus (Ausschluss KHK, Arteriosklerose hirnversorgender Arterien)

● **Differenzialdiagnose**
━ Vaskulitiden
━ Wurzelreizsyndrom
━ Beckenschiefstand, Beinverkürzung
━ Hüftgelenks- und Kniegelenksarthrose
━ Spinalstenose
━ diabetische Polyneuropathie

- **Therapie**

Tag 1

- Therapie kardiovaskulärer Risikofaktoren (u. a. Nikotinkarenz)
- Acetylsalicylsäure 75–300 mg/d, ggf. Clopidogrel 75 mg/d, evtl. orale Antikoagulantien (Cumarine) bei femoro-kruralem Bypass oder akutem thromboembolischem Verschluss
- im **Stadium II** (bei ausreichender hämodynamischer Kompensation) Geh- und Gefäßtraining zur Bildung von Kollateralen, evtl. Cilostazol (Pletal®) 100–200 mg/d (Phosphodiesterase-III-Hemmer mit vasodilatierenden und antithrombotischen Effekten) oder andere vasoaktive Medikamente zur Verbesserung der Mikrozirkulation, z. B. Naftridrofuryl (Dusodril®), falls kein Gehtraining möglich
- im **Stadium III und IV** akut Tieflagerung der Beine, »Watteschuh«, sorgfältige Fußpflege, ggf. Wundbehandlung und systemische Antibiotikatherapie, interventionelle oder chirurgische Revaskularisation
- durchblutungsfördernde Medikamente (Prostanoide: Prostaglandin PGE_1 und Prostacyclinderivate → Vasodilatation, Hemmung der Thrombozytenaggregation, günstige Stoffwechseleffekte), falls Revaskularisierung nicht möglich, z. B. Alprostadil (Prostavasin®), Iloprost (Ilomedin®)

! Cave
Auslösen einer Angina pectoris durch den Einsatz von durchblutungsfördernden Medikamenten!

- konsequente Therapie einer Herzinsuffizienz sowie pulmonaler Erkrankungen (O_2-Angebot↑)

! Cave
keine Ergotamine!

- perkutane transluminale Angioplastie (PTA) mittels Ballonkatheter und Stenting bei kurzstreckigen Stenosen und Verschlüssen <10 cm, evtl. Rotations-, Laser- oder Ultraschallangioplastie bei längerstreckigen Stenosen
- evtl. intraarterielle Lysetherapie und Aspirationsthrombektomie bei Appositionsthromben und akuten thrombotischen Verschlüssen
- Thrombendarteriektomie
- im **Stadium III und IV** ggf. operative Therapiemaßnahmen
    - Bypass-Operation mittels autologer V. saphena zur Überbrückung bei längerstreckigen Ober- und Unterschenkelstenosen
    - aorto-bifemoraler Y-Bypass bei hohem infrarenalem Aortenverschluss unter Beteiligung der Aa. iliacae
- Amputation als ultima ratio im **Stadium IV**

2.2.2 Thrombangitis obliterans (M. Winiwarter-Buerger)

- schubweise verlaufende Panangiitis der kleinen und mittelgroßen Gefäße mit segmentalem Befall und sekundärer Thrombosierung
- ♂ > ♀, meist starke Raucher <40. Lebensjahr, assoziiert mit HLA-A9 und HLA-B5; ca. 2 % der pAVK-Patienten

Tag 1

- **Klinik**
  - akrale Zyanose
  - Schmerzen und Kältegefühl
  - Phlebitis migrans et saltans
  - Nekrosen und Gangräne der Finger- und Zehenendglieder

- **Diagnostik**
  - Farbduplexsonographie
  - in der MR-Angiographie Darstellung multipler Finger- und Zehenarterienverschlüsse und typischer »Korkenzieher-Kollateralen«

- **Differenzialdiagnose**
  - periphere arterielle Embolien

- **Therapie**
  - absolute Nikotinabstinenz
  - Prostaglandin E_1, z. B. Alprostadil (Prostavasin®), Iloprost (Ilomedin®)
  - ASS 100 mg/d
  - evtl. Sympathikolyse

2.2.3 Akuter Arterienverschluss

- plötzlicher embolischer (80 %) oder thrombotischer (20 %) Verschluss eines arteriellen Gefäßes
  - Emboliequellen
    - kardial (80–90 %), z. B. Myokardinfarkt, Herzwandaneurysma, Herzklappenvitien, Endokarditis, Herzklappenersatz, Herzrhythmusstörungen (Vorhofflimmern), Herztumoren
    - extrakardial (10–20 %), z. B. arteriosklerotische Plaques, Aneurysmen, Cholesterinembolie, Fett- und Luftembolie nach Trauma, Fruchtwasserembolie, Tumorembolie, Katheterembolie, paradoxe Embolie
  - arterielle Thrombosen, z. B. bei peripherer arterieller Verschlusskrankheit, Arteriitis, durch Gefäßkompression, arterielle Punktion, Arterienprothesen
- häufigster Notfall in der Angiologie, untere:obere Extremität = 9:1 (Aortenbifurkation 10 %, Femoralisgabel 45 %, A. poplitea 15 %, Unterschenkel- und Fußarterien 20 %)

! Cave
inkomplettes Ischämiesyndrom ohne sensomotorische Ausfälle aufgrund noch vorhandener Kollateralen oder unterschiedlicher Ischämietoleranz der Gewebe

- **Klinik**
  - »**sechs P**« nach Pratt
    - **p**ain (Schmerz)
    - **p**ulselessness (Pulslosigkeit)
    - **p**aleness (Blässe)
    - **p**araesthesia (Gefühlsstörung)

- **p**aralysis (Bewegungsunfähigkeit)
- **p**rostration (Schock)
- plötzlicher Beginn der klinischen Symptomatik bei embolischer Ursache, langsamer Beginn bei Thrombose
- Komplikationen: Schock, ischämische Nekrose, Tourniquet-Syndrom (Rhabdomyolyse bei Reperfusion nach 6- bis 12-stündiger kompletter Ischämie mit Myoglobinurie und akutem Nierenversagen)

- **Diagnostik**
- CK↑
- Lokalisation eines arteriellen Verschlusses mittels Dopplerdruckmessung, Farbduplexsonographie, ggf. intraarterielle digitale Subtraktionsangiographie
- im Rahmen der Ursachenabklärung Gerinnungsdiagnostik (Thrombinzeit, Fibrinogen, AT III, Protein C und S, APC-Resistenz etc.), EKG, Röntgen-Thoraxaufnahme, transthorakale, ggf. transösophageale Echokardiographie, Abdomensonographie
- zur Erfassung kardiovaskulärer Risikofaktoren Bestimmung des Blutzuckers, des Serumcholesterins, der Triglyzeride

- **Differenzialdiagnose**
- Phlegmasia coerulea dolens

- **Therapie**
- Tieflagerung der Extremität, Wattepackung
- analgetische Therapie, z. B. Opiate
- Volumensubstitution zur Kreislaufstabilisierung
- Heparin 10.000 IE als Bolus i. v.
- bei **kompletter Ischämie** operative Embolektomie mittels Ballonkatheter (nach Fogarty) oder mittels Ringstripper (nach Vollmar)
- bei **inkompletter Ischämie** (insbesondere bei Verschlüssen in distalen kleineren Gefäßen) lokale Fibrinolysetherapie, evtl. in Kombination mit perkutaner Aspirations-Thromboembolektomie
- ggf. Amputation

> **! Cave**
> keine i. m.-Injektionen vor
> möglicher Lysetherapie

2.2.4 Zerebrovaskuläre Insuffizienz und Apoplex (ischämischer Hirninfarkt, apoplektischer Insult)

- akutes, fokal-neurologisches Defizit infolge einer regional begrenzten Durchblutungsstörung des Gehirns
  - **Territorialinfarkte** durch Verschluss der großen Hirnarterien (überwiegend Karotissiphon und Hauptstamm der A. cerebri media)

Tag 1

! Cave
Verletzung der A. vertebralis
durch chiropraktische Manöver
bei HWS-Syndrom

=== **Extraterritorialinfarkte** durch Verschluss extrakranieller
Gefäße (überwiegend Embolien aus der A. carotis interna)
   – Grenzzoneninfarkte zwischen den Gefäßgebieten der
      Aa. cerebri anterior, media und posterior
   – Endstrominfarkte in nicht-kollateralisierten Markarterien
      (periventrikulär oder subkortikal)
=== **kleine lakunäre Infarkte** und subkortikale arteriosklerotische
Enzephalopathie (**M. Binswanger**) durch zerebrale Mikroangiopathie
=== **ischämischer Insult** (85 % d. F.)
   === arterielle Thrombosen infolge einer Arteriosklerose (70 %)
   === arterielle Embolien, z. B. bei Vorhofflimmern, Mitral- und
      Aortenklappenvitien, Plaques der A. carotis
   === selten paradoxe Embolien bei Vorhofseptumdefekt oder
      persistierendem Foramen ovale, Dissektion extrakranieller
      Hirnarterien, Vaskulitiden
=== **hämorrhagischer Insult** (15 %)
=== Risikofaktoren: arterielle Hypertonie (75 % der Patienten),
positive Familienanamnese (Apoplex bei erstgradigen
Verwandten <65. Lebensjahr), Lebensalter, Diabetes mellitus,
Nikotinabusus, Hyperlipoproteinämie, östrogenhaltige Kontrazeptiva
=== akute zerebrale Ischämie → Zusammenbruch der Autoregula-
tion der Hirndurchblutung → Vasoparalyse → zerebrale
Durchblutung abhängig vom arteriellen Blutdruck und von der
Rheologie
=== Lebenszeitprävalenz 15 %, ♂ > ♀

■ **Klinik**
=== plötzliche Bewusstseinsstörungen
=== motorische Lähmungen
=== sensible Ausfälle
=== Sprachstörungen
=== Leitsymptome nach **Verschluss extrakranieller Gefäße**
   === Durchblutungsstörungen der **A. carotis interna** (50 % d. F.):
      Amaurosis fugax, Aphasie, kontralaterale Hemiparesen und
      Hemihypästhesien, im Verlauf mit Spastik und Reflexsteige-
      rung, Fazialisparesen, evtl. Blickwendung zum Infarktareal
   === Durchblutungsstörungen der **A. vertebralis** (15 %): Sturz-
      attacken, Drehschwindel, Nystagmus, Dysarthrie, Dysphagie,
      Hörstörungen, homonyme Hemianopsie, Ataxie, Tetraparese,
      evtl. dissoziierte Sensibilitätsstörungen für Temperatur und
      Schmerz
   === Durchblutungsstörungen der **A. subclavia**: belastungsab-
      hängige Armschwäche, evtl. **Subclavian-steal-Phänomen**
      (Obstruktion der proximalen A. subclavia mit retrogradem
      Blutfluss in der A. vertebralis und vertebrobasilärer Insuffi-
      zienz)

Tag 1

Stadium	Symptome
◘ Tab. 2.4 Klinische Stadien der extrakraniellen Verschlusskrankheit	
I	Asymptomatische Stenose
II	Transitorische ischämische Attacke (TIA) mit kompletter Rückbildung der neurologischen Symptomatik innerhalb von 24 h
III	Prolongiertes reversibles ischämisches neurologisches Defizit (PRIND) mit kompletter Rückbildung der neurologischen Symptomatik nach mehr als 24 h
IV	Insult mit schweren neurologischen Ausfällen (partielle Rückbildung möglich)

- Leitsymptome nach **Verschluss intrakranieller Gefäße**
  - Durchblutungsstörungen der **A. cerebri media** (25 % d. F.): Symptomatik vergleichbar mit einem A. carotis interna-Verschluss bei ausbleibender Amaurosis fugax
  - Durchblutungsstörungen der **A. cerebri anterior**: beinbetonte kontralaterale Hemiparese
  - Durchblutungsstörungen der **A. cerebri posterior**: Hemianopsie
  - Durchblutungsstörungen der **A. basilaris**: progrediente Bewusstseinsstörung, gestörte Okulo- und Pupillomotorik, Sehstörungen, Hemiparese, Dysarthrie, Schwindel, Ataxie
- schlaganfallartige Symptome bei einer Abnahme des zerebralen Blutflusses >70 %

- **Diagnostik**
- In der ersten klinischen Untersuchung erfolgt der Ausschluss einer Fazialisparese, einer Arm- oder Beinparese, einer Hemihypästhesie, einer Blickparese, einer Visusstörung und einer Sprach- bzw. Sprechstörung.
- auskultatorisch hochfrequentes systolisches Strömungsgeräusch bei höhergradigen Karotisstenosen, evtl. unregelmäßiger Puls bei Vorhofflimmern
- bei Verschluss der A. subclavia Blutdruckdifferenz zwischen beiden Armen >20 mmHg
- Stadieneinteilung der extrakraniellen Verschlusskrankheit anhand der Persistenz neurologischer Symptome (**◘ Tab. 2.4**)
- CCT (zur Differenzialdiagnose zwischen ischämischem Insult, Blutung, Trauma oder Tumor), ggf. mit Kontrastmittel bei Verdacht auf Verschluss der A. basilaris, der distalen A. carotis oder der proximalen A. cerebri media, evtl. MRT oder PET für die Frühdiagnostik und zur Beurteilung noch vitaler Areale im Infarktgebiet

! Cave
TIA geht häufig dem Apoplex voraus!

Tag 1

— extrakranielle und transkranielle Farbduplex- und Doppler-sonographie zum Nachweis höhergradiger Verschlüsse, evtl. MR-Angiographie
— intraarterielle digitale Subtraktionsangiographie vor geplanter invasiver Maßnahme
— Ausschluss einer kardialen Emboliequelle mittels transösopha-gealer Echokardiographie, Ausschluss von Rhythmusstörungen mittels 24-h-Langzeit-EKG

- **Differenzialdiagnose**
— spontane intrazerebrale Blutung (meist hypertonische Massen-blutung)
— hypertensive Enzephalopathie
— Subarachnoidalblutung (meist infolge einer Aneurysmaruptur), Schädel-Hirn-Trauma, Subduralhämatom
— Sinusvenenthrombose
— Meningoenzephalitis
— Hirntumor
— epileptischer Anfall
— Migräneanfall mit Aura
— hypoglykämischer Schock, Coma diabeticum
— Intoxikation

- **Therapie**
— allgemeine intensivmedizinische Therapie zur Sicherung der Vitalfunktionen
— in der Akutphase Normoglykämie, Normothermie und leicht erhöhten Blutdruck (meist reaktive Hypertonie) anstreben
— Dekubitus- und Thromboembolieprophylaxe in der Zeit der Immobilisation
— bei ischämischem Insult ASS 100–300 mg/d
— evtl. isovolämische Hämodilution bei pathologisch hohem Hkt
— bei Hirndrucksymptomatik Hochlagerung des Oberkörpers, Mannitol 50 g i. v. alle 6 h, evtl. Intubation und Beatmung, ggf. Dekompressionskraniotomie bei großen Mediainfarkten oder Ventrikeldrainage bei Kleinhirninfarkten mit drohendem Verschlusshydrozephalus
— bei akuten Verschlüssen der A. cerebri media und der A. basilaris i. v. Lysetherapie innerhalb von 4,5 h mit Alteplase (rt-PA, Actilyse®) 0,9 mg/kg KG i. v. (maximal 90 mg) über 1 h, davon 10 % als Initialbolus, evtl. intraarterielle Lyse innerhalb eines Zeitfensters von 6 h
— Krankengymnastik, logopädische Therapie, Rehabilitation
— Sekundärprävention
  — Nikotinkarenz
  — antihypertensive Therapie
  — Statin (Ziel-LDL <100 mg/dl)
  — Optimierung einer Diabetestherapie

! Cave
intrakranielle Drucksteigerung durch Hyperglykämie

>Memo
vorsichtige antihypertensive Therapie nur bei RR >220/120 mmHg oder hyper-tensivem Notfall!

! Cave
kein Heparin in den ersten 24 h nach i. v. Lysetherapie mit Alteplase!

>Memo
25 % aller Schlaganfallpatienten erleiden innerhalb von 5 Jahren erneut einen Apoplex!

Tag 1

- ASS 100–300 mg/d, ggf. bei Unverträglichkeit Clopidogrel 75 mg/d, evtl. bei hohem Rezidivrisiko Aggrenox® 2×1 Retardkapsel/d (200 mg Dipyridamol und 25 mg ASS)
- bei Hirnembolien Antikoagulation initial mit Heparin und zur Rezidivprophylaxe mit Cumarinen (Ziel-INR 2–3)
- ggf. kausale Therapie, z. B. katheterinterventioneller Verschluss eines Vorhofseptumdefektes, Karotis-Thrombendarteriektomie mit Erweiterungsplastik oder Karotis-PTA und Stentimplantation bei hochgradiger A. carotis interna-Stenose

2.2.5 Arterielle Verschlusskrankheit viszeraler Gefäße

- thrombotischer oder embolischer Verschluss der Mesenterialarterien
- selten infolge einer Aortendissektion oder im Rahmen einer Aortitis (Takayasu-Arteriitis, Panarteriitis nodosa)
- bei sich chronisch entwickelnder arteriosklerotischer Stenose der A. mesenterica superior Kollateralisierung möglich über die Riolan-Anastomose (A. mesenterica inferior → A. colica sinistra → A. colica media) und die pankreatikoduodenale Arkade (aus dem Truncus coeliacus)
- ♂:♀ = 3:1, meist >50. Lebensjahr
- Letalität des Mesenterialinfarktes >80 %

- **Klinik**
- **Angina abdominalis** mit rezidivierenden postprandialen Bauchschmerzen und Malabsorptionssyndrom, evtl. ischämische Kolitis
- **akuter Mesenterialinfarkt**
  - **Initialstadium** (0–6 h) mit plötzlich einsetzenden sehr starken, kolikartigen Abdominalschmerzen, Übelkeit und Erbrechen
  - **Intervallstadium** (7–12 h) mit Rückgang der Beschwerden (dumpfer Bauchschmerz, Verschlechterung des Allgemeinzustandes)
  - **Endstadium** (>12 h) mit paralytischem Ileus, Meteorismus, akutem Abdomen infolge einer Durchwanderungsperitonitis, blutigen Durchfällen, Sepsis und Schocksymptomatik

- **Diagnostik**
- evtl. auskultatorisch pulssynchrones Stenosegeräusch im Oberbauch
- bei Mesenterialinfarkt im Blutbild Leukozytose, im Serum Laktat↑, LDH↑, CK↑, CRP↑
- in der Abdomensonographie evtl. Nachweis freier Flüssigkeit und stehender Darmschlingen

! Cave
Ergotamine und Digitalis führen auch zu Vasospasmen im Splanchnikusgebiet!

Tag 1

! Cave

Perforationsgefahr bei Koloskopie!

- in der Abdomenübersichtsaufnahme Darstellung erweiterter Dünndarmschlingen mit Luftspiegeln
- Farbduplexsonographie, biphasisches Kontrastmittel-CT, evtl. intraarterielle Mesenterikographie zum Nachweis einer Gefäßstenose, ggf. Angio-MRT
- bei ischämischer Kolitis in der Koloskopie Schleimhautödem und Ulzera mit livide verfärbter Umgebung

- **Differenzialdiagnose**
- Mesenterialvenenthrombose
- Darminfarkt bei Kreislaufschock
- Vaskulitiden
- Strahlenenteritis

- **Therapie**
- bei leichter ischämischer Kolitis symptomatische Therapie
  - Thrombozytenaggregationshemmer
  - Minimierung des Arterioskleroserisikos
- bei akutem Mesenterialinfarkt
  - Embolektomie oder Bypass-Operation in den ersten 6–12 h
  - >12 h Resektion des infarzierten Darms

2.2.6 Nierenarterienstenose

- hoher Blutdruck infolge der Stenosierung einer/beider Nierenarterie(n)
  - etwa zwei Drittel durch arteriosklerotische Plaques
  - etwa ein Drittel durch fibromuskuläre Dysplasie (meist Frauen zwischen dem 20. und 40. Lebensjahr)
- Aktivierung des Renin-Angiotensin-Aldosteron-Systems (Goldblatt-Effekt)
- 1–2 % der hypertensiven Patienten

- **Klinik**
- renovaskuläre Hypertonie
- hypertensive Notfälle
- Komplikation: ischämische Nephropathie infolge bilateraler Nierenarterienstenose, glomeruläre Filtrationsrate↓

- **Diagnostik**
- $RR_{diastolisch}$ >110 mmHg
- meist schwer einstellbare Hypertonie
- in der 24-h-Langzeitblutdruckmessung fehlende Nachtabsenkung
- evtl. milde Hypokaliämie
- auskultatorisch evtl. paraumbilikale Stenosegeräusche
- Abdomensonographie und farbkodierte Duplexsonographie der A. renalis

= Spiral-CT oder MR-Angiographie
= Nierenangiographie

- **Therapie**
= perkutane transluminale Nierenarterienangioplastie
= operative Revaskularisation
= medikamentöse Behandlung einer renovaskulären Hypertonie
    = bei unilateraler Nierenarterienstenose ACE-Hemmer,
      AT_1-Rezeptor-Antagonist, Kalziumantagonisten
    = Betablocker
    = ggf. Diuretika bei Mehrfachkombinationstherapie

Tag 1

! Cave
kontrastmittelinduziertes akutes
Nierenversagen!

! Cave
akute Erhöhung des Serum-
kreatinins nach Neueinstellung
mit einem ACE-Hemmer
oder AT_1-Rezeptor-Antagonisten

2.2.7 Abdominelles Aortenaneurysma

= umschriebene Erweiterung der abdominellen Aorta, meist
  arteriosklerotischer Genese
= Hauptrisikofaktor: arterielle Hypertonie
= Prävalenz bei den über 50-Jährigen ca. 1 %, Häufigkeitsgipfel
  50.–70. Lebensjahr

- **Klinik**
= klinisch meist asymptomatisch

- **Diagnostik**
= palpatorisch abdominell pulsierender Tumor
= in der Abdomensonographie erweiterte Bauchaorta (>3 cm),
  meist infrarenal, evtl. mit Ausdehnung auf die Beckenarterien
= ggf. Angio-MRT oder Angio-(Spiral-)CT

- **Therapie**
= Minimierung kardiovaskulärer Risikofaktoren, insbesondere
  konsequente antihypertensive Therapie
= regelmäßige sonographische Kontrollen
= ab einem Aortendurchmesser von 5 cm operative Versorgung
  mit einer aorto-biiliacalen Y-Prothese
= endovaskuläre Therapie mittels Dacronprothese (Thrombose-
  und Embolierisiko)

! Cave
Bei einem Aortendurchmesser
>5 cm liegt das jährliche
Rupturrisiko bei 10 %.

! Cave
Mögliche Operationskomplikation
ist die spinale Ischämie!

2.2.8 Thorakales Aortenaneurysma

= umschriebene Erweiterung der thorakalen Aorta
    = erworben, z. B. Arteriosklerose, Takayasu-Arteriitis,
      Syphilis
    = selten angeboren, z. B. Ehlers-Danlos-Syndrom, Marfan-
      Syndrom
= überwiegend >60. Lebensjahr, ca. 3 % aller Aortenaneurysmen

Tag 1

! Cave
Bei einem Aortendurchmesser
>6 cm liegt das jährliche Ruptur-
und Dissektionsrisiko bei 7 %.

- **Klinik**
  - klinisch meist asymptomatisch
  - bei Aorta ascendens-Aneurysma evtl. Aortenklappeninsuffizienz

- **Diagnostik**
  - in der transthorakalen oder transösophagealen Echokardio-
    graphie erweiterte Aorta ascendens, erweiterter Aortenbogen
    oder erweiterte Aorta descendens (>3,5 cm)
  - Angio-MRT oder -CT

- **Therapie**
  - ab einem Aortendurchmesser von 5–6 cm operative Versorgung
    mit einer Dacronprothese, evtl. einschl. Aortenklappenersatz, bei
    Aorta descendens-Ersatz höchste Letalität bis ca. 15 % und hohes
    Risiko für spinale Ischämie mit Paraparese/-plegie bis 5 %
  - bei Aorta descendens-Aneurysma ggf. endovaskuläre Therapie
    mittels Stent

2.2.9 Aortendissektion (Aneurysma dissecans, akutes Aortensyndrom)

- Intimaeinriss mit Einblutung in die Media und konsekutiver
  Ausweitung
- Risikofaktoren: arterielle Hypertonie, Marfan-Syndrom, Aortitis,
  zystische Medianekrose, nach Aortenklappenersatz
- überwiegend >50. Lebensjahr
- Letalität ca. 80 %

- **Klinik**
  - Übelkeit
  - evtl. Schocksymptomatik
  - bei Dissektion der Aorta thoracalis heftigste, reißende, evtl.
    wandernde Thoraxschmerzen, Schmerzen hinter den Schulter-
    blättern, Atemnot
  - bei Dissektion der Aorta abdominalis Rückenschmerzen mit
    Ausstrahlung ins Abdomen
  - Komplikationen: Organischämien infolge einer Gefäßverlegung
    (Myokardinfarkt, Apoplex, Darmnekrose, Niereninsuffizienz),
    Perikardtamponade, Hämatothorax, Aortenklappeninsuffizienz

- **Diagnostik**
  - palpatorisch evtl. wechselnde Pulsqualitäten
  - evtl. leicht erhöhte D-Dimere
  - in der Röntgenaufnahme des Thorax evtl. Doppelkontur der
    Aorta
  - Darstellung einer Dissektionsmembran mittels Sonographie,
    CT oder MRT

Tag 1

◻ Tab. 2.5 Einteilung disseziierter Aortenaneurysmen nach DeBakey

Typ	Häufigkeit	Dissektion
I	60 %	Der Aorta ascendens, des Aortenbogens und der Aorta desendens
II	15 %	Auf Aorta ascendens und Aortenbogen begrenzt
III – a – b	25 %	Unmittelbar distal des Abgangs der linken A. subclavia – endet oberhalb des Zwerchfells – endet unterhalb des Zwerchfells

— Einteilung disseziierter Aortenaneurysmen **nach DeBakey** (◻ Tab. 2.5)
— Einteilung disseziierter Aortenaneurysmen **nach Stanford**
  — proximaler Typ A (60 % d. F.): Aortenbogen (einschließlich Aorta ascendens)
  — distaler Typ B (40 %): Aorta descendens distal des Aortenbogens

- **Differenzialdiagnose**
— Myokardinfarkt
— Lungenembolie

- **Therapie**
— absolute Bettruhe
— Blutdrucksenkung auf systolische Werte zwischen 100 und 110 mmHg
— bei Typ A nach Stanford operative Versorgung mit einer Kunststoffprothese, beim Typ B konservative Therapie, ggf. Aortenstentimplantation oder Operation bei drohenden Komplikationen

2.2.10 Marfan-Syndrom

— systemische Bindegewebserkrankung, meist infolge einer Mutation im Fibrillin1-Gen (*FBN1*)
— autosomal-dominanter Erbgang, etwa 25 % Neumutationen

- **Klinik**
— lange Extremitäten, lange Finger, überdehnbare Gelenke, Trichter-/Kielbrust, Skoliose
— leichte und spontane Verletzbarkeit der Haut
— Dislokation der Augenlinse, Netzhautablösungen
— Verschlussunfähigkeit der Aortenklappe, Ektasie der Aortenwurzel, Aortenaneurysmen, Aortendissektion/-ruptur, Mitralklappenprolaps mit Regurgitation

- **Diagnostik**
- Kombination klinischer Symptome gemäß Genter Nosologie (1996) unter Berücksichtigung
  - der Familienanamnese und
  - des molekulargenetischen Nachweises einer Mutation im Fibrillin1-Gen (*FBN1*, Typ I) oder im Transforming growth factor-beta-receptor, type II-Gen (TGFBR2, Typ II)

- **Therapie**
- Betablocker, Angiotensin-Rezeptorblocker (Losartan)
- bei vorliegender Indikation Endokarditisprophylaxe
- bei einem Durchmesser >45 mm Ersatz der Aorta ascendens bzw. Ersatz der Aorta descendens bei einem Durchmesser >55–60 mm
- regelmäßige kardiologische, ophthalmologische und orthopädische Kontrollen

2.2.11 Raynaud-Syndrom

- Vasospasmen der Digitalarterien mit reversibler Ischämie, ausgelöst durch Kälte oder emotionalen Stress
  - primär, idiopathisch (>50 % d. F.)
  - sekundär
    - Kollagenosen (Sklerodermie, Sharp-Syndrom)
    - Vaskulitiden (Thrombangitis obliterans)
    - arteriosklerotisch bedingte Gefäßverschlüsse (Thrombosen, Embolien)
    - Vibrationstrauma
    - Sudeck-Dystrophie
    - Karpaltunnelsyndrom, Polyneuropathie
    - Polyzythämie, Kälteagglutininsyndrom, multiples Myelom, M. Waldenström
    - medikamentös-toxisch (Ergotamin, Betablocker, Nikotin, Amphetamine, Kokain)
- primäres Raynaud-Syndrom: Prävalenz ca. 3 %, ♀:♂ = 5:1, Manifestationsalter 20.–40. Lebensjahr

- **Klinik**

> **Memo**
> keine trophischen Störungen beim primären Raynaud-Syndrom

- ischämische Attacken mit symmetrischem Auftreten akraler Hautverfärbungen, Schmerzen und Parästhesien
- Trikolore-Phänomen
  - ausgeprägte Blässe infolge der Vasospasmen
  - akrale Zyanose durch Paralyse der Venolen
  - Hautrötung infolge reaktiver Hyperämie

- **Diagnostik**

- in der Faustschlussprobe (wiederholter Faustschluss bei erhobener Hand unter Kompression des Handgelenks) Abblassen der Finger und nach Loslassen verzögerte Reperfusion
- mittels Allen-Test (wiederholter Faustschluss unter selektiver Kompression der A. radialis oder der A. ulnaris) Ausschluss eines isolierten Gefäßverschlusses
- im Kälteprovokationstest Auslösen eines vasospastischen Anfalls
- in der MR-Angiographie evtl. Nachweis von Vasospasmen, die durch die Gabe eines α-Blockers aufgehoben werden
- in der Kapillarmikroskopie Darstellung von Megakapillaren und avaskulären Feldern bei Sklerodermie und von Büschelkapillaren bei Lupus erythematodes

> **>Memo**
> unauffällige Kapillarmikroskopie
> bei primärem Raynaud-Syndrom

- Labordiagnostik zum Ausschluss eines sekundären Raynaud-Syndroms, z. B. BSG, CRP, Blutbild, Eiweiß- und Immunelektrophorese, Kälteagglutinine, Kryoglobuline, ANA, Anti-dsDNS, Anti-Scl70, Anti-U1-RNP

- **Therapie**
- kausale Therapie bei sekundärem Raynaud-Syndrom
- keine Kälteexposition, Nikotinkarenz, keine vasokonstriktiven Medikamente, keine Vibrationstraumata
- medikamentöse Therapie
  - Nitroglyzerin-Salbe
  - Kalziumantagonisten, z. B. Nifedipin (Adalat®)
  - Angiotensin-II-Rezeptorblocker, z. B. Losartan (Lorzaar®) oder ACE-Hemmer, z. B. Captopril
  - beim therapierefraktären Raynaud-Syndrom ggf. Prostacyclin-Analoga (Iloprost, Ilomedin®), Endothelin-Antagonisten (Bosentan, Tracleer®) oder Phosphodiesterase-Hemmer (Sildenafil, Revatio®)
  - bei trophischen Störungen evtl. PGE_1 i. v.

2.3 Erkrankungen der Venen

2.3.1 Varikosis (Krampfadern)

- erweiterte Gefäßschlängelungen epifaszialer Venen sowie der Perforansvenen mit Knoten- und Knäuelbildung infolge einer Venenwand- oder Venenklappenschwäche bzw. durch gesteigerten intravasalen Venendruck
  - primär, idiopathisch (95 % d. F.)
  - sekundär (5 %) infolge einer Phlebothrombose (Kollateralisierung)
- Stamm-/Seitenastvarizen (V. saphena magna und V. saphena parva), Varikose der Vv. perforantes (»Blow-out«-Varizen im Bereich der Dodd-, Boyd- und Cockett-Gruppe), retikuläre Varizen

Tag 1

2

◻ **Tab. 2.6** Klinische Stadien der Varikosis (nach Marshall)

Stadium	Klinische Merkmale
I	Nur kosmetisch störend, klinisch beschwerdefrei
II	Müdigkeits-, Schwere- und Spannungsgefühl, nächtliche Wadenkrämpfe, Parästhesien, evtl. Juckreiz[a]
III	Knöchelödeme, Hautinduration, Pigmentierungsstörungen, abgeheiltes Ulcus cruris
IV	Ulcus cruris venosum

[a] >**Memo** Zunahme der Beschwerden nach längerem Stehen oder Sitzen und Verschwinden der Symptomatik im Liegen und bei Bewegung!

◻ **Tab. 2.7** Stadieneinteilung der Stammvarikosis der V. saphena magna (nach Hach)

Stadium	Distale Ausdehnung
I	Krosseinsuffizienz
II	Varize mit Reflux bis oberhalb des Kniegelenks
III	Varize mit Reflux bis unterhalb des Kniegelenks
IV	Varize mit Reflux bis zum Sprunggelenk

(netzartige oberflächliche Venenektasien mit 2–4 mm Durchmesser), Besenreiservarizen (feines Netz kleinster intradermaler Venen mit einem Durchmesser <1 mm)
— prädisponierende Faktoren: genetische Anlage, Alter, vorwiegend stehende oder sitzende Tätigkeit, intraabdominelle Drucksteigerung, Adipositas, Gravidität, Venenthrombose
— 20–30 % der Erwachsenen, ♀:♂ = 3:1
— Rezidivrate nach operativer Therapie <5 %, nach Sklerosierung >50 % innerhalb von 5 Jahren

▪ **Klinik**
— Stadieneinteilung der Varikosis anhand klinischer Merkmale (◻ Tab. 2.6)
— Komplikationen: Thrombophlebitis, Phlebothrombose, chronisch venöse Insuffizienz, Ulcus cruris venosum

▪ **Diagnostik**
— Stadieneinteilung der Stammvarikosis der V. saphena magna in Abhängigkeit von der distalen Ausdehnung (◻ Tab. 2.7)
— evtl. **Trendelenburg-Test** zum Nachweis insuffizienter Venenklappen (Ausstreichen der Varizen, Beinhochlagerung und Kompression des Mündungsbereichs der V. saphena magna, im

Stehen vor und nach Lösen des Staus Beobachtung der Wieder-   **Tag 1**
auffüllung der epifaszialen Stammvenen)
— evtl. **Perthes-Test** zur Beurteilung der Durchgängigkeit der tiefen
Beinvenen und der Perforansvenen (Staubinde unterhalb des Knies,
Aktivierung der Wadenmuskelpumpe durch Umhergehen und
Beobachtung der Entleerung epifaszialer Unterschenkelvarizen)
— in der Duplexsonographie Ausschluss einer Phlebothrombose
(Komprimierbarkeit der tiefen Beinvenen, atemvariable
Strömungsgeräusche (S[**spontaneus**]-Sounds), beschleunigte
Strömung nach Kompression (A[**augmented**]-Sounds) und ggf.
Nachweis eines Refluxes in den Stammvenen beim Valsalva-
Pressversuch (Bestimmung des distalen Insuffizienzpunktes)
— aszendierende Phlebographie zum sicheren Ausschluss einer
tiefen Beinvenenthrombose vor Venenstripping

- **Therapie**
— Beinhochlagerung, intermittierend Liegen, kalte Duschen
(Kneippsche Anwendungen), Spaziergänge, Gewichtsreduktion;
langes Sitzen oder Stehen, Wärme und Sonnenbäder vermeiden
— Kompressionsstrümpfe (Kompressionsklasse II)
— evtl. unterstützend sog. Venenmittel mit tonisierender oder anti-
ödematöser Wirkung, z. B. Rosskastanienextrakt
— ggf. operative Therapie bei symptomatischer Varikosis
  — bei Besenreiservarizen, retikulären Varizen, evtl. auch bei
  kleinen Seitenastvarizen Sklerosierung oder Lasertherapie
  — bei primärer Stammvarikosis, größeren Seitenastvarizen und
  Insuffizienz der Vv. perforantes Krossektomie, Venenstripping
  nach Babcock und Venenligatur

2.3.2 Chronisch-venöse Insuffizienz (chronische Veneninsuffizienz, chronisch venöses Stauungssyndrom)

— klinische Spätfolgen einer länger bestehenden primären
Varikosis oder einer Thrombose (postthrombotisches Syndrom)
  — infolge einer primären oder sekundären Venenklappenin-
  suffizienz (60–70 % d. F.)
  — infolge einer Stenose oder eines Verschlusses der tiefen Beinvenen mit unzureichender Kollateralisierung (20 %)
  — selten bei angeborener venöser Angiodysplasie (fehlende/
  defekte Venenklappen)

- **Klinik**
— Stadieneinteilung der chronisch-venösen Insuffizienz anhand
klinischer Merkmale (◘ Tab. 2.8)
— Komplikationen: Erysipel, eingeschränkte Beweglichkeit im
Sprunggelenk (arthrogenes Stauungssyndrom)

Tag 1

2

◨ **Tab. 2.8** Klinische Stadien der chronisch-venösen Insuffizienz (nach Widmer)

Stadium	Klinische Merkmale
1	Reversible Ödeme, Corona phlebectatica paraplantaris, evtl. perimalleoläre Kölbchenvenen [a]
2	Persistierende Ödeme, Induration der Haut und Dermatosklerose, braune Hyperpigmentierung der Haut (Hämosiderinablagerungen), Atrophie blanche, Stauungsdermatitis, Stauungsekzem, Zyanose
3	Florides oder abgeheiltes Ulcus cruris venosum (meist im Bereich der Cokett-Gruppe oberhalb des Innenknöchels)

[a] >**Memo** Das venös bedingte Unterschenkelödem findet sich meist asymmetrisch nur an einer Extremität (überwiegend am Fußrücken, perimalleolär oder prätibial).

- **Diagnostik**
  - in der Duplex- und Farbduplexsonographie Beurteilung der Durchgängigkeit der tiefen Beinvenen und der Strömungsverhältnisse
  - aszendierende Phlebographie vor operativer Therapie

- **Differenzialdiagnose**
  - Ulcus cruris arteriosum
  - diabetisches Fußsyndrom
  - Beinödem anderer Genese
    - Rechtsherzinsuffizienz
    - Niereninsuffizienz
    - Hypalbuminämie bei nephrotischem Syndrom, exsudativer Enteropathie oder Leberzirrhose
    - Lymphödem
    - posttraumatisches Ödem
    - allergisches Ödem
    - Ödeme durch Medikamente, z. B. Kalziumantagonisten

! Cave
Kompressionstherapie bei peripherer arterieller Verschlusskrankheit und dekompensierter Herzinsuffizienz kontraindiziert!

>Memo
elastische Kompressionsverbände sind nur zur Prophylaxe geeignet!

- **Therapie**
  - siehe Therapie der Varikosis (▶ Abschn. 2.3.1)
  - frühzeitige Kompressionstherapie mit nicht oder nur gering nachgiebigen Kompressionsverbänden (Kurzzug-, Pflaster-, Leimbinden) oder Zweizugkompressionsstrümpfen der Klasse II–III
  - bei Hautekzemen evtl. steroidhaltige Salben
  - bei Ulcus cruris venosum sorgfältige Wundbehandlung (Reinigung mit H_2O_2 oder enzymatisch und Hydrokolloidverband) einschließlich Kompression mittels Schaumgummikompressen, ggf. chirurgische Intervention

2.3.3　Thrombophlebitis

Tag 1

- Gefäßwandentzündung epifaszialer Venen mit thrombotischer Verlegung
    - 90 % der Thrombophlebitiden an den Beinen sind Folge eines Mikrotraumas bei prädisponierender Varikosis
    - Thrombophlebitis an den Armen meist infolge eines infizierten Venenkatheters oder durch hyperosmolare und intimareizende Infusionslösungen
    - paraneoplastische **Thrombophlebitis saltans sive migrans**, ggf. auch im Frühstadium einer Thrombangitis obliterans
    - **M. Mondor**: idiopathische Thrombophlebitis an der lateralen Thoraxwand

- **Klinik**
- derber schmerzhafter Venenstrang mit lokaler Rötung, Überwärmung und Ödem
- Komplikationen: bakterielle Infizierung, Abszedierung, Sepsis, Ausbreitung der Thrombophlebitis bis ins tiefe Venensystem (20 % d. F.)

- **Diagnostik**
- mittels Duplexsonographie Ausschluss einer übergreifenden Thrombosierung von der V. saphena magna über die Krossevenen in die V. femoralis superficialis

- **Differenzialdiagnose**
- Phlebothrombose

- **Therapie**
- evtl. Stichinzision und Entfernung des thrombotischen Materials
- Mobilisation (zur Prävention appositioneller Thromben bis ins tiefe Venensystem)
- Kompressionsverband
- evtl. Heparinisierung bei bettlägerigen Patienten und Thrombophlebitis der V. saphena magna
- ggf. Umschläge mit antiseptischer Lösung, z. B. Rivanol
- evtl. Antiphlogistika, z. B. Diclofenac
- bei Fieber antibiotische Therapie mit Staphylokokken-wirksamen Antibiotika

> **! Cave**
> keine Stichinzision bei älterer Thrombophlebitis!

2.3.4　Tiefe Venenthrombose (Phlebothrombose)

- akuter oder chronischer Verschluss subfaszialer Beinvenen infolge von Endothelalterationen (Abscheidungs-/Plättchenthrombus, sog. weißer Thrombus), einer Strömungsverlang-

samung (Gerinnungsthrombus, sog. roter Thrombus) oder bei veränderter Konsistenz des Blutes (**Virchow-Trias**)
- V. iliaca (10 % d. F.)
- V. femoralis (50 %)
- V. poplitea (20 %)
- Unterschenkelvenen (20 %)
- Sonderform: **Phlegmasia coerulea dolens** (perakute Thrombosierung aller Venen einer Extremität mit massivem Ödem und konsekutiver Kompression der Arterien)
- **prädisponierende Faktoren**: Immobilisation, schwere Verletzungen, Frakturen, operative Eingriffe, Schwangerschaft, Ovulationshemmer, Rauchen, Adipositas, Apoplex, Myokardinfarkt, Herzinsuffizienz, Kreislaufschock, Sepsis, Tumorleiden, Polycythaemia vera, Dehydrierung, Varikosis, Antiphospholipid-Syndrom, Leberzirrhose mit Protein-C-/-S- und Antithrombin-III-Mangel, heparininduzierte Thrombozytopenie (HIT) Typ II
- **hereditäre Thrombophilien** (autosomal-dominanter Erbgang; bis 50 % aller Thrombosen!)
  - **APC-Resistenz (Faktor-V-Leiden-Mutation)** mit gestörter Inaktivierung des Faktor Va durch aktiviertes Protein C (APC) (30 % aller Thrombosen)
  - **Prothrombin (F II)-Mutation** mit erhöhtem Prothrombin-Spiegel
  - **Protein-C- oder -S-Mangel** (Protein S ist Cofaktor von Protein C) mit verminderter Inaktivierung der Faktoren Va und VIIIa
  - **Antithrombin-III-Mangel** mit vermindertem AT-III-Spiegel (Typ I) oder geringerer AT-III-Aktivität (Typ II)
  - **Homocystein-Erhöhung** mit unklarem Pathomechanismus
- Sonderform: »economy class syndrome« durch Abknicken der V. poplitea bei längerem Sitzen im Flugzeug oder im Rahmen von Auto- und Busfahrten
- ♀:♂ = 2–3:1, altersabhängig zunehmendes Thromboserisiko, in ca. 70 % d. F. ist das linke Bein betroffen infolge eines »Venensporns« an der Kreuzungsstelle der rechten Beckenarterie mit der linken Beckenvene (sog. **May-Thurner-Syndrom** bei ca. 20 % aller Erwachsenen)

- **Klinik**
- Schmerzen, Spannungsgefühl
- Schwellung
- Zyanose
- evtl. Überwärmung
- evtl. Fieber
- bei **Phlegmasia coerulea dolens** massive Schwellung, kalte Extremität, starke Schmerzen, ausgeprägte Zyanose, Pulslosigkeit, evtl. hypovolämischer Schock mit akutem Nierenversagen, Verbrauchskoagulopathie, Gangrän

- Komplikationen: Lungenembolie (bei bis zu 50 % der proximalen tiefen Beinvenenthrombosen), postthrombotisches Syndrom (häufig nach Mehretagenthrombose), Thromboserezidiv

Tag 1

- **Diagnostik**
- in der körperlichen Untersuchung ggf.
    - prätibiale Venenkollateralen (**Pratt-Warnvenen**)
    - Waden-Ballottement schmerzhaft
    - Wadenschmerz bei Dorsalflexion des Fußes (**Homan-Zeichen**)
    - Wadenkompressionsschmerz (**Meyer-Zeichen**)
    - Wadenschmerz durch Aufpumpen einer Blutdruckmanschette >100 mmHg (**Lowenberg-Zeichen**)
    - Plantarschmerz auf Druck (**Payr-Zeichen**)
    - Druckempfindlichkeit im Verlauf der tiefen Beinvenen, z. B. druckschmerzhafte Kniekehle (**Krieg-Zeichen**)
- evtl. BSG↑, Leukozytose
- D-Dimere↑
- in der (Farb-)Duplexsonographie fehlende Komprimierbarkeit des Venenlumens, verminderte S- und A-Sounds, ggf. bei komplettem Verschluss kein Strömungssignal mittels Dopplersonographie nachweisbar
- in der aszendierenden Phlebographie Darstellung der Ausdehnung einer subfaszialen Venenthrombose, ggf. MR- und CT-Phlebographie
- ggf. Ursachenabklärung bei jungen Patienten, rezidivierenden Thrombosen, ungewöhnlicher Thromboselokalisation oder verstärktem Ausmaß, sowie bei positiver Familienanamnese
    - mittels Blutbild Ausschluss einer Polyglobulie, Polyzythämie oder Thrombozytose
    - erweiterte Gerinnungsdiagnostik zum Ausschluss einer Hyperkoagulabilität (frühestens 3 Monate nach tiefer Beinvenenthrombose)
        - Thrombozytenaggregation, Thromboelastogramm
        - Thromboplastinzeit (TPZ) und partielle Thromboplastinzeit (PTT)
        - APC-Resistenz
        - Antithrombin-III-, Protein-C- und -S- sowie Faktor-VIII-Aktivität
        - Homocystein
- ggf. CT und MRT zum Ausschluss extravasaler venenkomprimierender Prozesse

- **Differenzialdiagnose**
- postthrombotisches Syndrom
- akuter Arterienverschluss
- Lymphödem
- Ischialgie

! Cave
Erhöhte D-Dimere finden sich auch postoperativ, bei Malignomen, Entzündungen, Schwangerschaft und im Rahmen einer disseminierten intravasalen Gerinnung.

>Memo
Phlebographie nur bei duplexsonographisch unklarem Befund!

Tag 1

— Muskelfaserriss
— Baker-Zyste

- **Therapie**
— Antikoagulation mittels Heparin in therapeutischer Dosis
  — niedermolekulares Heparin (gewichtsadaptiert), z. B. Enoxa-parin (Clexane®) 2×10 mg/10 kg KG s. c., Nadroparin (Fraxiparin®) 2×0,1 ml/10 kg KG, Certoparin (Mono-Embolex®) 2×8000 IE, ggf. Fondaparinux (Arixtra®, Faktor Xa-Hemmer) oder Rivaroxaban (Xarelto®) p. o., Kontrolle des Anti-Faktor-Xa-Spiegels bei Niereninsuffizienz, rezidivieren-den Thrombosen oder Blutungen unter Therapie
  — bei schwerer Niereninsuffizienz und im Rahmen gefäß-rekanalisierender Maßnahmen unfraktioniertes Heparin (z. B. Liquemin N®) 5000 IE als Bolus i. v., anschließend 300–600 IE/kg KG/d (Dosisanpassung nach PTT, Zielwert 1,5–2,5× Norm)
  — bei heparininduzierter Thrombozytopenie Danaparoid (Orgaran®) oder Argatroban (Argatra®, direkter spezifischer Thrombininhibitor)
— Kompressionstherapie initial mit elastischen Binden, im weiteren Verlauf Kompressionsstrümpfe
— Mobilisierung
— Stuhlregulierung
— evtl. Thrombektomie bei frischen Thromben der V. cava und V. iliaca
— zur Rezidivprophylaxe orale Antikoagulation mit Cumarinen für 3–12 Monate bzw. bei TVT-Rezidiv lebenslang (mit dem zweiten Tag der Heparintherapie überlappende Einleitung, Absetzen des Heparins ab einem INR >2)
— ggf. Thrombektomie mittels Fogarty-Katheter bei Phlegmasia coerulea dolens oder V. cava-Thrombose, ggf. einschließlich Anlage einer arteriovenösen Fistel
— evtl. Fibrinolysetherapie bei Phlegmasia coerulea dolens oder frischer proximaler TVT
— Thromboseprophylaxe
  — mit unfraktioniertem Heparin s. c. 2×7500 IE/d oder 3×5000 IE/d
  — mit niedermolekularem Heparin in niedriger Dosierung, z. B. Nadroparin (Fraxiparin®) 1× tgl. 2850 IE, Certoparin (Mono-Embolex®) 1× tgl. 3000 IE

> **>Memo**
> Mobilisierung unter adäquater Antikoagulation und Kompression zieht kein erhöhtes Lungen-embolierisiko nach sich!

> **! Cave**
> bei überlappender Einleitung Gefahr einer passageren Hyper-koagulabilität in der Einstellungs-phase mit Cumarinen durch die kürzere Halbwertszeit des Vitamin-K-abhängigen Protein C gegenüber den Faktoren des Prothrombinkomplexes!

> **>Memo**
> bei Phlegmasia coerulea dolens Thrombektomie und rasche Fasziotomie

2.3.5 Armvenenthrombose (Paget-von-Schroetter-Syndrom)

- tiefe Armvenenthrombose (V. axillaris oder V. subclavia)
  - infolge einer Kompression des Gefäß-Nervenbündels (**Thoracic-outlet-Syndrom**) bei ossär oder muskulär bedingten Engen im Bereich der oberen Thoraxapertur, z. B. durch eine Halsrippe oder eine Exostose nach Klavikulafraktur
  - durch länger liegende zentrale Venenkatheter, evtl. nach hyperosmolaren oder intimareizenden Infusionen
  - Thrombose »par effort« nach längerem Bodybuilding-Training, Rucksacktragen etc.

- **Klinik**
- bei **Thoracic-outlet-Syndrom** neurologische, arterielle und venöse Symptome in Arm und Hand
  - Parästhesien, teilweise belastungsabhängige Schmerzen, Kraftlosigkeit
  - Pulsverlust, evtl. Fingernekrosen durch Vasospasmen und Thromboembolien
  - Armödem, blaulivide Hautverfärbung, evtl. oberflächliche Kollateralvenen, evtl. Thrombosen

- **Diagnostik**
- Provokation der Beschwerdesymptomatik, evtl. Verschwinden des Radialispulses im Adson-Test (maximale Rotation des Kopfes zur kontralateralen Seite), im Eden-Test (Zug der Schultern nach dorsal und der Arme nach kaudal) oder im Hyperabduktionstest nach Wright (maximale Abduktion mit Außenrotation)
- Farbduplexsonographie und Phlebographie, evtl. in Armelevation und Außenrotation zur Darstellung einer Kompression der Venen
- in der Röntgenaufnahme des Thorax und der Halswirbelsäule Diagnose ossärer Ursachen eines **Thoracic-outlet-Syndroms**, ggf. CT

- **Differenzialdiagnose**
- Mediastinaltumoren
- Mammakarzinom

- **Therapie**
- bei **Paget-von-Schroetter-Syndrom**
  - Hochlagerung und Ruhigstellung des Armes
  - initial Heparintherapie, im weiteren Verlauf Umstellung auf Cumarine für mindestens 3 Monate
  - ggf. Fibrinolysetherapie bei ausgeprägter Thrombose
- bei **Thoracic-outlet-Syndrom** transaxilläre Resektion der 1. Rippe

Tag 1

>**Memo**
Nur wenige werden sympto-
matisch, aber ca. 20–30 %
der Patienten mit Myokardinfarkt
und Apoplex <45. Lebensjahr
leiden an einem Antiphospholipid-
Syndrom!

2.3.6   Antiphospholipid-Syndrom (Hughes-Syndrom)

- Immunkoagulopathie mit venösen und arteriellen Thromboembolien, hervorgerufen durch Antikörper gegen Phospholipide,
  z. B. in Gerinnungsfaktoren oder thrombozytären Rezeptoren
- ♀:♂ = 2:1, Nachweis von Anti-Phospholipid-Antikörpern bei
  2–5 % der Bevölkerung

- **Klinik**
- Thromboembolien, Blutungen
- Hautulzera und Nekrosen, Livedo reticularis
- Raynaud-Symptomatik
- Myokardinfarkte, Kardiomyopathie, Herzklappenverdickungen
- Proteinurie, renaler Hypertonus
- Apoplex, Krampfanfälle, Migräne
- Hör- und Sehverlust
- Frühaborte, Gestose

- **Diagnostik**
- im Blutbild Thrombozytopenie (meist <50.000/µl), evtl. hämolytische Anämie
- PTT↑
- immunologischer Nachweis von Anti-Cardiolipin-Antikörpern
  und/oder Anti-β_2-Glykoprotein-1-Antikörpern
- **Lupus-antikoagulans-Phänomen** bei positiver Kaolin-Clotting-
  Time und positivem Plättchen-Neutralisationstest

- **Therapie**
- bei asymptomatischen Patienten Langzeit-ASS
- bei Thrombosen orale Langzeitantikoagulation mit Cumarinen
  (Ziel-INR 2,5–3,0)
- bei relevanter Thrombozytopenie Steroide, Azathioprin, Cyclophosphamid, ggf. Plasmapherese bei mehr als drei betroffenen
  Organsystemen
- evtl. niedrig dosiert ASS und Heparin bei habituellen
  Aborten
- Therapie von Komplikationen (► Abschn. 1.6.2, ► Abschn. 2.2.4)

2.4   Erkrankungen der Lymphgefäße

2.4.1   Lymphangitis

- Lymphgefäßentzündung durch meist bakterielle Erreger (z. B.
  Streptokokken, Staphylokokken) oder sehr selten aus den Tropen
  importiert durch Filariose (z. B. *Wuchereria bancrofti*)

- **Klinik**

- strangförmige Rötung, ausgehend von einer infizierten Wunde
- evtl. Fieber
- Müdigkeit, Abgeschlagenheit
- Komplikationen: Lymphknotenabszess, Sepsis, evtl. sekundäres Lymphödem

- **Diagnostik**
- palpatorisch nachweisbare Lymphknotenschwellung im Abflussgebiet

- **Therapie**
- Ruhigstellung der betroffenen Extremität
- kühlende und desinfizierende Umschläge, z. B. Rivanol-Umschläge
- Sanierung des Infektionsherdes
- Betalaktamase-resistente, Staphylokokken-wirksame Penicilline, z. B. Oxacillin, Dicloxacillin (Infectostaph®), Flucloxacillin (Staphylex®)
- bei Filariose Dietyhlcarbamazin

2.4.2 Erysipel (Wundrose)

- bakterielle Entzündung der Haut und des subkutanen Fettgewebes (flächige Lymphangitis) durch β-hämolysierende Streptokokken der Gruppe A, seltener auch durch *Staphylococcus aureus*
- prädisponierend sind kleine Hautwunden, Hautkrankheiten, Tinea pedis, chronisch venöse Insuffizienz, Lymphödem, Adipositas permagna

- **Klinik**
- schmerzhafte, scharf begrenzte flächige Hautrötung, evtl. mit zentralen Bläschen (meist am Unterschenkel)
- Überwärmung, Schwellung, evtl. Juckreiz
- Fieber, schweres Krankheitsgefühl
- evtl. regionale Lymphangitis und Lymphadenitis
- evtl. Ekzem, Stauungsdermatitis, Interdigitalmykose oder kleine Hautverletzungen als Eintrittspforte
- Komplikationen: Rezidivneigung, Nekrose, Gangrän, sekundäres Lymphödem, Streptokokken-allergische Nacherkrankungen (Arthritis, rheumatisches Fieber, Endokarditis, Glomerulonephritis)

- **Diagnostik**
- im Blutbild Leukozytose, BSG↑ und CRP↑
- Anti-DNAase-B-Titer↑

- **Differenzialdiagnose**
- Phlegmone
- nekrotisierende Fasziitis

- **Therapie**
- Ruhigstellung der betroffenen Extremität
- kühlende und desinfizierende Umschläge
- Herdsanierung
- ggf. nichtsteroidale Antiphlogistika
- bei leichten Verläufen 3×1–1,5 Mega Penicillin V oral täglich, bei schwerem Verlauf 3×5–10 Mega Penicillin G i. v.
- ggf. Erythromycin bei Penicillinunverträglichkeit
- evtl. Betalaktamase-resistente Penicilline oder Cephalosporine bei Verdacht auf Staphylokokkeninfektion

2.4.3 Lymphödem

- Schwellung infolge gestauter Lymphflüssigkeit im subkutanen Gewebe
  - **primäres** Lymphödem infolge einer Hypo- oder Aplasie der Lymphgefäße, z. B. Nonne-Milroy-Syndrom, Meige-Syndrom
  - **sekundäres** Lymphödem (90 % d. F.) infolge bakterieller oder parasitärer Infektionen, durch Tumoren, nach Operationen oder Trauma, bei Thrombosen, und nach Radiatio
- primäres Lymphödem betrifft meist Frauen, <35. Lebensjahr

- **Klinik**
- **Stadium 1** (reversible weiche Schwellung): weiches Lymphödem mit Rückbildung nach Hochlagerung der betroffenen Extremität
- **Stadium 2** (beginnende Fibrose): nur inkomplettes Abschwellen der Extremität durch Hochlagerung, teilweise Rückbildung der Fibrose durch intensive Therapie möglich
- **Stadium 3** (irreversible lymphostatische Elephantiasis): fibrotisch verdickte, derbe Haut bei nicht eindrückbarem Ödem

- **Diagnostik**
- in der körperlichen Untersuchung
  - dorsales Fußrückenödem mit tief einschneidenden Hautfalten an den Zehen und am ventralen oberen Sprunggelenk
  - quaderförmig angeschwollene »Kastenzehen«, beim venösen Ödem sind die Zehen nicht mitbetroffen, evtl. Papillomatosis cutis
  - positives **Stemmer-Zeichen** (an der Dorsalseite der Grundphalanx der Zehen lässt sich keine Hautfalte abheben)
- indirekte Lymphangiographie mit wasserlöslichem Kontrastmittel

>**Memo**
Das primäre Lymphödem breitet sich von distal nach proximal aus, während sich das sekundäre Lymphödem von proximal nach distal ausbreitet!

- Isotopenlymphangiographie zur Differenzierung primärer
  und sekundärer Lymphödeme (beim sekundären Lymphödem
  verlängerter Lymphtransport und erniedrigte Lymphknoten-
  Uptake-Werte), ggf. CT oder MRT zum Ausschluss eines
  Tumors

Tag 1

- **Differenzialdiagnose**
- Lipoidosis
- Herzinsuffizienz
- renale und hepatische Ödeme
- Phlebothrombose

- **Therapie**
- Hochlagerung der Extremität
- Hautpflege
- manuelle Lymphdrainage
- Kompressionsbehandlung
- entstauende Bewegungstherapie
- ggf. autologe Lymphgefäßtransplantation

2.4.4 Angioödem (Quincke-Ödem, angioneurotisches Ödem)

- akutes lokalisiertes Ödem, zumeist an Lippen, Augenlidern,
  Zunge und Rachen
  - Histamin-vermittelt, z. B. idiopathische, allergische oder
    physikalische Angioödeme, Intoleranz-Angioödeme durch
    ASS oder ACE-Hemmer
  - bei C_1-Esterase-Inhibitor-Mangel
    - hereditär (autosomal-dominanter Erbgang) mit verminder-
      ter C_1-Inhibitor-Synthese oder Synthese eines funktionell
      inaktiven C_1-Inhibitors
    - erworben bei malignen Lymphomen, chronischen Infek-
      tionen (*Helicobacter pylori*, Yersiniose) oder durch Anti-C_1-
      Inhibitor-Autoantikörper
  - Sonderform: »Capillary-leak«-Syndrom mit generalisierten
    Ödemen
  - Manifestationsalter hereditärer Angioödeme <20. Lebensjahr,
    Histamin-vermittelte Angioödeme meist im Erwachsenenalter

- **Klinik**
- Histamin-vermitteltes Angioödem
  - meist periorbital und an den Lippen
  - häufig mit Urtikaria
- hereditäres Angioödem
  - im Gesicht, an Stamm und Extremitäten
  - abdominelle Schmerzattacken

Tag 1

- ■ **Diagnostik**
- ▬ bei Histamin-vermitteltem Angioödem keine spezifischen Laborbefunde
- ▬ bei hereditärem Angioödem C_1-Esterase-Inhibitor↓ oder funktionell inaktiv, Komplementfaktor C4↓

- ■ **Therapie**
- ▬ bei Glottisödem mit Erstickungsgefahr Sicherung der Atemwege
- ▬ bei Histamin-vermitteltem Angioödem Kortikosteroide und Antihistaminika i. v.
- ▬ bei hereditärem Angioödem im Notfall Substitution von C_1-Esterase-Inhibitor (Berinert P®), ggf. FFP (»fresh frozen plasma«) oder Applikation eines selektiven kompetitiven Antagonisten des Bradykininrezeptors vom Typ 2 (Icatibant, Firazyr®), prophylaktisch Danazol
- ▬ kausale Therapie bei erworbenem C_1-Esterase-Inhibitor-Mangel, z. B. Allergenkarenz, *H.-p.*-Eradikation

Tag 2 – Pneumologie und Infektiologie

Pneumologie

S. Al Dahouk, W. Karges

W. Karges, S. Al Dahouk, *Innere Medizin...in 5 Tagen*,
DOI 10.1007/978-3-642-41618-7_3, © Springer-Verlag Berlin Heidelberg 2014

3.1   Obstruktive Atemwegserkrankungen

3.1.1   Asthma bronchiale

- anfallsartige Atemnot durch eine reversible Atemwegsobstruktion infolge einer chronisch entzündlichen Erkrankung des Bronchialsystems mit Hyperreagibilität
  - **allergisches Asthma** (»extrinsic asthma«): IgE-vermittelte Sofortreaktion vom Typ I auf Inhalationsallergene
  - **nicht-allergisches Asthma** (»intrinsic asthma«)
    - Analgetikaasthma: pseudoallergische Reaktion bei erhöhter Aktivität der LTC_4-Synthetase in Mastzellen und eosinophilen Granulozyten, ausgelöst durch ASS oder andere NSAR, meist auch Intoleranz gegenüber Sulfit (Wein), Tyramin (Käse), Glutamat
    - Infektasthma
    - durch Exposition gegenüber chemisch-toxischen Stoffen
    - infolge gastroösophagealen Refluxes
- unspezifische Stimuli: kalte Luft, körperliche Belastung, Aerosole, Rauche, Gase und Stäube
- Prävalenz 5–10 %; <30. Lebensjahr meist allergisches Asthma, >40. Lebensjahr überwiegend nicht-allergisches Asthma
- bei allergischem Asthma polygene Anlage auch für andere atopische Erkrankungen, z. B. allergische Rhinitis, Neurodermitis
- bei 25 % der Patienten »Etagenwechsel« nach allergischer Rhinitis
- Allergenexposition/Infektion → Degranulation bzw. Aktivierung von Mastzellen, eosinophilen Granulozyten, T-Lymphozyten → Entzündung der Bronchialschleimhaut → Freisetzung von Mediatoren (Histamin, Leukotriene, Bradykinin) → bronchiale Hyperreaktivität → Bronchokonstriktion (Sofortreaktion) → Schleimhautödem (Spätreaktion) → Hyperkrinie/Dyskrinie (chronische Entzündungsreaktion)

- **Klinik**
- oft saisonale Beschwerdesymptomatik, vorwiegend nachts oder morgens verstärkt
- Anfälle von Luftnot mit pfeifendem Atemgeräusch und Hustenattacken (spärlich zäher, glasiger Auswurf)

! Cave
bei Analgetikaasthma pseudoallergische Reaktion bereits bei Erstgabe; keine Sensibilisierung!

- **Komplikationen**
- **akut:** Status asthmaticus (resistent gegenüber β_2-Sympathomimetika)
- **chronisch:** Lungenemphysem, respiratorische Insuffizienz, pulmonale Hypertonie und Cor pulmonale

- **Diagnostik**

- Tachykardie, evtl. Pulsus paradoxus
- respiratorischer Alternans (rascher Wechsel zwischen Brust-
  und Bauchatmung) als Zeichen der Ermüdung der Atemmuskulatur
- perkutorisch hypersonorer Klopfschall und Zwerchfelltiefstand
- auskultatorisch Giemen und Brummen, verlängertes Exspirium,
  exspiratorischer Stridor, evtl. »silent chest«
- im EKG evtl. Zeichen der Rechtsherzbelastung (P-pulmonale,
  Rechtsschenkelblock, Steil-/Rechtslagetyp, evtl. SI/QIII- oder
  SI/SII/SIII-Typ)
- im Blutbild evtl. Eosinophilie, ggf. Gesamt- und spezifisches IgE,
  bei Infektasthma Leukozytose, CRP
- im Thoraxröntgen überblähte Lunge, Zwerchfelltiefstand und
  schmale Herzsilhouette
- in der Lungenfunktionsdiagnostik $FEV_1\downarrow$, $PEF\downarrow$ (»peak expira-
  tory flow rate«) und $MEF_{50\%}\downarrow$, $VC\downarrow$ und $RV\uparrow$(»air trapping«),
  $R_{AW}\uparrow$, Atemmittellage zur Inspiration verschoben
- Reversibilität der Obstruktion im Broncholysetest nach Inhalation kurzwirksamer Bronchodilatatoren, z. B. 400 µg
  Salbutamol, FEV_1-Anstieg >200 ml und >15 % gegenüber
  dem Ausgangswert (alternativ inhalative Glukokortikoide über
  mindestens 4 Wochen)
- in der seriellen Peak-flow-Messung über 4 Wochen Peak-flow-
  Variabilität >20 %
- Provokationstest mit Methacholin bei Asthmaverdacht aber
  normaler FEV_1 und RAW (bei hyperreagiblem Bronchialsystem
  20 %-iger Abfall der FEV_1 und/oder 100 %-iger Anstieg des
  RAW nach Gabe einer Methacholindosis <0,30 mg)
- im Asthmaanfall arterielle Blutgasanalyse
- Allergiediagnostik
  - Allergenkarenz/Reexposition
  - Prick-/Intrakutantest
    - bei saisonaler Symptomatik im Frühjahr Baumpollen, im
      Frühsommer Gräser und Getreidepollen, im Spätsommer
      Korbblütler

! Cave
Kreuzallergien: Birkenpollen
und Äpfel/Karotten, Beifuß und
Sellerie/Gewürze

    - bei perennialer Symptomatik Hausstaubmilben, Schimmel-
      pilze, Tierhaare, berufliche Allergene
  - immunologische Diagnostik (Gesamt-IgE, spezifische
    IgE-Antikörper mittels RAST [»radio-allergo-sorbent-test«])
  - Provokationstest (Allergeninhalation)

- **Differenzialdiagnose**
- chronisch obstruktive Bronchitis
- Asthma cardiale
- rezidivierende Lungenembolien
- Fremdkörperaspiration, Glottisödem
- Spannungspneumothorax

Tag 2

3

! Cave
Inhalative Glukokortikoide können
bei Dosen >1 mg/d, über längeren
Zeitraum appliziert, zu systemischen Nebenwirkungen führen!

>Memo
betapermissiver Effekt der
Glukokortikoide!

! Cave
geringe therapeutische Breite
von Theophyllin, Plasmaspiegel
5–15 mg/l

! Cave
Die Behandlung richtet sich nach
der Asthmakontrolle, d. h. die
Therapiestufen sind nicht dem
Asthmaschweregrad des Patien-
ten zuzuordnen. Nur beim noch
unbehandelten Patienten wird der
Schweregrad als Entscheidungs-
hilfe für die Therapiestufe einer
Langzeittherapie herangezogen.

— Hyperventilation
— eosinophile Bronchitis
— Stimmbanddysfunktion (»vocal cord dysfunction«)

- **Therapie**
— kausale Therapie, z. B. Allergenkarenz
— Medikamente in der Asthmatherapie (antiinflammatorisch und
  bronchodilatativ)
  — inhalative Glukokortikoide (Dosieraerosol/Turbohaler),
    z. B. Beclometason, Budesonid (Pulmicort®), Fluticason
    (Flutide®), Mometason (Asmanex®)
  — orale Kortikosteroide (initial 25–50 mg/d Prednisolon;
    bei klinischer Besserung tägliche Dosisreduktion um 5 mg;
    ab einer Gesamtdosis von 10 mg Umstellung auf inhalatives
    Glukokortikoid)
  — β_2-Sympathomimetika
    – inhalativ-kurzwirksam, z. B. Fenoterol (Berotec®),
      Salbutamol, Terbutalin (Bricanyl®)
    – inhalativ-langwirksam, z. B. Formoterol (Oxis®), Salmeterol
      (Serevent®)
    – systemisch, z. B. Reproterol (Bronchospasmin®), Terbutalin
      (Bricanyl®), Orciprenalin (Alupent®)
  — ggf. Kombinationspräparate, z. B. Viani® (Salmeterol und
    Fluticason), Symbicort® (Formoterol und Budesonid)
  — Anticholinergika, z. B. Tiotropium (Spiriva®), Ipratropium-
    bromid (Atrovent®), ggf. in Kombination mit Fenoterol
    (Berodual®)
  — Theophyllin Retardtabletten (400–800 mg/d) oder i. v.,
    z. B. Bronchoretard®, Euphylong®
  — Leukotrienrezeptorantagonisten, z. B. Montelukast
    (Singulair®)
  — Mastzellstabilisatoren, z. B. Nedocromil (Tilade®), Ketotifen,
    Cromoglicinsäure (DNCG Stada®), ggf. in Kombination mit
    Reproterol (Allergospasmin®)
— Stufentherapie des Asthma bronchiale in Abhängigkeit von der
  klinischen Symptomatik und von Lungenfunktionsparametern
  (◘ Tab. 3.1)
— bei therapieresistentem allergischem Asthma bronchiale ggf.
  Omalizumab s. c. (Xolair®, rekombinanter monoklonaler
  IgE-Antikörper)
— konsequente Antibiotikatherapie bei Infektasthma
— ggf. Sekretolytika (Bromhexin, Ambroxol) oder Mukolytika
  (N-Acetylcystein), ausreichend Flüssigkeitszufuhr
— bei schwerem Asthmaanfall: sitzende Lagerung, O_2-Gabe
  2–4 l/min, Glukokortikosteroide i. v. (initial 100 mg Prednisolon,
  anschließend 50 mg alle 4 h), kurzwirksame β_2-Sympathomime-
  tika (initial alle 30 min, später alle 2–4 h), evtl. Reproterol
  (Bronchospasmin®) i. v., ggf. Theophyllin-Kurzinfusion (initial

◱ Tab. 3.1 Stufentherapie des Asthma bronchiale (Deutsche Atemwegsliga, Global Initiative for Asthma, 2007)

Schweregrad	Kriterien	Therapie
Intermittierendes Asthma	Symptome selten (<1×/Woche) FEV_1 oder PEF ≥80 % vom Soll PEF- oder FEV_1-Variabilität <20 %	**Stufe 1** Bedarfstherapie: kurzwirksame inhalative β_2-Sympathomimetika (vor Belastung oder vor Allergenexposition)
Geringgradig persistierendes Asthma	Symptome >1×/Woche bis täglich FEV_1 oder PEF ≥80 % vom Soll PEF- oder FEV_1-Variabilität 20–30 %	**Stufe 2** Dauertherapie: inhalatives Glukokortikoid in niedriger Dosis Ggf. alternativ Leukotrieninhibitor Bedarfstherapie: kurzwirksame inhalative β_2-Sympathomimetika; bei Kindern und Jugendlichen alternativ oder zusätzlich Anticholinergikum (Ipratropiumbromid)
Mittelgradig persistierendes Asthma	Symptome mehrfach täglich und häufig auch nachts FEV_1 oder PEF 60–80 % vom Soll PEF- oder FEV_1-Variabilität >30 %	**Stufe 3** Dauertherapie: inhalatives Glukokortikoid in mittlerer Dosis oder in niedriger Dosis kombiniert mit inhalativem langwirksamem β_2-Sympathomimetikum Ggf. alternativ Leukotrieninhibitor, retardiertes Theophyllin Bedarfstherapie: kurzwirksame inhalative β_2-Sympathomimetika
Schwergradig persistierendes Asthma	Ständig intensive Symptomatik, eingeschränkte körperliche Aktivität FEV_1 oder PEF ≤60 % vom Soll PEF- oder FEV_1-Variabilität >30 %	**Stufe 4** Dauertherapie: inhalatives Glukokortikoid in mittlerer oder hoher Dosis und inhalatives langwirksames β_2-Sympathomimetikum **und** eine oder mehrere der zusätzlichen Optionen: Leukotrieninhibitor, retardiertes Theophyllin, Bedarfstherapie: kurzwirksame inhalative β_2-Sympathomimetika
		Stufe 5 Zusätzlich zu Stufe 4 orale Kortikosteroide, ggf. Omalizumab bei allergischem Asthma

5 mg/kg KG), bei muskulärer Erschöpfung Beatmung (wenn möglich nicht-invasiv)

▬ prophylaktisch Nikotinkarenz, Pneumokokken- und Influenza-Schutzimpfung, Hyposensibilisierung, keine Kaltluft-/Nebelexposition, keine körperliche Überanstrengung, ggf. Therapie eines gastroösophagealen Refluxes, keine auslösenden Medikamente (Betablocker, NSAR), Atopieprävention beim Säugling durch verlängerte Stillzeit

3.1.2 Akute (Tracheo-)Bronchitis

▬ akute Entzündung der Trachea und/oder der Bronchien, gelegentlich unter Mitbeteiligung des Kehlkopfes (Laryngotracheobronchitis)

Tag 2

- virale Genese in 90–95 % der Fälle, etwa 5–10 % sind primär bakteriell bedingt, selten infolge einer Reizgasinhalation
- virale Erreger: RS-, Adeno-, Coxsackie-, ECHO- (überwiegend bei Kindern), Influenza-, Parainfluenza-, Rhino- und Corona-Viren (bei Erwachsenen)
- bakterielle Erreger: *Streptococcus pneumoniae*, *Haemophilus influenzae*, β-hämolysierende Streptokokken, *Staphylococcus aureus*, *Moraxella catarrhalis*, Mykoplasmen, Chlamydien
- Übertragung durch Tröpfcheninfektion

- **Klinik**
- »bellender«, zunächst unproduktiver, schmerzhafter Husten
- im Verlauf zäher, glasiger, später evtl. eitrig-gelblicher Auswurf
- retrosternales Brennen
- Fieber, Kopf- und Gliederschmerzen
- evtl. Schnupfen, Halsschmerzen, Schluckbeschwerden, Heiserkeit
- Komplikationen: Bronchopneumonie, sekundäre bakterielle Infektion, spastische Bronchitis bei hyperreagiblem Bronchialsystem, evtl. Bronchiolitis obliterans, respiratorische Insuffizienz

! Cave
Bronchiolitis obliterans infolge einer RS-Virus-Infektion bei Säuglingen oder nach Reizgasinhalation!

- **Diagnostik**
- auskultatorisch Giemen und Brummen, evtl. feinblasige klingende Rasselgeräusche
- mikrobiologische Diagnostik: kultureller Erregernachweis, Antigen- und/oder Antikörpernachweis

! Cave
bei länger als drei Wochen bestehendem, therapierefraktärem Husten Röntgen-Thorax zum Ausschluss eines Bronchialkarzinoms!

- **Differenzialdiagnose**
- Pneumonie
- Tuberkulose
- (Pseudo)Krupp-Syndrom
- Fremdkörperaspiration
- Tumoren der Atemwege
- beginnendes Asthma bronchiale

- **Therapie**
- Inhalationstherapie, evtl. Brustumschläge
- Sekretolytika, z. B. Ambroxol
- Mukolytika, z. B. N-Acetylcystein (NAC); ausreichende Flüssigkeitszufuhr
- ggf. bei quälendem, v. a. nächtlichem Husten Antitussiva, z. B. Codein
- ggf. Antibiose bei bakterieller Bronchitis (insbesondere bei schwerer kardialer, respiratorischer oder renaler Grunderkrankung, bei Leberzirrhose, bei älteren und immunsupprimierten Patienten, im Krankenhaus)
    - Makrolide, z. B. Clarithromycin, Roxithromycin, Erythromycin
    - Cephalosporine

! Cave
Antitussiva in Kombination mit Expektoranzien nicht sinnvoll!

- Aminopenicillin und Betalaktamaseinhibitor, z. B. Augmentan® (Amoxicillin und Clavulansäure)
  - ggf. neuere Fluorochinolone (Gyrasehemmer), z. B. Moxifloxacin (Avalox®), Levofloxacin (Tavanic®)
- ggf. Bronchospasmolyse bei spastischer Bronchitis
- bei Bronchiolitis Inhalationen, Steroide, Antibiotika, bronchoalveoläre Lavage
- bei Reizgasinhalation inhalative Kortikosteroide, z. B. Budesonid, ggf. auch intravenös

3.1.3 Chronische Bronchitis und COPD (»chronic obstructive pulmonary disease«)

- Husten und Auswurf während jeweils ≥3 aufeinander folgenden Monaten in 2 aufeinander folgenden Jahren (WHO)
  - exogene Faktoren, z. B. Zigarettenrauch, Luftverschmutzung und berufliche Noxen (wie Feinstaub), feucht-kaltes Klima, rezidivierende Atemwegsinfekte (führen zur Exazerbation)
  - endogene Faktoren, z. B. α_1-Proteaseinhibitormangel, primäre ziliäre Dyskinesien, Antikörpermangelsyndrome
- chronische Irritation → Aktivierung der Fibroblasten → Proteasen-Aktivität↑ → Bronchialsekretion↑ → mukoziliäre Clearance↓ → ödematöse Verdickung der Bronchialschleimhaut → Sekretretention → bronchiale Hyperreagibilität mit Bronchokonstriktion → Atrophie der Bronchialschleimhaut → Bronchiolenkollaps → Zerstörung der Alveolen → Emphysem
- bei etwa 15 % der Männer und 8 % der Frauen in Deutschland, zunehmende Prävalenz mit dem Lebensalter, jeder 2. Raucher >40. Lebensjahr ist betroffen (»Raucherhusten«)

> **Memo**
> COPD ist die häufigste Ursache einer chronischen respiratorischen Insuffizienz.

- **Klinik**
- initial chronischer Husten mit Auswurf (morgendliches Abhusten), evtl. eitrig bei bakterieller Infektion
- zunehmend Atemnot unter Belastung, später auch in Ruhe, Leistungsabfall
- bei akuter infektbedingter Exazerbation Brustenge, zentrale Zyanose, Orthopnoe, evtl. hämodynamische Instabilität, Bewusstseinstrübung
- Komplikationen: Bronchopneumonien, Lungenabszesse, respiratorische Insuffizienz, obstruktives Emphysem, pulmonale Hypertonie und Cor pulmonale

- **Diagnostik**
- auskultatorisch mittel- bis grobblasige, nicht-klingende Rasselgeräusche, Giemen und Brummen, verlängertes Exspirium
- Kultur von Sputum oder endobronchialem Sekret, einschließlich Antibiogramm (meist *Haemophilus influenzae*, Pneumokokken;

> **! Cave**
> bakterielle Superinfektion häufig getriggert durch Viren und Mykoplasmen!

Tag 2

◘ **Tab. 3.2** Modified British Medical Research Council (mMRC) Questionnaire

Grad	Symptomatik
0	Dyspnoe bei außergewöhnlicher körperlicher Belastung
1	Dyspnoe bei schnellem Gehen in der Ebene oder bei leichtem Anstieg
2	Nicht altersentsprechendes Gehtempo infolge von Dyspnoe
3	Atempause nach einer Gehstrecke von 100 m oder nach wenigen Minuten
4	Dyspnoe beim An- und Entkleiden

◘ **Tab. 3.3** Schweregrad der Atemflussbehinderung (Global Initiative for Chronic Obstructive Lung Disease, 2013)

Stadium	Lungenfunktion
GOLD 1 Leicht	Leichte Behinderung der Ventilation $FEV_1 \geq 80\%$ vom Soll
GOLD 2 Moderat	Verschlechterung der Ventilation $50\% \leq FEV_1 <80\%$ vom Soll
GOLD 3 Schwer	Fortschreitende Ventilationsstörung $30\% \leq FEV_1 <50\%$ vom Soll
GOLD 4 Sehr schwer	Schwerste Ventilationsstörung $FEV_1 <30\%$ vom Soll

im weiteren Verlauf Enterobakterien, *Proteus*, Klebsiellen und *Pseudomonas*)
- Röntgen-Thorax bei einfacher Bronchitis unauffällig, evtl. entzündliche Infiltrate
- in der Spirometrie $FEV_1/FVC <70\%$, im Fluss-Volumen-Diagramm exspiratorische Knickbildung bei obstruktivem Emphysem, $MEF_{25\%}\downarrow$ (bei Rauchern)
- im Bronchospasmolysetest nicht reversible Atemwegsobstruktion (nach Inhalation eines kurzwirksamen β_2-Sympathomimetikums Anstieg der $FEV_1 <200$ ml)
- Risikostratifizierung der COPD-Patienten nach GOLD anhand der klinischen Symptomatik (erfasst mittels modified British Medical Research Council [mMRC] Questionnaire und COPD Assessment Test [CAT], der Lungenfunktionsparameter und der Zahl der jährlichen Exazerbationen, ◘ Tab. 3.2–◘ Tab. 3.4)
- Der COPD Assessment Test (CAT) umfasst acht Fragen, anhand derer die Auswirkungen der COPD auf Wohlbefinden und tägliches Leben des Patienten festgestellt werden sollen.

Tag 2

◫ **Tab. 3.4** Klassifikation der COPD-Patienten nach Risikogruppen (Global Initiative for Chronic Obstructive Lung Disease, 2013)

Risikogruppe		Lungen-funktion	Exazer-bationen pro Jahr	mMRC	CAT
A	Niedriges Risiko, geringe Symptomatik	GOLD 1	≤1	0-1	<10
B	Niedriges Risiko, ausge-prägtere Symptomatik	GOLD 2	≤1	≥2	≥10
C	Hohes Risiko, geringe Symptomatik	GOLD 3	≥2	0-1	<10
D	Hohes Risiko, ausge-prägtere Symptomatik	GOLD 4	≥2	≥2	≥10

━ in der Bodyplethysmographie genauere Beurteilung der Atemwegsobstruktion ($R_{AW}\uparrow$) und der Lungenüberblähung (ITGV, $RV\uparrow$)
━ arterielle Blutgasanalyse zur Beurteilung einer respiratorischen Insuffizienz
━ Bestimmung der Immunglobuline quantitativ und des α_1-Antitrypsins

- **Differenzialdiagnose**
━ Bronchialkarzinom
━ Asthma bronchiale
━ sinubronchiales Syndrom
━ Tuberkulose
━ Bronchiektasen

- **Therapie**
━ Nikotinkarenz, Sanierung möglicher Infektquellen, z. B. Nasennebenhöhlen
━ ausreichend Flüssigkeitszufuhr, Inhalationstherapie, evtl. mit Salbutamol (Sultanol®), evtl. Sekretolytika, Atemgymnastik, Klopfmassage
━ Pneumokokken- und Influenza-Schutzimpfung
━ Stufentherapie der COPD
    ━ bei leichtgradiger COPD bedarfsweise kurzwirksame β_2-Sympathomimetika und/oder Anticholinergika
    ━ bei mittelgradiger COPD Dauertherapie mit langwirksamen β_2-Sympathomimetika und/oder Anticholinergika, bei fehlender Wirksamkeit zusätzlich inhalative Kortikosteroide, evtl. retardiertes Theophyllin
    ━ bei schwerer COPD O_2-Langzeittherapie, kurzfristiger Einsatz oraler Kortikosteroide bei hochgradiger Atemwegsobstruk-

! Cave
Infolge der dauerhaften Hyperkapnie bei COPD-Patienten erfolgt der Atemantrieb über die Hypoxämie. Eine O_2-Therapie kann zur Abnahme des Atemantriebs bis hin zum Atemstillstand führen!

Tag 2

tion, Prüfung chirurgischer Maßnahmen (Lungenvolumen-reduktion, LTX), Heim-/Selbstbeatmung bei schwerer chronischer respiratorischer Insuffizienz
- ungezielte Antibiotikatherapie bei Infektexazerbation
  - Aminopenicillin und Betalaktamaseinhibitor, z. B. Augmentan® (Amoxicillin und Clavulansäure)
  - neuere Fluorochinolone (Gyrasehemmer), z. B. Moxifloxacin (Avalox®), Levofloxacin (Tavanic®)
  - evtl. Makrolide
- ungezielte Antibiotikatherapie bei Risikofaktoren für *Pseudomonas*-Infektion, z. B. Patient auf Intensivstation
  - Levofloxacin (Tavanic®)
  - neuere Cephalosporine der 3./4. Generation, z. B. Cefepim (Maxipime®)
  - Carbapenem, z. B. Imipenem und Cilastatin (Zienam®), Meropenem
  - Acylureidopenicillin und Betalaktamaseinhibitor, z. B. Tazobac® (Piperacillin und Tazobactam)
- bei schwerer respiratorischer Insuffizienz möglichst nicht-invasive Beatmung

3.1.4 Bronchiektasen

- irreversible, zylindrische, sackförmige oder variköse Erweiterungen der Bronchien
- Ursachen: Mukoviszidose, primäre ziliäre Dyskinesie, Immundefekte (Antikörpermangel), schwere rezidivierende bronchopulmonale Infekte, chronisch-obstruktive Bronchitis, Lungentuberkulose, Bronchusstenose (Fremdkörperaspiration, Tumore)
- **Kartagener-Syndrom**: Situs inversus, Bronchiektasen (infolge einer Motilitätsstörung der Zilien), Fehlanlage der Stirnhöhlen mit chronischer Sinusitis, Infertilität männlicher Patienten

- **Klinik**
- Husten mit reichlich, meist gelblich-grünem Auswurf (»maulvolle Expektoration«), dreischichtiges Sputum (Schaum, Schleim, Eiter)
- Foetor ex ore
- häufig Hämoptysen
- im fortgeschrittenen Stadium Belastungsdyspnoe, Zyanose, Trommelschlegelfinger und Uhrglasnägel
- Komplikationen: rezidivierende eitrige Bronchitiden, Bronchopneumonien, obstruktive Ventilationsstörung, respiratorische Insuffizienz, Lungenabszesse, Pleuraempyem, Hirnabszesse, Amyloidose, Wachstumsretardierung bei Kindern

- **Diagnostik**
- auskultatorisch grobblasige Rasselgeräusche
- mikrobiologische Sputumdiagnostik (Antibiogramm)
- im Röntgen-Thorax evtl. zystische oder wabige Ringfiguren
  mit kleinen Sekretspiegeln, gelegentlich infolge der Verdickung
  der Bronchialwandungen sog. »tramlines«
- hochauflösende Computertomographie
- Bronchoskopie

- **Therapie**
- Sekretelimination (»Bronchialtoilette«) mittels Lagerungs-
  drainage, Atemgymnastik, Klopf-/Vibrationsmassage, Inhalationstherapie und Mukolytika/Sekretolytika
- ggf. β_2-Sympathomimetika
- gezielte Antibiotikatherapie
- bei umschriebenen Bronchiektasen operative Therapie
- Influenza- und Pneumokokken-Impfung

3.1.5 Mukoviszidose (zystische Fibrose)

- Funktionsstörung exokriner Drüsen mit Produktion eines
  abnormen Sekrets
- autosomal-rezessive Vererbung defekter Chloridkanäle durch
  das CFTR(zystische Fibrose-Transmembran-Regulator)-Gen
- häufige Erbkrankheit der weißen Bevölkerung (1:2500 Geburten)
- mittlere Lebenserwartung ca. 30 Jahre

- **Klinik**
- chronischer Husten mit zunehmender Auswurfmenge infolge
  rezidivierender Atemwegsinfekte (v. a. mit *Staph. aureus*, *Pseudomonas aeruginosa*, *Burkholderia cepacia*), Bronchiektasen und
  obstruktives Emphysem
- Belastungsdyspnoe, Zyanose, Trommelschlegelfinger infolge
  progredienter respiratorischer Insuffizienz
- pulmonale Komplikationen: allergische bronchopulmonale
  Aspergillose, Hämoptysen, Pneumothorax, Atelektasen, pulmonale Hypertonie, Cor pulmonale
- evtl. Mekoniumileus oder distales intestinales Obstruktions-
  syndrom und Rektumprolaps bei älteren Kindern
- Wachstumsstörungen und Untergewicht
- Pankreasinsuffizienz mit Maldigestion, Steatorrhö, evtl.
  pankreatogenem Diabetes mellitus
- evtl. biliäre Zirrhose, Cholelithiasis
- verminderte Fertilität der Frau bzw. Infertilität des Mannes

Tag 2

- **Diagnostik**
  - im Pilokarpin-Iontophorese-Schweißtest Chloridkonzentration des Schweißes >60 mmol/l
  - evtl. molekulargenetischer Nachweis von CFTR-Genmutationen

- **Therapie**
  - ausreichende NaCl-Zufuhr
  - bronchiale Sekretdrainage, Inhalationstherapie, Mukolyse, ggf. O_2-Langzeittherapie
  - ggf. Spasmolytika
  - gezielte Antibiotikatherapie bei bronchialen Infekten, ggf. Tobramycin-Inhalation zur *Pseudomonas*-Prophylaxe
  - evtl. (Herz-)Lungentransplantation als ultima ratio
  - Substitution von Pankreasenzymen
  - parenterale Gabe fettlöslicher Vitamine
  - bei biliärer Zirrhose Ursodesoxycholsäure
  - bei intestinaler Obstipation hyperosmolare Einläufe

3.2   Lungenparenchymerkrankungen

3.2.1   Lungenemphysem

- irreversible Erweiterung der Lufträume distal der terminalen Bronchiolen
  - primär atrophisches Altersemphysem
  - sekundäre Formen des Lungenemphysems
    - **zentrilobuläres (zentroazinäres) Emphysem**, überwiegend bei Rauchern
    - **panlobuläres (panazinäres) Emphysem**, überwiegend bei α_1-Antitrypsinmangel
    - Überdehnungsemphysem nach Lungenteilresektionen oder bei Thoraxdeformitäten
    - Narbenemphysem
- Proteasenaktivität↑ bei bronchopulmonalen Infekten, Asthma bronchiale
- Oxidanzien aus Zigarettenrauch → Inaktivierung des α_1-Antitrypsins → Ungleichgewicht zwischen Proteasen/Antiproteasen → Destruktion der Alveolarwände → elastische Retraktionskraft der Lunge↓ → Bronchialkollaps in der Exspiration → Luftretention in der Lunge (»air trapping«) → Anhebung der Atemmittellage → obstruktives Emphysem
- angeborener α_1-Antitrypsinmangel
  - homozygote schwere Form (α_1-Antitrypsin im Plasma <50 mg/dl): Leberzirrhose bei 25 % der Kinder, Emphysem bei den meisten Erwachsenen
  - heterozygote leichte Form (α_1-Antitrypsin im Plasma 50–250 mg/dl): Lungenemphysem wird durch Noxen (Infekte, Rauchen, Staub) ausgelöst

! Cave

gleichzeitige Bestimmung des Akutphaseproteins α_1-Antitrypsin und des CRP, da pseudonormale Werte bei Infekten!

■ **Klinik**   **Tag 2**

▬ »blue bloater« (bronchitischer Typ)
- Übergewicht
- ausgeprägte Zyanose, kaum Dyspnoe
- produktiver Husten, häufige Schübe der chronischen Bronchitis
- ausgeprägte respiratorische Insuffizienz (Globalinsuffizienz)
- Polyglobulie, frühzeitige Rechtsherzinsuffizienz bei pulmonaler Hypertonie

▬ »pink puffer« (emphysematöser Typ)
- Untergewicht
- erhebliche Dyspnoe, kaum Zyanose
- evtl. trockener Reizhusten
- geringe respiratorische Insuffizienz (Partialinsuffizienz)

■ **Diagnostik**

▬ inspektorisch Fassthorax, geblähte Schlüsselbeingruben, Presslippenatmung, paradoxe Bewegung der unteren Thoraxapertur, »Sahlischer Venenkranz« am Rippenbogen

▬ perkutorisch hypersonorer Klopfschall und tiefstehende, wenig verschiebliche Lungengrenzen

▬ auskultatorisch abgeschwächtes Atemgeräusch, evtl. trockene Rasselgeräusche

▬ im Röntgen-Thorax strahlentransparente Lungen mit Rarefizierung der peripheren Lungenstruktur, Abflachung der Zwerchfelle, horizontal verlaufende Rippen mit weiten Interkostalräumen, evtl. Emphysembullae; bei Cor pulmonale Dilatation der zentralen Pulmonalarterienäste und Kalibersprung zu den eng gestellten peripheren Ästen, Rechtsherzvergrößerung mit Einengung des Retrosternalraumes

▬ hochauflösende CT (HRCT)

▬ in der Lungenfunktionsdiagnostik
- »Air-trapping«-Phänomen: intrathorakales Gasvolumen (ITGV)↑, totale Lungenkapazität (TLC)↑, Residualvolumen (RV)↑
- obstruktive Ventilationsstörung (exobronchiale Obstruktion): absolute und relative FEV_1↓
- Emphysemknick der exspiratorischen Fluss-Volumen-Kurve
- Keulenform der Resistance-Schleife (R_{AW}↑)
- Diffusionskapazität↓

▬ Schweregradbeurteilung eines Emphysems nach Residualvolumen und intrathorakalem Gasvolumen (❑ Tab. 3.5)

▬ arterielle Blutgasanalyse bei respiratorischer Insuffizienz
- **respiratorische Partialinsuffizienz:** pO_2 <70 mmHg, pCO_2 mit 35–45 mmHg im Normbereich oder ↓ (CO_2-Abatmung↑ durch Hyperventilation)

Tag 2

◻ Tab. 3.5 Schweregrade des Emphysems

Schweregrad	RV in % TLC	ITGV % Soll
Normwerte	30	<120
Leichtgradig	40–50	120–135
Mittelgradig	51–60	136–150
Schwer	>60	>150

— **respiratorische Globalinsuffizienz:** pO_2 <70 mmHg, pCO_2 >45 mmHg, Hypoxämie und Hyperkapnie (CO_2-Abatmung↓ durch alveoläre Hypoventilation), stets bei Versagen der Atempumpe
— Bestimmung des α_1-Antitrypsins

- **Therapie**
— Nikotinkarenz, staubfreier Arbeitsplatz
— Pneumokokken- und Influenza-Schutzimpfung
— konsequente antibiotische Therapie bronchopulmonaler bakterieller Infekte
— Substitution von α_1-Antitrypsin bei nachgewiesenem Mangel und eingeschränkter Lungenfunktion
— Broncholyse (Stufenschema ► Abschn. 3.1.3)
— Atemgymnastik (»Lippenbremse« verhindert exspiratorischen Kollaps der Bronchien)
— evtl. Aderlass bei Polyglobulie (Hkt >60 %)
— Therapie einer pulmonalen Hypertension und eines Cor pulmonale
— kontrollierte O_2-Langzeittherapie
— bei chronischer respiratorischer Insuffizienz
  – nicht-invasive intermittierende Beatmung (z. B. nachts) mit positivem endexspiratorischem Druck
  – ggf. invasive Beatmung bei respiratorischer Dekompensation mit Hyperkapnie
— ggf. Bullektomie, Lungenvolumenreduktionsoperation
— Lungentransplantation (in Einzelfällen)

! Cave
Bei respiratorischer Globalinsuffizienz erfolgt Atemantrieb nur noch über den Sauerstoffmangel, da bei chronischer Hyperkapnie (pCO_2 >60 mmHg) der CO_2-getriggerte Atemantrieb zuerst ausfällt.

3.2.2 Atelektasen

— nicht-entzündliches, luftleeres Lungengewebe
  – primär bei Früh- und Neugeborenen
  – sekundär durch Bronchialverschluss, Kompression oder Entspannung des Lungengewebes

- **Klinik**
- evtl. respiratorische Insuffizienz
- Pneumonie, Lungenabszess

- **Diagnostik**
- perkutorisch gedämpfter Klopfschall, abgeschwächter Stimm-fremitus
- auskultatorisch abgeschwächtes Atemgeräusch mit Bronchophonie
- im Röntgen-Thorax Transparenzminderung mit bikonkaver Be-grenzung, basale Streifenatelektase, verlagertes Interlobärseptum, evtl. Zwerchfellhochstand, Hilus- oder Mediastinalverlagerung
- Computertomographie
- Bronchoskopie

- **Therapie**
- kausale Therapie
- ggf. antibiotische Behandlung
- evtl. Segment-/Lappenresektion bei chronischer Atelektase
- prophylaktisch Atemgymnastik und frühe Mobilisierung

3.2.3 ARDS (»adult/acute respiratory distress syndrome«)

- akute respiratorische Insuffizienz infolge einer akuten diffusen Lungenschädigung
- 15–30 % aller langzeitbeatmeten erwachsenen Intensivpatienten
- indirekte Lungenschädigung, z. B. durch Sepsis, Polytrauma, Verbrennungen, Schock, Verbrauchskoagulopathie, Pankreatitis, Massentransfusionen, Intoxikation (z. B. mit Paraquat)
- direkte Lungenschädigung, z. B. durch schwere Pneumonien, Magensaftaspiration, Lungenkontusion, infolge Beinahe-ertrinkens oder durch Inhalation toxischer Gase
- Schädigung der Lungenkapillaren → Kapillarpermeabilität↑ → interstitielles Lungenödem, Schädigung der Pneumozyten II → Surfactant-Faktor↓ → alveoläres Lungenödem → Mikroatelekta-sen → Bildung hyaliner Membranen, Mikrozirkulationsstörung durch intrapulmonale Shunts → Hypoxie → Endothelprolifera-tion und Lungenfibrose

- **Klinik**
- Latenzphase (einige Stunden nach der Schädigung): evtl. leichtgradige arterielle Hypoxämie und respiratorische Alkalose infolge einer Hyperventilation
- exsudative Phase (etwa 1–3 Tage nach der Schädigung): Dyspnoe, Tachypnoe, progrediente Hypoxämie und verminderte Lungen-compliance als Folge des interstitiellen und alveolären Lungen-ödems

Tag 2

— proliferative/fibrosierende Phase (etwa 2–10 Tage nach der Schädigung): respiratorische Globalinsuffizienz, respiratorische Azidose, zunehmende beidseitige Verschattungen der Lungen als Folge der entzündlichen interstitiellen und alveolären Lungeninfiltration mit Diffusionsverschlechterung

- **Diagnostik**
— Diagnosekriterien des ARDS
  — Anamnese und Klinik: Auslösefaktor, akuter Beginn
  — Röntgen-Thorax: bilaterale diffuse Lungeninfiltrationen (initial interstitielles oder alveoläres Ödem, im fortgeschrittenen Stadium streifig-retikuläre Verschattungsmuster)
  — Lungenfunktionsparameter: PaO_2/FiO_2 (Horovitz-Quotient) ≤300 mmHg; Schweregrade des ARDS in Abhängigkeit von der Hypoxämie bei einem positiven endexspiratorischen Druck (PEEP) ≥5 cm H_2O
    – leichtes ARDS: 200 mmHg < PaO_2/FiO_2 ≤300 mmHg
    – moderates ARDS: 100 mmHg < PaO_2/FiO_2 ≤200 mmHg
    – schweres ARDS: PaO_2/FiO_2 ≤100 mmHg
  — Ausschluss anderer Ursachen der respiratorischen Insuffizienz, z. B. einer Linksherzinsuffizienz (PCWP <18 mmHg)
— evtl. zur Ausschlussdiagnostik Einschwemmkatheter zur Messung des pulmonalkapillaren Drucks, Pleurasonographie, Echokardiographie, CT des Thorax, Bronchoskopie

- **Differenzialdiagnose**
— Linksherzinsuffizienz mit Lungenödem
— Lungenembolie
— »fluid lung« bei Niereninsuffizienz

- **Therapie**
— gezielte kausale Therapie
— symptomatische Therapie
  — Intensivmonitoring und Behandlung von Komplikationen
  — invasive lungenprotektive Beatmung (pO_2 >60 mmHg, SaO_2 >90 %)
    – kontinuierlich positiver Atemwegsdruck (PEEP 9–12 mbar)
    – Vermeidung hoher Beatmungsdrücke (Spitzendruck <30 mbar)
    – niedriges Tidalvolumen
    – evtl. »Inverse-ratio«-Beatmung (Inspirationszeit >Exspirationszeit)
  — Oberkörper-Hochlagerung, intermittierende Bauchlagerung, ggf. kontinuierliche laterale Rotation
  — evtl. Kombination von Hochfrequenzoszillationsventilation mit inhalativem Stickstoff und/oder extrakorporaler Membranoxygenation (EKMO) zur CO_2-Elimination
  — sobald wie möglich assistierte Spontanatmungsverfahren

! Cave
Barotrauma durch erhöhten Beatmungsdruck!

3.2.4 Lungenfibrose

- disseminierte Bindegewebsvermehrung infolge chronisch verlaufender Entzündungen des Lungeninterstitiums
  - idiopathische interstitielle Pneumonitis, z. B. Hamman-Rich-Syndrom, idiopathische COP (»cryptogenic organizing pneumonia«)
  - infektiöse Lungenerkrankungen, z. B. Pneumocystis-Pneumonie
  - inhalative Noxen, z. B. Pneumokoniosen, exogen allergische Alveolitis, Byssinose
  - Systemerkrankungen, z. B. Kollagenosen (systemischer Lupus erythematodes, Polymyositis), Granulomatosen (Sarkoidose), Vaskulitiden (Wegener-Granulomatose)
  - sonstige Ursachen, z. B. Bleomycin-Lunge, Paraquat-Lunge, Amiodaron-Lunge, Strahlenpneumonitis, Stauungsfibrose, »fluid lung«, ARDS
  - Sonderform: **pulmonale Histiozytosis X** (granulomatöse Entzündung des Lungeninterstitiums mit Ausbildung von Lungenzysten bei jungen starken Rauchern)

- **Klinik**
- zunehmende Belastungsdyspnoe, im weiteren Verlauf auch Ruhedyspnoe
- unproduktiver Husten
- schnelle oberflächliche Atmung
- ggf. Zyanose
- evtl. Trommelschlegelfinger, Uhrglasnägel
- Komplikationen: pulmonale Hypertonie mit Cor pulmonale, respiratorische Insuffizienz

- **Diagnostik**
- Atemstop bei tiefer Inspiration
- evtl. perkutorisch hochstehende Lungengrenzen
- auskultatorisch ohrnahe knisternde Rasselgeräusche (»Sklerophonie«) über den basalen Lungenabschnitten, in fortgeschrittenen Stadien evtl. Knarren (»Korkenreiben«)
- im Röntgenbild des Thorax retikuläre (streifig-netzförmige) und noduläre (feinfleckige) interstitielle Verdichtungen, evtl. milchglasartige Trübungen, im fortgeschrittenen Stadium »Honigwabenstruktur«
- hochauflösende CT
- in der Lungenfunktionsdiagnostik restriktive Ventilationsstörung (TLC↓, VC↓), Diffusionskapazität↓, Compliance↓, einschließlich Blutgasanalysen (pO_2↓ initial nur unter Belastung)
- in der bronchoalveolären Lavage häufig vermehrt neutrophile Granulozyten, bei pulmonaler Histiozytosis X >5 % Histiozyten (CD1$^+$-Lymphozyten)

Tag 2

- ggf. histologische Sicherung der Diagnose durch transbronchiale Biopsie
- serologische Diagnostik (Rheumafaktor, Typ-III-Allergien, antinukleäre Antikörper, ENA, DNA-Antikörper), Differenzialblutbild, Entzündungsparameter (CRP, BSG), ACE (»angiotensin converting enzyme«)

- **Differenzialdiagnose**
- Pneumonien, Lungentuberkulose, Lungenmykosen
- Alveolarzellkarzinom

- **Therapie**
- kausale Therapie, v. a. Elimination einer auslösenden Noxe
- Glukokortikoide
- evtl. immunsuppressive Therapie mit Pirfenidon (Esbriet®) zur Behandlung von Erwachsenen mit leichter bis mittelschwerer idiopathischer Lungenfibrose
- O_2-Langzeittherapie bei respiratorischer Insuffizienz
- im Terminalstadium (Herz-)Lungentransplantation

3.2.5 Silikose (Quarzstaub-/Bergarbeiterlunge)

- Pneumokoniose: Lungenerkrankung durch die Inhalation von Quarzstaub (Kieselsäure in kristalliner Form)
- häufig Mischstaubpneumokoniosen bei Bergwerksarbeitern, z. B. durch Beimischung von Kohlenstaub
- Metallhütten (Formsand), Bergwerk/Steinbruch, Porzellan-/Keramikherstellung, Sandstrahlarbeiten → kristalliner Quarz (Feinstaub <7 μm Korngröße) → Phagozytose durch Alveolarmakrophagen → Makrophagenzerfall → Freisetzung fibrogener Faktoren → Entstehung bindegewebiger, hyalinisierender Knötchen und Schwielen → Schrumpfung der Knötchen → perifokales Emphysem

- **Klinik**
- initial symptomlos
- Belastungsdyspnoe
- Husten mit gräulichem Auswurf
- Sonderform: Silikoanthrakose mit chronischer Polyarthritis (Caplan-Syndrom)
- Komplikationen: erhöhte Infektanfälligkeit (Siliko-Tbc), chronisch obstruktive Bronchitis, Lungenemphysem, respiratorische Insuffizienz, pulmonale Hypertonie mit Cor pulmonale, erhöhtes Lungenkrebsrisiko

! Cave
aufgrund der Persistenz der Quarzpartikel im Gewebe Fortschreiten der Erkrankung auch nach Beendigung der Exposition

! Cave
meldepflichtige Berufskrankheit!

>Memo
Latenz von mindestens 15 Jahren bis zur Ausbildung eines Lungenemphysems!

- **Diagnostik**
- im Röntgenbild des Thorax initial disseminierte kleine rundliche Herdschatten, in fortgeschrittenen Stadien gröbere Schwielen mit perifokalem Emphysem infolge narbiger Verziehungen, Vergrößerung der Lungenhili mit Verkalkung der Randsinus der Hiluslymphknoten (»Eierschalenhilus«)
- in der Lungenfunktionsdiagnostik in fortgeschrittenen Stadien obstruktive Ventilationsstörung (»Bergmannsasthma«) mit Lungenüberblähung, nur selten restriktive Ventilationsstörung
- in der Blutgasanalyse Hypoxämie, evtl. Hyperkapnie

- **Therapie**
- konsequente Antibiotikatherapie bei bakteriellen Infekten
- bei Atemwegsobstruktion Therapie wie bei chronisch obstruktiver Bronchitis (Bronchodilatatoren, ggf. inhalative Glukokortikoide)

3.2.6 Asbestose

- Pneumokoniose: Lungenfibrose durch Asbeststaub
- Asbestzement, Textilien, Isolationsmaterial, Bremsbeläge → Asbestfasern (Länge >5 μm, Durchmesser <3 μm) → Akkumulation subpleural → chronische Reizung → Entzündungsreaktion → Lungenfibrose (fibrosierende Alveolitis) und entzündliche bzw. fibrotische Pleuraveränderungen (Pleuraplaques) → Bronchialkarzinom, pleurales, peritoneales oder perikardiales Mesotheliom (Signaltumor), evtl. Larynxkarzinom
- Tumorrisiko hängt von der Faserkonzentration in der Atemluft und der Zahl der Expositionsjahre ab (Abschätzung über Asbest-Faserjahre)

- **Klinik**
- Belastungsdyspnoe
- Husten
- gelegentlich thorakale Schmerzen
- Komplikationen: respiratorische Insuffizienz, pulmonale Hypertonie und Cor pulmonale, maligne Entartung

- **Diagnostik**
- auskultatorisch Knisterrasseln über den basalen Lungenabschnitten
- im Röntgenbild des Thorax streifig-retikuläre Zeichnungsvermehrung, v. a. über den Lungenunter- und -mittelfeldern, ggf. umschriebene Pleuraverdickungen und flächige Verkalkungen, Pleuraergüsse bei Asbestpleuritis oder malignem Pleuramesotheliom

Tag 2

>Memo
Bestimmung des Schweregrades mithilfe eines Standard-Filmsatzes der International Labour Organization (ILO)!

>Memo
meldepflichtige Berufskrankheit; Asbest-induzierte Neoplasien sind die häufigsten durch berufliche Exposition hervorgerufenen Malignome in Deutschland!

! Cave
Latenz von bis zu 50 Jahren!

Tag 2

3

- in der Lungenfunktionsdiagnostik restriktive Ventilationsstörung und Diffusionsstörung sowie arterielle Hypoxämie in der Blutgasanalyse in fortgeschrittenen Stadien
- in der hochauflösenden CT evtl. Nachweis einer Pleurafibrose bzw. von Pleuraplaques
- in der bronchoalveolären Lavage Nachweis von Asbestkörperchen (Asbestfasern mit kolbenförmig aufgetriebenen Enden und positiver Eisenreaktion)
- evtl. Thorakoskopie und Biopsie bei Verdacht auf pleurale Neoplasien oder unklarem Pleuraerguss

- **Therapie**

! Cave

multiplikative Wirkung von Rauchen und Asbestexposition für das Risiko eines Bronchialkarzinoms!

- rein symptomatische Therapie (z. B. O_2-Langzeittherapie) bzw. Therapie der Komplikationen (▶ Abschn. 3.5)
- bei Mesotheliom Tumorchirurgie und palliative Chemotherapie mit Cisplatin und Pemetrexed (Alimta®, Folsäure-Analogon)
- prophylaktisch Arbeitsschutzmaßnahmen

3.2.7 Exogen allergische Alveolitis

! Cave

meldepflichtige Berufskrankheit!

- entzündlich-fibrosierende, diffus interstitielle Lungenparenchymerkrankung (Hypersensitivitätspneumonitis) infolge einer Allergie nach langdauernder Exposition gegenüber meist organischen Allergenen
  - Tierproteine (Vogelkot- und -serumproteine), z. B. Vogelzüchterlunge, Tierhändlerlunge
  - Mikroorganismen (thermophile Aktinomyzeten, Schimmelpilze, Amöben), z. B. Farmerlunge, Befeuchterlunge, Käsewäscherlunge, Pilzzüchterlunge
  - Chemikalien, z. B. Isocyanate, Anyhdride
- Allergie vom Typ III (Immunkomplexreaktion) und vom Typ IV (zelluläre Hypersensitivitätsreaktion) bei genetischer Disposition

- **Klinik**
- akut (5–8 h nach massiver Allergenexposition, abklingende Symptomatik innerhalb von 24 h): grippeähnliches Krankheitsbild mit Fieber, schwerem Krankheitsgefühl, Kopfschmerzen, Dyspnoe und Husten, evtl. mit thorakalem Engegefühl
- chronisch (bei langjähriger Exposition): Belastungsdyspnoe, Husten, evtl. Müdigkeit und Abgeschlagenheit, evtl. Zyanose
- Komplikationen: Lungenfibrose, respiratorische Insuffizienz, pulmonale Hypertonie und Cor pulmonale

- **Diagnostik**
- auskultatorisch ohrnahes Knisterrasseln über den basalen Lungenabschnitten

- in der Lungenfunktionsdiagnostik restriktive Ventilations-störung (VC↓, TLC↓), Compliance↓ und Diffusionsstörung
- in der Blutgasanalyse pO_2↓ (initial nur unter Belastung)
- serologischer Nachweis spezifischer, präzipitierender IgG-Anti-körper, evtl. Leukozytose, BSG↑
- im Röntgenbild des Thorax disseminierte, retikulo-noduläre Lungenverdichtungen
- im hochauflösenden CT früher Nachweis interstitieller Verände-rungen und in fortgeschrittenen Stadien Zeichen der Lungen-fibrose
- in der bronchoalveolären Lavage Lymphozytose mit erhöhtem Anteil an $CD8^+$-(Suppressor-)Zellen (CD4/CD8-Quotient↓, <1), im akuten Schub massenhaft neutrophile Granulozyten
- ggf. transbronchiale Biopsie

- **Differenzialdiagnose**
- akut: bronchopulmonale Infektionen, Asthma bronchiale, Drescherfieber (»organic dust toxic syndrome«)
- chronisch: Lungenfibrose anderer Genese

- **Therapie**
- Expositionsprophylaxe
- Kortikosteroide

3.2.8 Sarkoidose (M. Boeck)

- Systemerkrankung unklarer Genese mit histologisch nach-weisbaren nichtverkäsenden epitheloidzelligen Granulomen (Langhans-Riesenzellen enthalten teilweise Schaumann-(laminare Kalzium-Protein-Körper) und Asteroid-Körper (sternförmige Einschlüsse))
- gestörte T-Zellfunktion (negativer Tuberkulintest), erhöhte B-Zellaktivität (Hypergammaglobulinämie in 50 % der Fälle)
- weltweit verbreitet, aber gehäuftes Vorkommen in bestimmten Regionen, z. B. Skandinavien; Altersgipfel 20.–40. Lebensjahr; familiäre Häufung, assoziiert mit HLA-DQB1
- chronisch-progressive Verläufe 20 %, Letalität 5–10 %

- **Klinik**
- akute Verlaufsform
  - **Löfgren-Syndrom:** bihiläre Lymphadenopathie, Erythema nodosum, Arthritis (Sprunggelenke)
  - Fieber, Husten
- chronische Verlaufsform
  - initial häufig symptomlos (Zufallsbefund)
  - evtl. Müdigkeit

Tag 2

◨ **Tab. 3.6** Radiologische Klassifikation der Sarkoidose

Stadium	Veränderungen im Thoraxröntgenbild
0	Keine
I	Beidseitige Hiluslymphknotenvergrößerungen (polyzyklisch begrenzt), keine erkennbaren Lungenveränderungen
II	Beidseitige Hiluslymphknotenvergrößerungen mit Lungeninfiltrationen (retikulo-noduläre Lungenzeichnung)
III	Lungeninfiltrationen ohne erkennbare Hilusvergrößerungen
IV	Lungenfibrose

- im weiteren Verlauf Reizhusten, Belastungsdyspnoe (pulmonale Manifestation in 95 % aller Fälle)
- Komplikationen: Bronchiektasen, respiratorische Insuffizienz, pulmonale Hypertonie und Cor pulmonale
- extrapulmonale Sarkoidose
  - Hautmanifestationen (20 %): Lupus pernio (livide, flächige Infiltration der Wangen und der Nase), Plaques, Erythema nodosum, disseminierte rotbräunliche Papeln (klein- bis großknotig)
  - Skelettsystem (10–15 %), z. B. Jüngling-Syndrom (Osteitis multiplex cystoides): zystische Veränderungen der Fingerphalangen
  - kardiale Sarkoidose (25 %) mit Herzrhythmusstörungen, Perikarderguss, Herzinsuffizienz
  - Nervensystem (5 %), z. B. Fazialisparese, Hypophysenvorderlappeninsuffizienz, Diabetes insipidus, granulomatöse Meningitis
  - Augenbeteiligung (20 %), z. B. Uveitis, Iridozyklitis
  - **Heerfordt-Syndrom:** Parotitis, Uveitis, Fazialisparese
  - Manifestationen an Leber, Milz, Lymphknoten etc.

- **Diagnostik**
- Thoraxröntgen, (hochauflösende) CT
- Klassifikation der Sarkoidose nach radiologischen Veränderungen im Thoraxröntgenbild (◨ Tab. 3.6)
- BSG↑
- Hypergammaglobulinämie, IgG↑
- evtl. Hyperkalzämie/-urie (infolge vermehrter Vitamin-D_3-Bildung in Epitheloidzellen)
- im Blutbild evtl. Leuko-/Lymphozytopenie, evtl. Eosinophilie
- Tuberkulin-Hauttest meist negativ
- »angiotensin converting enzyme« (ACE) als Aktivitätsparameter, evtl. s-IL2-R, Neopterin

- evtl. [67]Gallium-Szintigraphie (Anreicherung in pulmonalen und extrapulmonalen Granulomen)
- transbronchiale Biopsie und Histologie (Nachweis epitheloid-zelliger, nichtverkäsender Granulome)
- in der bronchoalveolären Lavage vermehrt T-Helferzellen infolge einer lymphozytären Alveolitis (CD4/CD8-Quotient >5, normalerweise bei etwa 2)
- evtl. Mediastinoskopie und Lymphknotenbiopsie
- Ausschluss einer Infektion, Lungenfunktionsprüfung (Diffusions-kapazität↓, Compliance↓), EKG, Echokardiographie, Abdomen-sonographie, ophthalmologische Untersuchung, evtl. Liquordia-gnostik (Lymphozytose, Proteinerhöhung, CD4/CD8-Quotient↑)

- **Differenzialdiagnose**
- Tuberkulose
- Bronchialkarzinom, karzinomatöse Lymphangitis
- M. Hodgkin, Leukosen
- Berylliose, Silikose, Asbestose
- allergische Alveolitis
- Ornithose
- rheumatisches Fieber
- Lungenfibrosen unterschiedlicher Ätiologie

- **Therapie**
- häufig Spontanremissionen
- Kortikosteroide ab Stadium II und sich verschlechternder Lungenfunktion bzw. bei extrapulmonaler Manifestation (Prednisolon 20–40 mg/d für etwa einen Monat, dann stufen-weise Reduktion, Absetzen nach 6–12 Monaten)
- evtl. Immunsuppressiva
- bei Löfgren-Syndrom symptomatisch NSAR
- bei Lupus pernio Allopurinol
- sehr selten Lungentransplantation

3.3 Erkrankungen des Lungenkreislaufs

3.3.1 Lungenembolie

- Lungenarterienverschluss infolge eingeschwemmter venöser Thromben (in 90 % der Fälle ausgehend von tiefen Thrombosen der Becken- und Oberschenkeletage)
- gehäuftes Auftreten nach körperlicher Anstrengung, morgend-lichem Aufstehen oder Defäkation
- Pulmonalarterienverschluss, bevorzugt der rechten A. pulmonalis → Nachlast↑ → akutes Cor pulmonale; funktioneller Totraum↑ → arterielle Hypoxämie; Vorwärtsversagen → HZV↓ → RR↓ → Puls↑ → Kreislaufschock

Tag 2

! Cave
Letale Lungenembolien verlaufen
häufig in Schüben!

! Cave
hämorrhagischer Lungeninfarkt
insbesondere bei Embolien in
kleineren Segmentarterien distal
der Anastomosen zwischen
Bronchial- und Pulmonalarterien!

! Cave
erhöhte D-Dimere auch nach
Trauma oder Operation, bei
Aortendissektion, Sepsis, dissemi-
nierter intravasaler Gerinnung,
Malignomen, Pneumonie, Erysipel,
Schwangerschaft etc.

! Cave
Ein normales Röntgenbild schließt
eine Lungenembolie nicht aus –
insbesondere im Akutstadium
meist unauffällig!

- 1–2 % aller stationär behandelten Patienten, Letalität ca. 8 %, Rezidivrate 30 %

- **Klinik**
- Dyspnoe, Tachypnoe, atemabhängige Thoraxschmerzen
- Husten, evtl. Hämoptoe
- Angst
- evtl. Fieber
- obere Einflussstauung
- Zyanose
- Tachykardie, Blutdruckabfall
- Synkope, Schocksymptomatik
- Komplikationen: Pleuritis, hämorrhagischer Lungeninfarkt, Infarktpneumonie, evtl. Abszedierung, Rechtsherzversagen, chronisches Cor pulmonale

- **Diagnostik**
- zunächst Einschätzung der klinischen Wahrscheinlichkeit einer Lungenembolie (z. B. mittels Wells-Score oder durch eine untersucherbasierte empirische Beurteilung)
- auskultatorisch fixierte Spaltung des 2. Herztons, evtl. Pleurareiben
- im Elektrokardiogramm Sinustachykardie, Rhythmusstörungen und evtl. Zeichen der Rechtsherzbelastung (P-pulmonale, Rechtsschenkelblock, ST-Streckenhebung mit terminal negativem T in III, T-Negativierung V_{1-3}, S_I/Q_{III}- oder $S_I/S_{II}/S_{III}$-Typ)
- in der Blutgasanalyse pO_2 und $pCO_2\downarrow$ (durch Hyperventilation), nur in schweren Fällen Hyperkapnie
- im Blutbild evtl. Leukozytose, BSG$\uparrow$
- evtl. LDH$\uparrow$
- D-Dimere$\uparrow$
- bei schweren Lungenembolien Troponin I/T positiv und BNP$\uparrow$ (prognostische Parameter)
- Schweregradbeurteilung einer Lungenembolie anhand des systolischen und des pulmonalarteriellen Drucks sowie der arteriellen Blutgase (◘ Tab. 3.7)
- in der Echokardiographie häufig Dilatation des rechten Ventrikels, paradoxe oder hypokinetische Ventrikelseptumbewegung, evtl. erweiterte Pulmonalarterien, in der Doppler-Echokardiographie Nachweis einer Trikuspidalinsuffizienz (ermöglicht die Berechnung des systolischen Pulmonalarteriendruckes über die maximale Regurgitationsgeschwindigkeit), evtl. direkter Thrombusnachweis in der A. pulmonalis
- ZVD$\uparrow$, im Rechtsherzkatheter erhöhter Pulmonalarteriendruck
- im Thoraxröntgenbild verminderte Hilus- oder Lungengefäßzeichnung, dilatierte Hilusarterien, vergrößerter rechter Ventrikel, evtl. passagere lokale Aufhellung (**Westmark-Zeichen**), nach einigen Tagen Plattenatelektasen, evtl. Zwerchfellhochstand, bei Lungeninfarkt umschriebene periphere Verschattung

◻ Tab. 3.7 Schweregrade der akuten Lungenembolie

Schwere-grad	Klinische Symptomatik	Gefäßverlegung	$RR_{systolisch}$	Mittlerer $RR_{pulmonal}$ (mmHg)	pO_2 arteriell (mmHg)
I	Klinisch stumm	Periphere Pulmonalarterien-äste	Normal	Normal (<20)	Normal (>75)
II	Angst, Tachykardie, Hyperventilation	Segmentarterien oder eine Lappenarterie	Normal – ↓	Normal – ↑	↓ (<75)
III	Dyspnoe, Kollaps	Hauptast einer Pulmonalarterie oder ≥2 Lappenarterien	↓	↑ (25–30)	↓↓ (<65)
IV	Schock (Kreislauf-stillstand)	Pulmonalarterienstamm oder beide Hauptäste	↓↓	↑↑ (>30)	↓↓↓ (<55)

- Methode der Wahl in der Akutdiagnostik einer Lungenembolie ist das Angio-CT, evtl. MR-Angio.
- evtl. mittels Pulmonalisangiographie Darstellung von Füllungs-defekten und Gefäßabbrüchen in der pulmonalen Strombahn
- evtl. in der Lungenperfusions- und Ventilationsszintigraphie Speicherdefekte in den betroffenen Arealen (diagnostische Bedeutung bei rezidivierenden kleineren und subklinischen Lungenembolien)
- Ausschluss einer tiefen Beinvenenthrombose (▶ Abschn. 2.3.4)

- **Differenzialdiagnose**
- Myokardinfarkt, Angina pectoris, Perikarditis
- Aortendissektion
- akut dekompensierte Herzinsuffizienz mit Lungenödem
- Asthmaanfall
- Spontanpneumothorax
- Pneumonie, Pleuritis

- **Therapie**
- Lagerung mit erhöhtem Oberkörper, Sauerstoffgabe 5–10 l/min, evtl. Intubation und Beatmung, Sedierung (z. B. Diazepam 5 mg i. v.), evtl. analgetische Therapie (z. B. Pethidin, Dolantin® 25–50 mg i. v.), ggf. Schocktherapie (intravenöse Flüssigkeits-zufuhr, Katecholamine, evtl. Azidosekorrektur) und Reanima-tionsbehandlung
- initial Heparin 5000–10.000 IE i. v. als Bolus, bei leichten Lungen-embolien (Stadium I und II) im weiteren Verlauf 25.000–40.000 IE/d über 7–10 d (Dosisanpassung nach PTT, 2,0–2,5× Normwert) oder niedermolekulares Heparin (z. B. Enoxaparin, Clexane®); überlappende Einleitung einer oralen Antikoagulation (z. B. Phenprocoumon (Marcumar®) für 3–6 Monate, evtl. zeitlich unbegrenzt)

> **>Memo**
> Reanimation über einen längeren Zeitraum kann den Embolus fragmentieren!

Tag 2

- bei schweren Lungenembolien (Stadium III und IV) Fibrinolyse-therapie mit Streptokinase, Urokinase oder rt-PA (z. B. Alteplase (Actilyse®) 10 mg i. v. als Bolus und 90 mg über 2 h)
- evtl. Fragmentierung des Embolus mittels Rechtsherzkatheter, ggf. lokale Fibrinolyse
- ggf. bei schweren Lungenembolien Thorakotomie und Embolek-tomie aus den zentralen Pulmonalarterien (Trendelenburg-Operation)

3.3.2 Lungenblutung

- Hämoptoe (Hämoptyse): Bluthusten (Aushusten von Blut/blutigem Sekret aus dem unteren Respirationstrakt)
- häufige Ursachen: akute/chronische Bronchitis, Pneumonien, Bronchiektasen, Bronchialkarzinom, Lungentuberkulose, Lungeninfarkt
- seltene Ursachen: Lungenabszess, hämorrhagische Diathese, Goodpasture-Syndrom, Wegener-Granulomatose, M. Osler, invasive Aspergillose, Lungenegel, bronchopulmonale Metastasen

- **Diagnostik**
- Blutbild, Gerinnungsanalyse
- Blutgasanalyse
- Röntgen-Thorax
- Bronchoskopie

- **Differenzialdiagnose**
- obere gastrointestinale Blutungen
- Blutungen aus dem Oropharynx

- **Therapie**
- sitzende/halbsitzende Position, ggf. Seitlagerung auf die Seite der Blutungsquelle
- Sauerstoffgabe 5–10 l/min
- ggf. Intubation mit doppellumigem Tubus und Beatmung mit erhöhten endexspiratorischen Drücken
- bronchoskopische Blutstillung mit kalter 0,9 %-iger Kochsalz-lösung, lokaler Applikation von Noradrenalin, Elektro-/Laser-koagulation, Fibrinklebung
- ggf. Okklusion des blutenden Bronchus mittels Fogarty-Katheter oder Tamponade
- evtl. Bronchialarterienembolisation

3.3.3 Lungenödem

Tag 2

- massive extravasale Flüssigkeitsansammlung in der Lunge (interstitiell oder alveolär) infolge eines erhöhten mikrovaskulären Drucks oder erhöhter Kapillarpermeabilität
    - **kardiales** Lungenödem bei Linksherzversagen
    - **nicht-kardiales** Lungenödem, z. B. ARDS, toxisches Lungenödem, Lungenödem nach Beinaheertrinken, Höhenlungenödem, Postexpansionsödem nach Abpunktion eines großen Pleuraergusses, Lungenödem bei Niereninsuffizienz, neurogenes Lungenödem nach Schädel-Hirn-Trauma (Sympathikusaktivierung mit generalisierter Vasokonstriktion)
- interstitielles Lungenödem → alveoläres Lungenödem → Schaumbildung (Ausdehnung der Flüssigkeit) → Asphyxie

- **Klinik**
- Dyspnoe, Tachypnoe, Orthopnoe
- Husten (Asthma cardiale)
- evtl. schaumiges Sputum
- Zyanose
- Angst
- »Kochen« über der Brust

- **Diagnostik**
- auskultatorisch
    - bei interstitiellem Lungenödem verschärftes Atemgeräusch, evtl. Giemen
    - bei alveolärem Lungenödem feuchte Rasselgeräusche
- im Röntgenbild des Thorax
    - bei interstitiellem Ödem beidseitige streifige Verdichtungen und vermehrte peribronchiale Zeichnung (schmetterlingsförmige Verschattung perihilär), Kerley B-Linien
    - bei alveolärem Ödem grobfleckige, konfluierende Verschattungen
- Echokardiographie, evtl. Einschwemmkatheter-Untersuchung (bei kardialem Ödem PCWP >15 mmHg)

- **Differenzialdiagnose**
- Pneumonie
- Asthma bronchiale

- **Therapie**
- sitzende Lagerung
- ggf. Sedierung mit Diazepam 5–10 mg oder Morphin 5 mg langsam i. v.
- Absaugen der Atemwege, O_2-Gabe, ggf. CPAP-Beatmung (»continuous positive airway pressure«) bzw. Intubation und

! Cave
Atemdepression unter Sedierung!

Tag 2

PEEP-Beatmung (positiver endexspiratorischer Druck) mit
100 % O_2, evtl. EKMO (extrakorporale Membranoxygenierung)
als ultima ratio
- beim kardialen Lungenödem Vorlastsenkung mit Nitroglyzerin
  und Furosemid
- bei toxischem Lungenödem inhalative Kortikosteroide
- kausale Therapie

3.3.4 Pulmonale Hypertonie und Cor pulmonale

- Druckbelastung des rechten Herzens mit Hypertrophie und/
  oder Dilatation des rechten Ventrikels infolge einer primären
  Erhöhung des pulmonalen Widerstandes (pulmonalarterieller
  Mitteldruck in Ruhe >25 mmHg)
- Vasokonstriktion, Thrombosen und Remodeling der Lungengefäße führen zur pulmonalen Hypertonie.
  - präkapillär
    - Vasokonstriktion, z. B. COPD, Schlafapnoe-Syndrom,
      alveoläre Hypoventilation, Aufenthalt in großen Höhen
      ($O_2\downarrow \rightarrow$ Euler-Liljestrand-Reflex)
    - Gefäßobstruktion, z. B. rezidivierende Lungenembolien,
      idiopathische pulmonale Hypertonie, Arteriitis der Pulmo-
      nalarterien
    - Gefäßobliteration/Verlust eines Teils der Lungenstrombahn,
      z. B. interstitielle Lungenfibrose, nach Lungenresektion
    - kongenitale Vitien mit Links-rechts-Shunt
  - postkapillär
    - kardiale Erkrankungen, z. B. Linksherzinsuffizienz, Mitral-
      vitien
    - Veränderungen der Lungenvenen, z. B. pulmonale Venen-
      verschlusskrankheit

- **Klinik**
- leichte Ermüdbarkeit
- Belastungsdyspnoe
- pektanginöse Thoraxschmerzen
- Schwindelanfälle, evtl. Synkopen
- diskrete Zyanose
- ggf. Halsvenenstauung, Ödeme etc. bei Rechtsherzdekompen-
  sation

- **Diagnostik**
- auskultatorisch betonter Pulmonalklappenschlusston, fixierte
  atemunabhängige Spaltung des zweiten Herztones, evtl. diastolisches Graham-Steell-Geräusch (relative Pulmonalklappeninsuffizienz) und Systolikum über der Trikuspidalklappe (relative
  Trikuspidalklappeninsuffizienz)

- im EKG Zeichen der Rechtsherzhypertrophie, Steil- bis Rechtslagetyp, evtl. S_I/Q_{III}- oder $S_I/S_{II}/S_{III}$-Typ bei Sagittalstellung der Herzachse, P-pulmonale (in II $\geq 0,25$ mV), positiver Sokolow-Lyon-Index $RV_1 + SV_{5/6} \geq 1,05$ mV, Repolarisationsstörungen (T-Negativierungen, ST-Senkungen) in V_{1-3}, ggf. Rechtsschenkelblock, Sinustachykardie
- in der Echokardiographie Hypertrophie und Dilatation RV, paradoxe systolische Septumbewegung zum LV, mittels Doppler-Echokardiographie Bestimmung des pulmonalarteriellen Mitteldrucks anhand des Druckgradienten über der Trikuspidalklappe bei bestehender Insuffizienz
- im Thoraxröntgenbild prominenter Pulmonalisbogen, dilatierte zentrale Pulmonalarterien, Kalibersprung zur gefäßarmen Lungenperipherie (amputierte Hilusgefäße), in der Seitaufnahme ausgefüllter Retrosternalraum infolge der Rechtsherzvergrößerung
- evtl. Ventilations-/Perfusionsszintigraphie, Pulmonalisangiographie oder CT-Thorax
- ggf. Messung des pulmonalarteriellen Verschlussdruckes (= pulmonalkapillärer Druck) mittels Einschwemmkatheter-Untersuchung

- **Therapie**
- kausale Therapie
- O_2-Langzeittherapie (Pulmonalisdruck↓)
- Herzinsuffizienztherapie: körperliche Schonung, Thromboembolieprophylaxe, Diuretika, ggf. ACE-Hemmer/AT-II-Blocker und Herzglykoside bei gleichzeitiger Linksherzinsuffizienz
- bei idiopathischer pulmonaler Hypertonie, ggf. auch bei chronisch thromboembolischer pulmonaler Hypertension (CTEPH)
  - Antikoagulation (Cumarine)
  - Prostacyclinderivate, z. B. Iloprost (Ilomedin®) inhalativ
  - Endothelin-Rezeptorantagonisten, z. B. Bosentan (Tracleer®)
  - Phosphodiesterase-5-Inhibitoren, z. B. Sildenafil (Revatio®)
  - evtl. hochdosiert Kalziumantagonisten
- Herz-Lungen-Transplantation bei idiopathischer pulmonaler Hypertonie als ultima ratio; ggf. Ballonatrioseptostomie zur Überbrückung der Zeit bis zur Lungentransplantation
- pulmonale Thrombendarteriektomie bei CTEPH

3.4 Atemregulationsstörungen

3.4.1 Schlafapnoe-Syndrom

- Atemstillstände >10 s im Schlaf werden als Schlafapnoe bezeichnet
- mindestens 10 s dauernde Reduktion des nasalen/oralen Atemstroms um ≥ 50 % oder Abfall der Sauerstoffsättigung ≥ 4 % bzw.

Tag 2

Weckreaktionen (»arousals«) bei geringerer Abnahme des Atemstromes werden als Hypopnoe bezeichnet
- **mit Obstruktion** der oberen Atemwege
  - obstruktives Schlafapnoe-Syndrom (größte klinische Bedeutung)
  - obstruktives Schnarchen
- **ohne Obstruktion** der oberen Atemwege
  - zentrale Schlafapnoe
  - alveoläre Hypoventilation
    - primär (zentral)
    - sekundär (pulmonal, kardiovaskulär, neuromuskulär, muskulär, zerebral)
- obstruktiv: Tonus der Schlundmuskulatur↓, frustrane Atemexkursionen (begünstigt durch Nasenpolypen, Nasenseptumdeviation, Tonsillenhyperplasie, Makroglossie bei Akromegalie etc.); häufig assoziiert mit Adipositas, arterieller Hypertonie und obstruktiven Atemwegserkrankungen
- zentral: Stimulierbarkeit der Chemorezeptoren↓, intermittierender Atemstillstand infolge fehlender Innervation der Atemmuskulatur

- **Klinik**
- fremdanamnestisch lautes Schnarchen (bei obstruktiver Schlafapnoe) mit Atemstillständen
- periodische Atmung (Hypopnoe, Apnoe, reaktive Hyperventilation), meist bei Herzinsuffizienz-Patienten (**Cheyne-Stokes-Atmung**)
- Tagesmüdigkeit, Abnahme der allgemeinen Leistungsfähigkeit
- evtl. morgendliche Mundtrockenheit, morgendliche Kopfschmerzen, depressive Grundstimmung, Potenzstörungen
- Komplikationen
  - Herzinfarkt- und Schlaganfallrisiko↑
  - Unfallrisiko↑ (Sekundenschlaf)
  - Verschlechterung einer Herzinsuffizienz
  - respiratorische Globalinsuffizienz, Polyglobulie, pulmonale Hypertonie

- **Diagnostik**
- ambulante kardiorespiratorische Polygraphie
- Schlaflabor (Polysomnographie)
  - O_2-Entsättigungsindex mittels Pulsoxymetrie (rezidivierende nächtliche Hypoxie)
  - reaktive arterielle Hypertonie (evtl. fehlende Nachtabsenkung des Blutdrucks) und Tachykardie (apnoeassoziierte Sinusarrhythmie)
  - Bestimmung der Körperlage
  - Atemfluss, Thoraxbewegungen
  - Atemgeräusche, z. B. Schnarchgeräusche
  - Elektroenzephalogramm

- Apnoe-Hypopnoe-Index: pathologisch sind >5 Apnoen oder Hypopnoen pro Stunde Schlafzeit
- neurologische und HNO-ärztliche Untersuchung, Lungen-funktionsdiagnostik, Langzeit-EKG, Schilddrüsendiagnostik, ggf. Ausschluss einer Akromegalie

Tag 2

- **Differenzialdiagnose**
- Schlaflosigkeit
- Narkolepsie
- »Restless-legs«-Syndrom
- demenzielle Erkrankungen
- Alkohol-/Drogenabusus

- **Therapie**
- Gewichtsreduktion, Alkohol- und Nikotinkarenz, keine Sedativa oder Hypnotika
- ggf. Korrektur einer Nasenseptumdeviation, Tonsillektomie, Polypektomie etc.
- ggf. progenierende Gebissschienen
- nCPAP-Beatmung (»nasal continuous positive airway pressure«), hält den Pharynx durch einen positiven Druck von 3–20 mbar während der In- und Exspiration offen
- ggf. BiPAP (»bilevel positive airway pressure«), vermindert die Druckbelastung bei Herzinsuffizienz (Druck während der Inspiration höher als während der Exspiration)
- evtl. IPPV (»intermittent positive pressure ventilation«), nächt-liche Selbstbeatmung über Atemmaske (Heimbeatmung)

3.4.2 Hyperventilationssyndrom

- Ventilationssteigerung mit Hypokapnie (pCO$_2$ <35 mmHg)
  - psychische Faktoren, z. B. Angst, emotionale Erregung
  - organische Ursachen, z. B. Lungenerkrankungen, Hypoxie, metabolische Azidose, Fieber, Enzephalitis
- ohne Grunderkrankung häufig bei Frauen zwischen dem 20. und 30. Lebensjahr

- **Klinik**
- akut: Hyperventilation, Parästhesien, Pfötchenstellung (**normo-kalzämische Tetanie**)
- chronisch: Parästhesien, Hypästhesien (akral, perioral), Müdig-keit, Konzentrationsschwäche, Kopfschmerzen, Schwindel, Schweißneigung, Luftnot, funktionelle Herzbeschwerden, Nervosität, Angst, Depression, Aerophagie mit Meteorismus

Tag 2

- Diagnostik
  - typische Anamnese und Klinik
  - Provokationstest
  - in der Blutgasanalyse respiratorische Alkalose (pCO_2 und Bikarbonat↓, pH↔↑)

- Differenzialdiagnose
  - hypokalzämische Tetanie
  - Asthma bronchiale
  - Lungenembolie
  - Pneumothorax
  - KHK

- Therapie
  - bei somatischer Ursache Therapie der Grunderkrankung
  - bei psychogener Ursache Beruhigung des Patienten, ggf. Rückatmung (in Tüte), evtl. Atemschule, Entspannungsübungen, psychosomatische Therapie

3.5   Bronchialkarzinom

- 15 % aller Karzinome; häufigster maligner Tumor des Mannes, ♂:♀ = 3:1; Altersgipfel 65.–70. Lebensjahr
- Risikofaktoren
  - Inhalation von Zigarettenrauch ist die Hauptursache (85 % aller Fälle) des Bronchialkarzinoms (insbesondere für kleinzellige und Plattenepithelkarzinome).
  - berufliche Exposition gegenüber Karzinogenen (8 % aller Fälle), z. B. Radionuklide (Uran, Radon), Asbest, polyzyklische aromatische Kohlenwasserstoffe, Chrom- und Arsenverbindungen, Nickel, Beryllium, Haloether
  - genetische Prädisposition
  - evtl. Lungennarben
- bei Erstdiagnose mitunter CUP-Syndrom (»cancer of unknown primary site«)
- sehr schlechte Prognose (5-Jahresüberlebensrate aller Patienten beträgt 10 %)
- Formen: zentrales, peripheres, diffus wachsendes Bronchialkarzinom und Pancoast-Tumor (◻ Tab. 3.8)
- histopathologische Klassifikation: kleinzelliges Bronchialkarzinom, nicht-kleinzelliges Bronchialkarzinom, Plattenepithelkarzinom, Adenokarzinom, großzelliges Bronchialkarzinom (◻ Tab. 3.9)

- Klinik
  - Husten, Dyspnoe, Thoraxschmerz, Hämoptysen
  - Fieber, Appetitlosigkeit, Gewichtsverlust, Schwächegefühl

>Memo
Dauer und Menge – »pack-years« – bestimmen das Risiko!

! Cave
Jeder länger als 3 Wochen andauernde Husten muss abgeklärt werden!

■ **Tab. 3.8** Formen des Bronchialkarzinoms

Form	Lokalisation	Histologie	Häufigkeit
Zentrales Bronchialkarzinom	Hilusnah	Meist kleinzelliges oder Plattenepithelkarzinom	70 %
Peripheres Bronchialkarzinom	Hilusfern, in äußeren Lungen-abschnitten	Häufig großzelliges oder Adenokarzinom	25 %
Diffus wachsendes Bronchial-karzinom	Diffus lokalisiert (Vortäuschung einer Pneumonie)	Alveolarzellkarzinom	3 %
Pancoast-Tumor	In der Pleurakuppel mit Infiltration der Thoraxwand		2 %

■ **Tab. 3.9** Histologische Formen des Bronchialkarzinoms

Form	Anmerkungen	Häufigkeit
Kleinzelliges Bronchialkarzinom, »Oat-cell«-Karzinom (»Haferzell-Karzinom«)	»Small cell lung cancer«; schlechteste Prognose, paraneoplastische Endokrinopathien	20–25 %
Nicht-kleinzelliges Bronchialkarzinom	»Non-small cell lung cancer«	75–80 %
– Plattenepithelkarzinom		35–40 %
– Adenokarzinom	Häufigste Form bei Nichtrauchern	25–30 %
– Großzelliges Bronchialkarzinom		5–10 %

- evtl. Heiserkeit bei Rekurrensparese, obere Einflussstauung (Vena cava superior-Syndrom), Dysphagie, paradoxe Zwerchfell-bewegung bei Phrenikuslähmung
- infolge einer Metastasierung ggf. neurologische Störungen, Ikterus, Knochenschmerzen
- bei Pancoast-Tumor Miosis, Ptosis, Enophthalmus (**Horner-Syndrom**), Knochendestruktionen an der 1. Rippe und am 1. BWK, Plexus-/Interkostalneuralgien, Schwellung des Armes infolge eines gestörten venösen und Lymphabflusses
- paraneoplastische Syndrome, v. a. beim kleinzelligen Bronchial-karzinom
  - hypertrophische Osteoarthropathie (Pierre-Marie-Bamber-ger-Syndrom), z. B. Trommelschlegelfinger, Uhrglasnägel
  - endokrine Syndrome, z. B. Cushing-Syndrom (ektope ACTH-Bildung), Hyperkalzämie (ektope Bildung parathormon-verwandter Peptide), Verdünnungshyponatriämie (Syndrom der inadäquaten ADH-Sekretion), Gynäkomastie
  - neurologische Syndrome, z. B. myasthenisches Lambert-Eaton-Syndrom (Antikörper gegen den »voltage-gated calcium channel«), periphere Neuropathien, zentralnervöse Syndrome
  - Dermatomyositis
  - Thrombozytose

Tag 2

! Cave

Spiculae, die von einem Rundherd ins umgebende Lungenparenchym ausstrahlen, sind besonders karzinomverdächtig!

>Memo

Tumormarker dienen nicht der Diagnosesicherung!

- **Diagnostik**
  - im Röntgenbild des Thorax häufig einseitig vergrößerter und unscharf begrenzter Hilus, ansonsten alle Arten von Lungenverschattungen, evtl. Verbreiterung des Mediastinums, Pleuraerguss, Zwerchfellhochstand bei Phrenikusparese
  - CT-Thorax, ggf. CT-gesteuerte Punktion
  - evtl. FDG-PET/-CT
  - evtl. endobronchialer Ultraschall und Punktion
  - Bronchoskopie mit Zytologie, Lavage und Biopsie
  - ggf. Thorakoskopie oder Mediastinoskopie
  - in Einzelfällen Probethorakotomie zur histologischen Diagnosesicherung
  - evtl. Bestimmung von Tumormarkern zur Verlaufskontrolle
    - beim kleinzelligen Karzinom NSE
    - beim nicht-kleinzelligen Karzinom CEA, CYFRA 21-1, SCC
  - Abdomensonographie, CT des Gehirns, Knochenszintigraphie, PET etc. zum Ausschluss von Fernmetastasen
  - Lungenfunktionsdiagnostik und ggf. Perfusionsszintigraphie präoperativ
  - Stadieneinteilung nach TNM-System (◘ Tab. 3.10)
  - Stadieneinteilung nach Union International Contre le Cancer (◘ Tab. 3.11)
  - frühzeitiger regionärer Lymphknotenbefall
  - Fernmetastasen beim kleinzelligen Bronchialkarzinom meist schon zum Zeitpunkt der Diagnose, v. a. in Leber, Gehirn, Nebennieren, Wirbelsäule (deshalb vereinfachte Stadieneinteilung)
  - Stadieneinteilung bei kleinzelligem Bronchialkarzinom (◘ Tab. 3.12)

- **Differenzialdiagnose**
  - andere primäre Lungentumoren
    - epithelialen Ursprungs: Bronchialadenom, Karzinoid, adenoid-zystisches Karzinom (Zylindrom)
    - mesenchymalen Ursprungs: häufig Chondrome, selten Sarkome
  - sekundäre Lungentumoren infolge hämatogener oder lymphogener (Lymphangiosis carcinomatosa) Metastasierung
  - Lungentuberkulose

- **Therapie**
  - beim kleinzelligen Bronchialkarzinom
    - »**limited disease**«: Tumorresektion, Polychemotherapie nach dem PE-Schema (Cisplatin und Etoposid), Radiatio des Mediastinums und des Primärtumors (40 Gy, ggf. hyperfraktioniert), prophylaktische Schädelbestrahlung bei (Voll-)Remission

Tag 2

▣ Tab. 3.10 TNM-Klassifikation des Bronchialkarzinoms

T	Primärtumor
T_{is}	Carcinoma in situ
T1	Tumor ≤3 cm ohne Beteiligung des Hauptbronchus
– T1a	Tumor ≤2 cm
– T1b	Tumor >2 aber ≤3 cm
T2	Tumor >3 aber ≤7 cm und Beteiligung des Hauptbronchus ≥2 cm distal der Carina/Invasion der viszeralen Pleura/Assoziation mit partieller Atelektase oder obstruktiver Pneumonie
– T2a	Tumor >3 aber ≤5 cm
– T2b	Tumor >5 aber ≤7 cm
T3	Tumor >7 cm oder direkte Invasion der Brustwand/des Zwerchfells/des N. phrenicus/der mediastinalen Pleura/des parietalen Perikards oder Beteiligung des Hauptbronchus <2 cm distal der Carina (ohne Befall der Carina) oder Assoziation mit einer Totalatelektase oder einer obstruktiven Pneumonie der gesamten Lunge oder separate(r) Tumorknoten im gleichen Lungenlappen
T4	Tumor jeglicher Größe mit direkter Invasion des Mediastinums/des Herzens/der großen Gefäße/der Trachea/des N. laryngeus recurrens/des Ösophagus/der Wirbelkörper/der Carina oder separate(r) Tumorknoten in einem anderen ipsilateralen Lungenlappen
N	Lymphknotenbefall
N1	Ipsilaterale peribronchiale und/oder hiläre Lymphknoten
N2	Ipsilaterale mediastinale und/oder subkarinale Lymphknoten
N3	Kontralaterale mediastinale oder hiläre Lymphknoten bzw. Skalenus- und supraklavikuläre Lymphknoten
M	Metastasierung
M1	Fernmetastasen (**! Cave** auch Metastasen in einem kontralateralen Lungenlappen und in der Pleura sowie maligner Pleura- oder Perikarderguss)

Tx, Nx, Mx: Primärtumor (bei positiver Zytologie), regionale Lymphknoten, Fernmetastasen nicht beurteilbar
T0, N0, M0: kein Tumornachweis, kein Lymphknotenbefall bzw. keine Fernmetastasen

Tag 2

◻ Tab. 3.11 UICC-Stadieneinteilung des Bronchialkarzinoms

Stadium	T	N	M
0	T_{is}	N0	M0
IA	T1a, b	N0	M0
IB	T2a	N0	M0
IIA	T1a, b, T2a	N1	M0
	T2b	N0	M0
IIB	T2b	N1	M0
	T3	N0	M0
IIIA	T1, 2	N2	M0
	T3	N1, 2	M0
	T4	N0, 1	M0
IIIB	T4	N2	M0
	Jedes T	N3	M0
IV	Jedes T	Jedes N	M1

◻ Tab. 3.12 Stadien des kleinzelligen Bronchialkarzinoms

Stadium	Merkmale
Limited disease	Primärtumor begrenzt auf einen Hemithorax ± ipsilaterale hiläre und/oder ipsilaterale supraklavikuläre Lymphknoten ± ipsilaterale mediastinale Lymphknoten ± ipsilaterale Atelektase ± ipsilateraler kleiner Pleuraerguss ohne Nachweis maligner Zellen
Extensive disease	Jedes über die Definition von »limited disease« hinausgehende Merkmal

- »**extensive disease**«: palliative Chemotherapie nach dem ACO- (Adriamycin und Cyclophosphamid und Vincristin), CEV- (Carboplatin und Etoposid und Vincristin) oder PE-Schema; ggf. Radiatio bei Skelett- oder Hirnmetastasen
- beim nicht-kleinzelligen Bronchialkarzinom steht die Operation im Vordergrund
  - im Stadium I, II und IIIA (T3): Tumorresektion
  - bei lokoregionär begrenztem Stadium und Inoperabilität alternativ Strahlentherapie (60–70 Gy)
  - ggf. neoadjuvant, kombinierte Chemo-/Strahlentherapie vor Operation

- ab Stadium IIIA (T4) palliative Radiatio, Chemotherapie (z. B. Cisplatin und Gemcitabin/Taxan/Pemetrexed/Vinorelbin), ggf. bronchoskopisches Stenting, Lasertherapie, evtl. Chemoembolisation

Tag 2

- bei Knochenmetastasen Bisphosphonate (z. B. Aredia®)
- Schmerztherapie und andere symptomatische Therapie

3.6 Pleuraerkrankungen

3.6.1 Pneumothorax

- Luftansammlung in der Pleurahöhle mit/ohne Verbindung zur Außenluft (offener/geschlossener Pneumothorax)
- Formen und Definitionen des Pneumothorax, Einteilung nach Ätiologie
  - **Spontanpneumothorax**
    - primär (idiopathisch) durch Platzen einer subpleuralen Emphysemblase (betroffen sind meist junge asthenische Männer) ohne erkennbare Grundkrankheit
    - sekundär, d. h. ohne äußere Einwirkung bei erkennbarer Lungenvorerkrankung, z. B. COPD, Lungenemphysem, Tuberkulose, Lungenfibrose, Bronchialkarzinom, Mukoviszidose
  - **traumatischer Pneumothorax**, z. B. bei Rippenfrakturen
  - **iatrogener Pneumothorax**, z. B. infolge einer Pleurapunktion, als Komplikation eines Subklaviakatheters, durch Überdruckbeatmung
- Luft im Pleuraraum → Verlust des physiologischen Unterdrucks → Lungenkollaps

- **Klinik**
- einseitiger, stechender Thoraxschmerz
- Dyspnoe, Tachypnoe
- Hustenreiz
- evtl. Hautemphysem bei traumatischem/iatrogenem Pneumothorax
- asymmetrische Thoraxbewegungen
- Zyanose
- evtl. obere Einflussstauung
- Komplikationen: Spannungspneumothorax (Druckanstieg im Pleuraraum durch einen Ventilmechanismus mit Verdrängung des Mediastinums und Behinderung des venösen Rückstromes zum Herzen), Sero-/Pyo-/Hämatopneumothorax, Pneumomediastinum, Rezidiv bei idiopathischem Pneumothorax (30–50 % aller Fälle)

Tag 2

- **Diagnostik**
- Tachykardie, Blutdruckabfall
- perkutorisch hypersonorer Klopfschall
- auskultatorisch abgeschwächtes/aufgehobenes Atemgeräusch über der betroffenen Seite
- Röntgen-Thorax, evtl. in maximaler Exspiration
- ggf. CT-Thorax zur Abgrenzung einer großen Emphysembulla

- **Differenzialdiagnose**
- Lungenembolie
- Myokardinfarkt
- disseziierendes Aortenaneurysma
- Pleuritis
- Perikarditis

- **Therapie**
- bei kleinem Mantelpneumothorax meist spontane Luftresorption
- bei Spannungspneumothorax sofortige Entlastungspunktion mit einer großlumigen Kanüle im 2. ICR in der Medioklavikularlinie
- Anlage einer Pleurasaugdrainage über den 2.-3. ICR in der Medioklavikularlinie (Monaldi-Drainage) oder über den 4.-5. ICR in der vorderen bis mittleren Axillarlinie (Bülau-Drainage) (ca. 10 cm H_2O Dauersog)
- ggf. thorakoskopische Versorgung
- zur Rezidivprophylaxe evtl. Pleurodese oder Pleurektomie und Bullaresektion

3.6.2 Pleuritis und Pleuraerguss

- Pleuritis mit oder ohne Ergussbildung (Pleuritis exsudativa bzw. sicca)
- Pleuraerguss: Flüssigkeitsansammlung in der Pleurahöhle (Transsudat, Exsudat, Empyem, Hämatothorax, Chylothorax)
  - **Transsudat**, z. B. bei Herzinsuffizienz (Stauungstranssudat, häufig re>li), Lungenembolie, Leberzirrhose, nephrotischem Syndrom, Urämie, exsudativer Enteropathie
  - **Exsudat**
    - Tuberkulose, bronchopulmonale Infekte, Pneumonien
    - Bronchialkarzinom, Pleurametastasen, maligne Lymphome, Pleuramesotheliom
    - Lungenembolie, Lungeninfarkt
    - gastrointestinale Erkrankungen, z. B. Pankreatitis, subphrenische Abszesse
    - Kollagenosen, z. B. rheumatische Pleuritis, systemischer Lupus erythematodes
    - Dressler-Syndrom (Postmyokardinfarkt- bzw. Postkardio-tomie-Syndrom)
    - Meigs-Syndrom (Ovarialtumor mit Aszites und Pleuraerguss)

◧ Tab. 3.13 Differenzierung von Pleuraergüssen

Flüssigkeit	Charakteristika
Transsudat	Gesamteiweiß <3 g/dl Proteingehalt des Pleuraergusses <50 % des Serumproteins LDH des Pleuraergusses <200 U/l LDH des Pleuraergusses <60 % der Serum-LDH spezifisches Gewicht <1016 g/l → alle Kriterien müssen erfüllt sein
Exsudat	Mindestens eines der oben angeführten Kriterien ist nicht erfüllt
Empyem	Eitrig-trüber Erguss mikroskopisch massenhaft neutrophile Granulozyten
Hämatothorax	Blutiger Erguss Hb der Pleuraflüssigkeit ~ Blut-Hb Hkt im Pleuraerguss >50 % des Blut-Hkt
Chylothorax	Milchig-trüber Erguss Triglyzeride >110 mg/dl

- **Klinik**
- bei Pleuritis sicca atemabhängige Schmerzen, Reizhusten ohne Auswurf
- bei Pleuritis exsudativa und Pleuraerguss Dyspnoe, Nachschleppen der betroffenen Thoraxhälfte beim Atmen, evtl. vorgewölbte Interkostalräume, evtl. Fieber
- Komplikationen: Pleuraempyem und Pleuraschwarten

- **Diagnostik**
- perkutorisch absolute Klopfschalldämpfung mit nach lateral ansteigender Begrenzung (Ellis-Damoiseau-Linie), aufgehobener Stimmfremitus
- auskultatorisch
  - bei Pleuritis sicca Pleurareiben (»Lederknarren«)
  - bei Pleuraergüssen abgeschwächtes Atemgeräusch und Bronchialatmen am oberen Rand der Dämpfung (Kompressionsatmen)
- sonographischer Nachweis ab etwa 20 ml Ergussportion
- im Thoraxröntgenbild in der p. a.-Aufnahme im Stehen Nachweis ab etwa 200 ml Ergussportion
- Pleurapunktion
  - Differenzierung von Pleuraergüssen unter Berücksichtigung makro- und mikroskopischer Charakteristika sowie laborchemischer Parameter (◧ Tab. 3.13)
  - bei Pankreatitis α-Amylase und Lipase im Erguss↑
  - bakteriologische und zytologische Untersuchung

! Cave
perkutorische Nachweisgrenze
>300 ml Ergussmenge

>Memo
Liegendaufnahme im lateralen
Strahlengang empfindlicher!

Tag 2

- evtl. CT-Thorax
- Thorakoskopie mit Biopsie und histologischer Untersuchung bei unklarem Erguss

- **Therapie**
- kausale Therapie abhängig von der Grunderkrankung
- symptomatisch
  - einmalige Abpunktion bei einmaligem Pleuraerguss und kleiner Ergussportion
  - bei rezidivierendem Pleuraerguss Pleuradrainage, evtl. Pleurodese mit Tetracyclin oder Talkum-Puder
  - bei Pleuraempyem regelmäßige Spülung und gezielte Antibiose

Tag 2 – Pneumologie und Infektiologie

Infektiologie

S. Al Dahouk, W. Karges

W. Karges, S. Al Dahouk, *Innere Medizin...in 5 Tagen*,
DOI 10.1007/978-3-642-41618-7_4, © Springer-Verlag Berlin Heidelberg 2014

4.1 Infektiöse Atemwegserkrankungen

Tag 2

4.1.1 Pneumonien

- akute oder chronische Entzündung des Alveolarraumes und/ oder des Interstitiums der Lunge
- häufigste infektionsbedingte Todesursache
- Einteilung der Pneumonien nach
  - Pathologie (lobär, lobulär, alveolär, interstitiell)
  - Ätiologie (bakteriell, viral, mykotisch, parasitär, physikalisch- oder chemisch-toxisch, allergisch)
  - Klinik (typisch, atypisch)
- Erregerspektrum
  - **ambulant erworbene Pneumonien** (»community-acquired«)
    - bei Neugeborenen/Säuglingen: Pneumokokken, *Haemophilus influenzae*, *Staphylococcus aureus*, *Chlamydia pneumoniae*, *Mycoplasma pneumoniae*, Respiratory-syncytial-Viren
    - im Erwachsenenalter zusätzlich Legionellen, Influenza-Virus, Parainfluenza-Virus, Adeno-Virus, Corona-Viren (z. B. SARS, »severe acute respiratory syndrome«); bei älteren Patienten vermehrt gramnegative Erreger (Klebsiellen, Enterobacter, *Escherichia coli*)
  - **nosokomial erworbene Pneumonien** (»hospital-acquired«) >48 h nach stationärer Aufnahme
    - bis zum 5. Tag der Hospitalisierung Keimspektrum der ambulant erworbenen Pneumonien
    - nach dem 5. Tag der Hospitalisierung gehäuft *Staphylococcus aureus*, *Pseudomonas aeruginosa*, Klebsiellen, Enterobacter, *Escherichia coli*
    - nach Aspiration Anaerobierinfektionen
    - Problemkeime, z. B. methicillinresistenter *Staphylococcus aureus* (MRSA), penicillinresistente Pneumokokken, vancomycinresistente Enterokokken, ESBL (»extended spectrum beta-lactamase«)-Bildner, *Klebsiella-pneumoniae*-Carbapenemasen (KPC)-produzierende Bakterien, Chinolon-resistente *Enterobacteriaceae*
  - bei Immunsuppression *Pneumocystis jirovecii*, Zytomegalie-, Herpes-simplex-, Varizella-Zoster-Virus, *Mycobacterium tuberculosis*, atypische Mykobakterien (*M. avium, M. intracellulare, M. xenopi* u. a.), Pilze
- **Stadien der Lobärpneumonie**
  - Anschoppung am 1. Tag (Hyperämie und alveoläres Ödem)
  - rote Hepatisation am 2./3. Tag (Konsolidierung durch alveoläre Infiltration mit Erythrozyten und durch fibrinreiches Exsudat)
  - gelbe Hepatisation am 4.–8. Tag (Leukozyten-/Makrophageninfiltration)

Tag 2

- Lyse nach dem 8. Tag (enzymatische Auflösung und Resorption des Exsudats)
- bei fehlender Lyse chronisch karnifizierende Pneumonie durch Granulationsgewebe
- bei **Lobulärpneumonie** »buntes Bild« (alle Stadien der Lobärpneumonie) mit initial einzelnen, verstreuten alveolär-pneumonischen Herden, die im Verlauf konfluieren
- bei **interstitieller Pneumonie** interlobuläre, peribronchioläre und selten alveoläre Formen

- **Klinik**
- schweres, allgemeines Krankheitsgefühl und ausgeprägtes Schwächegefühl
- bei bakterieller Lobärpneumonie (typische Pneumonie); am häufigsten durch Pneumokokken ausgelöst
  - plötzlicher Beginn
  - hohes Fieber (Fieberkontinua über eine Woche, anschließend kritischer Fieberabfall) und Schüttelfrost
  - Dyspnoe, Tachypnoe und Thoraxschmerzen
  - Husten mit eitrigem, ggf. rostbraunem oder blutig tingiertem Auswurf
  - evtl. Zyanose
- bei atypischer (von der Pneumokokken-Pneumonie abweichende Klinik) Pneumonie; überwiegendes Erregerspektrum: Chlamydien, Mykoplasmen, Legionellen, Viren
  - langsamer Beginn
  - mäßiges Fieber
  - Zephalgien, Arthralgien und Myalgien
  - leichter Husten mit geringen Sputummengen
  - evtl. Schnupfen und Halsschmerzen
- Komplikationen: Lungenabszesse, Pleurabeteiligung (Pleuritis, Ergüsse, Empyem), chronisch karnifizierende Pneumonie, respiratorische Insuffizienz, toxisches Herz-/Kreislaufversagen, septische Streuung, thromboembolische Komplikationen
- Beispiele und Sonderformen
  - **Pneumokokken-Pneumonie:** meist endogene Infektion infolge einer Resistenzminderung, häufig hämatogene Streuung mit Meningitis (bei Jugendlichen/Erwachsenen), Otitis media oder Sinusitis (v. a. bei Kindern), septische Arthritis und Osteomyelitis; bei Asplenie OPSI-Syndrom
  - *Haemophilus-influenzae*-**Pneumonie**: häufiger Erreger bei Nasopharyngitis, außerdem Epiglottitis und Meningitis (bei Kleinkindern)
  - *Mycoplasma-pneumoniae*-**Pneumonie**: 80 % der Infektionen verlaufen als Tracheobronchitis, nur in etwa 10 % atypische Pneumonie; komplizierend bakterielle Superinfektionen und autoimmunhämolytische Anämie (Kälteagglutinine)

- *Legionella-pneumophila*-**Pneumonie:** etwa 5 % aller Pneumonien, Übertragung durch Aerosole aus kontaminierten Wasseranlagen, Legionellose (Pontiac-Fieber mit grippeähnlicher Symptomatik (90 % der Infektionen) oder Legionärskrankheit mit Pneumonie), häufig gastrointestinale Beschwerden, Hyponatriämie (Schwartz-Bartter-Syndrom), komplizierend akutes Nierenversagen; Antigennachweis gelingt vor allem aus Urin (Diagnostik der Wahl!)
- **Chlamydien-Pneumonie:** *Chlamydia pneumoniae* verursacht etwa 10 % aller ambulant erworbenen Pneumonien, hoher Durchseuchungsgrad, meist nur leichter klinischer Verlauf mit Pharyngolaryngitis; Ornithose (Psittakose/Papageienkrankheit) infolge einer Infektion mit *Chlamydia psittaci*, Übertragung durch Kot-/Federstaub verschiedener Vogelarten, grippeartiger oder pneumonischer Verlauf (Fieberkontinua über 2 Wochen, evtl. Nasenbluten)
- **Q-Fieber** (*Coxiella burnetii*): aerogene Übertragung von infizierten Tieren (Zoonose) bzw. durch Heu, Wolle etc., häufig asymptomatische Infektion (50 %), grippeähnlicher Verlauf oder atypische Pneumonie mit plötzlichem hohem Fieber und retrobulbären Kopfschmerzen, komplizierend granulomatöse Hepatitis oder Endokarditis infolge persistierender Infektion (Antikörper gegen Phase-I-Antigen), selten Meningoenzephalitis, Myokarditis, evtl. Aborte oder Frühgeburten, häufig als Folge der Infektion chronisches Müdigkeitssyndrom (»chronic fatigue syndrome«)
- **Anthrax-Pneumonie** (*Bacillus anthracis*): Lungen-, Haut- oder Darmmilzbrand, komplizierend Milzbrandsepsis; Übertragung durch sporenhaltige Stäube, schwere Bronchopneumonie mit Hämoptoe (häufig letal)
- **Pneumocystis-Pneumonie** (*Pneumocystis jirovecii*): bei AIDS häufigste opportunistische Infektion, plasmazelluläre interstitielle Pneumonie mit Alveolitis (meist endogene Infektion), perakuter oder langsamer Verlauf, komplizierend ARDS und Rezidivneigung
- **Aspirationspneumonitis** (Mendelson-Syndrom): nach mehrstündiger Latenzzeit Bronchospasmus mit Hypersekretion, subfebrile Temperaturen, Tachykardie, Blutdruckabfall, Dyspnoe, Zyanose, evtl. Glottiskrampf, komplizierend Lungenödem, ARDS

- **Diagnostik**
- bei typischer Pneumonie
  - perkutorisch gedämpfter Klopfschall, positiver Stimmfremitus
  - auskultatorisch initial feinblasiges Knisterrasseln (Crepitatio indux), mit Beginn der Lyse Crepitatio redux, Bronchialatmen, positive Bronchophonie, evtl. Pleurareiben

Tag 2

◻ **Tab. 4.1** CRB-65-Index

	Kriterien
Confusion	Verwirrtheit, Desorientiertheit zu Person, Ort oder Zeit
Respiratory rate	Atemfrequenz ≥30/min
Blood pressure	diastolischer Blutdruck ≤60 mmHg oder systolischer Blutdruck <90 mmHg
65	Alter ≥65 Jahre

Risikoklasse 1 = 0 vorhandene Kriterien (Sterblichkeit niedrig: ca. 1 %); i. d. R. kein stationärer Aufenthalt notwendig
Risikoklasse 2 = 1-2 vorhandene Kriterien nach CRB-65 (Sterblichkeit mittel: ca. 8 %); stationären Aufenthalt erwägen bzw. meist erforderlich
Risikoklasse 3 = 3-4 vorhandene Kriterien nach CRB-65 (Sterblichkeit hoch: ca. 31-34 %); stationärer Aufenthalt erforderlich

- im Blutbild Leukozytose mit Linksverschiebung, Lympho-penie, CRP↑ und BSG↑, Prokalzitonin↑
- im Röntgenbild des Thorax großflächige, grobfleckige, unregelmäßige Verschattungen bzw. segmentale/lobäre Infiltrationen mit positivem Bronchopneumogramm, evtl. Pleuraergüsse
- Pulsoxymetrie, ggf. Blutgasanalyse
- bei atypischer Pneumonie
  - auskultatorisch diskreter Befund mit wenigen feuchten Rasselgeräuschen

! Cave
bei zentraler Pneumonie negativer Auskultationsbefund!

  - im Röntgenbild des Thorax streifige interstitielle oder fleck-förmige peribronchiale Infiltration
  - unauffälliges Blutbild, evtl. Leukopenie und relative Lympho-zytose
- mikrobiologische Diagnostik, z. B. mikroskopischer, kultureller Erregernachweis aus Sputum, bronchoalveolärer Lavage oder evtl. Lungengewebe, ggf. aus Blutkulturen oder Pleuraerguss; Antigen- oder Antikörpernachweis

>Memo
Beatmete Patienten werden im-mer der Risikoklasse 3 zugeordnet.

- Risikostratifizierung bei ambulant erworbener Pneumonie mit-tels CRB-65-Index (◻ Tab. 4.1)

- **Differenzialdiagnose**
- Bronchialkarzinom
- Lungentuberkulose
- Sarkoidose
- exogen-allergische Alveolitis
- akute idiopathische eosinophile Pneumonie (in der broncho-alveolären Lavage Eosinophilie >25 %)
- allergische bronchopulmonale Aspergillose

■ **Therapie**

▬ körperliche Schonung, Thromboembolieprophylaxe, Atemgymnastik, Inhalationstherapie, Sekretolytika, Flüssigkeitszufuhr, ggf. Sauerstoffgabe

▬ **ungezielte Antibiotikatherapie**

  ▬ ambulant erworbene Pneumonien
  - ohne Risikofaktoren: Aminopenicilline, z. B. Amoxicillin, alternativ Makrolide oder Doxycyclin
  - mit Risikofaktoren (>65. Lebensjahr, schwere Begleiterkrankungen, klinisch instabil, antibiotische Vorbehandlung, vorangegangener Krankenhausaufenthalt): Aminopenicillin und Betalaktamaseinhibitor (z. B. Augmentan®) oder Sultamicillin (Unacid®), alternativ neuere Fluorchinolone oder Cephalosporine (Cefuroxim, Cefpodoxim)
  - bei schwerer Pneumonie Makrolid und Cephalosporin der 3. Generation (Ceftriaxon, Cefotaxim)

  ▬ nosokomial erworbene Pneumonien
  - mit geringem Risiko für *Pseudomonas aeruginosa*: Aminopenicillin und Betalaktamaseinhibitor (z. B. Augmentan®), Cephalosporin der 2. und 3(a). Generation (Cefuroxim, Cefotaxim), neuere Fluorchinolone (Levofloxacin, Moxifloxacin)
  - mit mittlerem Risiko für *Pseudomonas aeruginosa*: Acylaminopenicillin und Betalaktamaseinhibitor (z. B. Tazobac®), Cephalosporin der 3(b). Generation (Ceftazidim), Fluorchinolon (Ciprofloxacin, Ofloxacin, Levofloxacin), Carbapenem (Imipenem, Meropenem)
  - mit hohem Risiko für *Pseudomonas aeruginosa*: Acylaminopenicillin und Betalaktamaseinhibitor (z. B. Tazobac®), Cephalosporin der 3(b). Generation (Ceftazidim), Carbapenem (Imipenem, Meropenem) in Kombination mit einem Fluorchinolon (Ciprofloxacin, Ofloxacin, Levofloxacin) oder Aminoglykosid (Amikacin, Gentamicin, Netilmicin)
  - Risikofaktoren für *Pseudomonas aeruginosa*: >65. Lebensjahr, Krankenhausaufenthalt ≥5. Tag, antibiotische Vorbehandlung, Steroidtherapie, strukturelle Lungenerkrankungen (z. B. COPD, Bronchiektasen, Mukoviszidose), respiratorische Insuffizienz, Malnutrition, Organversagen

▬ ungezielte Antibiotikatherapie bei Risikofaktoren für *Pseudomonas*-Infektion, z. B. Patient auf Intensivstation

  ▬ Ceftriaxon und Ciprofloxacin
  ▬ Cephalosporine, z. B. Cefepim (Maxipime®)
  ▬ Carbapenem, z. B. Imipenem und Cilastatin (Zienam®), Meropenem (Meronem®)
  ▬ Acylaminopenicillin und Betalaktamaseinhibitor, z. B. Piperacillin und Tazobactam (Tazobac®)

Tag 2

! Cave
vor Antibiotikatherapie Gewinnung von Bronchialsekret und Blutkulturen!

! Cave
fehlende Entfieberung (innerhalb von 48 h) und CRP-Anstieg sprechen für Therapieversagen!

Tag 2

! Cave
zunehmende Penicillin-
resistenzen!

! Cave
hohe Rezidivneigung bei Chlamy-
dien-Pneumonien!

>Memo
Primärprophylaxe bei $T_H \leq 200/\mu l$

! Cave
Therapie nach Antibiogramm
bei MRSA!

— **gezielte Therapie nach Antibiogramm**
  — Pneumokokken-Pneumonie: Aminopenicillin und
    Betalaktamaseinhibitor (z. B. Augmentan®, Tazobac®), evtl.
    Cephalosporine der 3. Generation (Cefotaxim, Ceftriaxon,
    Ceftazidim) bei penicillinresistenten Pneumokokken, prophy-
    laktisch bei Kleinkindern und ab dem 60. Lebensjahr bzw. bei
    Risikopatienten aktive Immunisierung, z. B. mit Pneumovax®,
    Pneumopur® (Polysaccharidimpfstoffe), Prevenar® (Kon-
    jugatimpfstoff, <2. Lebensjahr)
  — *Haemophilus-influenzae*-Pneumonie: bei Erwachsenen
    Makrolide, Cephalosporine, Aminopenicillin und Betalak-
    tamaseinhibitor; bei Kleinkindern Cefotaxim, prophylaktisch
    aktive Immunisierung mit *Haemophilus-influenzae*-Typ-b-
    (HIB-)Impfstoff
  — *Mycoplasma-pneumoniae*-Pneumonie: Makrolide, z. B.
    Azithromycin (Zithromax®), Clarithromycin (Klacid®),
    Roxithromycin (Rulid®), Erythromycin, alternativ Doxy-
    cyclin, Antibiotikatherapie über mindestens 14 Tage
  — *Legionella-pneumophila*-Pneumonie: Makrolide oder neuere
    Fluorchinolone, z. B. Levofloxacin (Tavanic®), Moxifloxacin
    (Avalox®), Antibiotikatherapie über mindestens 21 Tage,
    prophylaktische Maßnahmen, z. B. regelmäßige Wartung von
    Wasseranlagen und thermische Desinfektion (>70°C)
  — *Chlamydia-pneumoniae*-Pneumonie: Doxycyclin, Makrolide,
    Antibiotikatherapie über mindestens 21 Tage
  — Q-Fieber (*Coxiella burnetii*): Doxycyclin (2×100 mg/d), Anti-
    biotikatherapie über mindestens 14–21 Tage, bei Endokarditis
    in Kombination mit einem Chinolon (vorzugsweise der
    Gruppe 3 oder 4) oder ggf. Rifampicin, evtl. Chloroquin
    (häufig jahrelange Therapie notwendig), prophylaktisch
    aktive Immunisierung
  — Anthrax-Pneumonie (*Bacillus anthracis*): Therapie bereits bei
    Verdacht mit Ciprofloxacin (2×500 mg/d) oder Doxycyclin
    (2×100 mg/d)
  — Pneumocystis-Pneumonie (*Pneumocystis jirovecii*): Cotrimo-
    xazol 4× 20+100 mg/kg KG/d über mindestens 21 Tage (auch
    als Rezidivprophylaxe; 480 mg/d), evtl. Atovaquon oder Pent-
    amidin-Infusionen (inhalativ auch als Rezidivprophylaxe)
  — MRSA-Infektion: Linezolid (Zyvoxid®), Tigecyclin (Tygacil®),
    Quinupristin und Dalfopristin (Synercid®) oder Daptomycin
    (Cubicin®)
  — Aspirationspneumonie (Anaerobier und gramnegative Bakte-
    rien): bronchoskopisches Absaugen des Aspirats, Broncholyti-
    ka, Clindamycin und Cephalosporine parenteral, ggf. invasive
    Beatmung

4.1.2 Tuberkulose (Tbc) Tag 2

- chronische, generalisierte oder auf ein Organ beschränkte Infektionskrankheit durch *Mycobacterium tuberculosis*, seltener durch *M. bovis* ssp. *bovis* und *ssp. caprae* oder *M. africanum*
  - **exsudative Form** der Entzündung (bei Erstkontakt): Exsudation und Nekrose (Verkäsung), sekundär käsige Pneumonie, Kavernenbildung etc.
  - **produktive Form** der Entzündung: Tuberkulom mit Epitheloidzellsaum (Langhans-Riesenzellen) um zentrale Nekrose und äußerem Lymphozytensaum sowie umgebendem Granulationsgewebe, sekundär Vernarbung und Verkalkung
- weltweit etwa 30 Mio. Fälle aktiver Tbc überwiegend in Entwicklungsländern, in Europa Rückgang von Inzidenz und Prävalenz, jährliche Tuberkulose-Inzidenz in Deutschland ca. 6/100.000 Einwohner, besonders häufig betroffen sind Immunsupprimierte
- Risikofaktoren: Mangelernährung, Stress, Alter, Diabetes mellitus, Kortikosteroidtherapie, Therapie mit Immunsuppressiva, Alkoholkrankheit, Drogenabusus, HIV-Infektion, Silikose, Lymphome, Leukosen
- Zunahme multiresistenter Tuberkulosen (»multidrug resistant tuberculosis«, MDR-TB), zumindest resistent gegen Isoniazid und Rifampicin
- Mykobakterien sind säurefeste Stäbchen (Zellwand aus Glykolipiden und Wachsen), die in mononukleären Phagozyten persistieren können
- Tröpfcheninfektion, durchschnittliche Inkubationszeit 6–8 Wochen
- **Stadieneinteilung**
  - latente tuberkulöse Infektion (positive Tuberkulinreaktion ohne Nachweis eines Organbefundes bei Erstinfektion nach erfolgreicher Eindämmung)
  - Primärtuberkulose (Symptomatik infolge einer ersten Organmanifestation)
  - postprimäre Tuberkulose (Organtuberkulose durch endogene Reaktivierung mit zeitlicher Latenz nach durchgemachter Primärtuberkulose, seltener durch Reinfektion)

- **Klinik**
- Primärkomplex (spezifischer, meist intrapulmonaler Herd (Ghon-Herd) einschließlich lokaler Lymphknotenreaktion) meist symptomlos, evtl. Entstehung einer Primärkaverne mit bronchogener oder hämatogener Streuung mit »minimal lesions« in der Lunge (Simon-Spitzenherd) und anderen Organen
- evtl. B-Symptomatik mit subfebrilen Temperaturen, Nachtschweiß, Husten, Appetitlosigkeit und Gewichtsabnahme, Müdigkeit und Schwächegefühl
- Dyspnoe, Hämoptysen und Thoraxschmerzen

Tag 2

- selten Erythema nodosum
- Komplikationen der Primärtuberkulose
  - Hiluslymphknoten-Tbc, evtl. mit Atelektase durch Bronchus-kompression (z. B. »Mittellappensyndrom«)
  - Pleuritis tuberculosa (juxtaprimäre Pleuritis) als Begleit-pleuritis oder durch Einbruch eines subpleuralen Herdes, entweder in Form einer Pleuritis sicca mit atemabhängigen Schmerzen oder als Pleuritis exsudativa mit Pleuraerguss
  - Miliar-Tbc (hämatogene Streuung, v. a. in Lungen, Meningen, Leber/Milz, Nieren, Nebennieren, Knochen)
  - käsige Pneumonie (»galoppierende Schwindsucht«)
  - Sepsis Landouzy
- postprimäre Tuberkulose
  - pulmonale Tbc (80 %) durch Reaktivierung eines infra-/retro-klavikulär gelegenen alten Spitzenherdes (Assmann Früh-infiltrat), evtl. Frühkaverne durch Einschmelzung, nach Anschluss an einen Bronchus »offene Lungentuberkulose«
  - extrapulmonale Tbc (20 %), z. B. extrathorakale Lymph-knoten, Pleura, Urogenitaltrakt, Knochen, zentrales Nerven-system
- Komplikationen der postprimären Tuberkulose
  - Streuungsgefahr, evtl. käsige Pneumonie, Miliar-Tbc, Sepsis
  - Lungenblutung
  - Spontanpneumothorax
  - Kavernenwandkarzinom
  - respiratorische Insuffizienz
  - Amyloidose

- **Diagnostik**
- klinisch und diagnostisch vielseitiges und variables Bild
- auskultatorisch evtl. feuchte Rasselgeräusche über den Lungen-oberfeldern, amphorisches Atemgeräusch über Kavernen
- im Thoraxröntgenbild unscharf begrenzte, grobfleckige Verschattungen mit kavernöser Einschmelzung, tuberkulöse Rundherde (Tuberkulome), evtl. narbige Lungenveränderungen, ggf. Pleuraerguss; ubiquitär feinfleckige Infiltrate bei Miliar-Tbc
- CT-Thorax
- in den Laboruntersuchungen evtl. unspezifische Entzündungs-zeichen
- Tuberkulin-Hauttest (Intrakutantest nach Mendel-Mantoux)
- Interferon-γ-Test (Alternative zum Tuberkulin-Hauttest; in vitro-Stimulation sensibilisierter T-Lymphozyten mit *M.-tuberculosis*-spezifischem Antigen; ELISA oder ELISpot)
- Sputum- oder Magensaftuntersuchungen (bei fehlendem Aus-wurf) auf Mykobakterien (mikroskopisch, kulturell, evtl. PCR) an mindestens drei aufeinanderfolgenden Tagen
- mikroskopischer Nachweis säurefester Stäbchen nach Ziehl-Neelsen-Färbung

! Cave
Mendel-Mantoux-Test ist als Screeningtest nicht geeignet; gutes diagnostisches Mittel bei Personen mit hohem Infektionsrisiko; eingeschränkte Beurteilbarkeit nach BCG-Impfung und Kreuzreaktionen bei Infek-tionen mit atypischen Myko-bakterien; häufig falsch negatives Testergebnis bei systemischer Tuberkulose und bei AIDS

▬ ggf. mikrobiologische Untersuchung des Urins, einer broncho-alveolären Lavage, von Abstrichen der Haut und Schleimhäute, evtl. auch von Gewebsproben (z. B. Lymphknoten oder Knochenbiopsat)
▬ bei Erstinfektionspleuritis im Pleurapunktat hoher Lymphozytenanteil und niedriger Glukosegehalt, kultureller Erregernachweis gelingt nur selten, evtl. Thorakoskopie mit Pleurabiopsie
▬ evtl. Bronchoskopie mit transbronchialer Biopsie
▬ evtl. perkutane Lungenbiopsie
▬ bei tuberkulöser Meningitis im Liquor Eiweißvermehrung und Pleozytose (meist ≤100/3 Zellen), mikroskopischer und kultureller Nachweis der Mykobakterien, zur Frühdiagnose Nachweis der Tuberkulostearinsäure und erregerspezifischer Nukleinsäuresequenzen mittels PCR

> **Memo** zur molekularbiologischen Diagnostik einer Tbc sind ≥10 ml Liquor erforderlich

- **Differenzialdiagnose**
▬ Pneumonien
▬ nichttuberkulöse Mykobakteriosen
▬ Aspergillom
▬ Sarkoidose
▬ Wegener-Granulomatose
▬ Bronchialkarzinom, Metastasen
▬ M. Hodgkin, Non-Hodgkin-Lymphome
▬ Emphysembullae, Lungenzysten
▬ Lungeninfarkt

- **Therapie**
▬ Behandlungsindikation besteht bei jeder aktiven Tuberkulose
▬ bei offener Tuberkulose Isolation, evtl. Antitussiva; Aufheben der Isolation nach drei mikroskopisch negativen Sputumuntersuchungen
▬ Antituberkulotika der 1. Wahl
    ▬ Isoniazid (z. B. Isozid®) 5 mg/kg KG/d, maximal 300 mg/d und Vitamin B_6 (40–80 mg/d) zur Prophylaxe einer Polyneuropathie (z. B. Isozid comp®)
    ▬ Rifampicin (z. B. Rifa®) 10 mg/kg KG/d, maximal 750 mg/d
    ▬ Pyrazinamid (z. B. Pyrafat®) 30–40 mg/kg KG/d, maximal 2500 mg/d (Nebenwirkung: Hyperurikämie)
    ▬ Ethambutol (z. B. Myambutol®) initial 25 mg/kg KG/d, nach 2–3 Monaten 20 mg/kg KG/d, maximal 2500 mg/d
    ▬ Streptomycin als Reservesubstanz (z. B. Strepto-Hefa®) 0,75–1 g/d i. m.
▬ initial Vierfachkombination mit Isoniazid, Rifampicin, Pyrazinamid und Ethambutol (über 2 Monate), in der Stabilisierungsphase Isoniazid und Rifampicin (weitere 4 Monate), längere Therapiedauer bei komplizierten Tuberkulosen (ZNS-Beteiligung, Knochen-Tbc, Urogenital-Tbc, Miliar-Tbc etc.)

> **Memo** an unterschiedlichen Tagen gewonnenes Material; ≥14 Tage antibiotische Therapie

! Cave Enzyminduktion, Mittel der Wahl bei Niereninsuffizienz!

! Cave Retrobulbärneuritis mit Störung des Gesichtsfeldes und des Farbsehens!

! Cave Streptomycin ist ototoxisch und nephrotoxisch; maximale Therapiedauer 4 Wochen!

Tag 2

- bei nachgewiesener Antibiotikaempfindlichkeit Umstellung auf Dreifachkombination unter Verzicht auf Ethambutol
- evtl. Gabe von Kombinationspräparaten zur Verbesserung der Compliance
- regelmäßige Kontrollen des Blutbildes, der Leber- und Nieren-werte unter Therapie
- Kortikosteroide bei tuberkulöser Meningitis, Nebennieren-insuffizienz und Knochen-/Gelenktuberkulose, evtl. bei Urogenital- und Abdominaltuberkulose
- ggf. Resektion eines Lungenherdes bei Nichtansprechen auf antituberkulotische Therapie
- Chemoprävention mit Isoniazid über 9 Monate bei gezielt getesteten Risikopatienten mit positivem Tuberkulin-Hauttest oder Interferon-γ-Test bzw. mit nachgewiesener Tuberkulin-konversion
- evtl. Chemoprophylaxe mit Isoniazid bei Kontaktpersonen mit negativem Tuberkulin-Hauttest (Kontrolle nach 3 Monaten)

4.1.3 Nichttuberkulöse Mykobakteriosen

- atypische Mykobakterien/MOTT (»mycobacteria other than tuberculosis«) (Umweltkeime, die v. a. in Wasser und Böden vor-kommen)
- meist opportunistische Infektionen bei Immunsuppression, Kleinkindern und vorbestehenden Lungenerkrankungen

- **Klinik**
- abhängig vom Immunstatus und der Mykobakterien-Spezies
- bei AIDS-Patienten ($T_H < 50/\mu l$) disseminierte Infektionen meist durch *Mycobacterium-avium*-Komplex mit Fieber, Nacht-schweiß, chronischer Diarrhö, Abdominalschmerzen und Gewichtsverlust
- *M. avium intracellulare, M. kansasii*: tuberkuloseähnliche Lungenerkrankungen (bei Mukoviszidose-kranken Kindern auch *M. chelonae/abscessus*)
- *M. avium intracellulare, M. scrofulaceum*: Lymphadenitis
- *M. marinum*: Schwimmbadgranulom der Haut
- *M. fortuitum, M. chelonae*: Hautabszesse
- *M. ulcerans*: Buruli-Geschwür

- **Diagnostik**
- Erregernachweis aus Sputum, Blut, Urin, Stuhl oder Gewebs-proben
- im Thoraxröntgenbild multiple noduläre Herde, evtl. Kavernen
- CT-Thorax

- **Differenzialdiagnose**
- siehe Differenzialdiagnosen der Tuberkulose (▶ Abschn. 4.1.2)

- **Therapie**
- Drei-/Vierfachkombination verschiedener Antibiotika über einen Zeitraum von bis zu 24 Monaten
- klassische Antituberkulotika, Protionamid, Makrolide (z. B. Clarithromycin), Chinolone (z. B. Ciprofloxacin), Amikacin, Linezolid, Doxycyclin, Cefoxitin, Imipenem, Tigecyclin
- aufgrund häufig vorliegender Multiresistenzen chirurgische Therapie bei lokalen Prozessen

Tag 2

! Cave
in vitro-Resistenztestungsergebnisse nicht immer übertragbar!

4.1.4 Influenza

- Influenza-Viren Typ A, seltener Typ B (überwiegend bei Kindern und Jugendlichen) verursachen die »echte Grippe«
- *Myxovirus influenzae* wird aufgrund verschiedener Nukleoprotein- und Matrix-Antigene in Typ A, B und C unterteilt; die Differenzierung von Subtypen des Influenza-A-Virus erfolgt mit Hilfe der Virushüllantigene Hämagglutinin (H) und Neuraminidase (N), z. B. Subtyp H1N1 bei neuer »Schweinegrippe«
- Hämagglutinin wird durch bakterielle Proteasen gespalten und ermöglicht somit dem Virus das Eindringen in die Wirtszelle
- Übertragung durch Tröpfcheninfektion von Mensch-zu-Mensch
- Epidemien durch Antigendrift (infolge von Punktmutationen) und Pandemien durch Antigenshift (infolge von genetischem Reassortment)
- aviäre Influenza (H5N1) ist nur für Vögel hochkontagiös, humane Fälle treten nur sporadisch auf
- Häufigkeitsgipfel auf der Nordhalbkugel in den Winter- und auf der Südhalbkugel in den Sommermonaten
- Inkubationszeit: 1–3 d

! Cave
Staphylokokken- und Streptokokken-Infektionen können eine Influenza-Pneumonie triggern!

- **Klinik**
- häufig klinisch asymptomatisch oder leichte Erkältung (ca. 80 % der Infektionen)
- schlagartiger Krankheitsbeginn mit hohem Fieber und Schüttelfrost, i. d. R. über 2–3 Tage anhaltendes Fieber (ansonsten bakterieller Sekundärinfekt wahrscheinlich)
- schweres Krankheitsgefühl, lang anhaltende Müdigkeit und Abgeschlagenheit infolge typischer verzögerter Rekonvaleszenz
- Kopf- und Gliederschmerzen
- trockener Husten infolge einer Laryngo-Tracheobronchitis, zähschleimiges, blutig tingiertes Sputum
- Rhinitis
- Pharyngitis
- Konjunktivitis und erhöhte Lichtempfindlichkeit

Tag 2

- evtl. gastrointestinale Symptome
- Komplikationen: primär hämorrhagische Influenza-Pneumonie, atypische Viruspneumonie, Sekundärpneumonien durch bakterielle Superinfektionen, Sinusitis, Otitis media, Purpura Schoenlein-Henoch, Myoperikarditis, Meningoenzephalitis

■ **Diagnostik**
- auskultatorisch feuchte Rasselgeräusche über den Lungen
- bei bakterieller Superinfektion Leukozytose, CRP↑ und BSG↑
- Erregernachweis mittels Influenza-A-/-B-Schnelltest
- Virusisolation aus Rachenspülwasser oder Nasen-Rachen-abstrichen, evtl. Antigen- oder Nukleinsäurenachweis
- serologischer Nachweis eines vierfachen Titeranstieges spezifischer Antikörper

■ **Differenzialdiagnose**
- Erkältungskrankheiten (»common cold«) durch Rhino-Viren, Adeno-Viren, Parainfluenza-Viren und Respiratory-syncytial-Viren
- Pneumonien anderer Genese

> **Memo**
> RSV ist häufigster Erreger der Viruspneumonie.

■ **Therapie**
- symptomatische Therapie
  - fiebersenkende Maßnahmen
  - Flüssigkeitssubstitution
  - Thromboembolieprophylaxe
- antivirale Therapie mit Neuraminidasehemmern, z. B. Zanamivir (Relenza®) 2×10 mg/d inhalativ, Oseltamivir (Tamiflu®) 2×75 mg/d p. o. über 5 d (beide Substanzen wirken gegen Influenza Typ A und B)
- evtl. Immunglobuline bei schweren Verläufen
- ggf. antibiotische Therapie bei bakterieller Sekundärpneumonie, z. B. Makrolide
- prophylaktisch jährliche aktive Immunisierung mit Totimpfstoff von Personen mit erhöhtem Risiko (chronisch Kranke, Immunsupprimierte, über 60-Jährige, Beschäftigte im Gesundheitswesen, Schwangere ab dem 2. Trimenon)

> **Memo**
> Neuraminidasehemmer sind nur wirksam bei Therapiebeginn innerhalb der ersten 48 h!

4.2   Infektiöse Darmerkrankungen

- Differenzierung nach **Pathomechanismus**
  - **sekretorische Diarrhö** infolge einer Stimulierung der membranständigen Adenylatzyklase durch Enterotoxine oder Viren
  - **exsudative entzündliche Diarrhö** mit Schleimhautläsionen
    - durch **Bakterien**, z. B. enteropathogene (Säuglingsdyspepsie), enterotoxinbildende (40 % aller Reisediarrhöen),

enteroinvasive (Dysenterie), enterohämorrhagische, entero-
aggregative und diffus-aggregative *Escherichia coli*, Salmonellen, Shigellen und *Campylobacter jejuni* (jeweils 5–10 %
aller Reisediarrhöen), *Vibrio cholerae*, *Yersinia enterocolitica*, *Clostridium difficile* (Antibiotika-assoziierte
pseudomembranöse Kolitis), *Staphylococcus aureus*, *Bacillus
cereus* und *Clostridium perfringens* (als Toxinbildner Auslöser von Lebensmittelvergiftungen)
  – durch **Viren**, z. B. Noro-Viren (beim Erwachsenen bis zu
    50 % der nichtbakteriellen infektiösen Diarrhöen),
    Rota-Viren (beim Kind >70 % der infektiösen Diarrhöen)
  – durch **Protozoen**, z. B. *Giardia lamblia*, *Entamoeba
    histolytica*, Kryptosporidien
▬ Differenzierung nach **klinischem Erscheinungsbild**
  ▬ **dysenterische Diarrhö** mit Beimengungen von Blut, Schleim,
    Eiter und kolikartigen Schmerzen (Amöbenruhr, bakterielle
    Ruhr)
  ▬ **nicht-dysenterische Diarrhö** mit unverdauten Speiseresten
    und Schleim, mildere Symptomatik (enterotoxisch oder bei
    Resorptionsstörungen, z. B. durch *Giardia lamblia*)

Tag 2

4.2.1 Infektionen mit enterohämorrhagischen *Escherichia coli* (EHEC, Shigatoxin-produzie-rende *E. coli*)

▬ fäkal-orale Übertragung durch Ausscheider oder durch den
  Genuss kontaminierter tierischer Lebensmittel, z. B. nicht
  pasteurisierte Milch, rohes Fleisch
▬ gehäuft bei Kleinkindern und älteren Menschen
▬ Inkubationszeit: 1–7 d

- **Klinik**
▬ bei immunkompetenten Erwachsenen meist klinisch
  asymptomatisch
▬ bei Kindern und älteren Menschen (blutig-)wässrige Durchfälle
▬ Komplikationen: hämorrhagische Kolitis, postinfektiös hämolytisch-urämisches Syndrom mit hämolytischer Anämie,
  Thrombozytopenie und akutem Nierenversagen (häufigste Ursache des akuten Nierenversagens bei Kindern), thrombotisch-
  thrombozytopenische Purpura (**Moschcowitz-Syndrom**) mit
  HUS und zerebraler Symptomatik (Krampfanfälle)

- **Diagnostik**
▬ Erregerisolierung aus Stuhlkulturen, Serotypisierung (häufig
  E. coli O157:H7) und Nachweis von Shigatoxin bzw. des Shiga-
  toxin-Gens (aggressiver HUS-assoziierter *E. coli* (HUSEC) bzw.
  Shigatoxin-produzierender *E. coli* (STEC) O104:H4)

>Memo
mindestens 3 negative Stuhlproben zum Ausschluss weiterer
Ansteckungsfähigkeit

Tag 2

! Cave
keine Antibiotikatherapie,
keine Motilitätshemmer!

- ■ **Differenzialdiagnose**
- ▬ Colitis ulcerosa

- ■ **Therapie**
- ▬ symptomatische Therapie mit Flüssigkeits- und Elektrolyt-substitution, z. B. Elotrans®-Pulver
- ▬ bei hämolytisch-urämischem Syndrom Dialyse (Dialysepflicht bei 50 % der betroffenen Kinder)
- ▬ bei Moschcowitz-Syndrom evtl. Plasmapherese

4.2.2 Salmonellosen (Typhus-Paratyphus-Enteritis Gruppe)

- ▬ zyklische oder septische Allgemeininfektion, Gastroenteritis, Ausscheidertum
  - ▬ Typhuserreger: *Salmonella enterica* Serovar *typhi*, *S. typhi* (ausschließlich humanpathogen)
  - ▬ Paratyphuserreger: meist *S. paratyphi* B (ausschließlich humanpathogen)
  - ▬ Enteritiserreger: meist *S. enteritidis*, *S. typhimurium* (Zooanthroponosen)
- ▬ fäkal-orale Übertragung
  - ▬ **Typhuserreger** meist durch Dauerausscheider, aber auch indirekt durch kontaminierte Lebensmittel und Trinkwasser
  - ▬ **Enteritiserreger** meist über Tiere oder tierische Lebensmittel (z. B. rohe Eier, rohes Geflügel, Muscheln, Mettwurst), nur selten durch temporäre Ausscheider
- ▬ **Typhus abdominalis** meist aus (sub-)tropischen Ländern importiert, in Deutschland <100 Fälle/Jahr, Letalität des unbehandelten Typhus ca. 20 %
- ▬ **Salmonellen-Enteritis** gehäuft während der Sommermonate
- ▬ Inkubationszeit für **Typhus und Paratyphus:** 7–21 d; Inkubationszeit der **Salmonellen-Enteritis:** wenige h bis 3 d

>Memo
septische Fieberkontinua,
kein Schüttelfrost!

- ■ **Klinik**
- ▬ **Typhus abdominalis** (»typhoid fever«)
  - ▬ langsam steigendes Fieber
  - ▬ Roseolen (septische Absiedlungen) an der Bauchhaut
  - ▬ graugelb belegte »Typhuszunge« mit freien Rändern
  - ▬ Splenomegalie
  - ▬ Somnolenz
  - ▬ Kopfschmerzen
  - ▬ Husten
  - ▬ relative Bradykardie
  - ▬ initial häufig Obstipation, ab der zweiten Woche »Erbsbreistühle«

- Komplikationen: intestinale Blutungen, Darmperforation mit Peritonitis, Kreislaufversagen, Nierenversagen, Myokarditis, Thrombosen, Sepsis mit metastatischen Abszessen in Knochen und Gelenken, reaktive Arthritis, Dauerausscheider (ca. 4 % der Fälle)
- Paratyphus verläuft typhusähnlich
- **Salmonellen-Gastroenteritis**
  - Brechdurchfall
  - abdominelle Krämpfe
  - Fieber
  - Kopfschmerzen
  - Komplikationen: Dehydratation, Kreislaufkollaps, evtl. bei Immunschwäche Salmonellensepsis mit metastatischen Absiedlungen (Endokarditis, Meningitis, Arthritis), temporärer Dauerausscheider

- **Diagnostik**
- bei **Typhus abdominalis**
  - im Differenzialblutbild Leukopenie und absolute Eosinopenie, häufig normale BSG
  - evtl. Transaminasen↑
  - mittels Blutkulturen Isolation des Typhuserregers, im späteren Verlauf auch aus Stuhlkulturen, Serotypisierung nach Kaufmann-White-Schema mittels Antiseren gegen Oberflächen- und Geißelantigene (O- und H-Ag), evtl. Lysotypie, Antibiotikaresistenztestung
  - serologischer Nachweis signifikant hoher Antikörpertiter oder eines vierfachen Titeranstieges
- bei **Salmonellen-Enteritis** evtl. Erregernachweis in kontaminierten Speisen

- **Differenzialdiagnose**
- für **Typhus abdominalis**
  - infektiöse Darmerkrankungen anderer Genese
  - Colitis ulcerosa
  - Pneumonie, Miliartuberkulose, Influenza
  - Endokarditis
  - Malaria
- für **Salmonellen-Enteritis**
  - Lebensmittelvergiftungen (durch Enterotoxine)

- **Therapie**
- bei **Typhus abdominalis**
  - Ciprofloxacin über mindestens 14 d
  - evtl. Cephalosporine der 3. Generation, z. B. Cefotaxim
  - bei Dauerausscheidern Ciprofloxacin für 28 d, evtl. Lactulose bei Dünndarmausscheidern

Tag 2

> **>Memo**
> erhöhtes Risiko für ein Gallenblasenkarzinom bei Galleausscheidern!

> **! Cave**
> bei Paratyphus Leukozytose

> **>Memo**
> bei Salmonellen-Enteritis Isolation primär aus Stuhlkulturen!

> **! Cave**
> keine Antikörperbildung bei Enteritiserregern, nur Lokalinfektion des Dünndarms!

> **>Memo**
> mindestens 3 negative Stuhlproben zum Ausschluss weiterer Ansteckungsfähigkeit

Tag 2

! Cave

durch Antibiotikagabe steigt die
Wahrscheinlichkeit für Dauerausscheider ≥6 Monate!

— prophylaktisch oraler Lebendimpfstoff (z. B. Typhoral L®)
  oder Totimpfstoff aus dem Vi-Polysaccharid (Virulenz-
  antigen) parenteral i. m. oder s. c. (z. B. Typherix®)
— bei **Salmonellen-Enteritis**
  — Flüssigkeits- und Elektrolytsubstitution, z. B. Elotrans®
  — vorübergehend Nahrungskarenz, mit Rückgang der
    Beschwerdesymptomatik langsamer Kostaufbau
  — bei schweren Krankheitsverläufen oder Immunschwäche
    Ciprofloxacin, evtl. Cotrimoxazol oder Ampicillin i. v.

4.2.3   Campylobacter-Enterokolitis

— fieberhafte Enteritis, ausgelöst durch Enterotoxine
— orale Übertragung durch Tierkontakte oder kontaminierte
  Lebensmittel
— Häufigkeitsgipfel im Sommer
— Inkubationszeit: 2–7 d

■ **Klinik**
— kurze unspezifische Prodromi mit Kopf- und Gliederschmerzen,
  Fieber
— wässrige, häufig auch blutig-schleimige Diarrhö (fast immer
  innerhalb von 7 d selbstlimitierend)
— kolikartige Abdominalschmerzen
— Komplikationen: postinfektiöse reaktive Arthritis, selten Guillan-
  Barré-Syndrom

■ **Diagnostik**
— Isolation des Erregers (meist *Campylobacter jejuni*) aus Stuhl-
  kulturen
— Nachweis spezifischer Antikörper bei immunpathologischen
  Nachkrankheiten

■ **Differenzialdiagnose**
— infektiöse Darmerkrankungen anderer Genese
— Colitis ulcerosa

■ **Therapie**
— Flüssigkeits- und Elektrolytsubstitution
— bei schweren Verläufen Makrolid-Antibiotika

4.2.4 Lebensmittelvergiftungen durch enterotoxinbildende Bakterien

Tag 2

— Lebensmittelintoxikationen meist durch *Staphylococcus aureus*, seltener durch *Bacillus cereus* oder *Clostridium perfringens*
— Übertragung durch kontaminierte Lebensmittel, Infektionsquelle ist meist der Mensch, häufig kleine Ausbrüche mit ≥2 betroffenen Personen
— Inkubationszeit: wenige Stunden

! Cave
Staph.-aureus-Toxine sind hitzestabil!

- **Klinik**
— akuter Krankheitsbeginn mit Übelkeit, Erbrechen und Diarrhö, kein Fieber, meist nur kurze Krankheitsdauer von maximal 2 Tagen
— evtl. Bauchkrämpfe
— Komplikationen: Dehydratation, Kollaps

- **Diagnostik**
— evtl. Enterotoxinnachweis aus Speiseresten

- **Differenzialdiagnose**
— infektiöse Durchfallerkrankungen, z. B. Salmonellen-Enteritis
— Botulismusintoxikation (gleichzeitig neurologische Symptomatik)
— Pilzvergiftung
— Schwermetallvergiftung

- **Therapie**
— Flüssigkeits- und Elektrolytsubstitution

4.2.5 Noro-Virus-Infektion

— häufigste nichtbakterielle Gastroenteritis des Erwachsenen, meist ältere Menschen, oft Ausbrüche in Gemeinschaftseinrichtungen
— Häufigkeitsgipfel in den Winter- und Frühjahrsmonaten
— aerogene oder fäkal-orale Übertragung
— Inkubationszeit: wenige h bis zu 2 d

- **Klinik**
— Übelkeit und schwallartiges Erbrechen
— wässrige Diarrhö und Bauchkrämpfe
— schweres Krankheitsgefühl mit Glieder- und Muskelschmerzen
— evtl. Fieber
— Komplikationen: Dehydratation, prolongierte oder chronische Verläufe

Tag 2

- **Diagnostik**
- im Blutbild Leukozytose
- RNA- oder Antigennachweis im Stuhl

- **Differenzialdiagnose**
- Lebensmittelintoxikationen
- Salmonellen-Gastroenteritis

- **Therapie**
- Flüssigkeits- und Elektrolytsubstitution

4.2.6 Shigellose (Shigellen-Ruhr, bakterielle Ruhr)

>**Memo**
Mensch ist einziges Erregerreservoir

- *Shigella dysenteriae* (Endotoxin- und Exotoxinbildner), *Shigella boydii*, *Shigella flexneri* und *Shigella sonnei*
- meist importierte Fälle
- fäkal-orale Übertragung durch kontaminiertes Wasser und Lebensmittel
- Inkubationszeit: 1–5 d

- **Klinik**
- wässrige Durchfälle, bei schweren Verläufen mit Beimengungen von Blut und Schleim
- abdominelle Schmerzen, Tenesmen
- evtl. Fieber
- Komplikationen: starke Wasser- und Elektrolytverluste (Endotoxin verursacht Schleimhautulzera im Kolon), Kreislaufkollaps (Exotoxin), intestinale Blutungen, Darmperforation, reaktive Arthritis, evtl. hämolytisch-urämisches Syndrom

- **Diagnostik**
- Isolation des Erregers aus Rektalabstrichen oder Stuhlkulturen auf Spezialnährböden (kurze Transportwege erforderlich!)

- **Therapie**
- symptomatisch Flüssigkeits- und Elektrolytsubstitution
!**Cave**
keine Motilitätshemmer!
- Gyrasehemmer oder Ampicillin i. v., ggf. Therapieanpassung nach Antibiogramm

4.2.7 Amöbiasis (Amöbenruhr)

- *Entamoeba-histolytica*-Infektionen können sich intestinal und extraintestinal manifestieren.
>**Memo**
Zysten sind umweltresistent und
resistent gegen sauren Magensaft!
- Mensch ist einziges Erregerreservoir, ca. 10 % der in den (Sub-)Tropen lebenden Bevölkerung scheiden Amöbenzysten mit dem Stuhl aus, in Deutschland importierte Reisekrankheit

Tag 2

— fäkal-orale Übertragung durch kontaminiertes Trinkwasser, rohes Gemüse und ungeschältes Obst

— Inkubationszeit der Amöbenruhr: 7–28 d; Inkubationszeit des Amöbenabszesses: mehrere Monate bis Jahre

- **Klinik**

— klinisch meist asymptomatisch

— akute Amöbenruhr

— himbergeleeartige Durchfälle

— abdominelle Schmerzen, Tenesmen

— evtl. Fieber

— Komplikationen: chronisch rezidivierende Kolitis, Darmwandamöbom (tumoröse granulomatöse Entzündungs-reaktion), toxisches Megakolon, intestinale Blutungen, Kolonperforation mit Peritonitis

— Amöbenleberabszess

— Schmerzen im rechten Oberbauch

— subfebrile Temperaturen

— Komplikationen: Perforation in Pleuraraum, Perikard oder Bauchhöhle

- **Diagnostik**

— im Blutbild Leukozytose

— BSG↑ und CRP↑

— bei Leberabszess evtl. Transaminasen↑

— mikroskopischer Nachweis vegetativer Magnaformen im Stuhl (Trophozoiten, sog. Minutaformen, werden nach Phagozytose von Erythrozyten während der Schleimhautinvasion als Magnaformen bezeichnet), Differenzierung zwischen *E. histolytica* und den apathogenen Spezies *E. dispar* und *E. moshkovskii* nur mittels PCR möglich

— bei extraintestinaler Manifestation serologischer Nachweis spezifischer Antikörper

— in der Abdomensonographie evtl. Darstellung eines singulären oder multipler Leberabszesse, überwiegend im rechten Leberlappen, ggf. CT

- **Differenzialdiagnose**

— infektiöse Durchfallerkrankungen anderer Genese

— Colitis ulcerosa

— bakterieller Leberabszess

— Echinokokkuszyste

- **Therapie**

— bei Amöbenruhr Imidazolderivate (z. B. Metronidazol, Clont®) über 10 d, evtl. bei Persistenz Darmdekontamination mit Paromomycin (Humatin®) 15–25 mg/kg KG/d p. o. für 5 d

Tag 2

- bei Amöbenleberabszess Imidazolderivate und Diloxanid, ggf. Abszesspunktion und Injektion eines Kontaktamöbizids bei drohender Perforation

4.2.8 Cholera

- lokale Dünndarminfektion mit *Vibrio cholerae*
- orale Übertragung durch kontaminiertes Trinkwasser, evtl. Meeresfrüchte und andere Lebensmittel; direkte fäkal-orale Übertragung von Mensch-zu-Mensch
- Inkubationszeit: wenige h bis 5 d
- Letalität 1–5 %

- **Klinik**
- häufig klinisch asymptomatische Verläufe oder nur leichte Diarrhö
- massive Durchfälle (»Reiswasserstühle«) mit hohem Flüssigkeitsverlust, Aktivierung der Adenylatzyklase durch Enterotoxin mit konsekutiver Hypersekretion und intestinaler Hypermobilität
- Erbrechen
- Wadenkrämpfe
- evtl. Hypothermie (bis 20°C)
- Komplikationen: Exsikkose, hypovolämischer Schock, akutes Nierenversagen, Enterotoxinvergiftung mit letalem Ausgang innerhalb weniger Stunden

- **Diagnostik**
- in der mikroskopischen Untersuchung eines Stuhlausstrichs Nachweis beweglicher kommaförmiger Stäbchen (Transport des Rektal- oder Stuhlabstrichs in Peptonlösung wegen der Gefahr der Austrocknung)
- Isolation des Erregers mittels Stuhlkultur und Typisierung

- **Therapie**
- bereits bei Verdacht Patientenisolation
- Flüssigkeits- und Elektrolytsubstitution (bei oraler Rehydratation 3,5 g Kochsalz und 2,5 g Natriumbikarbonat und 1,5 g Kaliumchlorid und 20 g Glukose pro Liter Wasser)
- unterstützende antibiotische Therapie mit Chinolonen oder Makrolid
- prophylaktisch aktive Immunisierung mit oralem Lebend- oder Totimpfstoff

4.2.9 Yersiniose

- *Yersinia enterocolitica* und seltener *Y. pseudotuberculosis* verursachen beim Menschen eine Durchfallerkrankung.
- orale Übertragung durch Tierkontakte (Anthropozoonose) oder kontaminierte tierische Lebensmittel (z. B. Milch, rohes Schweinefleisch)
- Häufigkeitsgipfel in den Wintermonaten
- Inkubationszeit: ca. 10 d

- **Klinik**
- bei Kleinkindern häufig Gastroenteritis
- bei älteren Kindern und Jugendlichen evtl. akute Lymphadenitis mesenterica (»Pseudoappendizitis«)
- Diarrhö
- kolikartige abdominelle Schmerzen
- evtl. Fieber
- Komplikationen: chronische Diarrhö, selten Sepsis, postinfektiöse Arthritis, Erythema nodosum

- **Diagnostik**
- Isolierung des Erregers aus Stuhl, Darmbiopsien, mesenterialen Lymphknoten, evtl. auch aus Blut
- serologischer Nachweis von Antikörpern meist gegen *Y. enterocolitica* O:9 bzw. O:3 oder gegen *Y. pseudotuberculosis*

- **Therapie**
- Flüssigkeits- und Elektrolytsubstitution
- bei schwerem Verlauf Fluorchinolone, ggf. Cephalosporine der 3. Generation

4.2.10 Kryptosporidiose

- *Cryptosporidium parvum* (obligat intrazelluläres Protozoon)
- orale Übertragung durch kontaminierte Nahrungsmittel und Trinkwasser, seltener von Mensch-zu-Mensch, übliche Händedesinfektion tötet den Erreger nicht ab, deshalb gründliches Händewaschen; Erregerreservoir sind Haus- und Nutztiere
- gehäuft bei HIV-Patienten und bei beruflichem Umgang mit Nutztieren, z. B. Tierpfleger, Veterinäre
- Inkubationszeit: 1–12 d

- **Klinik**
- wässrige Diarrhö
- evtl. abdominelle Schmerzen
- leichtes Fieber
- Komplikationen: Dehydratation, Malabsorptionssyndrom, bronchopulmonale Infektion

> **>Memo**
> bei immunkompetenten Personen häufig asymptomatische oder selbstlimitierende Infektion; bei Immunschwäche schwere und lange Verläufe!

Tag 2

- **Diagnostik**
  - evtl. γGT$\uparrow$ und AP$\uparrow$ bei Gallengangsbefall
  - im Stuhl mikroskopischer Nachweis der Oozysten
  - evtl. Antigennachweis aus Stuhlproben

- **Differenzialdiagnose**
  - bei HIV-Patienten atypische Mykobakteriosen, Zytomegalie-Virus-Infektionen, Mikrosporidiose

- **Therapie**
  - Behandlung beschränkt auf Flüssigkeits- und Elektrolytsubstitution in Ermangelung einer wirksamen antiparasitären Therapie
  - bei HIV-Patienten optimale antivirale Therapie

4.3   Sexuell übertragbare Erkrankungen

4.3.1   HIV-Infektion und AIDS

- erworbenes Immundefektsyndrom
- AIDS (»acquired immunodeficiency syndrome«) ist das Endstadium einer Infektion mit HIV (»human immunodeficiency virus«) 1 oder 2
- Das RNA-haltige Retro-Virus bindet an den Antigenrezeptor CD4 (T-Helferlymphozyten, Monozyten, Makrophagen, epidermale Langerhans-Zellen, Zellen der Mikroglia) und ist somit vor allem lymphozytotrop und neurotrop. Für das Eindringen in die Zielzelle ist außerdem noch ein Korezeptor (CXCR4 oder CCR5) notwendig.
- im Verlauf der HIV-Infektion Virusmutation *in vivo* mit konsekutiv verschiedenen Mutanten in einem Individuum
- seit 1980 von Zentralafrika sich ausbreitende Pandemie; überwiegender Teil der HIV-Infektionen in Europa ist durch HIV 1 bedingt, HIV 2 kommt v. a. in Westafrika und nur sporadisch in USA, Europa und Asien vor; in Deutschland sind überwiegend homosexuelle Männer (ca. 50 % der Infektionen) und i. v.-Drogenabhängige (ca. 10 %) betroffen, mit steigender Häufigkeit auch Heterosexuelle; weltweit eine der häufigsten infektiösen Todesursachen
- sexuelle Übertragung (Promiskuität und ungeschützter Geschlechtsverkehr sind Hauptrisikofaktoren), Übertragung von kontaminiertem Blut oder Blutbestandteilen; Infektionsgefährdung des medizinischen Personals ist sehr gering, Infektionsrate bei Nadelstichverletzungen maximal 1,5 %; Infektionen in utero, peripartal oder via Muttermilch
- Inkubationszeit (bis zum Auftreten von Anti-HIV-Antikörpern): 1–3 Monate; mittlere Inkubationszeit für AIDS ca. 10 Jahre (bei perinataler Infektion ca. 5 Jahre)

◻ Tab. 4.2 CDC-Stadieneinteilung der HIV-Infektionen

Stadium	T-Helferlympho-zyten/µl	Klinische Kategorien		
		A asymptomatisch, akute HIV-Krankheit, Lymphadenopa-thie-Syndrom	B symptomatisch (nicht Kategorie A oder C)	C AIDS-Indikator-krankheiten
1	>500	A1	B1	C1
2	200–500	A2	B2	C2
3	<200	A3	B3	C3

■ **Klinik**
- Stadieneinteilung der HIV-Infektionen nach CDC (Centers for Disease Control) (◻ Tab. 4.2)
- **Symptomatik der klinischen Kategorie A**
  - **akute HIV-Krankheit** oder akutes retrovirales Syndrom (30 % aller Infizierten, 1–6 Wochen nach der Infektion) mit unspezifischen Allgemeinsymptomen, z. B. Fieber, Lymphknotenschwellung, Splenomegalie, Angina, evtl. makulopapulöses Exanthem, Myalgien
  - **Lymphadenopathie-Syndrom** (40 % aller Infizierten) mit persistierender generalisierter Lymphknotenschwellung (≥2 extrainguinale Lymphknotenstationen, >3 Monate lang), evtl. seborrhoische Dermatitis
  - asymptomatische Latenzzeit (ca. 10 Jahre)
- **Symptomatik der klinischen Kategorie B**
  - subfebrile Temperaturen
  - chronische Diarrhöen
  - oropharyngeale oder vulvovaginale Candidose
  - »pelvic inflammatory disease« (Adnexitis, Tuboovarialabszess)
  - zervikale Dysplasie (mäßig-schwer) oder Carcinoma in situ
  - orale Haarleukoplakie
  - Herpes zoster über mehrere Dermatome
  - bazilläre Angiomatose (durch *Bartonella henselae* hervorgerufene stecknadelkopfgroße rote Papeln)
  - Listeriose
  - periphere Neuropathie
  - idiopathische thrombozytopenische Purpura
- **Symptomatik der klinischen Kategorie C** (AIDS-definierende Krankheiten)
  - **Wasting-Syndrom** (ca. 15 % der unbehandelten Patienten) mit ungewolltem Gewichtsverlust (>10 %), chronischer Diarrhö, Fieber und Abgeschlagenheit
  - **HIV-assoziierte Enzephalopathie** (15–20 % der unbehandelten Patienten) mit langsam progredienter Demenz

! Cave
Rückstufungen in der Kategorie sind nicht vorgesehen!

Tag 2

(Konzentrationsschwäche, Gedächtnisstörungen, Depression, Gangstörungen, selten Miktionsstörungen)

— **opportunistische Infektionen**
  - Hirntoxoplasmose mit Fieber, Kopfschmerzen, Verwirrtheit, Psychosyndromen und Krampfanfällen
  - Kryptosporidiose mit wässriger Diarrhö und Tenesmen
  - Pneumocystis-jirovecii-Pneumonie (mit 85 % aller Patienten häufigste Pneumonie bei AIDS) mit Dyspnoe, trockenem Husten und subfebrilen Temperaturen
  - Candida-Ösophagitis mit Schluckbeschwerden, evtl. retrosternalem Brennen
  - Kryptokokkose mit Pneumonie und Meningoenzephalitis
  - Aspergillose, Histoplasmose, Kokzidoidmykose
  - rezidivierende bakterielle Pneumonien
  - atypische Mykobakteriosen (v. a. *Mycobacterium avium intracellulare*) mit Fieber, Hepatosplenomegalie, abdominellen Schmerzen und Gewichtsverlust
  - Tuberkulose (ca. 30 % aller Todesfälle unter AIDS-Patienten) mit gehäuft schwerem miliarem Verlauf
  - Salmonellensepsis
  - gastrointestinale, pulmonale, zerebrale und retinale Zytomegalie-Virus-Infektionen (verantwortlich für Erblindungen bei ca. 30 % der unbehandelten Patienten)
  - Herpes-simplex-Infektionen mit persistierenden, ulzerierenden anorektalen oder oropharyngealen Bläschen
  - progressive multifokale Leukenzephalopathie (JC-Virus-Infektion)

— **Malignome**
  - Kaposi-Sarkom (ausgelöst durch humanes Herpes-Virus HHV 8) mit multizentrischen bräunlich-violetten Tumoren überwiegend in den Spaltlinien der Haut und an den Beinen, evtl. auch am Gaumen
  - EBV-assoziierte Non-Hodgkin-Lymphome vom B-Zelltyp, ZNS-Lymphome
  - invasives Zervixkarzinom

— bei **konnataler HIV-Infektion** Frühgeburt, Dystrophie, kraniofasziale Dysmorphie, kortikale Hirnatrophie und verkalkte Stammganglien, lymphoide interstitielle Pneumonie

- **Diagnostik**
— absolute Zahl der T-Helferzellen↓ (<400/µl), auch prognostischer Parameter (bei T_H <200/µl hohes Risiko für das Auftreten AIDS-definierender Erkrankungen);
T-Helfer-/T-Suppressorzellen (CD4/CD8-Quotient) ↓ (<1,2 [Normwert ca. 2])
— Nachweis von HIV-DNA in Lymphozyten oder Virus-RNA mittels PCR in der Frühphase der Infektion (vor Einsetzen der Antikörperbildung), evtl. Bestimmung der Viruslast als

prognostischer Parameter und zur Therapiekontrolle im Krankheitsverlauf
- serologischer Nachweis von Antikörpern mittels HIV-ELISA (Suchtest) i. d. R. 1–3 Monate nach der Infektion; bei positivem Ergebnis Verifizierung mittels Western blot (Bestätigungstest)
- in der histologischen Untersuchung einer Lymphknotenbiopsie bei generalisierter Lymphadenopathie Nachweis einer follikulären Hyperplasie
- im MRT bei HIV-assoziierter Enzephalopathie diffuse Hirnatrophie
- in der Röntgen-Thoraxaufnahme milchglasartige Infiltrate bilateral bei *Pneumocystis*-Pneumonie

Tag 2

> **>Memo**
> Virusisolierung ist für die Routinediagnostik zu zeitaufwendig!

- **Differenzialdiagnose**
- bei akuter HIV-Krankheit infektiöse Mononukleose
- angeborene Immundefektsyndrome
- erworbene Immunschwächen anderer Genese

- **Therapie**
- hochaktive antiretrovirale Therapie (HAART) bei klinischen oder laborchemischen Zeichen des Immundefekts
  - evtl. Auftreten entzündlicher Erkrankungen bei erfolgreicher antiretroviraler Therapie, sog. Immunrekonstitutionssyndrom; häufige Nebenwirkung der langjährigen HAART ist das Lipodystrophiesyndrom mit zentraler Adipositas, Lipatrophie (v. a. an Extremitäten und Glutealregion), Hyperlipidämie, Insulinresistenz und selten Diabetes mellitus
  - Therapiemonitoring über Viruslast, CD4-Zellzahl, Medikamentenspiegel und Resistenztestungen
  - Kombinationstherapien aus mindestens drei antiretroviralen Substanzen (mindestens ein Medikament sollte liquorgängig sein, z. B. Zidovudin) (◘ Tab. 4.3)
- weitere antivirale Mittel bei HIV-1-Infektionen
  - Enfuvirtid (T20, Fuzeon®) hemmt die virale und zelluläre Membranfusion
  - Maraviroc (MVC, Celsentri®) hemmt das HIV-Eindringen in die Zielzelle durch selektive Bindung an den Chemokin-Rezeptor CCR5
  - Raltegravir (Isentress®) hemmt die Integration des HIV-Genoms in das Wirtszellgenom
- Behandlung typischer Infektionskrankheiten bei AIDS
  - bei Toxoplasmose Clindamycin (z. B. Sobelin®) 4×600 mg/d i. v. oder Sulfadiazin 2–4 g/d p. o. (in 3–6 Einzeldosen) und Pyrimethamin (Daraprim®) 100 mg/d p. o. und Folinsäure 15 mg/d p. o. bis zu 2 Monate; zur Primärprophylaxe Cotrimoxazol
  - bei *Pneumocystis*-Pneumonie Cotrimoxazol 4×20+100 mg/kg KG/d über mindestens 21 Tage (auch als Rezidivprophylaxe;

> **>Memo**
> bei erfolgreicher HAART Abfall der Virusreplikation unter die Nachweisgrenze innerhalb von maximal 6 Monaten!

> **>Memo**
> Primärprophylaxe bei $T_H \leq 200/\mu l$

◧ Tab. 4.3 Hochaktive antiretrovirale Kombinationstherapie bei HIV-Infektion

Nukleosid-/Nukleotidanaloga	Non-nukleotidische Reverse-Transkriptase-Inhibitoren	Proteaseinhibitoren
Zidovudin (AZT, Retrovir®) und Lamivudin (3TC, Epivir®) = CBV, Combivir®		Lopinavir/Ritonavir (LPV/RTV, Kaletra®)
Zidovudin (AZT, Retrovir®) und Emtricitabin (FTC, Emtriva®)	Efavirenz (EFV, Sustiva®)	
Tenofovir (TDF, Viread®) und Lamivudin (3TC, Epivir®)	Nevirapin (NVP, Viramune®)	
Tenofovir (TDF, Viread®) und Emtricitabin (FTC, Emtriva®) = FTC/TDF, Truvada®		Saquinavir (SQV, Invirase®) und Ritonavir (RTV, Norvir®)
Abacavir (ABC, Ziagen®) und Lamivudin (3TC, Epivir®) = 3TC/ABC, Kivexa®		Fosamprenavir (FPV, Telzir®) und Ritonavir (RTV, Norvir®)
Abacavir (ABC, Ziagen®) und Emtricitabin (FTC, Emtriva®)		Indinavir (IDV, Crixivan®) und Ritonavir (RTV, Norvir®)

480 mg/d), evtl. Atovaquon oder Pentamidin-Infusionen (inhalativ auch als Rezidivprophylaxe)
- bei Soorösophagitis Antimykotika, z. B. Fluconazol (Diflucan®) oder Itraconazol (Sempera®) systemisch
- bei Kryptokokkose Flucytosin (Ancotil®) in Kombination mit Amphotericin B, bei Kryptokokkenmeningitis außerdem Fluconazol (z. B. Diflucan®) einmalig 400 mg, dann 200 mg/d über 3 Monate
- bei bazillärer Angiomatose Erythromycin oder Doxycyclin
- bei atypischen Mykobakteriosen Ethambutol 1200 mg/d und Clarithromycin 1000 mg/d und Rifabutin 300 mg/d
- bei Tuberkulose tuberkulostatische Kombinationstherapie
- bei Salmonellensepsis Ciprofloxacin oder Ceftriaxon
- bei Zytomegalie-Virus-Infektionen Ganciclovir (Cymeven®) 2×5 mg/kg KG/d i. v. für 14 d, dann 1×5 mg/kg KG/d (auch zur Rezidivprophylaxe bei AIDS), ggf. Cidofovir (Vistide®) oder Foscarnet (Foscavir®), evtl. Hyperimmunglobulin
- bei Zoster Aciclovir (Zovirax®) 5×800 mg/d p. o. für 10 d, ggf. bei generalisiertem Krankheitsbild 3×10 mg/kg KG/d i. v. für 14 d, evtl. Hyperimmunglobulin und Interferon-β
- bei Herpes-simplex-Infektionen Aciclovir (Zovirax®) 5×200 mg/d p. o. für 10 d, ggf. Valaciclovir (Valtrex®) 2×500 mg/d p. o. für 10 d oder Famciclovir (Famvir®) 3×250 mg/d p. o. für 5 d
- bei akzidentieller Nadelstichverletzung Förderung der Blutung und Desinfektion und antivirale Postexpositionsprophylaxe mit Truvada® und Kaletra®

>Memo
Interaktion des Rifampicins mit antiretroviraler Therapie beachten, deshalb Rifabutin bevorzugen

- vertikale Transmissionsprophylaxe durch Therapie der HIV-Infektion während der Schwangerschaft mit dem Therapieziel einer unmessbaren Viruslast zum Zeitpunkt der Geburt, Kaiserschnittentbindung, Stillverzicht, antiretrovirale Therapie des Neugeborenen in den ersten vier Lebenswochen

Tag 2

4.3.2 Lues (Syphilis)

- kontagiöse, in Schüben verlaufende, durch *Treponema pallidum* verursachte Infektionskrankheit
- meist sexuelle Übertragung, selten durch Bluttransfusion, diaplazentare Infektionen möglich
- steigende Inzidenz in den westlichen Industrienationen, in Deutschland meist Männer betroffen (ca. 90 % der Neuinfektionen)
- mittlere Inkubationszeit: ca. 3 Wochen

- **Klinik**
- **Primärstadium**
  - an der Eintrittsstelle roter Fleck oder Knötchen (Primäraffekt)
  - nachfolgend schmerzfreies, scharf begrenztes, flaches Geschwür mit ödematös derb infiltriertem Randwall (Ulcus durum, »harter Schanker«)
  - schmerzlose regionale Lymphadenitis (Bubo)
  - spontane Abheilung des Primärkomplexes nach 3–8 Wochen
- **Sekundärstadium** (2–3 Monate post infectionem)
  - Allgemeinsymptome, z. B. Fieber und Arthralgien
  - nichtjuckende Exantheme (makulöse Roseolen, papulöse Syphilide)
  - Plaques muqueuses in der Mundschleimhaut
  - nässende Condylomata lata im Anogenitalbereich
  - häufig generalisierte Lymphknotenschwellungen
  - evtl. Organbeteiligung (Hepatitis, Immunkomplex-Glomerulonephritis, ZNS-Beteiligung)
  - Symptomatik klingt nach einigen Wochen spontan ab, evtl. im Verlauf rezidivierend
- **latente Syphilis**
  - infektiöse Syphilis bis nach Ablauf des ersten Jahres nach Abklingen des letzten Exanthemschubes (Frühlatenz)
  - ab Spätlatenz nichtinfektiöse Syphilis
- **Tertiärstadium** (etwa ein Drittel der unbehandelten Patienten, 3–30 Jahre post infectionem)
  - überwiegend in Haut und Knochen vorkommende nekrotisierende Granulome (Gummata sind Folge einer überschießenden Immunreaktion auf hämatogen gestreute Erreger und können in allen Geweben vorkommen)

>**Memo**
Condylomata lata sind reich an Erregern und hoch infektiös

Tag 2

4

> **Memo**
> Erreger ist kulturell nicht
> anzüchtbar

! Cave
in der Cardiolipin-KBR falsch
positive Resultate bei Tumoren,
Autoimmunerkrankungen und
Schwangerschaft!

! Cave
bei Therapiebeginn Gefahr einer
Jarisch-Herxheimer-Reaktion
durch bakterielle Zerfallsprodukte!

- Neurolues (frühsyphilitische Meningitis, neurogummöse
  tertiäre Syphilis, neurovaskuläre tertiäre Syphilis, parenchy-
  matöse Form der Neurosyphilis, Tabes dorsalis und progressive Paralyse)
- kardiovaskuläre Lues (Mesaortitis syphilitica mit Aneurysmen
  und Aortenklappeninsuffizienz)
- **konnatale Syphilis**
  - evtl. Abort, Totgeburt, Frühgeburt
  - Lues connata praecox (Neugeborene und Säuglingsalter) mit
    Rhinits, makulopapulösem Exanthem und Pseudoparalyse
  - Lues connata tarda (ab dem 3. Lebensjahr) mit Mundrhaga-
    den, Sattelnase, Deformierung an Knochen und Zähnen
    (Tonnenzähne), Keratitis parenchymatosa und Innenohr-
    schwerhörigkeit (die letztgenannten Symptome werden als
    Hutchinson-Trias bezeichnet)

- **Diagnostik**
- in der Dunkelfeldmikroskopie oder mittels direkter Immunfluoreszenz Nachweis der Spirochäten im Reizsekret der Primärläsion
- *Treponema-pallidum*-Hämagglutinations-(TPHA-) Test als
  Suchtest, ggf. polyvalenter ELISA (»enzyme-linked immuno-
  sorbent assay«)
- Fluoreszenz-*Treponema*-Antikörper-Absorptions-(FTA-Abs-)
  Test als Bestätigungstest, alternativ Immunoblotverfahren
- bei unbehandelter Syphilis Beweis einer aktiven Infektion durch
  den Nachweis unspezifischer Lipoidantikörper mittels VDRL-
  Test (»venereal disease research laboratory«), RPR-Test (»rapid
  plasma reagin«) oder Cardiolipin-KBR

- **Differenzialdiagnose**
- im **Primärstadium** Ulcus molle, Lymphogranuloma venerum,
  Herpes simplex genitalis, Granuloma inguinale
- im **Sekundärstadium** Virus- und Arzneimittelexantheme

- **Therapie**
- Mittel der 1. Wahl ist Benzylpenicillin-Benzathin (z. B. Tardocillin®
  2,4 Mio. IE i. m. wöchentlich über mindestens 2–3 Wochen, evtl.
  Doxycyclin oder Erythromycin bei Penicillinallergie
- bei Neurosyphilis Penicillin G oder Ceftriaxon i. v.
- Behandlung von Kontaktpersonen

4.3.3 Gonorrhö (Tripper)

- sexuell übertragbare Infektion mit *Neisseria gonorrhoeae*
- häufig asymptomatische Keimträger (25 % der infizierten
  Männer und 50 % der infizierten Frauen)
- Inkubationszeit: 2–8 d

- **Klinik**

- **bei Frauen** Urethritis und Zervizitis mit schleimig eitrigem Ausfluss, Bartholinitis
- **bei Männern** Urethritis, evtl. Proktitis
- Komplikationen: »pelvic inflammatory disease« (Endometritis, Adnexitis), evtl. Peritonitis und Perihepatitis (Fitz-Hugh-Curtis-Syndrom), Prostatitis, Epidymitis, Sterilität, disseminierte Gonokokkeninfektion (Sepsis, Endokarditis, Meningitis), reaktive Arthritis (meist Monarthritis des Kniegelenkes), bei Neugeborenen eitrige Konjunktivitis (Gonoblennorrhö)

- **Diagnostik**
- mikroskopischer Nachweis gramnegativer Diplokokken
- kulturelle Anzucht des Erregers aus frischem Urethral- bzw. Zervixabstrich, ggf. Rachen- oder Rektalabstrich bei entsprechender klinischer Symptomatik
- molekularbiologischer Nachweis mittels Nukleinsäure-Amplifikationstechniken (NAT)

- **Differenzialdiagnose**
- nichtgonorrhoische Urethritis (Chlamydien, *Ureaplasma urealyticum*)

- **Therapie**
- Einmaltherapie mit einem Cephalosporin der 2. oder 3. Generation, ggf. Ciprofloxacin oder Azithromycin

! Cave
gleichzeitige Partnerbehandlung!

4.4 Herpes-Virus-Infektionen

4.4.1 Varizella-Zoster-Virus-Infektion

- Varizella-Zoster-Virus (VZV) verursacht zumeist im Kindesalter als Primärinfektion Windpocken (Varizellen) und infolge einer Reaktivierung intrazellulär persistierender Viren bei eingeschränkter Immunität die Gürtelrose (Zoster) im Erwachsenenalter.
- Erkrankungsgipfel für Varizellen 3.–6. Lebensjahr, 90 % der Fälle <20. Lebensjahr
- Zoster meist bei älteren Menschen oder infolge einer Immunschwäche, z. B. bei Malignomen, Lymphomen, Leukämien, AIDS oder unter immunsuppressiver Therapie
- hochkontagiöse Tröpfchen- oder Schmierinfektion
- Inkubationszeit der Varizellen: 10–25 d

>Memo
Infektiosität besteht bereits ein
Tag vor dem Auftreten der
Bläschen und hält bis zum
Abfallen des Schorfs an!

Tag 2

!Cave

Narben entstehen nur bei
bakteriellen Superinfektionen!

- **Klinik**
- Varizellen
  - Fieber
  - generalisiertes, rumpfbetontes Exanthem mit buntem Bild aus Makulae, Papeln, Vesikeln und Pusteln (»Sternenhimmel«)
  - starker Juckreiz
  - innerhalb einer Woche Eintrocknen der Pusteln und Abfallen der Krusten ohne Narbenbildung
  - Komplikationen: kongenitales Varizellensyndrom, perinatal hämorrhagisches Exanthem, Otitis media, Meningitis, selten Enzephalitis, atypische Pneumonie, evtl. Beteiligung innerer Organe bei Immunsuppression
- Zoster
  - morphologisches Bild des Exanthems entspricht den Varizellen, evtl. mit Einblutung in die Bläschen; meist beschränkt auf ein oder zwei Dermatome (Viruspersistenz in den Spinalganglien)
  - i. d. R. Ausheilung mit Narbenbildung
  - starke neuralgiforme Schmerzen
  - evtl. Fieber
  - Komplikationen: Postzoster-Neuralgien, Zoster ophthalmicus mit Hornhautläsionen, selten Erblindung, Zoster oticus, Fazialisparese, Meningoenzephalitis, Myelitis, evtl. Zoster generalisatus mit Beteiligung innerer Organe bei Immunsuppression (z. B. Pneumonie, Hepatitis)

- **Diagnostik**
- serologischer Nachweis spezifischer Antikörper
  - bei Primärinfektion IgM oder >vierfacher IgG-Titeranstieg
  - bei Zoster aufgrund der hohen Durchseuchungsrate geringe Aussagekraft
- evtl. direkter Erregernachweis (Nukleinsäure- oder Antigennachweis)

- **Differenzialdiagnose**
- Katzenpocken (Orthopox-Viren)
- Eczema herpeticatum
- Strophulus infantum

- **Therapie**
- bei unkompliziertem Verlauf symptomatische Therapie, z. B. Antihistaminika
- bei immunsupprimierten oder abwehrgeschwächten Patienten Aciclovir (Zovirax®) 5×800 mg/d p. o., ggf. bei sehr schwerem Krankheitsbild 3×10 mg/kg KG/d i. v. für 5–7 d, evtl. Hyperimmunglobulin und Interferon-β

Tag 2

- bei immunkompetenten Patienten evtl. Brivudin (Zostex®) 125 mg/d p. o. oder Valaciclovir (Valtrex®) 3×1000 mg/d p. o. für 7 d
- bei Zoster ophthalmicus Famciclovir (Famvir®) 3×500 mg/d für 7–10 d
- bei bakterieller Superinfektion Antibiotikatherapie
- bei Postzoster-Neuralgie Amitriptylin (z. B. Saroten®), Carbamazepin (z. B. Tegretal®) oder Desipramin (Petylyl®), ggf. analgetische Therapie
- prophylaktisch aktive Immunisierung mittels attenuiertem Lebendimpfstoff oder bei Exposition passive Immunisierung mit Varizella-Zoster-Immunglobulin innerhalb von 3–4 d

4.4.2 Herpes-simplex-Virus-Infektionen

- Herpes-simplex-Viren (HSV) verursachen eine fieberhafte Infektion mit Bildung von Bläschen an Haut und Schleimhäuten im Kopfbereich (HSV 1) oder im Genitalbereich (HSV 2).
- Mensch ist einziges Erregerreservoir (Viruspersistenz in Ganglienzellen), Durchseuchung mit HSV 1 im Erwachsenenalter >95 %, mit HSV 2 ca. 20 %
- Tröpfchen- und Schmierinfektion (HSV 1 oral, HSV 2 sexuell oder perinatal)
- Inkubationszeit für HSV-1-Primärinfektion: 2–12 d

- **Klinik**
- **Herpes simplex Typ 1 (HSV 1)**
  - über 90 % der Primärinfektionen verlaufen asymptomatisch
  - meist bei Kleinkindern schmerzhafte Stomatitis aphthosa (Gingivostomatitis herpetica), Lymphadenitis, Fieber
  - bei endogener Reaktivierung periorale Bläschenbildung (rezidivierender Herpes labialis bei 30 % aller Menschen), ausgelöst durch Fieber (»Fieberbläschen«), Infektionen, Sonnenbestrahlung, Stress etc.
  - Komplikationen: Keratoconjunctivitis herpetica, Fazialisparese, Eczema herpeticatum bei atopischem Ekzem, benigne Meningitis, Herpesenzephalitis mit Temporallappensyndrom und Wernicke-Aphasie (häufigste virale Enzephalitis), evtl. schwerer generalisierter Verlauf bei Immunsuppression, HSV-Pneumonie
- **Herpes simplex Typ 2 (HSV 2, Herpes genitalis)**
  - konnatale Herpessepsis mit generalisierten Bläschen, Hautblutungen, Hepatosplenomegalie und Ikterus, Enzephalitis, Fieber
  - beim Erwachsenen in 50 % d. F. klinisch asymptomatisch, ansonsten schmerzhafte Bläschen mit Ulzerationen, regionale Lymphadenitis, evtl. Fieber
  - bei ♀ Vulvovaginitis herpetica, evtl. Dysurie, Fieber

! Cave
wegen hoher Letalität prophylaktische Schnittentbindung bei floridem Herpes genitalis Schwangerer!

Tag 2

═ bei ♂ Herpes progenitalis
═ Komplikation: Harnverhalt

■ **Diagnostik**
═ direkter Nachweis von HSV-Antigen oder -DNA
═ evtl. Virusisolierung aus Bläschen oder Ulzera
═ serologischer Nachweis spezifischer IgM-Antikörper bei
  Erstinfektionen (Serokonversion)

■ **Differenzialdiagnose**
═ Herpangina (Coxsackie-A-Virus-Infektion)
═ Keratokonjunktivitis durch Adeno-Virus-Infektionen
═ bei Herpes genitalis andere sexuell übertragbare Erkrankungen
  oder Urethritis

■ **Therapie**
═ lokale Anwendung von Aciclovir-Salbe (auch als Augensalbe bei
  Keratoconjunctivitis herpetica)
═ bei Herpes genitalis oder schwerem Krankheitsbild Aciclovir
  (Zovirax®) 5×200 mg/d p. o. für 10 d, ggf. Valaciclovir (Valtrex®)
  2×500 mg/d p. o. für 10 d oder Famciclovir (Famvir®)
  3×250 mg/d p. o. für 5 d
═ bei Herpesenzephalitis Aciclovir (Zovirax®) 3×10 mg/kg KG/d
  i. v. für 14 d

4.4.3 Epstein-Barr-Virus-Infektion (infektiöse Mononukleose)

═ Epstein-Barr-Virus (EBV) verursacht eine akute fieberhafte
  Infektion (»Pfeiffersches Drüsenfieber«)
═ Als EBV-Rezeptor dient CD21 auf naso- und oropharyngealen
  Epithelien und B-Lymphozyten.
═ Erkrankungsgipfel im Jugendalter, Durchseuchung mit EBV bis
  zum 30. Lebensjahr >95 %
═ Übertragung durch Speichelkontakt (»kissing disease«)
═ Inkubationszeit: 14–21 d

■ **Klinik**
═ bei Kleinkindern meist klinisch asymptomatisch
═ bei Erwachsenen
  ═ Pharyngitis, Angina tonsillaris mit weißlichen Belägen
  ═ Lymphadenopathie
  ═ Fieber
  ═ Kopf- und Gliederschmerzen
  ═ evtl. Hepatosplenomegalie, evtl. ikterische Hepatitis
  ═ evtl. petechiales Enanthem am Gaumen
═ bei AIDS orale Haarleukoplakie

- Komplikationen: selten Milzruptur, Meningoenzephalitis, Myokarditis, TINU-Syndrom (tubulointerstitielle Nephritis und Uveitis), chronische Mononukleose, bei Immundefizienz polyklonale lymphoproliferative Erkrankung der B-Lymphozyten (»posttransplantation lymphoproliferative disease«, PTLD), EBV-assoziierte Malignome (B-Zell-Lymphome bei AIDS-Patienten, Nasopharynxkarzinom, Burkitt-Lymphom)

Tag 2

- **Diagnostik**
- im Differenzialblutbild Leukozytose, Monozytose, Lymphozyten-reizformen (Virozyten, »Pfeiffer-Zellen«), leichte Granulozyto-penie und Thrombozytopenie, bei chronischer Verlaufsform evtl. hämolytische Anämie und CD4/CD8-Ratio↓
- bei Leberbeteiligung Transaminasen↑
- positive Paul-Bunnell-Reaktion (Agglutination von Hammel-erythrozyten durch heterophile IgM-Antikörper)
- serologischer Nachweis von Anti-VCA(»viral capsid antigen«)- und Anti-EAD(»early antigen diffuse«)-IgM- und IgG-Anti-körpern bei frischer Infektion, nach durchgemachter Infektion erhöhte Titer von Anti-VCA- und Anti-EBNA(»EBV nuclear antigen«)-IgG

- **Differenzialdiagnose**
- Streptokokken-Angina, Angina Plaut-Vincenti, Diphtherie, CMV-Infektion
- akute HIV-Infektion
- Agranulozytose
- akute Leukämie, maligne Lymphome

! Cave
Arzneimittelexantheme nach Gabe von Aminopenicillinen, z. B. Amoxicillin, Ampicillin

- **Therapie**
- symptomatische Therapie

4.4.4 Zytomegalie-Virus-Infektion

- Zytomegalie-Virus (CMV) verursacht intrauterine Missbil-dungen und postpartal eine akute fieberhafte Infektion mit Lymphknotenschwellungen
- Risikogruppen für eine postpartale CMV-Infektion: Patienten mit Abwehrschwäche im Rahmen maligner Erkrankungen (M. Hodgkin, Non-Hodgkin-Lymphome, Leukämien), mit AIDS oder angeborener Immunschwäche, unter immunsuppressiver Therapie nach Organtransplantation
- diaplazentare Übertragung bzw. Schmier- und Tröpfchen-infektion, durch Bluttransfusion und Organtransplantation
- häufigste konnatale Virusinfektion, lebenslange Persistenz in menschlichen Zellen, Durchseuchung der Bevölkerung mit CMV ca. 50 %

Tag 2

- **Klinik**
- bei konnataler CMV-Infektion Frühgeburt, Hydrozephalus, zerebrale Verkalkungen, Chorioretinitis, Hepatosplenomegalie, Hepatitis, Icterus prolongatus, hämolytische Anämie und Thrombozytopenie, häufig kindliche Spätschäden, z. B. Hörstörungen, geistige Retardierung
- bei immunkompetenten Erwachsenen
  - meist klinisch asymptomatisch (>90 % der Fälle)
  - evtl. Fieber
  - zervikal betonte Lymphadenopathie
  - evtl. leichte Hepatitis
- bei immunsupprimierten Patienten außerdem Myalgien, Arthralgien, Retinitis, Enzephalitis, schwere interstitielle Pneumonien (häufig nach allogener Knochenmarktransplantation), CMV-Kolitis mit Ulzerationen

- **Diagnostik**
- im Differenzialblutbild Leukopenie mit relativer Lymphozytose, atypischen Lymphozyten, evtl. Thrombozytopenie
- bei entsprechendem Verdacht auf Infektion während der Schwangerschaft Pränataldiagnostik mit Nachweis von Virus-DNA und spezifischen IgM-Antikörpern im Fruchtwasser bzw. beim Neugeborenen im Rachensekret und Urin
- bei postpartaler Infektion serologischer Nachweis spezifischer IgM-Antikörper bei Erstinfektion (Serokonversion), im Rahmen einer Reaktivierung IgG-Titer↑, evtl. erneuter Nachweis von IgM; direkter Nachweis von Virus-DNA bzw. -Antigen oder Virusisolierung aus Urin, Blut oder bronchoalveolärer Lavage
- in Biopsiematerial histologischer Nachweis einer interstitiellen lymphoplasmazellulären Entzündung mit Riesenzellen und »Eulenaugenzellen« (virale Einschlusskörperchen)
- in der Funduskopie »Cotton-wool«-Exsudate und retinale Blutungen

>**Memo**
kein Titeranstieg bei ausgeprägter Immunschwäche!

- **Differenzialdiagnose**
- Mononukleose
- HIV-Infektion

- **Therapie**
- bei immunkompetenten Erwachsenen keine Therapie notwendig
- bei Verdacht auf Infektion während der Schwangerschaft postexpositionelle Gabe von Hyperimmunglobulin
- bei immunsupprimierten Patienten Ganciclovir (Cymeven®) 2×5 mg/kg KG/d i. v. für 14 d, dann 1×5 mg/kg KG/d (auch zur Rezidivprophylaxe bei AIDS), ggf. Cidofovir (Vistide®) oder Foscarnet (Foscavir®), evtl. Hyperimmunglobulin
- bei CMV-Retinitis Valganciclovir (Valcyte®) 2×900 mg/d p. o. für 21 d

4.5 Andere Infektionskrankheiten

4.5.1 Candidiasis (Candidosis)

- meist *Candida albicans* (Hefepilz)
- häufig Kolonisation ohne Krankheitswert
- mit Krankheitswert gehäuft bei immunsupprimierten/ -defizienten Patienten

- **Klinik**
- mukokutan: Soor der Mundschleimhaut/Speiseröhre, interdigital, intertriginös, »Windeldermatitis«
- systemisch: Candidämie, Candidasepsis mit disseminierter viszeraler Candidiasis (Pneumonie, Endokarditis etc.)

- **Diagnostik**
- kulturelle Anzucht oder Antigennachweis aus Blut, Bronchial- sekret, Urin
- Antikörpernachweis mittels Hämagglutination oder Immun- fluoreszenz

- **Therapie**
- bei Mundsoor lokal Nystatin oder Amphotericin B (Ampho-Moronal®)
- systemisch Fluconazol 400 mg/d (z. B. Diflucan®), Itraconazol 200 mg/d (z. B. Sempera®), ggf. Amphotericin B
- bei vorangegangener Azol-Therapie Echinocandine, z.B. Anidulafungin (Ecalta®), Caspofungin (Cancidas®)

4.5.2 Aspergillose

- meist *Aspergillus fumigatus* (Schimmelpilz)
- Inhalation der Pilzsporen (Vorkommen in Heu, Kompost, Blumenerde etc.)
- meist bei abwehrgeschwächten Patienten

- **Klinik**
- allergische bronchopulmonale Aspergillose: Asthma bronchiale, exogen allergische Alveolitis
- Aspergillom
- invasive pulmonale Aspergillose
- Komplikationen: Otomykose, Keratitis, Endokarditis

- **Diagnostik**
- bei allergischer bronchopulmonaler Aspergillose Eosinophilie, Gesamt-IgE↑, spezifisches IgE↑

Tag 2

- bei Aspergillom im Thoraxröntgenbild Rundherd, evtl. mit Kaverne
- bei Aspergillus-Pneumonie invasive Aspergillose in der histologischen Untersuchung von Lungengewebe
- mikrobiologische Diagnostik (Kultur, Galaktomannan-Antigennachweis, ggf. IgG- und IgE-Nachweis zur Diagnostik von Aspergillomen und allergischer bronchopulmonaler Aspergillose)

- **Differenzialdiagnose**
- eosinophile Pneumonie
- Churg-Strauss-Syndrom

- **Therapie**
- Itraconazol (z. B. Sempera®), bei invasiver Aspergillose Voriconazol (VFEND®) oder Posaconazol (Noxafil®)
- Caspofungin (Cancidas®), 70 mg am ersten Tag, im weiteren Verlauf 50 mg/d

4.5.3 Kryptokokkose

- *Cryptococcus neoformans* (Hefepilz)
- Vorkommen in Erde und Vogelmist
- häufige opportunistische Infektion bei AIDS

- **Klinik**
- Pneumonie
- Meningoenzephalitis

- **Diagnostik**
- mikrobiologische Diagnostik

- **Therapie**
- Flucytosin (Ancotil®) in Kombination mit Amphotericin B
- bei Kryptokokkenmeningitis Fluconazol (z. B. Diflucan®)

4.5.4 Toxoplasmose

- Säugetiere (z. B. Maus, Schwein, Schaf, Rind) und der Mensch sind Zwischenwirte, die Katze ist Endwirt (Ausscheidung infektiöser Oozysten mit dem Stuhl) im Entwicklungszyklus von *Toxoplasma gondii* (intrazelluläres Protozoon).
- Durchseuchung der Bevölkerung ca. 70 %, lebenslange Persistenz des Erregers in Form stoffwechselträger Bradyzoiten
- orale Übertragung meist durch zystenhaltiges rohes Schweinefleisch und durch oozystenhaltigen Katzenkot bzw. kontami-

niertes Gemüse; diaplazentare Übertragung bei Primärinfektion während der Schwangerschaft **Tag 2**
- Inkubationszeit: wenige Tage bis Wochen

- **Klinik**
- bei immunkompetenten Erwachsenen verläuft die Infektion meist klinisch asymptomatisch
  - selten Lymphknotenschwellungen (1 % der Fälle)
  - Fieber
  - Zephalgien und Myalgien
  - Abgeschlagenheit
  - sehr selten Uveitis oder Hepatitis
- bei immunsupprimierten Patienten oder AIDS häufig Reaktivierung der latenten Infektion
  - Hirntoxoplasmose (häufigste ZNS-Infektion bei AIDS-Patienten)
  - septische Streuung
  - interstitielle Pneumonie
  - Myokarditis
- nach transplazentarer Infektion
  - Hydrocephalus internus, Mikrozephalus, intrakranielle Verkalkungen
  - Chorioretinitis
  - Hepatosplenomegalie, Ikterus
  - interstitielle Pneumonie
  - Myokarditis
  - Abort, Totgeburt
  - evtl. Spätkomplikationen: geistige Retardierung, Epilepsie, Retinochorioiditis, Taubheit

- **Diagnostik**
- serologischer Nachweis spezifischer IgM-Antikörper oder ein signifikanter IgG-Titeranstieg beweisen die frische Infektion; IgG-Antikörper persistieren als Beleg für die durchgemachte Infektion jahrelang (Sabin-Feldmann-Test, Agglutinationstest, indirekte Immunfluoreszenz)
- bei immunsupprimierten Patienten Erregernachweis aus Liquor oder Blut, evtl. DNA-Nachweis
- in der Lymphknotenhistologie Nachweis einer Lymphadenitis mit Epitheloidzellherden
- im CT oder MRT finden sich bei Hirntoxoplasmose intrazerebrale Abszesse mit ringförmiger Kontrastmittelanreicherung
- im Rahmen der Pränataldiagnostik Nachweis von Toxoplasmose-DNA, evtl. auch von IgM-Antikörpern, im Fruchtwasser oder fetalen Blut

> **Memo**
> seronegative Schwangere sollten zum Ausschluss einer Erstinfektion alle 2 Monate serologisch untersucht werden!

! Cave
IgM-Antikörper und signifikante IgG-Titeranstiege können bei Immunsuppression fehlen!

Tag 2

- ■ **Therapie**
- ▬ bei immunkompetenten Personen mit chronisch latenter Toxoplasmose keine Therapie erforderlich
- ▬ bei immunsupprimierten Patienten und AIDS Kombinationstherapie mit Pyrimethamin und Folinsäure und Sulfadiazin über mindestens 4 Wochen, Erhaltungstherapie ≥6 Monate
- ▬ bei Erstinfektion in der Schwangerschaft bis zur 16. Schwangerschaftswoche (SSW) Spiramycin für 4 Wochen, ab der 16. SSW Pyrimethamin und Folinsäure und Sulfadiazin in vierwöchigen Intervallen
- ▬ bei AIDS-Patienten ab einer CD4-Zellzahl <200/μl prophylaktisch Cotrimoxazol

4.5.5 Lyme-Borreliose

- ▬ Übertragung von *Borrelia burgdorferi* durch Zeckenbiss (*Ixodes ricinus*, Holzbock)
- ▬ Häufigkeitsgipfel in den Sommermonaten; ubiquitäre Verbreitung in Mitteleuropa
- ▬ klinisch relevante Infektionen nach ca. 4 % der Zeckenbisse

! Cave
Erstmanifestation einer Infektion in jedem Stadium möglich!

- ■ **Klinik**
- ▬ Stadieneinteilung der Lyme-Borreliose anhand der klinischen Symptomatik (■ Tab. 4.4)

- ■ **Diagnostik**
- ▬ im Frühstadium serologischer Nachweis spezifischer IgM-Antikörper nur in 50 % der Fälle, ab Stadium II gelingt der Antikörpernachweis nahezu immer, im Stadium III hohe IgG-Antikörpertiter (Kreuzreaktionen mit *Treponema pallidum* möglich)
- ▬ bei neurologischer Symptomatik im Liquor Nachweis einer Pleozytose (Borrelien-DNA lässt sich aus Liquor nicht sicher nachweisen)
- ▬ Nachweis von Borrelien-DNA mittels PCR aus Hautbiopsien, Urin oder Synovia

- ■ **Differenzialdiagnose**
- ▬ Multiple Sklerose
- ▬ Arthritis, Polyneuropathie und Meningitis anderer Genese

>Memo
Kontrolle des Therapieerfolgs durch negativen Antigen- bzw. Erregernachweis im Urin!

- ■ **Therapie**
- ▬ im **Stadium I** Doxycyclin 200 mg/d für 14 d, alternativ Amoxicillin 3×1 g/d, bei Allergien Erythromycin 3×0,5 g
- ▬ bei akuter Neuroborreliose Doxycyclin 200–300 mg/d für 14–21 d
- ▬ ab **Stadium II** Ceftriaxon 1×2 g/d i. v. für 4 Wochen

Tag 2

◘ Tab. 4.4 Klinische Stadien der Lyme-Borreliose

Stadium	Inkubations-zeit	Klinische Symptomatik
I (lokalisierte Infektion)	<2 Monate	Erythema migrans mit zentraler Abblassung, Lymphadenitis, Fieber
II (dissemi-nierte Infektion)	<1 Jahr	Lymphozytäre Meningoradikulitis Bannwarth, evtl. Fazialisparese, Meningoenzephalitis, Myelitis, Myokarditis, evtl. AV-Block, Lyme-Arthritis (Oligo- oder Monarthritis der großen Gelenke)
III (chronische Infektion)	>1 Jahr	Polyneuropathie, Enzephalomyelitis, Acrodermatitis chronica atrophicans

- evtl. postexpositionelle Prophylaxe nach Zeckenbiss mit Doxycyclin einmalig 200 mg

4.5.6 Frühsommer-Meningoenzephalitis (FSME)

- Meningoenzephalitis durch TBEV (»tick-borne encephalitis virus«; Flavi-Virus)
- Übertragung des FSME-Virus durch Zeckenbiss (*Ixodes ricinus*, Holzbock)
- Mäuse sind natürliches Erregerreservoir
- Häufigkeitsgipfel in den Sommermonaten; Bayern, Baden-Württemberg und Kärnten sind Endemiegebiete
- Inkubationszeit: 7–28 d
- Letalität ca. 1 %

■ **Klinik**
- In 70 % der Fälle verläuft die Infektion klinisch asymptomatisch.
- grippeähnliche Symptomatik bei ca. 30 % der Infizierten
- nach mehrtägigem, fieberfreiem Intervall zweiter Fieberanstieg bei ca. 10 % der Infizierten
  - Meningitis, Meningoenzephalitis
  - Meningomyelitis
  - sehr selten schlaffe Paresen
  - meist Restitutio ad integrum innerhalb von 2 Wochen

■ **Diagnostik**
- serologischer Nachweis spezifischer IgM-Antikörper
- im Liquor Nachweis einer Pleozytose, evtl. Virusisolierung oder RNA-Nachweis

- **■ Differenzialdiagnose**
- Meningoenzephalitis anderer Genese

- **■ Therapie**
- symptomatische Therapie
- bei erhöhtem Expositionsrisiko (z. B. Beschäftigte in der Land- und Forstwirtschaft) prophylaktisch aktive Immunisierung mit Totimpfstoff

4.5.7 Bakterielle (eitrige) Meningitis

- bakterielle Infektion der Hirnhäute, häufig unter Mitbeteiligung des Zentralnervensystems (Meningoenzephalitis)
- häufigste Erreger
  - bei **Säuglingen** Streptokokken, *Listeria monocytogenes*, *E. coli*
  - bei **Kleinkindern** Meningokokken (überwiegend Serogruppe B und C), Pneumokokken, *Haemophilus influenzae*
  - bei **Erwachsenen** Pneumokokken, Meningokokken, Staphylokokken, gramnegative Bakterien
- Erregerreservoir der Meningokokken und Pneumokokken ist der Mensch (Nasen-Rachen-Raum bzw. Lunge, Nasennebenhöhlen, Mittelohr), weltweites Vorkommen der Meningokokken-Meningitis mit häufigen Epidemien durch Serogruppe A (insbesondere im »Meningitisgürtel«), Erkrankungsgipfel im Kindes- und Jugendalter
- Übertragung durch Tröpfcheninfektion bei Meningokokken-Meningitis, hämatogen bei Pneumokokken-Pneumonie, evtl. per continuitatem bei Otitis oder Sinusitis, evtl. direkte Infektion bei offenem Schädel-Hirn-Trauma
- Inkubationszeit: wenige Tage
- Letalität der Meningokokken-Meningitis ca. 10 %, der Pneumokokken-Meningitis ca. 25 %

- **■ Klinik**
- plötzlicher Krankheitsbeginn mit schwerem Krankheitsgefühl
- starke Kopfschmerzen
- Nackensteifigkeit
- Übelkeit, Erbrechen
- Lichtempfindlichkeit
- evtl. Fieber mit Schüttelfrost
- Apathie, Vigilanzstörungen
- evtl. fokale Krämpfe
- bei Meningokokken-Meningitis evtl. septische Streuung mit petechialen Hautläsionen (meist an den Unterschenkeln)
- Komplikationen: Hirnödem, Hydrozephalus, Hirnabszess, Sinusvenenthrombose, foudryant verlaufende Meningokokkensepsis (Waterhouse-Friderichsen-Syndrom) mit disseminierter intrava-

saler Gerinnung, Multiorganversagen und Nekrose der Nebennieren

Tag 2

- **Diagnostik**
- in der körperlichen Untersuchung positive Meningismuszeichen
    - beim passiven Anheben des gestreckten Beines Schmerzausstrahlung in Gesäß und Bein (**Lasègue-Zeichen**)
    - beim passiven Anheben des gestreckten Beines aktives Anbeugen des Kniegelenkes (**Kernig-Zeichen**)
    - bei passiver Beugung des Kopfes reflektorische Beugung im Kniegelenk (**Brudzinski-Zeichen**)
- im Blutbild Leukozytose
- BSG↑ und CRP↑
- frühzeitige Lumbalpunktion nach Ausschluss erhöhten Hirndrucks (Spiegelung des Augenhintergrundes oder CT, ggf. MRT); bei neuro-psychiatrischen Auffälligkeiten ggf. auch ohne Ausschlussdiagnostik
    - bei bakterieller Meningitis trüber Liquor
    - mikroskopischer Nachweis von Kokken im Liquorausstrich
    - kulturelle Erregerisolierung, Antigen- und DNA-Nachweis
- in der Liquordiagnostik Granulozyten↑ (Zellzahl >1000/µl), Liquorzucker↓ (<30 mg/dl), Eiweißkonzentration↑ (>120 mg/dl), Laktat↑ (>3,5 mmol/l)
- evtl. Isolierung des Erregers aus Blutkulturen bei septischen Verläufen
- serologischer Nachweis spezifischer IgM-Antikörper oder signifikanter Titeranstiege
- Röntgen-Thorax, HNO-Konsil, Rachenabstrich zum Ausschluss eines Fokus

- **Differenzialdiagnose**
- virale Meningoenzephalitis, z. B. durch HSV, VZV, CMV, HIV, FSME-, Masern-, Mumps-, Coxsackie- oder Echo-Viren
- tuberkulöse Meningitis
- Migräne
- Apoplex
- Subarachnoidalblutung
- Tumoren

- **Therapie**
- Patientenisolation bei Verdacht auf Meningokokken-Meningitis
- Cephalosporine der 3. Generation (z. B. Ceftriaxon, Cefotaxim) und Ampicillin, evtl. Ceftriaxon und Rifampicin bzw. Vancomycin bei Penicillinresistenz
- bei nosokomial erworbener Meningitis Vancomycin und Meropenem
- evtl. initial Kortikosteroide bei Pneumokokken-Meningitis

Tag 2

- bei Hirndrucksymptomatik Hochlagerung des Oberkörpers, Mannitol 50 g i. v. alle 6 h, evtl. Intubation und Beatmung
- bei Meningokokken-Meningitis Chemoprophylaxe für enge Kontaktpersonen mit Rifampicin 2×600 mg/d p. o. für 2 d, evtl. Ciprofloxacin 500 mg/d
- prophylaktisch aktive Immunisierung mit konjugiertem Meningitis-C-Impfstoff für alle Kinder ab dem 2. Lebensjahr und mit tetravalentem Konjugat-Impfstoff gegen die Serogruppen A, C, W135 und Y vor Reisen in Endemiegebiete
- vor Splenektomie Pneumokokken-, *Haemophilus-influenzae*-Typ-b- und Meningokokken-Impfung

! Cave

kein Impfschutz gegen den überwiegend in Deutschland vorkommenden Typ B!

4.5.8 Malaria

- durch ein Protozoon hervorgerufene fieberhafte Infektionskrankheit
  - *Plasmodium falciparum* (Malaria tropica)
  - *Plasmodium vivax/ovale* (Malaria tertiana)
  - *Plasmodium malariae* (Malaria quartana)
- weltweit zweithäufigste Infektionskrankheit nach der Tuberkulose; in Deutschland ca. 1000 gemeldete Fälle/Jahr, überwiegend aus Afrika importiert
- Übertragung erfolgt im Wesentlichen durch Stechmücken (weibliche Anophelesmücken) in den tropischen und subtropischen Endemiegebieten
- Sporozoiten im Speichel der Anophelesmücke → menschliche Blutbahn → Leberzelle → ungeschlechtliche Vermehrung → primäre Leberschizonten → Freisetzung von Merozoiten in die Blutbahn → Besiedlung von Erythrozyten → asexuelle Vermehrung → Untergang der Erythrozyten (nach 48 h bei *Pl. falciparum* und *Pl. vivax/ovale*, nach 72 h bei *Pl. malariae*) → Neubesiedlung weiterer Erythrozyten durch freigewordene Parasiten → Gametozyten → während des Insektenstichs Aufnahme in den Magen der Anophelesmücke → geschlechtliche Vermehrung → Sporozyste (Oozyste) → Speicheldrüse der Anophelesmücke
- Inkubationszeit: 7–21 d
- Letalität der M. tropica in Deutschland ca. 1–2 %

- **Klinik**
- klinische Symptomatik mit Beginn des parasitenbedingten Erythrozytenuntergangs
- initial grippeähnliche Allgemeinsymptome, z. B. Fieber mit Schüttelfrost, Kopf- und Gliederschmerzen, evtl. Husten
- Hepatomegalie mit Schmerzen im rechten Oberbauch, evtl. Ikterus
- Übelkeit und Erbrechen, Diarrhö
- evtl. hämolytische Krisen mit braunem Urin

- typische Fieberanfälle jeden 2. oder 3. Tag (bei M. tertiana bzw. M. quartana), foudryanter Verlauf bei M. tropica mit unregelmäßigem Fieber
- Komplikationen: bei M. tropica Multiorganversagen mit Somnolenz, Koma, Lungenödem, akutem Nierenversagen und Kreislaufschock (Mikrozirkulationsstörung infolge vermehrter Cytadhärenz parasitenbeladener Erythrozyten), Rekrudeszenzen (erneute Symptomatik innerhalb weniger Wochen bei M. tropica und M. quartana), Rezidive (nach Monaten und Jahren bei M. tertiana)

- **Diagnostik**
- im Blutbild hämolytische Anämie, Thrombozytopenie, evtl. Leukozytopenie
- bei akuter M. tropica normale BSG
- LDH↑, Haptoglobin↓
- evtl. Transaminasen↑, Bilirubin↑
- Hypoglykämie
- evtl. Kreatinin↑
- Hämoglobinurie
- im Blutausstrich oder im »dicken Tropfen« (einfaches Verfahren zur Anreicherung der Parasiten!) Nachweis intraerythrozytärer Plasmodien
  - in den Erythrozyten junge ringförmige Parasiten
  - bei *Pl. vivax* Schüffnersche Tüpfelung der Erythrozyten
  - bei *Pl. malariae* dunkles Band im Erythrozyten (bei M. tertiana und quartana sind <2 % der Erythrozyten befallen)
  - bei *Pl. falciparum* halbmondförmiger Makrogametozyt im Erythrozyten (bei M. tropica können alle Erythrozyten befallen sein)
- serologischer Nachweis von Anti-Plasmodien-Antikörpern belegt eine früher durchgemachte Infektion (geringe klinische Relevanz in der Diagnostik akuter Malariafälle, da Titeranstieg erst 7–10 d nach Krankheitsbeginn)

- **Therapie**
- supportive Therapie, z. B. Flüssigkeits- und Elektrolytsubstitution
- spezifische Malariatherapie
  - bei **M. tertiana und M. quartana** erst Chloroquin (Resochin®), dann Primaquin; Primaquin wirkt im Gegensatz zu Chloroquin auch gegen Leberformen, ist aber nur über internationale Apotheken erhältlich
  - bei **unkomplizierter M. tropica** Proguanil und Atovaquon (Malarone®) oder Mefloquin (Lariam®), evtl. Artemether und Lumefantrin (Riamet®)
  - bei **komplizierter M. tropica** Chinin in Kombination mit Doxycyclin, evtl. Austauschtransfusionen bei hoher Parasitämie

Tag 2

> **Memo**
> keine Synchronisation der Parasitenvermehrung bei *Pl. falciparum*!

! Cave
wiederholte Untersuchungen in Abhängigkeit von der Parasitendichte notwendig!

! Cave
Primaquin kann bei gleichzeitigem Glukose-6-Phosphat-Dehydrogenase-Mangel zur massiven Hämolyse führen!

Tag 2

! Cave

kein vollständiger Schutz durch Malariaprophylaxe!

— Malariaprophylaxe oder »Stand-by«-Medikation
  — Expositionsprophylaxe, z. B. Moskitonetze, insekten-abweisende Repellents
  — Chemoprophylaxe
    – Chloroquin nur noch in Malariagebieten frei von *Pl. falciparum* oder ohne bekannte Resistenzen (1 Woche vor Einreise bis 4 Wochen nach Abreise aus dem Malariagebiet)
    – in Malariagebieten mit bekannter Chloroquinresistenz Mefloquin (3 Wochen vor Einreise bis 4 Wochen nach Abreise aus dem Malariagebiet) oder Proguanil und Atovaquon (1–2 Tage vor Einreise bis 1 Woche nach Abreise aus dem Malariagebiet), evtl. Doxycyclin (in Deutschland keine Zulassung für diese Indikation)
    – aktuelle Angaben zur Chemoprophylaxe sind den Empfehlungen zur Malariavorbeugung der Gesellschaft für Tropenmedizin und Internationale Gesundheit (http://www.dtg.mwn.de) oder den Empfehlungen des Centrums für Reisemedizin, Düsseldorf (CRM-Handbuch Reisemedizin, http://www.crm.de) zu entnehmen

Tag 3 – Gastroenterologie und Stoffwechsel

Gastroenterologie

S. Al Dahouk, W. Karges

W. Karges, S. Al Dahouk, *Innere Medizin...in 5 Tagen*,
DOI 10.1007/978-3-642-41618-7_5, © Springer-Verlag Berlin Heidelberg 2014

5.1 Ösophaguserkrankungen

Tag 3

5.1.1 Erbrechen

- mögliche Ursachen
  - gastrointestinale Passagestörung, z. B. Magenausgangsstenose, Duodenalstenose, mechanischer Ileus
  - andere gastrointestinale Störungen, z. B. Gallenkolik, Gastroenteritis, Pankreatitis, Ulcus ventriculi/duodeni, Ileus, »Afferent-loop«-Syndrom nach Billroth-II-Magen, Achalasie, Zenker-Divertikel, obere GI-Blutung
  - zentralnervös, z. B. Meningitis, Enzephalitis, Hirntumor, Hirndrucksteigerung
  - vestibulär, z. B. M. Menière, Kinetosen
  - Stoffwechselentgleisungen, z. B. diabetische Ketoazidose, Urämie
  - schmerzbedingt, z. B. Nierenkolik, Myokardinfarkt
  - medikamentös-toxisch, z. B. Alkohol, Zytostatika
  - Schwangerschaft (β-HCG-assoziiert)
  - Essstörungen, z. B. Anorexia nervosa, Bulimie

- **Klinik**
- Übelkeit (Nausea), Würgen und Erbrechen (Emesis)
- Komplikationen: Aspiration, Dehydratation, Elektrolytentgleisungen, evtl. metabolische Alkalose, ggf. Varizenblutung
- **Mallory-Weiss-Syndrom** (Schleimhauteinriss im Bereich des unteren Ösophagussphinkters) mit epigastrischen Schmerzen und Hämatemesis
- **Boerhaave-Syndrom** (Ruptur des unteren Ösophagus) mit retrosternalem Vernichtungsschmerz, evtl. Schocksymptomatik, Mediastinal-/Hautemphysem, bei Mediastinitis im Verlauf Fieber

- **Diagnostik**
- detaillierte Anamnese
- Abdomensonographie
- Laboruntersuchungen
- Ösophago-Gastro-Duodenoskopie
- evtl. Röntgen des Thorax und Abdomens, ggf. Ösophagusdarstellung mit wasserlöslichem Kontrastmittel
- symptomorientiert im Rahmen der Ursachenabklärung evtl. MRT-Schädel, EKG etc.

- **Therapie**
- kausale Therapie
- symptomatische Therapie
  - Antiemetika: Antihistaminika (Dimenhydrinat, z. B. Vomex®), Dopaminantagonisten (Metoclopramid, z. B. Paspertin®),

Serotoninantagonisten (Ondansetron, z. B. Zofran®; Granisetron, z. B. Kevatril®)
  - Flüssigkeitssubstitution, einschließlich Elektrolyte
- bei Schleimhauteinrissen endoskopische Blutstillung (Clipversorgung), ggf. operativer Eingriff bei Ösophagusruptur
- bei Reisekinetosen prophylaktisch Scopolamin

5.1.2 Achalasie

- fehlende gerichtete Peristaltik des Ösophagus und fehlende koordinierte Erschlaffung des unteren Ösophagussphinkters (Kardiospasmus) nach dem Schluckakt infolge einer Innervationsstörung des Plexus myentericus Auerbach
  - primäre Achalasie mit unklarer Ätiologie
  - sekundäre Achalasie bei Chagas-Krankheit (*Trypanosoma cruzei*) und beim Kardiakarzinom
- jährliche Inzidenz ca. 1:100.000, Häufigkeitsgipfel 40.–50. Lebensjahr

- **Klinik**
- Dysphagie (auch bei flüssiger Nahrung)
- Regurgitation unverdauter Speisen
- retrosternale Schmerzen bei hypermotiler Achalasie (»vigorous achalasia«)
- Komplikationen: nächtliche Aspiration, Megaösophagus mit Gewichtsverlust, evtl. maligne Entartung (Plattenepithelkarzinom)

! Cave
Biopsie zum Ausschluss eines Kardiakarzinoms!

- **Diagnostik**
- in der Ösophago-Gastroskopie weite Speiseröhre mit segmentaler Kontraktion, Retentionsösophagitis, glatte Kardiapassage auf Druck
- in der Manometrie inkomplette oder fehlende Erschlaffung des unteren Ösophagussphinkters, erhöhter Ruhedruck im tubulären Ösophagus und erhöhter Sphinkterdruck, Überempfindlichkeit gegenüber Cholinergika
- in der Kontrastmitteldarstellung des Ösophagus trichterförmige Engstellung des Kardiasegments (»Sektglasform«) und verzögerter Übertritt des Kontrastmittels in den Magen

- **Differenzialdiagnose**
- Ösophaguskarzinom
- Kardiakarzinom
- Ösophagusstrikturen

- **Therapie**
- versuchsweise Nifedipin vor den Mahlzeiten
- pneumatische Dilatation mit Hilfe einer Ballonsonde oder Bougierung

- endoskopische Botulinustoxin-Injektionen (Botox®) alle 1–2 Jahre
- Myotomie (extramuköse Längsspaltung der Sphinktermusku-latur), meist in Kombination mit einer Fundoplicatio

5.1.3 Gastroösophageale Refluxkrankheit (»gastroesophageal reflux disease«, GERD)

- pathologischer Rückfluss von Mageninhalt in die Speiseröhre
  - primär: Insuffizienz des unteren Ösophagussphinkters, meist bei axialer Hiatushernie
  - sekundär: Magenausgangsstenose, Sklerodermie, Schwanger-schaft im letzten Trimenon
- 10-20 % der Bevölkerung leiden an einer manifesten Reflux-krankheit.

- **Klinik**
- Sodbrennen, v. a. im Liegen
- epigastrische Schmerzen, Druckgefühl
- Luftaufstoßen, Regurgitation, Übelkeit, Erbrechen
- evtl. Dysphagie
- evtl. Heiserkeit bei chronischer Laryngitis (laryngo-pharyngealer Reflux)
- evtl. Reizhusten bei Refluxbronchitis
- evtl. stenokardische Beschwerden (»heartburn«)
- begünstigende Faktoren: Rückenlage, Anstrengung, Adipositas, Alkohol, Kaffeegenuss, Nikotinkonsum, große und späte Mahl-zeiten, Stress
- Komplikationen: Ulzerationen, Aspiration, Barrett-Syndrom mit bis zu 10 % Entartungsrisiko, peptische Striktur

- **Diagnostik**
- Ösophago-Gastro-Duodenoskopie mit Probenentnahme
  - Ausschluss einer Magenausgangsstenose bei sekundärer Refluxkrankheit und ggf. Nachweis einer Hiatushernie
  - Stadieneinteilung der Refluxerkrankung nach Savary und Miller oder nach Los-Angeles-Klassifikation (◨ Tab. 5.1, ◨ Tab. 5.2)
  - MUSE-Klassifikation: Metaplasie, Ulkus, Striktur, Erosion
  - bei Barrett-Ösophagus (Endobrachyösophagus) unscharfe Z-Linie durch den Ersatz des Plattenepithels der terminalen Speiseröhre mit spezialisiertem Zylinderepithel vom intesti-nalen Typ (Becherzellen)
    - bei Short-Segment-Barrett Länge der intestinalen Meta-plasie <3 cm
    - bei Long-Segment-Barrett Länge der intestinalen Meta-plasie >3 cm

Tag 3

! Cave
endoskopische Kontrolluntersu-chungen in drei- bis fünfjährigen Abständen wegen der Gefahr der malignen Entartung!

>Memo
Bei zwei Drittel der Betroffenen existiert eine GERD ohne Ösophagitis!

! Cave
Barrett-Ösophagus = Präkanzerose für Adenokarzinom!

Tag 3

◘ **Tab. 5.1** Klassifikation nach Savary und Miller

Stadium	Schleimhautveränderungen
0	Keine
I	Isolierte Erosionen
II	Longitudinal konfluierende Erosionen entlang der Schleimhautfalten
III	Zirkulär konfluierende Erosionen
IV	Komplikationsstadium (Ulzerationen, Strikturen, Zylinderzellmetaplasie)

◘ **Tab. 5.2** Los-Angeles-Klassifikation

Stadium	Schleimhautveränderungen
A	Erosionen <5 mm
B	Erosionen ≥5 mm, die sich nicht über zwei Schleimhautfalten erstrecken
C	Erosionen erstrecken sich über zwei oder mehr Schleimhautfalten, <75 % der Zirkumferenz
D	>75 % der Zirkumferenz

- evtl. High-resolution-Endoskopie oder Chromoendoskopie (mit Methylenblau oder Essigsäure)
- in der Langzeit-pH-Metrie >8 % des Tages und >3 % der Nacht Reflux von saurem Mageninhalt (pH ≤4) bzw. Korrelation der Beschwerden mit den Refluxepisoden
- in der Manometrie Erschlaffung des unteren Ösophagussphinkters außerhalb des Schluckaktes, niedriger Verschlussdruck des unteren Ösophagussphinkters, Motilitätsstörungen mit verzögerter Säureclearance

- **Therapie**
- kleine fett- und kohlenhydratarme Mahlzeiten, Verzicht auf Spätmahlzeiten, Gewichtsnormalisierung, Nikotin- und Alkoholkarenz, Reduktion des Kaffeekonsums, evtl. Schlafen mit erhöhtem Oberkörper, Verzicht auf sphinkterdrucksenkende Medikamente, z. B. Anticholinergika, Spasmolytika, Nitropräparate, Kalziumantagonisten
- Protonenpumpeninhibitoren als Bedarfstherapie oder Langzeit-Rezidivprophylaxe, z. B. Omeprazol (Antra®), Pantoprazol (Pantozol®), Esomeprazol (Nexium®), Rabeprazol (Pariet®)
- bei leichten Refluxbeschwerden ohne Ösophagitiszeichen evtl. H_2-Rezeptorantagonisten, z. B. Cimetidin, Famotidin, Ranitidin

(Ranitic®, Zantic®), oder Antazida, z. B. Aluminium-/Magnesiumhydroxid (v. a. bei Gallereflux)

— bei Therapieresistenz (laparoskopische) Fundoplicatio nach Nissen
— bei Barrett-Ösophagus regelmäßige endoskopische Kontrolluntersuchungen einschl. Quadrantenbiopsien
    — ohne Dysplasien alle 3–4 Jahre
    — bei »Low-grade«-Dysplasien jährlich
    — bei »High-grade«-Dysplasien Ösophagusresektion oder ablative Therapie

Tag 3

! Cave
komplizierend nach Fundoplicatio »Gas-bloat«- und Roemheld-Syndrom

5.1.4 Hiatushernien

— axiale Hiatusgleithernie mit Verlagerung von Kardia und Fundusanteilen in den Thoraxraum (Kardia axial zum Ösophagus)
— selten paraösophageale Hiatushernie mit Verlagerung von Magenanteilen neben die Speiseröhre in den Thoraxraum, dadurch normale Lage der Kardia und funktionierender unterer Ösophagussphinkter (Extremvariante: »Upside-down-Stomach«, Thoraxmagen)
— zunehmende Häufigkeit mit zunehmendem Alter (nach dem 50. Lebensjahr etwa 50 % der Bevölkerung)

- **Klinik**
— axiale Gleithernie häufig klinisch asymptomatischer Zufallsbefund in der Gastroskopie
— bei paraösophagealer Hernie epigastrische Schmerzen, Eisenmangelanämie infolge blutender Schleimhauterosionen und Ulzera am Schnürring, evtl. Inkarzeration, Volvulus

- **Diagnostik**
— Ösophago-Gastroskopie, ggf. mit Biopsie
— ggf. pH-Metrie bei Refluxbeschwerden
— ggf. CT bei Verdacht auf paraösophageale Hernie

- **Therapie**
— bei axialer Gleithernie evtl. Therapie einer symptomatischen Refluxerkrankung
— bei paraösophagealer Hernie transabdominale Gastropexie (an die vordere Bauchwand)

5.1.5 Ösophagitis

— Schleimhautentzündung, meist der distalen Speiseröhre
    — säureassoziiert, z. B. Refluxösophagitis (häufigste Form der Ösophagitis)

— infektiös, z. B. Soorösophagitis, Herpes-/Zytomegalie-Virus-Infektionen
— chemisch, z. B. Verätzungen, Alkoholismus
— medikamentös, z. B. Ulzera durch Kaliumkapseln oder Bisphosphonate
— physikalisch, z. B. nach Strahlentherapie, durch Magensonden
— prästenotisch, z. B. bei Ösophaguskarzinom
— sonstige Ursachen, z. B. M. Crohn, eosinophile Ösophagitis (im Rahmen einer allergischen Diathese)

- **Klinik**
— Schmerzen und Dysphagie, retrosternales Brennen
— bei Herpes-/Zytomegalie-Virus-Infektionen evtl. Aphthen und Ulzera im Oropharynx

- **Diagnostik**
— Ösophago-Gastro-Duodenoskopie einschließlich Biopsien
— evtl. Pilzkulturen

- **Therapie**
— ggf. kausale Therapie einer Grundkrankheit
— bei Soorösophagitis Antimykotika, z. B. Amphotericin B (Ampho-Moronal®) lokal, ggf. Fluconazol (Diflucan®) oder Itraconazol (Sempera®) systemisch
— bei Herpes-Virus-Infektionen, z. B. Aciclovir (Zovirax®), Famciclovir (Famvir®)
— bei Zytomegalie-Virus-Infektionen, z. B. Ganciclovir (Cymeven®), Valganciclovir (Valcyte®)

5.1.6 Ösophagusdivertikel

— pharyngoösophageales/zervikales Pulsionsdivertikel innerhalb des Killian-Dreiecks (Zenkersches Divertikel) (70 % d. F.); Pseudodivertikel (Ausstülpungen der Schleimhaut durch eine Wandlücke)
— Bifurkationsdivertikel/parabronchiales Traktionsdivertikel (20 % d. F.); echtes Divertikel (umfasst alle Wandschichten durch Zug von außen)
— epiphrenales Pulsionsdivertikel (10 %)

- **Klinik**
— Dysphagie
— Regurgitation unverdauter Nahrung, evtl. nach dem morgendlichen Erwachen Nahrungsreste auf dem Kopfkissen
— Hustenreiz bei Nahrungsaufnahme
— Foetor ex ore

▬ rezidivierende Aspiration

▬ Komplikationen: Perforation, Fistelung, Blutung

- ■ **Diagnostik**
- ▬ Ösophago-Gastroskopie (endoskopisch können Divertikel übersehen werden)
- ▬ Divertikeldarstellung im Gastrografinschluck

- ■ **Differenzialdiagnose**
- ▬ Ösophaguskarzinom
- ▬ Bronchialkarzinom

- ■ **Therapie**
- ▬ bei großem Zenkerschem Divertikel endoskopische Spaltung; operative Abtragung und Längsmyotomie des M. cricopharyngeus selten erforderlich
- ▬ bei parabronchialem Divertikel Operationsindikation meist nur bei Fistelbildung zum Bronchialsystem
- ▬ bei großen symptomatischen epiphrenalen Divertikeln Resektion

5.1.7 Ösophaguskarzinom

- ▬ maligner epithelialer Tumor, ausgehend von der Speiseröhrenschleimhaut
  - ▬ Plattenepithelkarzinom (50–60 %)
  - ▬ Adenokarzinom (30–40 %)
- ▬ Risikofaktoren
  - ▬ für Plattenepithelkarzinome: hochprozentiger Alkohol, Nikotinabusus, heiße Getränke, Aflatoxine, Nitrosamine, Achalasie, Plummer-Vinson-Syndrom, Laugenverätzungen, Bestrahlung der Speiseröhrenregion, Tylosis palmaris et plantaris
  - ▬ für Adenokarzinome: Barrett-Syndrom infolge einer Refluxösophagitis
- ▬ Lokalisation
  - ▬ oberes Ösophagusdrittel 15 %
  - ▬ mittleres Ösophagusdrittel 35–40 %
  - ▬ unteres Ösophagusdrittel 45–50 %
- ▬ Altersgipfel 60.–70. Lebensjahr, ♂:♀ = 7:1, geographische Häufung in China, Iran und Südafrika
- ▬ insgesamt schlechte Prognose

- ■ **Klinik**
- ▬ häufig erst im fortgeschrittenen Stadium symptomatisch
- ▬ Dysphagie, Regurgitation
- ▬ retrosternale Schmerzen
- ▬ Appetitlosigkeit, Erbrechen, Gewichtsverlust
- ▬ evtl. Heiserkeit bei tumorbedingter Rekurrensparese

Tag 3

▣ **Tab. 5.3** TNM-Klassifikation des Ösophaguskarzinoms	
T	**Primärtumor**
T_{is}	Carcinoma in situ (Lamina epithelialis mucosae)
T1	Tumor begrenzt auf Lamina propria, Muscularis mucosae oder Submukosa
T2	Tumor infiltriert Muscularis propria
T3	Tumor infiltriert Adventitia
T4	Tumor infiltriert extraösophageale Strukturen
– T4a	Tumor infiltriert Pleura, Perikard oder Zwerchfell
– T4b	Tumor infiltriert andere Nachbarstrukturen wie Aorta, Wirbelkörper oder Trachea
N	**Lymphknotenbefall**
N1	Metastasen in 1–2 regionären Lymphknoten
N2	Metastasen in 3–6 regionären Lymphknoten
N3	Metastasen in ≥7 regionären Lymphknoten
M	**Metastasierung**
M1	Fernmetastasen in Leber, Lunge, Knochen (**! Cave** auch abdominelle oder zervikale Lymphknoten bei thorakalem Primärtumor!)

- **Diagnostik**
  - Endoskopie einschließlich Biopsien zur histologischen Sicherung der Diagnose
  - ggf. orale Kontrastmitteldarstellung bei fortgeschrittenem Ösophaguskarzinom
  - Endosonographie zur Erfassung der Tiefenausdehnung und regionaler Lymphknotenmetastasen
  - Röntgen-Thorax, Abdomensonographie, CT-Thorax und CT-Abdomen zum Staging
  - PET oder PET-CT zum Nachweis von Fernmetastasen
  - ggf. Tumormarker CEA, SCC
  - evtl. Laryngo-/Bronchoskopie
  - Stadieneinteilung nach TNM-System (▣ Tab. 5.3)
  - Stadieneinteilung nach Union International Contre le Cancer (UICC, 2010) (▣ Tab. 5.4)

- **Differenzialdiagnose**
  - gutartige Ösophagustumoren, z. B. Papillom, Neurinom, Fibromyom, Leiomyom
  - narbige Strikturen
  - Achalasie

>**Memo**
frühzeitige Infiltration extra-ösophagealer Strukturen und lymphogene Metastasierung bei fehlender Serosa der zervikalen und thorakalen Speiseröhre!

Tag 3

◼ **Tab. 5.4** UICC-Stadieneinteilung des Ösophaguskarzinoms

Stadium	T	N	M
0	T_{is}	N0	M0
IA	T1	N0	M0
IB	T2	N0	M0
IIA	T3	N0	M0
IIB	T1, T2	N1	M0
IIIA	T1, T2	N2	M0
	T3	N1	M0
	T4a	N0	M0
IIIB	T3	N2	M0
IIIC	Jedes T4	Jedes N3	M0
IV	Jedes T	Jedes N	M1

- **Therapie**
- bei frühem Adenokarzinom (T1) evtl. endoskopische Mukosaresektion
- im **Stadium I und IIA** radikale subtotale Ösophagektomie mit kompletter Lymphadenektomie im Mediastinum und im Bereich des Truncus coeliacus und anschließender Magenhochzug
- im **Stadium IIB und III** evtl. neoadjuvante Radio-/Chemotherapie mit 5-FU, Folinsäure und Cisplatin
- palliative Radio-/Chemotherapie
- palliative endoskopische Therapie, z. B. Einlegen eines Überbrückungstubus, Lasertherapie, frühzeitige Anlage einer endoskopisch perkutanen Gastrostomie (PEG)

5.2 Magenerkrankungen

5.2.1 Akute Gastritis

- akute Magenschleimhautentzündung durch Zerstörung der Schleimhautbarriere
  - exogene Noxen: Alkohol, Medikamente (z. B. NSAR), toxinbildende Bakterien (z. B. Staphylokokken), Stress (z. B. Trauma, Schock), Radiatio, Verätzungen, evtl. Nahrungsmittelallergien
  - endogene Noxen: Urämie, portale Hypertension

Tag 3

- ■ **Klinik**
- ▬ epigastrische Schmerzen, Druckgefühl
- ▬ Inappetenz
- ▬ Übelkeit, Erbrechen
- ▬ Komplikationen: erosive Gastritis mit Magenblutung, Ulkus

- ■ **Diagnostik**
- ▬ Endoskopie bei Hämatemesis oder Teerstühlen obligat
- ▬ histologisch oberflächliche Infiltration der Schleimhaut mit Leukozyten, evtl. Epitheldefekte und Erosionen

- ■ **Differenzialdiagnose**
- ▬ Refluxkrankheit
- ▬ Ulkus, Magenkarzinom
- ▬ Cholezystitis, Cholelithiasis
- ▬ Hepatitis
- ▬ Pankreatitis, Pseudozysten, Pankreaskarzinom
- ▬ Aneurysma dissecans, Hinterwandinfarkt
- ▬ funktionelle Dyspepsie, Reizdarm-Syndrom

- ■ **Therapie**
- ▬ Ausschalten möglicher exogener Noxen
- ▬ Nahrungskarenz
- ▬ ggf. Antazida

5.2.2 Chronische Gastritis

- ▬ **Typ A** oder **Autoimmungastritis** (5 %): atrophische Korpus-gastritis mit Antikörperbildung gegen Beleg-(Parietal-)zellen (90 %) und Intrinsic Factor (70 %) mit konsekutiver Achlor-hydrie (Anazidität) und perniziöser Anämie (Vitamin-B_{12}-Mangel)
- ▬ **Typ B** oder *Helicobacter-pylori*-**Gastritis** (80 %): Antrum-gastritis mit Atrophie des Drüsenkörpers (Haupt- und Beleg-zellen)
- ▬ **Typ C** oder **chemisch-toxische Refluxgastritis** (15 %): Antrum-gastritis bei Gallereflux oder durch NSAR
- ▬ Sonderformen: Crohn-Gastritis, eosinophile Gastritis, Riesen-faltengastritis (M. Ménétrier)

- ■ **Klinik**
- ▬ häufig klinisch asymptomatisch
- ▬ evtl. Sodbrennen, postprandiales Völlegefühl, Aufstoßen, Nüch-ternschmerz
- ▬ »Non-ulcer-Dyspepsie«
- ▬ bei **M. Ménétrier** Eiweißverlust mit Ödembildung infolge einer exsudativen Gastropathie, Diarrhö, evtl. Anämie

— Komplikationen
  — bei Autoimmungastritis: atrophische Gastritis, perniziöse
    Anämie, Magenkarzinom
  — bei *H.-p.*-Gastritis: Ulcus duodeni, Ulcus ventriculi, Magen-
    karzinom, MALT-Lymphom, selten chronische idiopathische
    Urtikaria oder idiopathische thrombozytopenische Purpura
  — bei chemisch-toxischer Gastritis: Ulzera, Magenblutung
  — bei M. Ménétrier maligne Entartung

- **Diagnostik**
— in der Ösophago-Gastro-Duodenoskopie (einschl. Biopsien
  aus Antrum und Korpus) erythematöse Gastritis, evtl. flache/
  polypoide Erosionen, atrophische Gastritis (mit abgeflachten
  Schleimhautfalten), hämorrhagische Gastritis, Riesenfalten-
  gastritis (M. Ménétrier)
— histologisch Infiltration der Lamina propria mit Lymphozyten,
  Plasmazellen und ggf. Granulozyten (Oberflächengastritis),
  Schwund des spezifischen Drüsenkörpers (atrophische Gastritis)
  und evtl. intestinale Metaplasie (Nachweis von Becherzellen),
  ggf. Nachweis von *Helicobacter pylori* (*H. p.*)
— Nachweis der Ureaseaktivität von *H. p.* durch Inkubation von
  Schleimhautbiopsien in Harnstoffmedium (Urease-Schnelltest),
  alternativ ^{13}C-Atemtest durch Abatmen von $^{13}CO_2$ nach oraler
  Gabe von ^{13}C-Harnstoff
— Nachweis von *H.-p.*-Antigen im Stuhl
— bei Korpusgastritis (Typ A) und Antrumgastritis (Typ B)
  Gastrin im Serum ↑
— Nachweis von Autoantikörpern gegen Parietalzellen und
  Intrinsic Factor
— evtl. Vitamin-B_{12}-Spiegel i. S. ↓

- **Therapie**
— bei *H.-p.*-Gastritis Eradikationstherapie (Triple-Therapie) über
  7 Tage
  — Amoxicillin 2×1000 mg/d oder Metronidazol 2×400 mg/d
  — Clarithromycin 2×500 mg/d
  — Protonenpumpeninhibitoren in zweifacher Standarddosierung
  — nach 6–8 Wochen Kontrolle des Eradikationserfolges
  — Reserveschema: Levofloxacin/Rifabutin und Tetracyclin
    und Metronidazol
— bei Autoimmungastritis ggf. Vitamin-B_{12}-Substitution,
  regelmäßige endoskopische Kontrollen wegen der Gefahr
  einer malignen Entartung
— bei chemisch-toxischer Gastritis Absetzen von NSAR, evtl.
  Protonenpumpeninhibitoren
— bei M. Ménétrier *H.-p.*-Eradikationstherapie (Rückbildung
  möglich), engmaschige endoskopische Kontrollen einschl.
  Biopsien, evtl. Gastrektomie

5.2.3 Gastroduodenale Ulkuskrankheit

- tief in die Muscularis mucosae reichender Gewebsdefekt, meist als Folge einer chronischen *H.-p.*-Infektion
- *H.-p.*-negatives Ulkus gehäuft bei Einnahme von NSAR (Prostaglandine↓) und mit erhöhtem Risiko bei gleichzeitiger Therapie mit Kortikosteroiden, bei Zollinger-Ellison-Syndrom und Hyperparathyreoidismus, begünstigt durch Rauchen, evtl. in Form eines akuten Stressulkus, z. B. nach Polytrauma
- jährliche Inzidenz des Ulcus duodeni 0,1–0,2 % (♂:♀ = 3:1); Ulcus duodeni:Ulcus ventriculi ≈ 3:1, Ulcus ventriculi ♂:♀ = 1:1, Duodenalgeschwüre gehäuft bei Menschen mit der Blutgruppe 0 (»non-secretors«) und HLA-B5

- **Klinik**
- häufig epigastrischer Nacht- und Nüchternschmerz, Besserung der Symptomatik nach Nahrungsaufnahme
- Ulzera bei NSAR-Einnahme sind häufig symptomlos bis zur Blutung
- Komplikationen: obere gastrointestinale Blutung (Hämatemesis, Melaena) (20 % aller Fälle), Ulkusrezidiv, Perforation mit akutem Abdomen, Penetration (gedeckte Perforation, z. B. in das Pankreas), Magenausgangsstenose (»Sanduhrmagen«), maligne Entartung bei chronischem Ulcus ventriculi

- **Diagnostik**
- in der Ösophago-Gastro-Duodenoskopie findet sich das Ulcus ventriculi überwiegend an der kleinen Kurvatur proximal des Angulus und das Ulcus duodeni vorwiegend an der Vorderwand des Bulbus, gelegentlich zwei gegenüberliegende Ulzera (»kissing ulcers«), bei Zollinger-Ellison-Syndrom postbulbäre Ulzera
- beim Ulcus ventriculi multiple Schleimhautbiopsien
- evtl. Nachweis von *Helicobacter pylori* in Biopsiematerial aus Antrum und Korpus (histologisch, kulturell, Urease-Schnelltest), ggf. ^{13}C-Atemtest
- *H.-p.*-negative Ulzera und Gastrin basal↑↑↑ bei Zollinger-Ellison-Syndrom
- *H.-p.*-negative Ulzera und Serumkalzium↑ bzw. Parathormon i. S. ↑ bei Hyperparathyreoidismus

- **Differenzialdiagnose**
- Reizmagen (»Non-ulcer«-Dyspepsie)
- Refluxkrankheit
- Magenkarzinom
- Cholezystolithiasis
- Pankreatitis, Pankreaskarzinom
- Kolonerkrankungen

! Cave
atypische Lage eines Ulcus ventriculi ist immer karzinomverdächtig!

! Cave
endoskopisch-bioptische Kontrollen eines Magenulkus vor und nach Therapie zum sicheren Ausschluss eines Magenkarzinoms stets erforderlich!

■ **Therapie**   **Tag 3**

▬ bei *H.-p.*-Gastritis Eradikationstherapie (Triple-Therapie) über
  7 Tage

  ▬ Amoxicillin 2×1000 mg/d oder Metronidazol 2×400 mg/d
  ▬ Clarithromycin 2×500 mg/d
  ▬ Protonenpumpeninhibitoren in zweifacher Standarddosierung
  ▬ nach 6–8 Wochen Kontrolle des Eradikationserfolges
  ▬ Reserveschema: Levofloxacin/Rifabutin und Tetracyclin und
    Metronidazol

▬ bei *H.-p.*-negativem Ulkus

  ▬ Reduktion möglicher Noxen, z. B. NSAR, Nikotin, Koffein,
    Alkohol, Stress
  ▬ Protonenpumpeninhibitoren (PPI), z. B. Omeprazol
    (Antra®), Pantoprazol (Pantozol®), Esomeprazol (Nexium®),
    Rabeprazol (Pariet®)
  ▬ bei Unverträglichkeit der PPI (sehr selten) evtl. H$_2$-Rezeptor-
    antagonisten, z. B. Cimetidin, Famotidin, Ranitidin (Ranitic®,
    Zantic®)
  ▬ evtl. Misoprostol, z. B. Cytotec® (zytoprotektives Prostaglan-
    dinanalogon) zur Ulkusprophylaxe

▬ endoskopische Therapie (► Abschn. 5.2.4) oder operative Versorgung bei Komplikationen, z. B. arterielle Blutung, Perforation,
  Magenausgangsstenose

  ▬ bei Blutung Ulkusumstechung und extraluminale Ligatur der
    A. gastroduodenalis
  ▬ bei Perforation Ulkusexzision und Übernähung
  ▬ chirurgische Ulkustherapie wegen effektiver medikamentöser
    Therapie weitgehend verlassen
  ▬ Komplikation nach selektiver proximaler Vagotomie:
    – Postvagotomiesyndrom durch verzögerte Magenentleerung
  ▬ Komplikationen nach $^2/_3$-Resektion des Magens mit
    Gastroduodenostomie (Billroth I) oder **Gastrojejunostomie
    (Billroth II)**
    – **Früh-Dumping:** 20 min nach dem Essen intestinale und
      kardiovaskuläre Symptomatik durch Sturzentleerung
      des Magenstumpfes mit Überdehnung der abführenden
      Schlinge (Vagusreiz) sowie durch passagere Hypovolämie
      bei hyperosmotisch wirksamen Kohlenhydraten; mögliche
      Therapie: kleine eiweißreiche, kohlenhydratarme Mahl-
      zeiten; evtl. Guar zu den Mahlzeiten
    – **Spät-Dumping:** 2–3 h nach dem Essen Hypoglykämie
      durch überschießende Insulinsekretion bei kohlenhydrat-
      haltigen Speisen
    – zu kleiner Restmagen
    – **»Afferent-loop«-Syndrom:** nach Billroth-II-Operation
      Gallestau in der blind verschlossenen Duodenalschlinge
      bzw. Rückfluss von Mageninhalt in die Duodenal-
      schlinge

- »**Efferent-loop**«-**Syndrom:** Anastomosenstenose mit Abflussbehinderung
- Maldigestion mit Gewichtsverlust, Vitamin-B_{12}-Mangelanämie, Eisenmangelanämie
- Magenstumpf-/Anastomosenkarzinom

5.2.4 Gastrointestinale Blutung

- obere gastrointestinale (GI-)Blutung (proximal des Treitz-Bandes): Ulcus ventriculi, Ulcus duodeni, erosive Gastritis, Refluxösophagitis, Ösophagusvarizen, Mallory-Weiss-Syndrom, Magenkarzinom, Angiodysplasien
- untere gastrointestinale (GI-)Blutung (distal des Treitz-Bandes): M. Crohn, Colitis ulcerosa, infektiöse Kolitis, Proktitis, Hämorrhoiden, Divertikulose, Polypen, Karzinome, Angiodysplasien, Mesenterialinfarkt, ischämische Kolitis, Meckel-Divertikel, Endometriose

- **Klinik**
- bei oberer GI-Blutung evtl. (kaffeesatzartiges) Bluterbrechen (**Hämatemesis**), Erbrechen von hellem Blut, Teerstühle (**Melaena**) oder rote Darmblutung (**Hämatochezie**) bei massiver Blutung
- bei unterer GI-Blutung Hämatochezie oder Teerstühle bei langsamer Darmpassage
    - bei Rektumblutungen Auflagerung hellroten Blutes auf dem Stuhl
    - bei Kolonblutungen evtl. dunkelrote, geleeartige Blutbeimischungen im Stuhl
- Blutungsanämie mit Blässe, Schwäche, Schwindel, Tachykardie
- Komplikation: hypovolämischer Schock (Blutverlust >1000 ml/24 h)

- **Diagnostik**
- Hb↓, Hkt↓ (nicht bei perakuter Blutung)
- Puls↑, RR↓, ZVD↓
- Hämoccult®-Test
- evtl. Blut am Fingerling bei rektal-digitaler Untersuchung
- evtl. Magensonde und Magenspülung zum Nachweis von Blut im Magen
- zur Lokalisation der Blutungsquelle endoskopische Diagnostik (Ösophago-Gastro-Duodenoskopie, Ileo-Koloskopie, evtl. Doppelballon-Enteroskopie oder Videokapselendoskopie)
- erhöhtes Blutungsrisiko bei Varizen >5 mm, »red colour signs«, Fundusvarizen
- Graduierung der Ösophagusvarizen anhand der endoskopisch nachweisbaren Lumeneinengung des Ösophagus (◨ Tab. 5.5)

◘ Tab. 5.5 Graduierung der Ösophagusvarizen nach Paquet

Grad	Gastroskopiebefund
1	Wenig prominente Venen, die bei Luftinsuffilation verstreichen
2	Einzelne Varizenstränge, durch Luftinsuffilation nicht vollständig komprimierbar
3	Mit Einengung des Lumens
4	Mit Verlegung des Lumens

◘ Tab. 5.6 Klassifikation der Blutungsaktivität bei gastrointestinaler Blutung

Forrest-Stadium	Blutungsaktivität
Ia	Spritzende arterielle Blutung
Ib	Sickerblutung
IIa	Läsion mit Gefäßstumpf
IIb	Koagelbedeckte Läsion
IIc	Hämatinbelegte Läsion
III	Läsion ohne Blutungszeichen

- **Forrest-Klassifikation** zur Beurteilung der Aktivität einer gastrointestinalen Blutung (◘ Tab. 5.6)
- **Exulceratio simplex Dieulafoy:** arterielle Blutung infolge der Arrosion einer submukösen Arterie durch ein solitäres kleines Ulkus
- ggf. selektive Arteriographie
- evtl. explorative Laparotomie mit intraoperativer Endoskopie (sehr selten notwendig!)

- **Differenzialdiagnose**
- nahrungsabhängige (z. B. Heidelbeeren, rote Bete) oder medikamentöse (z. B. Kohle, Eisen) Verfärbung des Stuhls

- **Therapie**
- intensivmedizinische Überwachung und Therapie
- Kreislaufstabilisierung: Volumenersatztherapie, ggf. Bluttransfusionen und ab 5 Erythrozytenkonzentraten zusätzlich Frischplasma (FFP)
- gezielte endoskopische Blutstillung, z. B. durch Unterspritzung mit verdünnter Adrenalinlösung/Fibrinkleber, mit Hämoclip, mittels APC(Argon-Plasma-Koagulation)-Lasertherapie

! Cave
Rezidivblutungen sind häufig!

— hochdosiert Protonenpumpeninhibitoren, ggf. *H.-p.*-Eradikationstherapie
— ggf. radiologisch interventionelle Embolisation oder intraoperative Gefäßligatur bei erfolgloser Endoskopie

5.2.5 Magenkarzinom

— endogene Risikofaktoren
  — *Helicobacter-pylori*-positive Gastritis (Typ-B-Gastritis)
  — chronisch-atrophische Autoimmungastritis (Typ-A-Gastritis)
  — adenomatöse Magenpolypen
  — M. Ménétrier
  — nach Magenteilresektion
  — genetische Faktoren, z. B. Mutation des E-cadherin-Gens
— exogene Risikofaktoren
  — Alkohol- und Nikotinabusus
  — geräucherte und gesalzene Speisen mit hohem Nitratgehalt (bakterielle Umwandlung zu Nitrit → karzinogenes Nitrosamin)
— Altersgipfel 55.–65. Lebensjahr, ♂:♀ = 2:1, hohe Inzidenzen in Südostasien, Finnland, Chile, Kolumbien
— 5-Jahres-Überlebensrate des Frühkarzinoms 95 %, aller Patienten etwa 10 %

Klinik
— häufig erst im fortgeschrittenen Stadium symptomatisch
— uncharakteristische Oberbauchbeschwerden
— Nüchternschmerz, Dysphagie, Völlegefühl, Inappetenz
— Abneigung gegen Fleisch, Übelkeit, Erbrechen
— Gewichtsverlust, Leistungsminderung
— evtl. Magenblutung mit Hämatemesis und Teerstühlen
— Komplikationen: Magenausgangsstenose, gedeckte oder freie Perforation mit Peritonitis, maligner Aszites bei Peritonealkarzinose, paraneoplastische Syndrome, z. B. Thromboseneigung

! Cave
bei Magenbeschwerden nur zeitlich begrenzter Therapieversuch, nach 2–3 Wochen endoskopische Diagnostik!

Diagnostik
— im Blutbild evtl. Eisenmangelanämie, Nachweis okkulten Blutes im Stuhl
— Tumornachweis in der Gastroskopie mit multiplen Biopsien
— Lokalisation
  — Antrum und Pylorus 35 %
  — kleine Kurvatur 30 %
  — Kardia 25 %
— Einteilung des Magenkarzinoms nach histologischen Kriterien und anhand des Wachstumsmusters (◻ Tab. 5.7)
— evtl. Endosonographie zur Beurteilung der Tiefenausdehnung und benachbarter Lymphknoten

Tab. 5.7 Grading nach Lauren

Histologie	Wachstumsmuster
Intestinaler Typ	Polypöses Wachstum, klar abgegrenzt
Diffuser Typ	Infiltratives Wachstum, schlecht begrenzt
Mischtyp	

Tab. 5.8 TNM-Klassifikation des Magenkarzinoms

T	Primärtumor
T_{is}	Carcinoma in situ (intraepithelial ohne Infiltration der Lamina propria mucosae, hochgradige Dysplasie)
T1	Tumor infiltriert Lamina propria, Muscularis mucosae oder Submukosa (Frühkarzinom)
T2	Tumor infiltriert Muscularis propria
T3	Tumor infiltriert Subserosa
T4	Tumor perforiert Serosa (viszerales Peritoneum) oder infiltriert benachbarte Strukturen
– T4a	Tumor perforiert Serosa
– T4b	Tumor infiltriert benachbarte Strukturen (Ösophagus, Colon transversum, Dünndarm, Leber, Pankreas, Zwerchfell, Milz, Bauchwand, Retroperitoneum, Nieren, Nebennieren)
N	**Lymphknotenbefall (regionäre Lymphknoten: perigastrisch, im Bereich des Truncus coeliacus, der A. gastrica sinistra, A. hepatica communis und A. lienalis)**
N1	Metastasen in 1–2 regionären Lymphknoten
N2	Metastasen in 3–6 regionären Lymphknoten
N3	Metastasen in ≥7 regionären Lymphknoten
M	**Metastasierung**
M1	Fernmetastasen in Leber, Lunge, Skelettsystem, Gehirn[a]
R	**Resektionsstadium**
R0	Kein Residualtumor
R1	Mikroskopisch nachweisbarer Resttumor
R2	Makroskopisch nachweisbarer Resttumor

[a] **! Cave** Befall entfernter Lymphknotenstationen (paraaortal oder mesenterial) gilt als Fernmetastasierung!

- Abdomensonographie, CT-Abdomen, Röntgen-Thorax zum Ausschluss von Metastasen
- **Virchow-Lymphknoten:** Befall des Lymphknotens links supraklavikulär an der Einmündung des Ductus thoracicus in den Venenwinkel

Tag 3

▣ **Tab. 5.9** UICC-Stadieneinteilung des Magenkarzinoms			
Stadium	**T**	**N**	**M**
0	T_{is}	N0	M0
IA	T1	N0	M0
IB	T1	N1	M0
	T2	N0	M0
IIA	T1	N2	M0
	T2	N1	M0
	T3	N0	M0
IIB	T1	N3	M0
	T2	N2	M0
	T3	N1	M0
	T4a	N0	M0
IIIA	T2	N3	M0
	T3	N2	M0
	T4a	N1	M0
IIIB	T3	N3	M0
	T4a	N2	M0
	T4b	N0, N1	M0
IIIC	T4a	N3	M0
	T4b	N2, N3	M0
IV	Jedes T	Jedes N	M1

— **Krukenberg-Tumor:** »Abtropfmetastasen« in den Ovarien
— ggf. Tumormarker für die postoperative Nachsorge CA 72-4, CA 19-9 und CEA
— Stadieneinteilung nach TNM-System (▣ Tab. 5.8)
— Stadieneinteilung nach Union International Contre le Cancer (UICC, 2010) (▣ Tab. 5.9)

▪ **Differenzialdiagnose**
— Ulcus ventriculi
— Refluxkrankheit
— andere Raumforderungen, z. B. Non-Hodgkin-Lymphome (MALT-Lymphome), Karzinoid, Adenome, Polypen, gastrointestinale Strumatumoren (GIST)

▪ **Therapie**
— Gastrektomie, Omentektomie, Lymphadenektomie, bei Kardiakarzinomen außerdem distale Ösophagusresektion und Splen-

ektomie; nach subtotaler Magenresektion Gastrojejunostomie, ansonsten Ösophagojejunostomie (Roux-Schlinge) oder Interposition einer gestielten isoperistaltischen Jejunalschlinge

Tag 3

- perioperative Chemotherapie mit 5-FU, Folinsäure und Cisplatin oder 5-FU, Epirubicin und Cisplatin
- evtl. neoadjuvante Radio-/Chemotherapie ab Stadium II
- nach Gastrektomie Pankreasenzyme zu den Mahlzeiten, parenterale Substitution von Eisen und Vitamin B_{12}
- palliative Therapiemaßnahmen: Bougierung, Tubus- oder Stentimplantation, Anlage einer perkutanen endoskopisch kontrollierten Jejunostomie (PEJ), parenterale Langzeiternährung

5.3 Darmerkrankungen

5.3.1 Diarrhö (Durchfall)

- >3 Stuhlentleerungen/Tag, >250 g Stuhlgewicht/Tag, konsistenzverminderte Stühle (Wassergehalt >75 %), akut oder chronisch (länger als 2 Wochen)
  - **osmotische Diarrhö**, z. B. Laktasemangel, Glutenallergie, osmotisch wirksame Laxanzien
  - **sekretorische Diarrhö** (Ionensekretion↑, Ionenresorption↓), z. B. durch Bakterientoxine von *Vibrio cholerae*, *Escherichia coli*, *Staph. aureus* oder *Bacillus cereus*, Laxanzien, Fettsäuren (Pankreasinsuffizienz) oder Gallensäuren (Gallensäureverlustsyndrom), selten sezernierende villöse Adenome oder Vipome
  - **exsudative (entzündliche) Diarrhö**, z. B. durch Infektionen mit Salmonellen, Shigellen, *Campylobacter jejuni*, *Clostridium difficile* (pseudomembranöse Kolitis), chronisch entzündliche Darmerkrankungen, bei Kolonkarzinomen, evtl. nach Radiatio oder Chemotherapie, infolge einer Ischämie
  - **Motilitätsstörungen**, z. B. bei Reizdarmsyndrom, autonomer diabetischer Neuropathie, nach Operationen
- Einteilung der Diarrhöen nach Ätiologie
  - Infektionen
    - bakteriell, z. B. *E. coli*, Salmonellen, Shigellen, *Campylobacter jejuni*
    - viral, z. B. Noro-Viren (Norwalk-Virus), Rota-Viren
    - Protozoen, z. B. *Giardia lamblia*, *Entamoeba histolytica*
  - Lebensmittelvergiftungen durch Bakterientoxine, z. B. von *Staph. aureus*, *B. cereus*, *Cl. perfringens*
  - Medikamente, z. B. Antibiotika, Laxanzien, Zytostatika, Colchicin
  - Intoxikationen, z. B. Arsen, Quecksilber, Pilzvergiftungen
  - Maldigestion, z. B. Pankreasinsuffizienz, nach Gastrektomie
  - Malabsorption, z. B. Sprue, Laktasemangel, M. Whipple

- chronisch entzündliche Darmerkrankungen (M. Crohn, Colitis ulcerosa)
- tumoröse Erkrankungen, z. B. Adenome, Malignome (Karzinome, Non-Hodgkin-Lymphome)
- endokrine Krankheiten, z. B. Hyperthyreose, medulläres Schilddrüsenkarzinom, M. Addison, Karzinoid-Syndrom, Gastrinom, Vipom
- neurogene Krankheiten, z. B. autonome diabetische Neuropathie, alkoholische Enteropathie, Amyloidose
- Nahrungsmittelallergien
- Reizdarmsyndrom
- sehr selten mikroskopische Kolitis (chronisch wässrige Diarrhö bei makroskopisch unauffälliger Darmschleimhaut; charakteristische Histologie: kollagene bzw. lymphozytäre Kolitis)

- **Klinik**
- evtl. großvolumige Stühle, übermäßiger Wasseranteil, Speiserückstände
- ggf. Blut- und Schleimabgang
- bei exokriner Pankreasinsuffizienz großvolumige, fett glänzende, übel riechende Stühle
- bei Stenosen im distalen Kolon **paradoxe Diarrhö** durch bakterielle Zersetzung des prästenotisch angestauten Stuhls
- bei Reizdarmsyndrom (»Colon irritabile«) **falsche Diarrhö** mit erhöhter Stuhlfrequenz und normaler Konsistenz

- **Diagnostik**
- genaue Anamnese, inkl. Ernährungsgewohnheiten, Risikospeisen und Auslandsaufenthalten, sowie Stuhlinspektion
- bakteriologische und parasitologische Stuhluntersuchung
- allgemeine Labordiagnostik, z. B. BSG, Blutbild, Gesamteiweiß, Albumin, Elektrolyte, Serodiagnostik bei Verdacht auf infektiöse Durchfallerkrankung
- Abdomensonographie
- Ösophago-Gastro-Duodenoskopie und Koloskopie einschl. bioptisch-histologischer Untersuchung von Schleimhautproben
- evtl. Kolondoppelkontrasteinlauf (Magen-Darm-Passage)
- zielgerichtete Spezialdiagnostik (siehe folgende Kapitel), z. B. D-Xylose-Toleranztest, quantitative Stuhlfettbestimmung, Schilling-Test mit ^{57}Co radioaktiv markiertem Vitamin B_{12}, H_2-Atemtest, $^{13}CO_2$-Exhalationstest nach oraler Gabe von ^{13}C-Glykocholat, Sekretin-Pankreozymin-Test

- **Therapie**
- ggf. gezielte Antibiotikatherapie bei infektiöser Diarrhö, evtl. Cotrimoxazol oder Chinolone zur ungezielten Soforttherapie; bei Amöbiasis oder Lambliasis Metronidazol

- bei leichter Diarrhö nach Antibiotikatherapie Perenterol® (*Saccharomyces boulardii*)
- bei antibiotikainduzierter pseudomembranöser Kolitis Metronidazol p. o., ggf. Vancomycin p. o.
- kausale Therapie nicht-infektiöser Darmerkrankungen
- symptomatisch Flüssigkeits- und Elektrolytsubstitution, z. B. Elotrans®, ggf. obstipierende Medikamente, z. B. Imodium® (Loperamid), bei krampfartigen Bauchschmerzen Spasmolytika, z. B. Buscopan® (N-Butylscopolamin), evtl. Racecadotril (Tiorfan®, wirkt antisekretorisch durch Hemmung der Enkephalinase)

Tag 3

5.3.2 Obstipation

- verzögertes und erschwertes Absetzen meist geringer Stuhlmengen mit <3 Stuhlentleerungen/Woche
  - chronisch habituelle Obstipation infolge faserarmer Kost, geringer Flüssigkeitsaufnahme, Bewegungsmangel und unterdrücktem Defäkationsreiz
  - medikamentös induziert, z. B. durch Sedativa, Antidepressiva, Antiparkinsonmittel, Anticholinergika, Aluminiumhydroxid
  - bei Elektrolytstörungen wie Hypokaliämie oder Hyperkalzämie
  - durch Obstruktion oder Striktur bei organischen Darmerkrankungen, z. B. Karzinom, Bride, Divertikulits
  - infolge endokriner Störungen, z. B. Hypothyreose
  - infolge neurogener Störungen, z. B. diabetische autonome Neuropathie, Multiple Sklerose, Parkinson, Hirschsprung-Krankheit
  - passager bei Bettlägerigkeit, Schichtarbeit, fieberhaften Erkrankungen
  - Reizdarmsyndrom mit Obstipation (»normal-transit«)
- nach dem 60. Lebensjahr bis zu 30 % aller Menschen

- **Klinik**
- bei **kologener Obstipation** (»slow-transit«) Völlegefühl und Meteorismus ohne spontanen Stuhldrang
- bei **anorektaler Obstipation** ständiger Stuhldrang ohne vollständige Entleerung der Rektumampulle infolge einer Sphinkterkontraktion bei Bauchpresse
- Komplikationen: Divertikulose, Divertikulitis, Hämorrhoiden, Kotsteine (Koprolithen), Kotballen (Skybala)

- **Diagnostik**
- rektal-digitale Untersuchung
- allgemeine Labordiagnostik, z. B. Elektrolyte, TSH, Hämoccult®-Test
- Koloskopie

Tag 3

- evtl. Magen-Darm-Passage
- bei Ileusverdacht Abdomenübersichtsaufnahme
- Transitzeitmessungen im Kolon (Hinton-Test)
- bei rektaler Obstipation Defäkogramm und Analsphinkter-manometrie (spezielle Indikation)

- **Therapie**
- kausale Therapie sofern möglich
- keine obstipierenden Nahrungsmittel, z. B. Weißbrot, Schokolade
- ballaststoffreiche Kost, ausreichende Flüssigkeitszufuhr (2 l/d), körperliche Bewegung, keine Unterdrückung des Defäkations-reizes, evtl. Kolonmassage
- ggf. Biofeedback-Training bei anorektaler Obstipation
- Klysmen und Suppositorien
- evtl. manuelle Entleerung der Rektumampulle
- bei Frauen mit chronischer Obstipation Prucaloprid (Resolor®; selektiver Serotonin (5-HT4)-Rezeptoragonist zur Steigerung der enterokinetischen Aktivität)
- kurzfristiger Einsatz von Laxanzien
  - Füll-/Quellmittel, z. B. Leinsamen, Plantago ovata (z. B. Agiocur®)
  - salinische Laxanzien, z. B. Magnesiumsulfat (Bittersalz) und Natriumsulfat (Glaubersalz)
  - osmotisch wirksame Laxanzien, z. B. Lactulose (z. B. Bifiteral®), Macrogol (z. B. Laxofalk®, Movicol®)
  - sekretorisch wirksame Laxanzien, z. B. Bisacodyl (z. B. Dulcolax®), Natriumpicosulfat (z. B. Laxoberal®)

! Cave

bei Laxanzienabusus Hypo-kaliämie mit zunehmender Obstipation durch Darmatonie; möglicher diagnostischer Hinweis Pseudomelanosis coli!

5.3.3 Meteorismus

- gastrointestinales Gas durch verschluckte Luft oder CO_2-Bildung (kohlensäurehaltige Getränke, bakteriell-enzymatischer Abbau von Kohlenhydraten im Kolon)
  - akuter Meteorismus bei Ileus
  - chronischer Meteorismus
    - durch Aerophagie (Luftschlucken), z. B. bei neurotischer Verhaltensstörung, emotionalem Stress, hastigem Essen
    - durch intestinale Gasbildung, z. B. bei vermehrter Auf-nahme unverdaulicher oder nicht-resorbierbarer Kohlen-hydrate (Zellulose, Raffinose, Lactulose, Sorbitol), gluten-sensitiver Enteropathie, Laktasemangel, Kurzdarmsyndrom, exkretorischer Pankreasinsuffizienz, durch bakterielle Überwucherung (z. B. Blindsacksyndrom), Lambliasis
  - durch reduzierte Gasabsorption, z. B. bei portaler Hyperten-sion, Rechtsherzinsuffizienz
  - durch Motilitätsstörungen, z. B. Reizdarmsyndrom, Darmatonie

- **Klinik**
- Völlegefühl
- abdominelles Blähungsgefühl, evtl. Schmerzen im linken oder rechten Hypochondrium (»eingeklemmte Winde«)
- rumorende Darmgeräusche (Borborygmi)
- Flatulenz (Gasausscheidung)
- Eruktation (Luftaufstoßen, Rülpsen)
- evtl. **Roemheld-Syndrom** mit funktionellen Herzbeschwerden durch Oberbauchmeteorismus

- **Diagnostik**
- perkutorisch tympanischer Klopfschall
- Stuhlinspektion, Hämoccult®-Test
- allgemeine Labordiagnostik
- Untersuchungen zum Ausschluss organischer Darmerkrankungen
- Abdomensonographie
- Abdomenleeraufnahme

- **Therapie**
- kausale Therapie sofern möglich
- symptomatisch keine blähenden Speisen (Hülsenfrüchte, Kohlgemüse, Zwiebeln, Vollkornprodukte etc.), keine kohlensäurehaltigen Getränke, kein künstlicher Süßstoff, kleine Mahlzeiten, langsames Essen, vermehrte Aktivität nach dem Essen
- Tee aus Fenchel, Kümmel und Anis
- Wärmeanwendung
- evtl. Karminativa, z. B. Simeticon (sab simplex®, Lefax®, Espumisan®)
- evtl. Spasmolytika, z. B. N-Butylscopolamin (Buscopan®)

5.3.4 Malassimilationssyndrom

- gestörte Aufspaltung von Nahrungsbestandteilen (**Maldigestion**) und/oder gestörte Resorption der Nahrungsspaltprodukte (**Malabsorption**) unterschiedlicher Ätiologie
  - Maldigestion, z. B. nach Magenresektion, bei exokriner Pankreasinsuffizienz, Laktasemangel, bei Gallensäuremangel infolge einer Cholestase oder durch Gallensäureverlust (nach Ileumresektion, M. Crohn, Blindsacksyndrom (»blind loop«) mit Dekonjugation der Gallensäuren durch bakterielle Fehlbesiedlung)
  - Malabsorption, z. B. bei Sprue/Zöliakie, chronischen Darminfektionen, M. Whipple, M. Crohn, Lymphomen, Strahlenenteritis, Amyloidose, nach Dünndarmresektion (Kurzdarmsyndrom), bei Angina intestinalis, Rechtsherzinsuffizienz, Lymphangiektasie, bei Zollinger-Ellison-Syndrom (Gastrinom), Verner-Morrison-Syndrom (Vipom), Karzinoid-Syndrom

Tag 3

- ▪ **Klinik**
- ▬ enterale Symptomatik
  - ▬ Diarrhö, evtl. Steatorrhö
  - ▬ evtl. postprandiale Schmerzen, Tenesmen
  - ▬ geblähtes Abdomen, Flatulenz (Gärungsstühle)
- ▬ Mangelsyndrome
  - ▬ Gewichtsverlust/Untergewicht
  - ▬ Eiweißmangelödeme
  - ▬ Mangel an fettlöslichen Vitaminen
    - – Vitamin-A-Mangel: Nachtblindheit, trockene Haut
    - – Vitamin-D-Mangel: Osteomalazie bei Erwachsenen, Rachitis bei Kindern
    - – Vitamin-K-Mangel: Blutungsneigung (Gerinnungsfaktoren des Prothrombinkomplexes: II, VII, IX, X $\downarrow$)
  - ▬ Anämie infolge eines Vitamin-B_{12}-, Folsäure- und Eisenmangels
  - ▬ Elektrolytmangel
    - – Hypokaliämie mit Schwäche
    - – hypokalzämische Tetanie
- ▬ Begleitsymptome der ursächlichen Erkrankung
- ▬ evtl. sekundäre endokrine Störungen (z. B. Amenorrhö)

- ▪ **Diagnostik**
- ▬ in der Stuhluntersuchung Fettanteil >7 g/24 h
- ▬ Vitamin-A-Serumspiegel$\downarrow$
- ▬ bei Malabsorption
  - ▬ im Jejunum: pathologischer Xylose-Toleranztest (nach oraler Gabe von 25 g D-Xylose im Sammelurin über 5 h Xylosewerte <4 g)
  - ▬ im Ileum: pathologischer Schilling-Test (nach oraler Gabe von [57]Co-markiertem Vitamin B_{12} <6 % des radioaktiv markierten Vitamins im Sammelurin)
- ▬ Ursachenabklärung obligat erforderlich

- ▪ **Therapie**
- ▬ kausale Therapie sofern möglich
- ▬ Wasser- und Elektrolytsubstitution
- ▬ parenterale Substitution der fettlöslichen Vitamine, des Vitamins B_{12} und von Eisen
- ▬ evtl. parenterale Ernährung

5.3.5 Glutensensitive Enteropathie (Zöliakie, einheimische Sprue)

- ▬ Unverträglichkeitsreaktion gegenüber Gliadin (einer Fraktion des Glutens, ein Getreideprotein) mit Zottenatrophie und konsekutivem Malabsorptionssyndrom

Tab. 5.10 Marsh-Kriterien	
Klassifikation	Histologie
Marsh 0 (Normaltyp)	Unauffällig
Marsh 1 (Infiltrativer Typ)	Erhöhte Zahl intraepithelialer Lymphozyten (≥30 pro 100 Epithelzellen)
Marsh 2 (Hyperplastischer Typ)	Zusätzlich hyperplastische, elongierte Krypten
Marsh 3 (Destruktiver Typ)	Zusätzlich Zottenatrophie unterschiedlicher Ausprägung

- Prävalenz in Europa 1:500; gehäuftes Auftreten bei Turner-Syndrom, Down-Syndrom, IgA-Mangel und Autoimmunerkrankungen, z. B. Typ-1-Diabetes, Autoimmunthyreoiditis; Assoziation mit HLA-DQ2 und HLA-DQ8

- **Klinik**
- Diarrhö, Gewichtsverlust, Gedeihstörungen bei Kindern
- atypische oligosymptomatische Verläufe, vor allem bei Erwachsenen
- Malabsorptionssyndrom mit Eisenmangelanämie, Osteoporose etc.
- extraintestinale Symptome, z. B. Dermatitis herpetiformis Duhring mit Erythem, Plaques und herpetiformen Bläschen
- Komplikationen: intestinale T-Zell-Lymphome, evtl. sekundärer Laktasemangel

- **Diagnostik**
- pathologischer D-Xylose-Toleranztest als Zeichen der Resorptionsstörung
- Nachweis von IgA-Antikörpern (ggf. IgG bei IgA-Mangel) gegen Gliadin, Endomysium und Gewebetransglutaminase
- Gastro-Duodenoskopie mit tiefen Dünndarmbiopsien; histologischer Nachweis einer Zottenatrophie, Kryptenhyperplasie und intraepitheliale Lymphozyteninfiltration (**Tab. 5.10)
- glutenfreie Diät führt zu klinischer Besserung

- **Therapie**
- glutenfreie Diät mit Kartoffeln, Mais, Reis, Soja
- bei sekundärem Laktasemangel keine Milchprodukte
- bei schwerer entzündlicher Infiltration ggf. initial Steroide

! Cave
kein Weizen, kein Hafer, keine Gerste, kein Roggen, kein Dinkel oder Grünkern

>Memo
Nach Regeneration der Zotten unter glutenfreier Diät bildet sich der sekundäre Laktasemangel zurück!

5.3.6 M. Whipple (Lipodystrophia intestinalis)

- Infektion mit dem Bakterium *Tropheryma whippelei*
- sehr selten, meist Männer im 3. und 4. Lebensjahrzehnt
- ohne Therapie letaler Verlauf durch Kachexie

- **Klinik**
- Diarrhö, Steatorrhö mit Malabsorptionssyndrom
- Appetitlosigkeit, Übelkeit, postprandiale Bauchschmerzen
- starker Gewichtsverlust
- extraintestinale Symptomatik
  - Polyserositis, chronische nicht-destruierende Oligo-/Polyarthritis
  - Endo-/Perikarditis
  - Lymphknotenschwellung (mesenterial und retroperitoneal)
  - braune Hautpigmentierung
  - evtl. ZNS-Beteiligung

- **Diagnostik**
- im Labor erhöhte Entzündungsparameter (BSG↑, CRP↑), im Blutbild evtl. Leukozytose
- siehe auch unspezifische Diagnostik der Malabsorptionssyndrome (► Abschn. 5.3.4)
- in Duodenal- und Dünndarmbiopsien Nachweis einer Infiltration mit PAS-positiven Makrophagen (SPC-Zellen), zystische Erweiterung der Mukosalymphgefäße
- evtl. elektronenmikroskopischer Nachweis intramakrophagischer Stäbchenbakterien
- evtl. molekularbiologischer Nachweis aus bioptischem Material

- **Differenzialdiagnose**
- *Mycobacterium-avium-intracellulare*-Infektionen des Dünndarms
- siehe Differenzialdiagnostik der Malassimilationssyndrome (► Abschn. 5.3.4)

- **Therapie**
- liquorgängiges Breitspektrumantibiotikum über 14 Tage, z. B. Ceftriaxon
- Langzeittherapie mit Cotrimoxazol oder Tetracyclinen über 1–2 Jahre

5.3.7 Laktoseintoleranz

- Maldigestion von Milchzucker infolge einer verminderten oder fehlenden Laktaseaktivität im Dünndarm
  - primär (angeboren): in Europa 10–15 % der Bevölkerung, >95 % der asiatischen Bevölkerung

- sekundär als Folge anderer Dünndarmerkrankungen, z. B. durch glutensensitive Enteropathie
- Laktase ist im Bürstensaum des Dünndarms lokalisiert und spaltet Laktose zu Glukose und Galaktose
- bei relativem Laktasemangel und Zufuhr größerer Laktosemengen erfolgt im Kolon die bakterielle Vergärung des Milchzuckers zu CO_2, H_2 und kurzkettigen Fettsäuren

- **Klinik**
- nach Konsum von Milchprodukten Durchfälle, abdominelle Schmerzen, Blähungen und Flatulenz

- **Diagnostik**
- im H_2-Atemtest vermehrte Abatmung von H_2 nach Laktosegabe (bakterielle Fermentation)
- im Laktosetoleranztest nach Gabe von 50 g Laktose pathologisch geringer Blutglukoseanstieg (<20 mg/dl) bei gleichzeitig auftretender klinischer Symptomatik
- in Dünndarmbiopsien verminderte Laktaseaktivität

- **Differenzialdiagnose**
- Milchallergie gegen Laktalbumin oder Kasein
- Reizdarmsyndrom

- **Therapie**
- Vermeiden von Milch und Milchprodukten, auf ausreichende Kalziumzufuhr achten
- evtl. laktosefreier Milchersatz, z. B. Sojamilch
- evtl. orale Substitution von Laktase, z. B. Lacdigest®, Lactrase®

>**Memo**
Butter, Käse und Joghurt werden in kleinen Mengen vertragen!

5.3.8 Gallensäureverlust-Syndrom (Gallensäuremalabsorption)

- gestörter enterohepatischer Kreislauf der Gallensäuren
    - infolge fehlender Resorption nach Ileumresektion oder bei M. Crohn
    - infolge bakterieller Dekonjugation der Gallensäuren bei Blindsacksyndrom

- **Klinik**
- evtl. krampfartige Bauchschmerzen
- chologene Diarrhö bei Ileumausfällen >40 cm
- Steatorrhö bei Ileumausfällen >100 cm
- Komplikationen
    - Maldigestionssyndrom
    - lithogene Galle mit vermehrter Bildung von Cholesteringallensteinen

— gesteigerte Oxalsäureresorption durch die Bindung von Kalzium an Fettsäuren mit vermehrter Bildung von Oxalatnierensteinen

- **Diagnostik**
- ^{14}C-Glykocholat-Atemtest: nach oraler Gabe von ^{14}C-Glykocholat verstärktes Abatmen von radioaktivem ^{14}CO$_2$ infolge der gesteigerten bakteriellen Gallensäuredekonjugation im Kolon
- ^{75}Se-HCAT-Test: verminderte Retention der ^{75}Se-markierten Homotaurocholsäure

- **Therapie**
- Therapie eines M. Crohn bzw. eines Blindsacksyndroms (Korrekturoperation)
- bei bakterieller Fehlbesiedlung evtl. Metronidazol
- Austauscherharze, z. B. Cholestyramin
- bei massiver Steatorrhö Fettrestriktion (weniger als 40 g/d) und Ersatz der Nahrungsfette durch mittelkettige Triglyzeride
- symptomatische Therapie bei Malassimilationssyndrom

5.3.9 Enterales Eiweißverlustsyndrom (exsudative Enteropathie)

- pathologisch gesteigerter Verlust von Eiweißen (alle Eiweißfraktionen) über den Verdauungstrakt
  - infolge einer Lymphstauung, z. B. bei Lymphangiektasie, malignen Lymphomen, Rechtsherzinsuffizienz
  - infolge einer Eiweißexsudation, z. B. bei M. Crohn, Colitis ulcerosa, familiärer Polyposis, M. Ménétrier, Strahlenenteritis, HIV-Infektion

- **Klinik**
- Diarrhö, Steatorrhö
- Gewichtsverlust
- Malabsorptionssyndrom
- hypoproteinämische Ödeme

- **Diagnostik**
- Albumin↓, Immunglobuline↓
- Diagnostik der Malabsorptionssyndrome
- α_1-Antitrypsin im Stuhl ↑
- endoskopisch-bioptische Untersuchung einschl. Histologie zur Ursachenabklärung

- **Therapie**
- Therapie der Grunderkrankung
- natriumarme, eiweißreiche Kost
- ggf. Fettrestriktion und Ersatz der Nahrungsfette durch mittelkettige Triglyzeride

5.3.10 Meckel-Divertikel

- Rest des Ductus omphaloentericus (embryonaler Dottergang), etwa 100 cm proximal der Ileozökalklappe
- 2 % der Bevölkerung

- **Klinik**
- evtl. Entzündung mit Perforation
- Ulkus und Blutung bei versprengter Magenschleimhaut

- **Diagnostik**
- meist Zufallsbefund im Rahmen einer Laparotomie
- ^{99m}Tc-Pertechnat-Szintigraphie bei okkulter Blutung zum Nachweis ektoper Magenschleimhaut

- **Differenzialdiagnose**
- akute Appendizitis

- **Therapie**
- Resektion

5.3.11 Dünndarmtumoren

- benigne Tumoren, z. B. Adenome, Leiomyome, Lipome, Fibrome, Angiome, Endometriose
- maligne Tumoren, z. B. Adenokarzinom, neuroendokrine Tumoren (»Karzinoid-Tumoren«), gastrointestinale Stromatumoren (GIST), Sarkome, Lymphome, Metastasen (Melanom u. a.)
- <5 % der gastrointestinalen Tumoren

- **Klinik**
- häufig klinisch asymptomatisch
- Obstruktion, (Sub-)Ileus (bei großen Tumoren)
- Blutungen
- bei endokrin aktiven Tumoren Symptome des Hormonexzess

- **Diagnostik**
- Abdomensonographie
- Gastro-Duodenoskopie und Ileo-Koloskopie
- Enteroklysma nach Sellink

Tag 3

- Doppelballon-Enteroskopie oder Videokapselendoskopie
- Hydro-MRT
- ggf. Angiographie

- **Therapie**
- operative Entfernung des Tumors
- bei GIST Protein-Tyrosinkinaseinhibitor, z. B. Imatinib (Glivec®)

5.3.12 M. Crohn (Enterokolitis regionalis Crohn)

- chronische granulomatöse Entzündung aller Wandschichten des Darmes mit diskontinuierlich segmentalem Befall des gesamten Gastrointestinaltraktes (vor allem betroffen sind terminales Ileum und proximales Kolon)
- unklare immunologische Genese
- Häufigkeitsgipfel um das 30. Lebensjahr, familiäre Häufung (Mutationen des NOD2-/CARD15-Gens)

- **Klinik**
- chronische Diarrhö
- abdominelle Schmerzen, evtl. kolikartig im rechten Unterbauch
- Gewichtsverlust
- Malabsorptionssyndrom (megaloblastäre Anämie bei Vitamin-B_{12}-Mangel, chologene Diarrhö bei Gallensäureverlust, Cholesteringallensteine, Oxalatnierensteine)
- extraintestinale Symptomatik:
  - primär sklerosierende Cholangitis
  - Arthritis, Spondylitis ankylosans (HLA-B27-positiv)
  - Iritis, Episkleritis, Uveitis, Keratitis
  - Erythema nodosum, Pyoderma gangraenosum, Akrodermatitis enteropathica (durch Zinkmangel)
- bei Kindern evtl. Wachstumsstörungen
- Komplikationen: Fisteln, anorektale Abszesse, (Sub-)Ileus, freie Perforation, Peritonitis, erhöhtes Karzinomrisiko, selten Amyloidose, Kurzdarmsyndrom nach Ileumresektion

- **Diagnostik**
- palpatorisch evtl. Konglomerattumor im rechten Unterbauch
- im Blutbild Eisenmangelanämie (durch enterale Blutverluste), evtl. megaloblastäre Anämie (Malabsorption von Vitamin B_{12} und Folsäure)
- BSG↑, CRP↑, Leukozytose
- Albumin↓
- ggf. Antikörper gegen *Saccharomyces cerevisiae*
- im Darmschall Wandverdickungen im Kolon (>4 mm) und/oder Ileum (>2 mm), Kokardenzeichen

> **Memo**
> der chronische Entzündungsprozess spielt auch eine Rolle in der Pathogenese der Anämie!

- Abdomensonographie zur Erfassung intraabdomineller Abszesse einschließlich Komplikationen, z. B. rechtsseitige Hydronephrose
- in der Ileo-Koloskopie (Stufenbiopsien!) segmental diskontinuierlicher Befall (»skip lesions«), aphthoide Läsionen, landkartenartige oder längliche Ulzera (»snail trails«), Pflastersteinrelief, Gänsehautaspekt der Schleimhaut durch lymphofollikuläre Hyperplasie, sehr kleine hämorrhagische Läsionen, evtl. Strikturen
- in der Histologie Nachweis von Epitheloidzellgranulomen und mehrkernigen Riesenzellen, Lymphangiektasie
- Ösophago-Gastro-Duodenoskopie und Hydro-MRT (MR-Sellink) des Dünndarms oder Enteroklysma nach Sellink zum Nachweis aller gastrointestinalen Manifestationen
- bakteriologische Stuhluntersuchungen in der Ausschlussdiagnostik und bei jedem akuten Entzündungsschub
- bei V. a. Fisteln oder Abszesse Abdomen-/Becken-MRT

> **Tag 3**

> **! Cave**
> Superinfektionen möglich, auch CMV-Infektionen!

- **Differenzialdiagnose**
- akute Appendizitis
- Divertikulitis
- ischämische Kolitis
- Colitis ulcerosa
- Darmtuberkulose
- akute Ileitis durch *Yersinia enterocolitica* oder *Y. pseudotuberculosis*
- *Campylobacter*-Infektionen

- **Therapie**
- bei leichtem bis mittelschwerem entzündlichem Schub und Dickdarmbefall Sulfasalazin (z. B. Azulfidine®)
- bei überwiegendem Ileozökalbefall ohne extraintestinale Manifestationen topisch wirksame Steroide wie Budesonid (z. B. Budenofalk®, Entocort®) initial 3×3 mg/d, evtl. 5-Aminosalizylsäure/Mesalazin (z. B. Salofalk®, Pentasa®) 3–4 g/d p. o.
- bei schwerem entzündlichem Schub systemisch wirksame Kortikosteroide, initial Prednisolon 60 mg/d, in der 2. Woche 40 mg/d, in der 3. Woche 30 mg/d, anschließend weitere Dosisreduktion um 5 mg/Woche bis zur vollständigen Remission
- bei steroidrefraktärem M. Crohn Azathioprin (z. B. Imurek®) 2 mg/kg KG/d oder 6-Mercaptopurin 1 mg/kg KG/d
- ggf. als Reservemittel TNF-Antikörper i. v. (Infliximab, z. B. Remicade®) oder Methotrexat (MTX)
- zur Fisteltherapie Metronidazol und/oder Ciprofloxacin
- bei Darmstenosen ggf. endoskopische Ballondilatation
- bei Komplikationen (Perforation, Ileus, Fisteln) darmerhaltende minimalchirurgische Intervention
- bei sekundärer Laktoseintoleranz milchfreie Diät
- bei chologener Diarrhö Cholestyramin

> **! Cave**
> 5-ASA wird nicht mehr generell zur Remissionsinduktion empfohlen, ist aber sinnvoll im Rahmen der postoperativen Remissionserhaltung!

> **>Memo**
> gesicherte langjährige Wirksamkeit von Azathioprin in der Remissionserhaltung!

Tag 3

◘ Tab. 5.11 Schweregrade der Colitis ulcerosa	
Schweregrad	Klinische Symptomatik
Leichter Schub	Bis zu 4 blutig-schleimige Durchfälle pro Tag, keine Temperaturerhöhung (<37°C), geringes Krankheitsgefühl
Mittelschwerer Schub	4–6 blutig-schleimige Durchfälle pro Tag, subfebrile Temperaturen (~38°C), deutliches Krankheitsgefühl
Schwerer Schub	Zahlreiche blutige Durchfälle (>6/d), hohes Fieber (>38°C), schweres Krankheitsgefühl, hohe Pulsfrequenz (>100/min)

- bei Malabsorptionssyndrom parenterale Substitution fettlöslicher Vitamine, Vitamin B_{12}, Eisen, Elektrolyte etc.
- evtl. ballaststofffreie Kost oder parenterale Ernährung im akuten Schub
- Osteoporoseprophylaxe mit täglich 1000 IE Vitamin D und 1000 mg Kalzium (z. B. IDEOS®)
- Nikotinkarenz senkt das Rezidivrisiko
- regelmäßige Kontrollkoloskopien wegen des erhöhten Karzinomrisikos

! Cave
Osteoporose infolge der Kortikosteroidtherapie!

5.3.13 Colitis ulcerosa

- diffuse, chronisch schubweise verlaufende Entzündung der Kolonschleimhaut mit Ulzerationen
- Erkrankung beginnt im Rektum mit kontinuierlicher, oralwärts gerichteter Ausbreitung (Rektosigmoidbefall in 50 % d. F., linksseitige Kolitis in 25 %, Pankolitis in 25 %, nur selten Mitbeteiligung des terminalen Ileums (»**backwash ileitis**«)
- chronisch-rezidivierende Verläufe (85 % d. F.), chronisch-kontinuierliche Verläufe (10 %), akut fulminante Verläufe (5 %)

- **Klinik**
- chronische Diarrhö, z. T. blutig-schleimig
- abdominelle Schmerzen
- evtl. Tenesmen vor Defäkation
- evtl. Fieber
- Gewichtsverlust
- Schweregradbeurteilung der Colitis ulcerosa anhand der klinischen Symptomatik (◘ Tab. 5.11)
- selten extraintestinale Symptomatik
  - primär sklerosierende Cholangitis (PSC)
  - Arthritis, Spondylitis ankylosans (HLA-B27-positiv)

>Memo
Die PSC ist häufiger vergesellschaftet mit Colitis ulcerosa als mit M. Crohn!

- Iritis, Episkleritis, Uveitis
- Aphthen, Erythema nodosum, Pyoderma gangraenosum
- bei Kindern evtl. Wachstumsstörungen
- Komplikationen: massive Blutung, toxisches Megakolon, Perforation, Peritonitis, erhöhtes Risiko für kolorektale Karzinome (korreliert mit Kolonbefall und Erkrankungsdauer), selten Amyloidose

- **Diagnostik**
- bei der rektal-digitalen Untersuchung ggf. Blut
- im Blutbild evtl. Anämie, Thrombozytose, Leukozytose
- BSG↑, CRP↑
- evtl. γGT und AP↑ bei primär sklerosierender Cholangitis
- evtl. Nachweis von antineutrophilen zytoplasmatischen Antikörpern mit perinukleärem Fluoreszenzmuster (pANCA)
- im Darmschall Nachweis einer Wandverdickung des Kolons
- in der Ileo-Koloskopie (Stufenbiopsien!) entzündlich gerötete, ödematöse Schleimhaut mit gesteigerter Vulnerabilität und petechialen Blutungen (Kontaktblutung!), keine normale Gefäßzeichnung der Schleimhaut, kleine Ulzera mit Fibrinbelägen, im fortgeschrittenen Stadium Schleimhautzerstörung mit Haustrenverlust und »Pseudopolypen« (verbliebene Schleimhautinseln)
- in der Histologie auf die Mukosa und Submukosa beschränkte Granulozyteninfiltration, Kryptenabszesse, Becherzellschwund, im fortgeschrittenen Stadium Lymphozyteninfiltration, Schleimhautatrophie und Epitheldysplasien
- bakteriologische Stuhluntersuchungen

- **Differenzialdiagnose**
- M. Crohn
- infektiöse Kolitis, z. B. durch *Campylobacter*, Shigellen, Salmonellen, *E. coli*, Rota-Viren, Norwalk-Virus, *Entamoeba histolytica*, Lamblien
- pseudomembranöse Kolitis durch *Clostridium-difficile*-Toxine
- Proktosigmoiditis durch sexuelle Übertragung von Gonokokken, Chlamydien, HSV 2
- Divertikulitis, Appendizitis
- M. Whipple, glutensensitive Enteropathie, Nahrungsmittelallergie
- ischämische Kolitis
- Reizdarmsyndrom
- kollagene Kolitis und lymphozytäre Kolitis (bei makroskopisch unauffälliger Schleimhaut)
- Diversionskolitis (in operativ ausgeschalteten Darmsegmenten)
- medikamentös-toxische Kolitis, z. B. Ergotaminkolitis

- **Therapie**
- bei leichtem bis mittelschwerem entzündlichem Schub initial 5-Aminosalizylsäure/Mesalazin (z. B. Salofalk®, Pentasa®)

Tag 3

3–4 g/d p. o., anschließend Remissionserhaltungstherapie mit 1,5 g/d; bei solitärer Proktitis als Suppositorien und bei isolierter linksseitiger Kolitis als Klysma
- bei distaler Kolitis und leichten Verläufen topisch wirksame Kortikosteroide wie Budesonid (z. B. Budenofalk®, Entocort®) als Klysma oder Hydrocortisonschaum (Colifoam®)

! Cave

Maskierung einer Perforation unter Steroidtherapie möglich!

- bei mittelschwerem bis schwerem entzündlichem Schub systemisch wirksame Kortikosteroide, initial Prednisolon 40–60 mg/d bis zum Erreichen der Remission, anschließend über 4 Wochen ausschleichen
- bei hochakutem Schub evtl. Ciclosporin A i. v.
- bei steroidrefraktärer Colitis ulcerosa Azathioprin (z. B. Imurek®)
- ggf. als Reservemittel bei Therapieresistenz TNF-Antikörper i. v. (Infliximab, z. B. Remicade®)
- remissionserhaltende Therapie mit 5-ASA oder bei Unverträglichkeit E. coli Nissle-Präparat (Mutaflor®), evtl. Azathioprin nach fulminantem Schub
- evtl. Sondennahrung und parenterale Ernährung (bei schwerem Schub)
- bei Mangelzuständen Substitutionstherapie, z. B. Eisensubstitution
- Osteoporoseprophylaxe mit täglich 1000 IE Vitamin D und 1000 mg Kalzium (z. B. IDEOS®)

! Cave

Osteoporose infolge der Kortikosteroidtherapie!

- bei schwerem Schub ohne klinische Besserung unter konservativer Therapie nach drei Tagen und bei Komplikationen (toxisches Megakolon, Perforation, Sepsis, schwere Blutung) Kolektomie mit Anlage eines endständigen Ileostomas und sekundärer ileoanaler Pouch-Operation
- bei histologischem Nachweis von Epitheldysplasien kontinenzerhaltende Proktokolektomie und Anlage eines ileoanalen Pouchs
- nach etwa 10 Krankheitsjahren (abhängig vom Befall!) jährliche Kontrollkoloskopien einschließlich Stufenbiopsien in einer Remissionsphase zur Früherkennung des kolorektalen Karzinoms

5.3.14 Reizdarmsyndrom (Colon irritabile)

- funktionelle Darmstörung (Ausschlussdiagnose)
  - Schmerzschwelle auf Dehnungsreiz ↓
  - Motorik im Sigma ↑
  - Gasreflux in den Magen ↑
  - pathologische Transitzeit
- 20–30 % der gesunden Bevölkerung, ♂:♀ = 1:2

- **Klinik**
- meist im linken Unterbauch lokalisierte Schmerzen (diffus wechselnde Lokalisation!), evtl. auch im Bereich der Kolonflexuren
- abdominelles Völlegefühl, Blähungen, Obstipation oder Diarrhö

- häufig morgendliche Durchfälle (niemals nachts!)
- evtl. schafskotartige Stühle mit glasigen Schleimbeimengungen
- Stuhldrang
- Gefühl der unvollständigen Darmentleerung
- vegetative Begleitsymptomatik: Schlaflosigkeit, Kopfschmerzen, Dysurie, Reizmagen

- **Diagnostik**
- Ausschlussdiagnostik
    - unauffälliges Blutbild
    - keine Entzündungszeichen
    - Leber- und Pankreasenzyme normwertig
    - Hämoccult®-Test negativ
    - evtl. Calprotectin A/Lactoferrin im Stuhl
    - bakteriologische und parasitologische Stuhldiagnostik unauffällig
    - rektal-digitale Untersuchung
    - Abdomensonographie, Darmschall
    - Koloskopie
    - evtl. erweiterte Diagnostik
- **ROM-III-Kriterien** für die klinische Diagnose eines Reizdarmsyndroms (abdominale Schmerzen oder Unwohlsein an mindestens drei Tagen pro Monat während der vorangegangenen drei Monate, Beginn der Symptomatik vor mindestens sechs Monaten); mindestens zwei der folgenden Zeichen müssen erfüllt sein:
    - Beschwerdebesserung nach Defäkation
    - bei Beschwerden Stuhlfrequenzänderung
    - bei Beschwerden Stuhlkonsistenzänderung

- **Therapie**
- ärztliche Aufklärung, autogenes Training
- ballaststoffreiche Kost
- Wärmeanwendung oder evtl. Spasmolytika (z. B. Butylscopalamin, Buscopan®) bei Beschwerden
- ggf. Fencheltee mit Karminativa (Anis, Kümmel, Pfefferminz) bei Blähungen und Völlegefühl
- bei Obstipation Klysmen, Suppositorien oder evtl. milde Laxanzien
- bei Diarrhö ggf. Loperamid (z. B. Imodium®) für kurze Zeit
- Probiotika
- evtl. Antidepressiva

! Cave
beim Reizdarmsyndrom mit Obstipation Serotonin-Wiederaufnahmehemmer (SSRI), keine trizyklischen Antidepressiva

5.3.15 Divertikulose, Divertikulitis

- Ausstülpungen der Mukosa und Submukosa durch die Muscularis propria entlang der Gefäße (Pseudodivertikel) infolge chronischer Obstipation und Bindegewebsschwäche; gehäuftes Auftreten im Sigma und Colon descendens
- seltener echte, alle Darmwandschichten umfassende Divertikel; vor allem im Zökum und Colon ascendens
- durch im Divertikel retinierten Stuhl kann eine Peridivertikulitis ausgelöst werden
- Alterskrankheit, 50 % der über 60-Jährigen haben eine symptomlose Divertikulose, davon erkrankt jeder Vierte an einer Divertikulitis

- **Klinik**
- die Divertikulose ist meist ein symptomloser Zufallsbefund, evtl. linksseitige Unterbauchbeschwerden bei chronischer Obstipation
- bei Sigmadivertikulitis
  - akuter linksseitiger Unterbauchschmerz (»Linksappendizitis«)
  - Stuhlunregelmäßigkeiten
  - Flatulenz
  - evtl. subfebrile Temperaturen
- bei Zökumdivertikulitis Schmerzen im rechten Unterbauch
- Komplikationen: perikolischer Abszess oder Douglasabszess, Perforation, Peritonitis, Stenose, Ileus, Blutung, kolovesikale und kolovaginale Fisteln

- **Diagnostik**
- bei Divertikulitis evtl. palpatorischer Nachweis eines druckschmerzhaften, walzenförmigen Tumors im linken Unterbauch, ggf. Abwehrspannung
- im Labor erhöhte Entzündungsparameter (Leukozytose, BSG↑, CRP↑)
- im Darmschall Kolonabschnitte mit Wandverdickung (»Targetzeichen«) und ggf. Divertikelnachweis
- in der Abdomensonographie evtl. Nachweis von Abszessen
- im Kolonkontrasteinlauf problemlose Divertikeldarstellung, evtl. auch in der Magen-Darm-Passage
- in der Abdomenübersichtsaufnahme Nachweis freier Luft bei Perforation
- hochsensitiver Nachweis mittels CT und MRT
- evtl. Sigmoidoskopie oder Koloskopie

- **Differenzialdiagnose**
- M. Crohn, Colitis ulcerosa
- kolorektales Karzinom
- Reizdarmsyndrom
- Adnexitis, Extrauteringravidität, stielgedrehter Adnextumor

! Cave
Kolonkontrasteinlauf wegen Perforationsgefahr nach Abklingen der akuten Symptome, bevorzugt mit Gastrografin!

! Cave
bei akuter Divertikulitis erhöhte Perforationsgefahr durch Luftinsufflation während endoskopischer Untersuchung!

■ **Therapie**

▬ bei Divertikulose ballaststoffreiche Ernährung und ausreichend Flüssigkeitszufuhr zur Stuhlregulierung, vermehrt Bewegung

▬ bei Divertikulitis
  ▬ Nulldiät und parenterale Ernährung
  ▬ Breitbandantibiose, z. B. Metronidazol (Clont®) und Fluor-chinolone, z. B. Ciprofloxacin (Ciprobay®), Levofloxacin (Tavanic®) oder Amoxicillin und Betalaktamaseinhibitoren (Augmentan®)
  ▬ evtl. 5-Aminosalizylsäure/Mesalazin bei leichter Divertikulitis
  ▬ bei Abszedierung ggf. perkutane Drainage
  ▬ ggf. Spasmolytika
  ▬ zweizeitige Operation (Hartmann-Operation mit temporärem Anus praeter und Rektumblindverschluss) bei sofortiger bzw. dringlicher Operationsindikation infolge von Komplikationen (Perforation, Peritonitis, Fisteln, Stenosen)
  ▬ elektive, einzeitige Operation im freien Intervall bei rezidivierender Divertikulitis (nach dem zweiten Entzündungsschub)

5.3.16 Kolonpolypen

▬ jede sichtbare Gewebsvermehrung über Schleimhautniveau
  ▬ hyperplastische und entzündliche Polypen (gutartige Schleimhautveränderungen)
  ▬ tubuläre, tubulovillöse und villöse Adenome
  ▬ sessile serratierte Adenome (flach erhaben, meist im rechtsseitigen Kolon lokalisiert)
  ▬ Hamartome
▬ Adenom-Karzinom-Sequenz bei klassischen Adenomen und Mikrosatelliteninstabilität bei serratierten Adenomen
▬ mit der Adenomgröße zunehmendes Entartungsrisiko (>2 cm bis 40 %)
▬ mit höherem Alter zunehmende Häufigkeit von Polypen (ca. 30 % der über 60-Jährigen)
▬ intestinale Polyposis-Syndrome
  ▬ **familiäre adenomatöse Polyposis** (Manifestationsalter >15. Lebensjahr): Mutation im APC-Tumorsuppressorgen mit autosomal-dominanter Vererbung in 75 % d. F. (Karzinomrisiko 100 %, auch Duodenalkarzinome)
    – beim **Gardner-Syndrom** Adenomatosis coli, Osteome und Epidermoidzysten
    – beim **Turcot-Syndrom** Adenomatosis coli und Glio-/Medulloblastome
  ▬ **Cronkhite-Canada-Syndrom** (Manifestationsalter >50. Lebensjahr) mit generalisierter gastrointestinaler Polypose (nur geringes Karzinomrisiko) und Diarrhöen mit Eiweiß-

Tag 3

und Elektrolytverlusten, Hyperpigmentierung der Haut, Alopezie, Nageldystrophie
- **familiäre juvenile Polyposis** mit hamartomatösen Polypen und erhöhtem Karzinomrisiko, familiäre Häufung bei ca. 30 % d. F.
- **Peutz-Jeghers-Syndrom** (Manifestationsalter 30.–40. Lebensjahr) mit hamartomatösen Dünndarmpolypen, seltener Magen-/Kolonpolypen (autosomal-dominante Vererbung und Neumutationen treten im Verhältnis 1:1 auf); Hyperpigmentierungen perioral, an Lippen und Wangenschleimhaut; gehäuft Pankreas-, Mamma-, Ovarial- und Hodenkarzinome
- **Cowden-Syndrom** mit intestinaler (hamartomatöser) Polyposis, fazialen und akralen Papeln, Mundschleimhautpapillomen, Vitiligo, hamartomatösen Mamma- und Schilddrüsentumoren

! Cave
Invaginationen und stielgedrehte Polypen können zur Infarzierung und Ileus führen!

- **Klinik**
- meist symptomlos, selten Diarrhö
- Komplikationen: peranale Blutungen, Stenosierung, maligne Entartung

- **Diagnostik**
- rektal-digitale Untersuchung
- Rektoskopie und Ileo-Koloskopie einschließlich Polypektomie und histologischer Untersuchung
- zum Ausschluss von Dünndarmpolypen Hydro-MRT oder Videokapselendoskopie

! Cave
bei einem Drittel d. F. Nachweis multipler Polypen!

- **Therapie**
- endoskopische Abtragung mit der Biopsiezange oder mit der Diathermieschlinge
- bei sehr großen, breitbasig aufsitzenden Polypen Resektion des Darmabschnittes
- bei familiärer adenomatöser Polyposis prophylaktische Proktokolektomie mit ileoanaler Pouchoperation vor dem 20. Lebensjahr
- regelmäßige endoskopische Nachsorge bei Adenomen; zunächst Erstkontrolle nach einem Jahr, anschließend bei polypenfreiem Darm alle 3 Jahre, bei multiplen Adenomen alle 2 Jahre

! Cave
Risiko einer schnelleren Progression serratierter Läsionen (»Intervallkarzinome«), deshalb nach kompletter Abtragung ggf. verkürztes Kontrollintervall!

5.3.17 Kolorektales Karzinom

- **Risikofaktoren**
  - hoher Fett- und Eiweißkonsum, geringer Ballaststoffgehalt der Nahrung und Übergewicht
  - langjähriger Nikotin- und Alkoholabusus
  - kolorektale Adenome

Tag 3

- chronisch-entzündliche Darmerkrankungen
- genetische Faktoren: positive Familienanamnese für kolorektale Karzinome (erstgradige Verwandte!); familiäre Syndrome
  - familiäre Polyposis-Syndrome, z. B. familiäre adenomatöse Polyposis (obligate Präkanzerose!)
  - hereditäres, nicht-polypöses kolorektales Karzinom (**HNPCC-Syndrom, Lynch-Syndrom**): Mutation von DNA-Reparaturgenen mit autosomal-dominantem Erbgang (Manifestationsalter um das 45. Lebensjahr), v. a. proximal lokalisierte Kolonkarzinome, häufig Adenokarzinome anderer Organe, z. B. Endometrium-, Ovarial-, Magen- und Urothelkarzinom (in Kombination mit Talgdrüsentumoren Muir-Torre-Syndrom)
- Mehr als zwei Drittel aller Dickdarmkarzinome finden sich im Rektosigmoid, der aborale Tumorrand eines Rektumkarzinoms liegt weniger als 16 cm von der Anokutanlinie entfernt.
- 95 % aller Karzinome entwickeln sich aus einem Adenom
  - bei klassischen Adenomen (70-80 %) durch Aktivierung von Onkogenen, z. B. *K-ras*, und Inaktivierung von Tumorsuppressorgenen, z. B. *APC-Gen* (»adenomatous polyposis coli«), *DCC-Gen* (»deleted in colorectal carcinoma«), *p53-Gen* (Adenom-Karzinom-Sequenz)
  - bei serratierten Adenomen (20-30 %) infolge einer Mikrosatelliteninstabilität (primäre Schlüsselmutation im BRAF-Gen mit Störung der Apoptose der Kryptenepithelien)
- 90 % aller Fälle treten nach dem 50. Lebensjahr auf, ab dem 40. Lebensjahr Verdopplung der Inzidenz alle 10 Jahre, zweithäufigstes Karzinom des Mannes und der Frau, Lebenszeitprävalenz ca. 6 %
- 5-Jahresüberlebensrate ist abhängig vom Tumorstadium: 90–95 % im Stadium I, 60–90 % im Stadium II, 30–60 % im Stadium III, <10 % im Stadium IV

- **Klinik**
- initial klinisch häufig asymptomatisch
- sichtbares/okkultes Blut im Stuhl
- Änderung der Stuhlgewohnheiten, z. B. »falscher Freund« (Flatus mit Stuhlabgang), paradoxe Diarrhö, »Bleistiftstühle«
- abdominelle Schmerzen
- Leistungsschwäche, Blässe (Anämie), Gewichtsverlust, Fieber
- Komplikation: Obstruktion (Ileus) v. a. bei linksseitigem Kolonkarzinom

- **Diagnostik**
- evtl. abdominell tastbare Resistenz (v. a. bei rechtsseitigem Kolonkarzinom)
- In der rektal-digitalen Untersuchung werden ca. 10 % der kolorektalen Karzinome erfasst.

> **>Memo**
> aufgrund der noch flüssigen Stuhlkonsistenz sind Karzinome im Colon ascendens lange Zeit klinisch stumm!

Tag 3

▢ Tab. 5.12 Lymphogene Metastasierung des Rektumkarzinoms

Tumor-lokalisation	Lokalisation ab ano (cm)	Lymphogene Ausbreitung
Tiefsitzend	0–4	Paraaortale und inguinale Lymph-knoten, Beckenwand
Mittlere Etage	4–8	Paraaortale Lymphknoten, Beckenwand
Hochsitzend	8–16	Paraaortale Lymphknoten

- im Blutbild evtl. Blutungsanämie
- Koloskopie einschl. Probenentnahmen

! Cave
multiple Adenokarzinome in
2–5 % aller Fälle

- histologisch »Low-grade«-Karzinome (G1 und G2), »High-grade«-Karzinome (G3: schlecht differenzierte (nicht-) muzinöse Adenokarzinome, G4: undifferenzierte kleinzellige und Siegelringzellkarzinome)
- ggf. 3D-MRT (»virtuelle Koloskopie«) oder Kolonkontrast-einlauf
- im Rahmen des Stagings Spiral-CT des Abdomens und Beckens, evtl. Angio-CT der Leber, Abdomensonographie, Röntgen-Thorax
- evtl. transrektaler Ultraschall zur Beurteilung der Tiefenaus-dehnung eines Rektumkarzinoms
- ggf. Zystoskopie und gynäkologische Untersuchung zum Aus-schluss entsprechender Organinfiltrationen
- vor Therapiebeginn Bestimmung der Tumormarker CEA (carcino-embryonales Antigen) und CA 19-9 für die Nach-sorge
- im Rahmen der Rezidivdiagnostik ggf. FDG(Fluor-Desoxyglu-kose)-PET oder Radioimmunoszintigraphie mit ^{99m}Tc-markier-ten CEA-Antikörpern

>Memo
hepatische Metastasierung bei
25 % aller Patienten bereits im
Rahmen der Erstdiagnose

- primäre hämatogene Metastasierung in Leber und Lunge
- lymphogene Metastasierung des Rektumkarzinoms in Abhängig-keit von der Tumorlokalisation (▢ Tab. 5.12)
- Stadieneinteilung nach TNM-System (▢ Tab. 5.13)
- Stadieneinteilung nach Union International Contre le Cancer (UICC, 2010), (▢ Tab. 5.14)

- **Therapie**
- bei **Rektumkarzinomen**
  - im oberen und mittleren Drittel sphinkter-/kontinenz-erhaltende anteriore Rektumresektion
  - im unteren Drittel abdominoperineale Rektumexstirpation mit Anlage eines Kolostomas (Hartmann-Operation) (distaler Tumorrand <5 cm von der Anokutanlinie entfernt)
  - evtl. transanale Lokalexzision bei Frühkarzinomen

Tag 3

Tab. 5.13 TNM-Klassifikation der kolorektalen Karzinome	
T	Primärtumor
T_{is}	Carcinoma in situ (intraepithelial oder Infiltration der Lamina propria mucosae)
T1	Tumor infiltriert Submukosa
T2	Tumor infiltriert Muscularis propria
T3	Tumor infiltriert Subserosa oder nicht-peritonealisiertes perikolisches/perirektales Gewebe
T4	Tumor perforiert das viszerale Peritoneum oder infiltriert angrenzende Organe, z. B. Vagina, Prostata, Blase, Ureter, Nieren
– T4a	Tumor perforiert viszerales Peritoneum
– T4b	Tumor infiltriert direkt in andere Organe oder Strukturen
N	Lymphknotenbefall
N1	Befall von 1–3 perikolischen/perirektalen Lymphknoten
– N1a	Metastase in 1 regionären Lymphknoten
– N1b	Metastasen in 2–3 regionären Lymphknoten
– N1c	Tumorknötchen bzw. Satellit(en) im Fettgewebe der Subserosa oder im nicht-peritonealisierten perikolischen/ perirektalen Fettgewebe ohne regionäre Lymphknoten- metastasen
N2	Befall von ≥4 perikolischen/perirektalen Lymphknoten
– N2a	Metastasen in 4–6 regionären Lymphknoten
– N2b	Metastasen in ≥7 regionären Lymphknoten
M	Metastasierung
M1	Fernmetastasen
– M1a	Metastasen auf ein Organ beschränkt (Leber, Lunge, Ovar, nicht-regionäre Lymphknoten)
– M1b	Metastasen in mehr als einem Organ oder im Peritoneum

- beim **Kolonkarzinom** »En-bloc«-Resektion mit Mesenterium und Entfernung des regionalen Lymphabflussgebietes in »No-touch«-Technik (Hemikolektomie, Transversumresektion oder radikale Sigmaresektion)
- evtl. Resektion solitärer Leber- und Lungenmetastasen
- bei Rektumkarzinom im fortgeschrittenen Stadium (UICC II–III) ggf. neoadjuvante Radio-/Chemotherapie (5-FU) mit dem Ziel der Operabilität
- bei Kolonkarzinom
  - im **Stadium II** postoperativ adjuvante Fluoropyrimidin- Monotherapie (z. B. Capecitabin, orales 5-FU Prodrug)

Tag 3

☐ **Tab. 5.14** UICC-Stadieneinteilung der kolorektalen Karzinome				
Stadium	T	N	M	Dukes
0	T_{is}	N0	M0	
I	T1, T2	N0	M0	A
IIA	T3	N0	M0	B
IIB	T4a	N0	M0	
IIC	T4b	N0	M0	
III	Jedes T	N1, N2	M0	C
IIIA	T1	N2a	M0	
	T1, T2	N1a	M0	
IIIB	T1, T2	N2b	M0	
	T2, T3	N2a	M0	
	T3, T4a	N1	M0	
IIIC	T4a	N2a	M0	
	T3, T4b	N2b	M0	
	T4b	N1, N2	M0	
IVA	Jedes T	Jedes N	M1a	D
IVB	Jedes T	Jedes N	M1b	

! Cave
bei Nicht-Risikopersonen
Vorsorgekoloskopie ab dem
50. Lebensjahr, anschließend alle
8–10 Jahre (bei unauffälligem
Befund!)

- im **Stadium III** adjuvante Chemotherapie mit 5-FU, Folinsäure und Oxaliplatin (FOLFOX)
- im **Stadium IV** palliative Chemotherapie mit 5-FU, Folinsäure und Oxaliplatin oder Irinotecan (FOLFIRI), evtl. zusätzliche Gabe von Anti-VEGF-Antikörpern (z. B. Bevacizumab, Avastin®) oder Anti-EGF-Antikörpern (Cetuximab, Erbitux®)
- evtl. palliative lokale Therapieverfahren, z. B. Kryo-, Laser-, Radiofrequenztherapie oder operative Anlage von Umgehungsanastomosen bzw. eines Anus praeter

5.4 Pankreaserkrankungen

5.4.1 Akute Pankreatitis

- Entzündung der Bauchspeicheldrüse mit gestörter exokriner und evtl. endokriner Funktion
- häufige Ursachen einer akuten Pankreatitis
  - meist akute biliäre Pankreatitis (45 % aller Fälle)
  - Alkoholpankreatitis (35 %)
  - idiopathische Pankreatitis (15 %)

- seltene Ursachen einer akuten Pankreatitis
  - medikamentös-toxische Pankreatitis (z. B. durch Gluko-kortikosteroide, Thiazide, Tetracycline, Carbamazepin, Ciclosporin A, Azathioprin)
  - virale Pankreatitis (z. B. Mumps, Coxsackie)
  - bei juxtapapillärem Duodenaldivertikel
  - bei massiver Hypertriglyzeridämie
  - bei primärem Hyperparathyreoidismus
  - posttraumatisch oder iatrogen nach ERCP
  - bei Pancreas divisum
  - nach Pankreastransplantation (postischämisch, durch Abstoßungsreaktion oder CMV-Infektion)
  - hereditäre Pankreatitis (Mutation des kationischen Trypsino-gens oder des Serinprotease-Inhibitors Kazal Typ 1)
- Schweregrade der akuten Pankreatitis
  - leichte (früher: »ödematöse«) Pankreatitis (ca. 80 % d. F.)
  - schwere (früher: »nekrotisierende«) Pankreatitis mit hoher Letalität (ca. 20 %)

- **Klinik**
- starke epigastrische Schmerzen mit Ausstrahlung in den Rücken (häufig gürtelförmig), meist um 8–12 h verzögert nach alimen-tärem oder Alkoholexzess
- Übelkeit, Erbrechen, Meteorismus
- evtl. Fieber
- evtl. Ikterus
- periumbilikale bläuliche Flecken (Cullen-Zeichen) oder im Flankenbereich (Grey-Turner-Zeichen) bei schwerer Pankreatitis mit Nekrosen
- Komplikationen: Darmparese (paralytischer Ileus), bakterielle Superinfektionen der Nekrosen, Abszessbildung, Pseudozysten, Milzvenen-/Pfortaderthrombose, Arrosionsblutungen, Sepsis, Kreislaufschock, Verbrauchskoagulopathie, ARDS, akutes Nierenversagen

- **Diagnostik**
- palpatorisch elastische Bauchdeckenspannung (»Gummi-bauch«)
- perkutorisch und auskultatorisch evtl. Pleuraerguss
- im Labor Entzündungszeichen (CRP$\uparrow$, Leukozytose), Lipase, ggf. auch Elastase 1 und Amylase im Serum $\uparrow$, LDH$\uparrow$, Phospholipase A$_2\uparrow$, ggf. bei biliärer Pankreatitis γGT$\uparrow$, AP$\uparrow$, LAP$\uparrow$, direktes Bilirubin$\uparrow$, evtl. Hyperglykämie, Hypokalzämie (prognostisch ungünstig), Proteinurie
- in der Sonographie unscharf begrenzte Pankreasloge, hypodense Organstruktur, Nachweis von Abszessen, Pseudozysten, evtl. Aszitesnachweis, ggf. Darstellung eines Gallensteins und einer extrahepatischen Cholestase

Tag 3

- in der Abdomenübersicht geblähte Darmschlingen, evtl. Pankreas-verkalkungen (bei chronisch rezidivierender Pankreatitis)
- im Thoraxröntgenbild evtl. Plattenatelektasen, Pleuraergüsse, basale Pneumonie
- Angio-CT zur Beurteilung des Schweregrades einer akuten Pankreatitis selten und nur im Intervall indiziert
- ERCP (endoskopisch retrograde Cholangiopankreatikographie) mit Papillotomie bei akut biliärer Pankreatitis, ggf. MRCP
- ggf. Feinnadelpunktion bei nekrotisierender Pankreatitis zur zytologischen und mikrobiologischen Diagnostik

- **Differenzialdiagnose**
- akutes Abdomen, z. B. Nierenkolik, Gallenkolik, Ulkusperfora-tion, mechanischer Ileus, akute Appendizitis, Angina visceralis, Mesenterialinfarkt, Extrauteringravidität
- Pankreaskarzinom
- Lungenembolie, basale Pneumonie
- Hinterwandinfarkt, Aneurysma dissecans
- akute Porphyrie, Praecoma diabeticum, Addison-Krise, Sichel-zellanämie mit vasookklusiver Krise (»Pseudoperitonitis«)
- Enzymanstieg bei Parotitis, akutem Abdomen, Nieren-insuffizienz, Makroamylasämie oder familiärer idiopathischer Hyperamylasämie

- **Therapie**
- intensivmedizinische Überwachung und engmaschige Kontroll-untersuchungen bei schweren Verlaufsformen
- Nahrungskarenz bis zur Schmerzfreiheit, ggf. nasojejunale Sondenernährung oder bei protrahiertem Verlauf ausreichend parenterale Ernährung
- ausreichende parenterale Volumen- und Elektrolytsubstitution (Ziel-ZVD 6–10 cm H_2O)
- Analgesie, z. B. mit Tramadol (Tramal®), Buprenorphin (Temgesic®), Piritramid (Dipidolor®) oder Pethidin (Dolantin®), evtl. Procain-Infusion
- Stressulkusprophylaxe mit Protonenpumpeninhibitoren
- Thromboembolieprophylaxe
- bei schwerer Pankreatitis evtl. Antibiotikaprophylaxe mit Imipenem/Meropenem oder Ciprofloxacin und Metronidazol
- Therapie auftretender Komplikationen
  - bei inkarzeriertem Gallenstein endoskopische Papillotomie mit Steinextraktion und Intervallcholezystektomie
  - perkutane Katheterdrainage großer, symptomatischer Pseudo-zysten, bei Abszessen zusätzliche Spülung
  - bei infizierten Pankreasnekrosen ggf. digitale Nekrosektomie und Lavage der Pankreasloge

>**Memo**
bei Beschwerdefreiheit langsamer Kostaufbau

! Cave
Mit Ausnahme von Pethidin können Morphinderivate einen Papillenspasmus auslösen!

5.4.2 Chronische Pankreatitis

Tag 3

- chronische, meist progressive Veränderungen des Pankreas-parenchyms (fokale Nekrosen, segmentale oder diffuse Fibrose, Kalzifikation)
- Sonderform: obstruktive chronische Pankreatitis (Obstruktion des Gangsystems mit Atrophie)
- Ursachen einer chronischen Pankreatitis
  - meist chronischer Alkoholabusus (70–90 % aller Fälle)
  - idiopathisch (15 %)
  - selten hereditär, medikamentös-toxisch, bei Hyperpara-thyreoidismus, Hyperlipoproteinämie, zystischer Fibrose, Pancreas divisum

- **Klinik**
- rezidivierende Oberbauchschmerzen mit gürtelförmiger Ausstrahlung bis in den Rücken
- Übelkeit, Erbrechen
- ggf. rezidivierender Ikterus
- evtl. Thrombophlebitis
- evtl. latenter Diabetes mellitus als Zeichen der endokrinen Pankreasinsuffizienz
- evtl. Maldigestion als Zeichen der exokrinen Pankreasinsuffizienz
  - Gewichtsverlust
  - Diarrhö, Steatorrhö, Meteorismus
  - Ödem
  - selten Nachtblindheit, Gerinnungsstörungen, Osteomalazie
- Komplikationen: Pseudozysten, Abszesse, Milzvenen-/Pfortader-thrombose, Stenose des Pankreasgangsystems und des Ductus choledochus, evtl. Duodenalstenose, Pankreaskarzinom

! Cave
im Spätstadium wieder Schmerzfreiheit!

- **Diagnostik**
- bei entzündlichem Schub evtl. Pankreasenzyme $\uparrow$
- im Sekretin-Pankreozymin-Test direkter Nachweis einer exokrinen Pankreasinsuffizienz (aufwendig, selten indiziert)
- im Pankreolauryl-Test Bestimmung renal ausgeschiedenen Fluoresceins im Urin nach oraler Gabe von Fluorescein-Dilaurat (Spaltung durch pankreasspezifische Arylesterasen)
- Chymotrypsin- und Elastase-1-Konzentration im Stuhl $\downarrow$
- in der Abdomensonographie und in der Abdomenleeraufnahme Nachweis von Pankreasverkalkungen, evtl. sonographischer Nachweis von Pseudozysten
- in der ERCP bzw. MRCP Nachweis von Kaliberunregelmäßig-keiten der Pankreasgänge, evtl. von Pankreasgangsteinen
- im CT detaillierter Nachweis morphologischer Veränderungen, z. B. Pseudozysten

Tag 3

>Memo

Mittelkettige Fettsäuren können ohne Spaltung resobiert werden!

! Cave

alkoholinduzierte Hypoglykämien; ausreichend Pankreasenzyme substituieren!

- **Therapie**
- absolute Alkoholkarenz
- bei exokriner Pankreasinsuffizienz
    - kohlenhydrat- und eiweißreiche, fettarme Kost, ggf. ergänzt um mittelkettige Fettsäuren (z. B. Ceres-Margarine)
    - Substitution von Pankreasenzymen (Pankreasferment-präparate mit hohem Lipasegehalt), z. B. Pankreatin (Kreon®, Pankreon®, Panzytrat®)
    - ggf. parenterale Substitution fettlöslicher Vitamine
- bei endokriner Pankreasinsuffizienz Insulintherapie
- zurückhaltende Schmerztherapie, evtl. Beseitigung schmerzaus-lösender Faktoren, z. B. endoskopische Papillotomie, Extraktion von Pankreasgangsteinen mittels Fangkörbchen, Ballondilatation von Gangstenosen und Stenteinlage, ggf. transpapilläre Drainage von Pseudozysten, extrakorporale Stoßwellenlithotripsie (ESWL)
- ggf. Pankreatikojejunostomie bei Pankreasgangobstruktion, Zystojejunostomie bei großer Pseudozyste
- bei therapieresistenten Schmerzen und Komplikationen duodenumerhaltende Pankreaskopfresektion

5.4.3 Pankreaskarzinom

- hochmaligner Tumor der Bauchspeicheldrüse; meist vom Gang-epithel ausgehendes Adenokarzinom; duktales Karzinom *versus* azinäres Karzinom 10:1; in 80 % d. F. Lokalisation im Pankreas-kopf
- Alkohol- und Nikotinkonsum gelten als Risikofaktoren, ggf. genetische Disposition (familiäres Pankreaskarzinom, hereditäre Pankreatitis)
- Aktivierung des Onkogens *K-ras* und Inaktivierung der Tumor-suppressorgene *p53, p16* und *DPC4*
- Altersgipfel zwischen dem 60. und 80. Lebensjahr; dritt-häufigster Tumor des Gastrointestinaltraktes nach Kolon- und Magenkarzinom
- 5-Jahresüberlebensrate gesamt <1 %

- **Klinik**
- keine Frühsymptome
- unspezifische Oberbauchbeschwerden
- Übelkeit, Erbrechen, Appetitlosigkeit, Gewichtsverlust
- Ikterus (bei Papillenkarzinomen frühzeitiger cholestatischer Ikterus)
- Rückenschmerzen
- rezidivierende Thrombophlebitiden (Thrombophlebitis migrans) und Thrombosen
- evtl. pathologische Glukosetoleranz

Tag 3

◘ Tab. 5.15 TNM-Klassifikation des Pankreaskarzinoms

T	Primärtumor
T1	Tumor auf Pankreas begrenzt, Tumorgröße ≤2 cm
T2	Tumor auf Pankreas begrenzt, Tumorgröße >2 cm
T3	Tumor breitet sich jenseits des Pankreas aus, jedoch ohne Infiltration des Truncus coeliacus oder der A. mesenterica superior
T4	Tumor infiltriert Truncus coeliacus oder A. mesenterica superior
N	Lymphknotenbefall
N1	Befall regionärer Lymphknoten
M	Metastasierung
M1	Fernmetastasen

◘ Tab. 5.16 UICC-Stadieneinteilung des Pankreaskarzinoms

Stadium	T	N	M
IA	T1	N0	M0
IB	T2	N0	M0
IIA	T3	N0	M0
IIB	T1, T2, T3	N1	M0
III	T4	Jedes N	M0
IV	Jedes T	Jedes N	M1

- **Diagnostik**
- palpatorisch prallelastische, schmerzlose Gallenblase (in Kombination mit Verschlussikterus positives Courvoisier-Zeichen)
- evtl. Lipase↑ bei Begleitpankreatitis
- in der Abdomensonographie unregelmäßige Organbegrenzung, inhomogene Schallechos, Aufstau des Gallengangs und Aufweitung des Ductus Wirsungianus, ggf. Endosonographie
- in ERCP oder MRCP Darstellung von Gangabbrüchen, prästenotischen Gangdilatationen und Gefäßabbrüchen
- Spiral-CT, Angio-CT oder MRT, MR-Angio
- ggf. Magen-Darm-Passage zum Nachweis einer Magenausgangs- oder Duodenalstenose
- Tumormarker CA 19-9 und CA 50 zur Verlaufskontrolle
- ggf. zytologische Untersuchung des Pankreassekrets
- Stadieneinteilung nach TNM-System (◘ Tab. 5.15)
- Stadieneinteilung nach Union International Contre le Cancer (UICC, 2010) (◘ Tab. 5.16)

Tag 3

- **Therapie**
- Pankreaskopfresektion nach Whipple, evtl. pyloruserhaltende partielle Duodenopankreatektomie bzw. Pankreaslinksresektion mit Splenektomie bei Pankreasschwanzkarzinomen
- adjuvante Chemotherapie mit Gemcitabin (Gemzar®) in den UICC-Stadien I–III, ansonsten palliative Chemotherapie mit Gemcitabin in Kombination mit Erlotinib (Tarceva®)
- bei Ikterus endoskopische Stenteinlage in den Ductus choledochus, biliodigestive Anastomose, perkutane transhepatische Cholangiodrainage
- bei Magenausgangsstenose Gastroenterostomie
- adäquate Schmerztherapie, ggf. Blockade des Ganglion coeliacum

5.5   Neuroendokrine Tumoren (NET)

5.5.1 Neuroendokrine Tumoren des Dünndarms, Kolons und Rektums

- epitheliale Tumoren des diffusen neuroendokrinen Systems, fakultativ mit Produktion von Serotonin und Kallikrein
- Lokalisation: Appendix (45 %; häufiger Zufallsbefund (1:300) nach Appendektomie), Ileum/Jejunum (30 %), Kolon und Rektum (10 %)
- Häufigkeitsgipfel zwischen dem 40. und 70. Lebensjahr

- **Klinik**
- bei nicht funktionellen neuroendokrinen Tumoren Stenosesymptomatik
- »**Karzinoid-Syndrom**« erst nach Lebermetastasierung
  - Flush mit Gesichts- und Halsrötung, Hitzewallung, anfallsweise Herzrasen, Schwitzen
  - krampfartige Bauchschmerzen, explosionsartige Diarrhö, Gewichtsverlust, evtl. intermittierender Subileus
  - Endokardfibrose des rechten Herzens mit Pulmonalisstenose (Hedinger-Syndrom)
  - evtl. Asthmaanfälle
  - evtl. Teleangiektasien
  - evtl. pellagraartige Hautveränderungen (Tryptophanmangel infolge der pathologischen Serotoninproduktion durch die Tumorzellen)

- **Diagnostik**
- 5-Hydroxyindolessigsäure (Abbauprodukt des Serotonins) im 24-h-Sammelurin ↑, nur bei großen Tumoren oder Metastasierung
- Chromogranin A im Serum ↑
- Somatostatinrezeptor-Szintigraphie

> **Memo**
> Serotonin wird durch Monoaminooxidasen in der Leber abgebaut!

- Endosonographie, MRT einschl. MRCP und MR-Angio, **Tag 3**
  Spiral-CT zur Darstellung des Tumors
- Abdomensonographie und CT-Abdomen zur Metastasensuche
- Echokardiographie
- ggf. Bronchoskopie

■ **Differenzialdiagnose**
- systemische Mastozytose

■ **Therapie**
- Resektion des Primärtumors und regionärer Lymphknoten
- bei Karzinoid-Syndrom Hemmung der Hormonsekretion durch
  Somatostatin-Analoga, z. B. Octreotid (Sandostatin®), alternativ
  α-IFN (nebenwirkungsreicher)
- bei neuroendokrinen Tumoren mit Somatostatinrezeptor-
  Expression evtl. Radionuklidtherapie
- selten palliative Chemotherapie, z. B. mit Streptozotocin und
  5-FU
- bei entdifferenziertem, metastasiertem NET Polychemotherapie
  wie bei kleinzelligem Bronchialkarzinom

5.5.2 Insulinom

- in 90 % d. F. solitärer Tumor, in 10 % multipel, evtl. im Rahmen
  einer multiplen endokrinen Neoplasie vom Typ 1 (MEN 1)

■ **Klinik**
- Spontanhypoglykämien (<45 mg/dl) bei Nahrungskarenz
- adrenerge und neuroglukopenische Symptome: Schweißausbrüche, Muskelzittern, Tachykardien, Heißhunger, Schwindel,
  Verwirrtheit, Verhaltensänderung, Parästhesien, Krämpfe, Koma

■ **Diagnostik**
- im 72-h-Hungerversuch (Fastentest) unter Provokation einer
  symptomatischen Hypoglykämie fehlende physiologische In-
  sulinsuppression (Insulin/Glukose-Quotient [(µU/ml)/(mg/dl)]
  >0,3)
- Proinsulin↑
- ggf. selektive Insulinbestimmung mittels Pfortaderkatheter
- Endosonographie, MRT, MRCP und MR-Angio (»One-stop-
  shop«-MRT), PET-CT, Spiral-CT zur Lokalisation des Tumors
- Somatostatinrezeptor-Szintigraphie

■ **Therapie**
- operative Entfernung des Adenoms
- Hemmung der Insulinsekretion durch Diazoxid (Proglicem®)
  oder Octreotid (Sandostatin®)

Tag 3

— bei neuroendokrinen Tumoren mit Somatostatinrezeptor-Expression evtl. Radionuklidtherapie

5.5.3 Gastrinom (Zollinger-Ellison-Syndrom)

— in 75 % d. F. sporadisch auftretender Tumor, in 25 % d. F. im Rahmen einer multiplen endokrinen Neoplasie vom Typ 1 (MEN 1)
— meist maligner Tumor (60–70 % d. F.)

■ **Klinik**
— rezidivierende, therapieresistente Magen- und Zwölffingerdarmgeschwüre infolge exzessiver Säureproduktion
— evtl. atypisch lokalisierte Ulzera im Jejunum
— Diarrhö, Steatorrhö infolge irreversibler Inaktivierung der Lipase

■ **Diagnostik**
— erhöhte Serumgastrinspiegel (>1000 ng/l)
— im Provokationstest mit Sekretin Anstieg des Gastrinspiegels um mehr als 100 %
— endoskopischer Nachweis multipler, teilweise auch atypisch lokalisierter Ulzera
— Endosonographie, MRT einschl. MRCP und MR-Angio, PET-CT, Spiral-CT zur Darstellung des Tumors
— Somatostatinrezeptor-Szintigraphie

■ **Therapie**
— bei fehlenden Metastasen kurative Tumorresektion
— hochdosiert Protonenpumpeninhibitoren
— Hemmung der Hormonsekretion durch Somatostatin-Analoga, z. B. Octreotid (Sandostatin®)
— evtl. Radionuklidtherapie oder Chemotherapie

! Cave
Hypergastrinämie auch unter Therapie mit PPI, bei Autoimmungastritis, *H.-p.*-Gastritis, Magenausgangsstenose und Niereninsuffizienz

5.6   Erkrankungen der Leber

5.6.1 Hepatitis A

— diffuse Entzündung der Leber durch HAV (RNA-Virus; Picorna-Virus)
— häufigste akute Virushepatitis in Deutschland, meist Urlaubsrückkehrer, in Europa Süd-Nord-Gefälle
— fäkal-orale Übertragung
— Inkubationszeit: 15–50 Tage
— fast 100 % Spontanheilungsrate (Letalität bei den über 50-Jährigen etwa 3 %)
— Hepatitis-A-Patienten sind während der HAV-Ausscheidung im Stuhl infektiös (2 Wochen vor und nach Krankheitsbeginn).

>Memo
Isolierung bei Kleinkindern und stuhlinkontinenten Patienten

- **Klinik**
- asymptomatischer Verlauf in 70 % d. F., v. a. bei Kindern
- akute Virushepatitis
    - Prodromalstadium mit grippaler Symptomatik über maximal eine Woche (Abgeschlagenheit, Inappetenz, Temperaturerhöhung)
    - Druckschmerz im rechten Oberbauch, evtl. Diarrhö
    - Organmanifestation mit Hepatomegalie, evtl. Splenomegalie und Lymphknotenvergrößerungen
        - häufig anikterischer Verlauf (70 % der erwachsenen Patienten, >90 % der Kinder)
        - ikterischer Verlauf mit Pruritus, dunklem Urin und hellen, entfärbten Stühlen
- Komplikationen: cholestatischer Verlauf (5 %), protrahierter/rezidivierender Verlauf (>3 Monate), fulminante Hepatitis (Hepatitis A: 0,2 %) mit akutem Leberversagen

- **Diagnostik**
- evtl. Gammaglobuline↑
- GPT↑↑, GOT↑ (De-Ritis-Quotient <1)
- bei ikterischem Verlauf Serumbilirubin↑, Bilirubin und Urobilinogen im Urin ↑
- bei cholestatischem Verlauf γGT und AP ↑
- bei fulminantem Verlauf Cholinesterase↓, Quick↓, evtl. Albumin↓
- Serumeisen↑
- in der serologischen Diagnostik bei akuter Infektion Nachweis von Anti-HAV-IgM
- evtl. serologischer Nachweis früherer Infektionen mittels Anti-HAV-IgG (lebenslang nachweisbar)
- evtl. Nachweis von HAV-RNA im Stuhl

- **Therapie**
- Isolation bei stuhlinkontinenten Hepatitis-A-Patienten und Kindern
- körperliche Schonung (Bettruhe)
- Alkoholkarenz und soweit möglich Verzicht auf alle Medikamente
- prophylaktisch aktive Immunisierung zum Schutz vor Hepatitis A (formalininaktivierte Vakzine, z. B. Havrix®, HAV pur®)
- Postexpositionsprophylaxe bei Hepatitis A als simultane Aktiv-/Passivimmunisierung mit normalem Immunglobulin (humanes Standardimmunglobulin) innerhalb von 10 d

! Cave
Kortikosteroide sind in der Therapie der Virushepatitis kontraindiziert!

5.6.2 Hepatitis B

- diffuse Entzündung der Leber durch HBV (DNA-Virus, elektronenmikroskopisch sog. Dane-Partikel; Hepadna-Virus)

Tag 3

> **>Memo**
> HBV-DNA ist Prognosemarker
> bei HBV-Persistenz

- Prävalenz in der deutschen Bevölkerung ca. 0,6 %, sog. Serum- oder Transfusionshepatitis
- parenterale, sexuelle oder perinatale Übertragung
- Inkubationszeit: 30–180 Tage
- Spontanheilungsrate bei immunkompetenten Erwachsenen ca. 95 %
- Hepatitis-B-Patienten sind potenziell infektiös solange HBs-Ag positiv ist, bei positivem HBe-Ag erhöhte Infektiosität, mittels HBV-DNA kann das Infektionsrisiko abgeschätzt werden
- chronische Hepatitis B nach 6 Monaten ohne Ausheilung der akuten Virushepatitis (fehlende Viruselimination, persistierende Virusreplikation)
- fehlende Viruselimination bei 5–10 % der HBV-Infizierten

- **Klinik**
- Symptomatik der akuten Virushepatitis
- Symptomatik der chronischen Virushepatitis
  - Müdigkeit, Abgeschlagenheit, Leistungsminderung, evtl. vegetative Labilität
  - Oberbauchbeschwerden, Appetitlosigkeit, Gewichtsverlust
  - Arthralgien oder flüchtiges Exanthem in 5–10 % aller HBV-Infektionen (durch Immunkomplexbildung des HBs-Ag mit Anti-HBs)
  - ggf. Ikterus und dunkler Urin
  - Menstruationsstörungen, evtl. Amenorrhö bzw. Hoden- atrophie, Gynäkomastie, Hypotrichose
  - bei chronischer Hepatitis B evtl. extrahepatische Manifesta- tionen, z. B. Panarteriitis nodosa, membranoproliferative Glomerulonephritis
- Komplikationen: cholestatischer Verlauf (5 %), protrahierter/ rezidivierender Verlauf (>3 Monate), fulminante Hepatitis (Hepatitis B: 1 %) mit akutem Leberversagen, Viruspersistenz (Hepatitis B: 5 %), Leberzirrhose, primäres Leberzellkarzinom

- **Diagnostik**
- evtl. Hepatomegalie, evtl. Splenomegalie
- im Blutbild bei Hypersplenismus Leukozytopenie, Thrombo- zytopenie
- evtl. Gammaglobuline↑
- GPT↑↑, GOT↑ (De-Ritis-Quotient <1)
- bei ikterischem Verlauf Serumbilirubin↑, Bilirubin und Uro- bilinogen im Urin ↑
- bei cholestatischem Verlauf γGT und AP ↑
- bei fulminantem Verlauf Cholinesterase↓, Quick↓, evtl. Albumin↓
- Serumeisen↑
- in der serologischen Diagnostik bei akuter Infektion Nachweis von Anti-HBc-IgM

- direkter Antigennachweis: HBs-Ag, HBV-DNA (bis zu vier Wochen vor HBs-Ag nachweisbar)
- Bei chronischer Hepatitis B persistieren HBe-Ag und HBV-DNA. Anti-HBe und Anti-HBs sind nicht nachweisbar (fehlende Serokonversion).
    - hochreplikative Phase: Transaminasen↑, HBV-DNA und HBe-Ag im Serum nachweisbar, hohe Infektiosität
    - niedrigreplikative Phase: Transaminasen normwertig, Anti-HBc, Anti-HBe und HBs-Ag positiv
    - Ausheilung: sowohl HBV-DNA als auch HBs-Ag sind nicht mehr nachweisbar, Bildung von Anti-HBs
- evtl. serologischer Nachweis früherer Infektionen mittels Anti-HBs (Marker für die Ausheilung einer Hepatitis B) und Anti-HBc-IgG (Durchseuchungsmarker)
- mittels Abdomensonographie einschl. Elastographie (Fibroscan), CT, MRT, ggf. Laparoskopie Beurteilung der Lebermorphologie
- in der Leberstanzbiopsie bei akuter Hepatitis B histologischer Nachweis von Einzelzellnekrosen und nekrotischen Zellresten (Councilman-Körperchen), ballonierte Hepatozyten, lymphozytäre Infiltration der Glisson-Felder und Proliferation der Kupffer-Sternzellen, ggf. Nachweis von HBc-Ag (»Core«-Antigen) und HBe-Antigen (»Envelope«-Antigen, sekretorische Form des HBc-Ag) in Leberzellkernen, HBs-Ag (»Surface«-Antigen) im Zytoplasma
- in der Leberstanzbiopsie bei chronischer Hepatitis B Nachweis von »Milchglashepatozyten« infolge der vermehrten Synthese von HBs-Ag mit Hyperplasie des endoplasmatischen Retikulums; histologische Klassifizierung der chronischen Hepatitis hinsichtlich entzündlicher Aktivität und Ausmaß der Fibrosierung
- bei chronischer Virushepatitis halbjährliche Screeninguntersuchung auf hepatozelluläres Karzinom mittels Abdomensonographie und α-Fetoprotein (AFP)

- **Therapie**
- körperliche Schonung (Bettruhe)
- Alkoholkarenz und soweit möglich Verzicht auf alle Medikamente
- bei chronischer Virushepatitis mit entzündlicher Aktivität (Transaminasenerhöhung auf das Doppelte der Norm) α-Interferon über 24–48 Wochen, z. B. pegyliertes Interferon alfa-2a (Pegasys®) (Therapieerfolg: 40–50 %)
- bei chronischer Hepatitis B ohne Ansprechen auf α-Interferon Lamivudin (Epivir®) 100 mg/d über mindestens 1 Jahr, Tenofovir (Viread®) 245 mg/d oder Entecavir (Baraclude®) 0,5/1,0 mg/d bei nukleosid-naiven/Lamivudin-refraktären Patienten oder Telbivudin (Sebivo®) (Therapieerfolg: 40–70 %)

Tag 3

! Cave
HBe-minus-Mutanten verursachen in Deutschland 50 % der chronischen Hepatitis- B-Fälle!

! Cave
Kortikosteroide sind in der Therapie der Virushepatitis kontraindiziert!

! Cave
bei dekompensierter Leberzirrhose keine α-Interferon-Therapie wegen drohender Befundverschlechterung – Kontraindikation!

! Cave
Resistenz von HBV-Polymerasegen-Mutanten gegenüber Nukleosidanaloga

>Memo
Bei HBe-Ag-negativer chronischer Hepatitis wird Entecavir in der Primärtherapie eingesetzt!

Tag 3

- prophylaktisch aktive Immunisierung zum Schutz vor Hepatitis B (gentechnisch hergestelltes HBs-Ag, z. B. Engerix®, Gen HB-Vax®), ggf. Hepatitis-A-/-B-Impfstoff (Twinrix®)
- Postexpositionsprophylaxe bei Hepatitis B als simultane Aktiv-/Passivimmunisierung mit Hepatitis-B-Hyperimmunglobulin innerhalb von 48 h

5.6.3   Hepatitis C

- diffuse Entzündung der Leber durch HCV (RNA-Virus; Flavi-Virus)
- Prävalenz in Deutschland ca. 0,4 %, in Europa Süd-Nord-Gefälle, Non-A-non-B-Posttransfusionshepatitis
- parenterale, perinatale, selten sexuelle Übertragung
- Inkubationszeit: 15–180 Tage
- Spontanheilungsrate bei symptomatischen Patienten ca. 50 %
- Hepatitis-C-Patienten gelten bei positivem HCV-RNA-Nachweis als infektiös.
- chronische Hepatitis C nach 6 Monaten ohne Ausheilung der akuten Virushepatitis (fehlende Viruselimination, persistierende Virusreplikation)
- HCV ist verantwortlich für 70 % aller chronischen Virushepatitiden und 30 % aller hepatozellulären Karzinome.
- Innerhalb von 10–20 Jahren entwickeln etwa 20 % der Patienten mit chronischer Hepatitis eine Leberzirrhose, davon entwickeln innerhalb von 5 Jahren 10–15 % ein hepatozelluläres Karzinom.

- **Klinik**
- Symptomatik der akuten Virushepatitis
- Symptomatik der chronischen Virushepatitis
  - bei chronischer Hepatitis C evtl. extrahepatische Manifestationen, z. B. Kryoglobulinämie, membranoproliferative Glomerulonephritis, autoimmune Thyreoiditis, Sjögren-Syndrom, Porphyria cutanea tarda
- Komplikationen: cholestatischer Verlauf (5 %), protrahierter/rezidivierender Verlauf (>3 Monate), fulminante Hepatitis (Hepatitis C: selten) mit akutem Leberversagen, Viruspersistenz (Hepatitis C: 50 % der symptomatischen Patienten und >95 % der asymptomatischen Patienten), Leberzirrhose, primäres Leberzellkarzinom

- **Diagnostik**
- evtl. Hepatomegalie, evtl. Splenomegalie
- im Blutbild bei Hypersplenismus Leukozytopenie, Thrombozytopenie
- evtl. Gammaglobuline↑
- GPT↑↑, GOT↑ (De-Ritis-Quotient <1)

- bei ikterischem Verlauf Serumbilirubin↑, Bilirubin und Urobilinogen im Urin ↑
- bei cholestatischem Verlauf γGT und AP ↑
- bei fulminantem Verlauf Cholinesterase↓, Quick↓, evtl. Albumin↓
- Serumeisen↑
- direkter Antigennachweis: HCV-RNA und Genotypisierung zur Prognoseabschätzung vor Therapiebeginn
- bei chronischer Hepatitis C Persistenz von Anti-HCV, HCV-RNA als Beweis der Virusreplikation (Infektiosität), evtl. Transaminasen, AP und γGT ↑ (in 50 % d. F.)
- mittels Abdomensonographie einschl. Elastographie (Fibroscan), CT, MRT, ggf. Laparoskopie Beurteilung der Lebermorphologie
- in der Leberstanzbiopsie bei akuter Hepatitis C histologischer Nachweis von Einzelzellnekrosen und nekrotischen Zellresten (Councilman-Körperchen), ballonierte Hepatozyten, lymphozytäre Infiltration der Glisson-Felder und Proliferation der Kupffer-Sternzellen
- histologische Klassifizierung der chronischen Hepatitis hinsichtlich entzündlicher Aktivität und Ausmaß der Fibrosierung
- bei chronischer Virushepatitis halbjährliche Screeninguntersuchung auf hepatozelluläres Karzinom mittels Abdomensonographie und α-Fetoprotein (AFP)

- **Therapie**
- körperliche Schonung (Bettruhe)
- Alkoholkarenz und soweit möglich Verzicht auf alle Medikamente
- bei akuter Hepatitis C Interferon-α oder pegyliertes Interferon-α über 24 Wochen (in >95 % d. F. gelingt Viruselimination)
- bei chronischer Hepatitis C Kombination von Peginterferon alfa-2a (Pegasys®) oder alfa-2b (PegIntron®) mit Ribavirin über 24–48 Wochen (Therapieerfolg: 50–75 %), zusätzlich Boceprevir (Victrelis®) oder Telaprevir (Incivo®) bei HCV Genotyp 1
- Aufgrund der hohen Diversität des Virus schützt eine abgelaufene HCV-Infektion nicht vor Reinfektion.

5.6.4 Andere Formen der Virushepatitis (Hepatitis D und E)

- diffuse Entzündung der Leber
  - durch HDV (inkomplettes RNA-Virus): Viroid; HBs-Ag notwendig für die Replikation
    - weltweites Vorkommen, endemisch z. B. im Mittelmeerraum
    - etwa 5 % der HBV-Träger
    - parenterale, sexuelle oder perinatale Übertragung

Tag 3

! Cave
serologisch diagnostische Lücke
von 1–5 Monaten post infectionem!

>Memo
Anti-HCV-IgM ist ein Aktivitätsmarker der Hepatitis C,
aber klinisch nicht relevant.

! Cave
evtl. Nachweis von Autoantikörpern: ANA und Anti-LKM
in 20 % d. F.

! Cave
Kortikosteroide sind in
der Therapie der Virushepatitis
kontraindiziert!

Tag 3

– Inkubationszeit: 30–180 Tage
– bei Simultaninfektion mit HBV ca. 90 % Spontanheilungsrate, bei Superinfektion meist chronische Verläufe
▬ durch HEV (RNA-Virus): Hepe-Virus
– natürliches Reservoir in Tieren, z. B. Schweine, Schafe,
Ratten
– endemisches Vorkommen in Asien, Nordafrika, Mittel- und
Südamerika

>Memo
Isolierungsmaßnahmen wie bei
Hepatitis-A-Patienten

– fäkal-orale Übertragung
– Inkubationszeit: 15–60 Tage
– Spontanheilungsrate ca. 98 %

- **Klinik**
▬ Symptomatik der akuten Virushepatitis
▬ Symptomatik der chronischen Virushepatitis
▬ Komplikationen: cholestatischer Verlauf (5 %), protrahierter/
rezidivierender Verlauf (>3 Monate), fulminante Hepatitis
(Hepatitis D: >2 %; Hepatitis E: 3 %, bei Schwangeren bis 20 %)
mit akutem Leberversagen, Viruspersistenz (Hepatitis D: >90 %
bei Superinfektion bzw. 5 % bei Simultaninfektion mit HBV),
primäres Leberzellkarzinom

- **Diagnostik**
▬ evtl. Gammaglobuline↑
▬ GPT↑↑, GOT↑ (De-Ritis-Quotient <1)
▬ bei ikterischem Verlauf Serumbilirubin↑, Bilirubin und Urobilinogen im Urin ↑
▬ bei cholestatischem Verlauf γGT und AP ↑
▬ bei fulminantem Verlauf Cholinesterase↓, Quick↓, evtl.
Albumin↓
▬ Serumeisen↑
▬ in der serologischen Diagnostik bei akuter Infektion Nachweis
von Anti-HDV-IgM, Anti-HEV-IgM
▬ bei Superinfektion eines HBs-Ag-Trägers mit HDV ist Anti-
HBc-IgM negativ, bei Simultaninfektionen positiv
▬ bei chronischer Hepatitis B/D Nachweis von Anti-HDV,
HDV-RNA und HBs-Ag
▬ evtl. Nachweis von HEV-RNA im Stuhl

- **Therapie**
▬ körperliche Schonung (Bettruhe)
▬ Alkoholkarenz und soweit möglich Verzicht auf alle Medikamente

>Memo
Eine Hepatitis-B-Impfung
schützt gleichzeitig vor
HDV-Simultaninfektionen!

▬ prophylaktisch aktive Immunisierung zum Schutz vor Hepatitis B
(gentechnisch hergestelltes HBs-Ag, z. B. Engerix®, Gen HB-Vax®)

5.6.5 Autoimmunhepatitis

- 70 % Frauen, Häufigkeitsgipfel zwischen dem 15. und 40. Lebensjahr; familiäre Disposition (assoziiert mit HLA-B8, HLA-DR3 oder HLA-DR4); Autoimmunhepatitis vom Typ II überwiegend bei Kindern

- **Klinik**
- Leistungsminderung
- rechtsseitige Oberbauchschmerzen, Ikterus
- gelegentlich Palmarerythem und Spider naevi
- im Spätstadium Aszites, Ösophagusvarizenblutungen und Enzephalopathie
- gehäuft assoziiert mit extrahepatischen Autoimmunerkrankungen, z. B. rheumatoide Arthritis, Autoimmunthyreoiditis, Colitis ulcerosa, Vitiligo

- **Diagnostik**
- Transaminasen↑
- Cholinesterase, Quick und Albumin ↓
- IgG↑
- Nachweis von Autoantikörpern
  - **klassische (lupoide) autoimmune Hepatitis (Typ I):** antinukleäre Antikörper (ANA), Antikörper gegen das F-Actin der glatten Muskulatur (SMA), evtl. Antikörper gegen lösliches zytoplasmatisches Leberzellantigen (SLA)
  - **LKM1-positive autoimmune chronisch aktive Hepatitis (Typ II):** »liver-kidney-microsome«-Antikörper (LKM1)
- histologisch chronisch aktive Hepatitis mit entzündlicher Infiltration der Portalfelder und Übergreifen auf das Leberparenchym (»Mottenfraßnekrosen«) sowie Ausbildung intralobulärer Septen

- **Therapie**
- Kortikosteroide in Kombination mit Azathioprin bis zur kompletten Remission, anschließende Weiterbehandlung über mindestens 2 Jahre

> **! Cave**
> Kalzium und Vitamin D zur Osteoporoseprophylaxe

5.6.6 Nichtalkoholische Fettlebererkrankung (NAFLD) und nichtalkoholische Steatohepatitis (NASH)

- in den Industrieländern etwa 20-30 % der Erwachsenen, meist infolge einer Adipositas oder eines Typ-2-Diabetes (90 % aller Fälle)
- evtl. iatrogen durch Therapie mit Glukokortikoiden, synthetischen Östrogenen, Amiodaron, durch parenterale Ernährung, nach ausgedehnter Dünndarmresektion oder Pankreatikoduodenektomie

Tag 3

- **Klinik**
  - evtl. unspezifische Oberbauchbeschwerden bei Steatohepatitis

- **Diagnostik**
  - γGT$\uparrow$, ggf. Transaminasen$\uparrow$
  - De-Ritis-Quotient (GOT/GPT) <1
  - in der Abdomensonographie meist homogen verdichtete Leber mit distaler Schallabschwächung, selten inhomogene Verfettung (landkartenähnliche echoreiche Areale), evtl. fokale Minderverfettungen (meist im Gallenblasenbett), abgerundeter Leberunterrand
  - in der Leberstanzbiopsie histologische Differenzierung
    - Leberverfettung bzw. Steatose (>5 % der Leberzellen sind verfettet)
    - Fettleber (**NAFLD**) (<50 % der Leberzellen sind verfettet)
    - Steatohepatitis (**NASH**) (entzündliche Infiltrate, Leberzellschaden, evtl. Fibrose)

- **Therapie**
  - Normalisierung des Körpergewichts
  - Optimierung einer Diabetestherapie
  - Absetzen auslösender Medikamente

5.6.7 Alkoholtoxische Leberschäden

- in Industrieländern bis zu 50 % aller Lebererkrankungen
- kritische Grenze eines regelmäßigen Alkoholkonsums für Männer 40 g/d, Frauen 20 g/d
- weitere Risikofaktoren: genetische Disposition, Mangelernährung, Vorerkrankungen und individuell unterschiedliche Alkoholabbauraten

- **Klinik**
  - bei alkoholischer Fettleber meist asymptomatisch
  - rechtsseitige Oberbauchbeschwerden
  - Appetitlosigkeit, Übelkeit, Gewichtsverlust
  - Ikterus
  - Komplikationen: **Zieve-Syndrom** (Alkoholfettleber/-hepatitis und Hyperlipidämie und hämolytische Anämie), Leberzirrhose, portale Hypertension, evtl. fulminante Hepatitis, Hypoglykämien (Gluconeogenese$\downarrow$)

- **Diagnostik**
  - palpatorisch ggf. deutliche Hepatomegalie, evtl. Splenomegalie bei Fettleberzirrhose
  - MCV$\uparrow$
  - bei chronischem Alkoholabusus CDT$\uparrow$ (»carbohydrate deficient transferrin«)

- γGT↑, evtl. Transaminasen↑, De-Ritis-Quotient (GOT/GPT) >1
- IgA↑
- bei Leberinsuffizienz Cholinesterase, Quick und Albumin ↓
- in der Abdomensonographie meist homogen verdichtete Leber mit Schallabschwächung, selten inhomogene Verfettung, evtl. fokale Minderverfettungen, abgerundeter Leberunterrand
- in der Leberstanzbiopsie histologische Differenzierung der alkoholinduzierten Steatose
    - reine Fettleber (Steatosis hepatis) ohne Entzündung
    - Fettleberhepatitis (Fettleber mit entzündlicher Reaktion)
    - Fettzirrhose (mikronoduläre Leberzirrhose)
- evtl. Laparoskopie

Tag 3

- ■ **Therapie**
- Alkoholabstinenz
- bei schwerer alkoholtoxischer Steatohepatitis evtl. Glukokortikoide

5.6.8 Toxische Hepatopathien

- Biotransformation von Medikamenten und Arzneimitteln durch Oxidation (Zytochrom-P450-Monooxygenasesystem) und Konjugation (z. B. mittels UDP-Glukuronyltransferase an Glukuronsäure)
- Hepatotoxine
    - dosisabhängige, direkt hepatotoxische Wirkung bei allen Exponierten (kurze Latenz bis zur Leberschädigung)
    - dosisunabhängige, indirekt hepatotoxische Wirkung nur bei einigen Personen infolge von Enzymdefekten oder Hypersensibilitätsreaktionen (wahrscheinlich durch Autoantikörper gegen neu gebildetes Hapten)

- ■ **Klinik**
- Leberschäden in Abhängigkeit von der auslösenden Noxe (◘ Tab. 5.17)
- **Reye-Syndrom:** Fettleberhepatitis mit heftigem Erbrechen, Hypoglykämie und hepatischer Enzephalopathie bei Kindern <15. Lebensjahr, meist nach Einnahme von Acetylsalicylsäure bei respiratorischem Infekt (bis zu 50 % d. F. enden letal)

- ■ **Diagnostik**
- Medikamentenanamnese
- Leberstanzbiopsie mit histologischer Untersuchung

- ■ **Therapie**
- Absetzen des verdächtigen Medikamentes bzw. Meiden der auslösenden Noxe

Tag 3

◘ Tab. 5.17 Toxische Leberschäden

Medikament/Noxe	Möglicher Leberschaden
Isoniazid, Methyldopa	Akute Hepatitis, chronisch-aktive Hepatitis
Halothan, Paracetamolintoxikation, Tetrachlorkohlenstoff	Fulminante Hepatitis
Organische Lösungsmittel, Tetracycline	Fettleber
Chlorpromazin, Thyreostatika, Ajmalin, östrogenhaltige Kontrazeptiva	Intrahepatische Cholestase
Minocyclin, α-Interferon	Autoimmune Hepatitis
Sulfonamide	Cholestase/Hepatitis-Mischtyp
Östrogenhaltige Kontrazeptiva	Adenome, fokal noduläre Hyperplasien
Vinylchlorid, Arsen, Thorotrast	Angiosarkome

5.6.9 Hämochromatose

- primäre hereditäre Hämochromatose durch gesteigerte duodenale Eisenresorption (>3fache) infolge eines genetischen Defektes (Mutation im HFE-Gen)
- sekundäre Hämosiderosen
  - transfusionsassoziiert bei Thalassämie, myelodysplastischem Syndrom
  - alkoholische Siderose
  - im Rahmen chronischer Lebererkrankungen
- ♂:♀ = 10:1; bei adulter Hämochromatose Manifestationsalter 30.–50. Lebensjahr, Prävalenz 1:1000, autosomal-rezessiver Erbgang, 90 % d. F. homozygote Anlageträger der C282Y-Mutation im HFE-Gen; bei juveniler Hämochromatose Manifestationsalter <30. Lebensjahr, andere Genmutationen

- **Klinik**
- klinische Trias aus Leberzirrhose, Diabetes mellitus und Hyperpigmentierung der Haut (»Bronzediabetes«) selten
- Hepatomegalie, evtl. Splenomegalie
- dilatative digitalisrefraktäre Kardiomyopathie, ggf. Herzrhythmusstörungen
- Hypogonadismus und andere Endokrinopathien durch Eisenablagerungen in endokrinen Organen
- Arthralgien (häufig Frühsymptom)
- Komplikation: hepatozelluläres Karzinom

- **Diagnostik**
- Serumeisen↑, Transferrinsättigung↑ (>45 %), Ferritin↑ (>300 µg/l)
- in der Leberstanzbiopsie Nachweis des erhöhten Eisengehaltes
- im Leber-CT erhöhte Leberdichte, evtl. semiquantitative Abschätzung des Eisengehaltes mittels MRT
- molekulargenetische Untersuchung zum Nachweis einer HFE-Genmutation (Familienscreening)
- regelmäßige Abdomensonographie und Bestimmung des AFP zur Früherkennung eines hepatozellulären Karzinoms

Tag 3

- **Therapie**
- bei primärer Hämochromatose regelmäßige Aderlässe, initial 2×500 ml wöchentlich bis zum Auftreten einer Anämie, im weiteren Verlauf 4–8× jährlich ausreichend (Ziel-Hb >12 g/dl; Ferritin <50 µg/l), ggf. Erythroapharese zur Vermeidung von Eiweißverlusten (Gesamteiweiß >6 g/dl)
- ggf. Deferoxamin (Desferal®) i. v. oder Deferasirox (Exjade®) p. o. bei transfusionsbedingten Siderosen oder bei Kontraindikationen für Aderlässe, z. B. Herzinsuffizienz, Anämie

5.6.10 M. Wilson (hepatolentikuläre Degeneration)

- verminderte biliäre Kupferausscheidung mit konsekutiv pathologischer Kupferüberladung von Leber, Gehirn, Augen, Nieren etc.
- Prävalenz ca. 1:30.000; autosomal-rezessiver Erbgang einer Mutation im Wilson-Gen (kodiert für P-Typ ATPase mit Kupfertransportfunktion)

- **Klinik**
- im Kindesalter (ab dem 6. Lebensjahr) Manifestation als Lebererkrankung, z. B. Fettleber, fulminante Hepatitis, Leberzirrhose
- ggf. hämolytische Krisen, v. a. bei akutem Leberversagen
- ab dem 10.–15. Lebensjahr neurologische Symptomatik (40 % d. F.), z. B. Rigor, Tremor, Dysarthrie, katatone Psychose, Demenz
- **Kayser-Fleischer-Kornealring** mit goldbraun-grüner Verfärbung infolge eingelagerter Kupfergranula, evtl. Katarakt
- Nierensteine, Nephrokalzinose, Niereninsuffizienz mit Proteinurie infolge Tubulusschädigung
- Kardiomyopathien, evtl. mit Herzrhythmusstörungen

- **Diagnostik**
- Coeruloplasmin↓ (<20 mg/dl)
- Serumkupfer gesamt ↓ (<60 µg/dl), freies Serumkupfer ↓ (>10 µg/dl)
- Kupferausscheidung im Urin ↓ (>80 µg/24h)

Tag 3

- gesteigerte Kupferausscheidung im 24-h-Sammelurin unter D-Penicillamin
- intravenöser Radiokupfertest (^{64}Cu-Kinetik)
- im Leberstanzzylinder erhöhter Kupfergehalt (>250 µg/g Trockengewicht)
- ggf. molekulargenetischer Nachweis einer Mutation im Wilson-Gen (Familienscreening)

- **Therapie**
- kupferarme Diät
- D-Penicillamin, ggf. bei schweren Nebenwirkungen (aplastische Anämie, Myasthenia gravis, Lupus erythematodes, Goodpasture-Syndrom, nephrotisches Syndrom) Triethylen-Tetramin-Dihydrochlorid (Trientin) oder/und Zink
- bei Leberzirrhose Lebertransplantation (Beseitigung des Gendefekts)

5.6.11 α_1-Antitrypsinmangel (α_1-Proteaseinhibitormangel)

- α_1-Antitrypsin (Akutphaseprotein mit Hauptbildungsort in der Leber) → Inaktivierung von Serumproteasen, z. B. Elastase, Chymotrypsin, Trypsin, Kollagenase

- **Klinik**
- in den ersten Lebensmonaten cholestatischer Ikterus
- im Erwachsenenalter Leberzirrhose (10–20 % d. F.) infolge gestörter Sekretion mit Retention des veränderten α_1-Antitrypsins in den Hepatozyten
- Lungenemphysem

- **Diagnostik**
- in der Serumeiweißelektrophorese α_1-Globulin↓↓↓
- α_1-Antitrypsin↓ (bei homozygoter schwerer Form <50 mg/dl; bei heterozygoter leichter Form 50–250 mg/dl)
- in der Leberstanzbiopsie Nachweis PAS-positiven Materials im Lebergewebe

- **Therapie**
- Nikotinkarenz
- bei schwerem Mangel Substitution des α_1-Antitrypsins
- ggf. Lebertransplantation

! Cave

Gabe von α_1-Antitrypsin kontraindiziert bei Leberveränderungen

5.6.12 M. Gaucher

- autosomal-rezessiv vererbte lysosomale Speicherkrankheit
- Glukozerebrosidasemangel mit Akkumulation von Glukozere-
brosid in Zellen des Monozyten-Makrophagen-Systems (Kupf-
fer-Zellen, rote Milzpulpa, Osteoklasten, Alveolarmakrophagen,
Gliazellen)
- vermehrt bei Ashkenazi-Juden und Türken

- **Klinik**
- viszerale Form
  - Hepatomegalie
  - Splenomegalie
  - Osteolysen/-nekrosen mit krisenartigen Knochenschmerzen
  - Anämie
  - restriktive/obstruktive Atemwegserkrankungen mit rezidivierenden Atemwegsinfekten
- akut neuronopathische Form (<2. Lebensjahr)
  - Gliose
  - Schluckstörungen
  - evtl. Anfallsleiden
- chronisch neuronopathische Form (>2. Lebensjahr)
  - allgemeine Entwicklungsverzögerung
  - okuläre Symptomatik

- **Diagnostik**
- Glukozerebrosidase-Aktivität in Leukozyten
- Chitotriosidase im Plasma (Synthese durch Gaucher-Zellen)

- **Therapie**
- Enzymersatztherapie (wöchentliche Infusion rekombinanter hu-
maner Glukozerebrosidase)

5.6.13 Leberzirrhose

- meist irreversibler Parenchymumbau mit Zerstörung der
Läppchenstruktur, Bindegewebsvermehrung und Ausbildung
von Regeneratknoten
  - Alkoholabusus (ca. 60 % d. F.)
  - Virushepatitis (ca. 30 % d. F.)
  - NASH, Autoimmunhepatitis, primär biliäre Zirrhose, primär
  sklerosierende Cholangitis, Stoffwechselerkrankungen der
  Leber, kardiale Zirrhose und andere
- funktionelle Folgen sind Leberinsuffizienz, portale Hypertension, Minderperfusion der Leber infolge intrahepatischer portosystemischer Shunts
- ♂:♀ = 2:1

Tag 3

- **Klinik**
  - Müdigkeit, Leistungsschwäche
  - evtl. Druck- und Völlegefühl im Oberbauch
  - Inappetenz, Gewichtsverlust
  - Malnutrition, Kachexie
  - Leberhautzeichen: Lackzunge/-lippen, Spider naevi, Palmar-/ Plantarerythem, Geldscheinhaut, Teleangiektasien, Juckreiz, Weißnägel, Dupuytrensche Kontraktur
  - beim Mann Verlust männlicher Sekundärbehaarung (»Bauchglatze«), Gynäkomastie, Potenzstörungen, Hodenatrophie
  - bei der Frau gestörter Menstruationszyklus, evtl. sekundäre Amenorrhö
  - evtl. Ikterus
  - Komplikationen: hämorrhagische Diathese, portale Hypertension, hepatische Enzephalopathie, hepatozelluläres Leberzellkarzinom

! Cave

sog. »Caput medusae« nur bei offener V. umbilicalis!

- **Diagnostik**
  - inspektorisch erweiterte Kollateralvenen an der Thoraxwand, im Abdominalbereich und periumbilikal
  - palpatorisch initial ggf. vergrößerte Leber von derber Konsistenz, im Verlauf durch Leberschrumpfung häufig nicht mehr palpabel, evtl. Splenomegalie
  - Quick↓ (Vitamin-K-abhängige Gerinnungsfaktoren des Prothrombinkomplexes: II, VII, IX, X ↓), Antithrombin↓, Cholinesterase↓, Serumalbumin↓
  - im Koller-Test nach i. v. Gabe von Vitamin K keine Normalisierung des Quick-Wertes
  - Hypergammaglobulinämie
  - Bilirubin↑, evtl. AP↑↑↑
  - evtl. Transaminasen↑ bei entzündlicher Aktivität
  - ggf. Thrombozytopenie bei Hypersplenismus und infolge reduzierter hepatischer Thrombopoetinbildung
  - evtl. Ammoniak↑
  - in der Abdomensonographie wellige Leberoberfläche, abgerundeter Leberunterrand, inhomogene Parenchymstruktur, rarefizierte Lebervenen, evtl. Aszitesnachweis, Splenomegalie, ggf. in der Farbduplexsonographie Flussverlangsamung oder -umkehr in der Pfortader
  - Leberpunktion, einschl. histopathologischer Untersuchung mit Nachweis der zerstörten Läppchen- und Gefäßstruktur sowie bindegewebiger Septen
  - ggf. Elastographie (Fibroscan) zum Fibrose- bzw. Zirrhosenachweis, ggf. Leber-CT
  - in der laparoskopischen Untersuchung makroskopische Beurteilung der Leberoberfläche und morphologische Einteilung der Leberzirrhose in mikronodulär (Regeneratknoten <3 mm), makronodulär (Regeneratknoten >3 mm) oder gemischtknotig
  - ätiologische Diagnostik

Tag 3

◻ **Tab. 5.18** Klassifikation der Leberzirrhose nach den Child-Pugh-Kriterien

Anzahl der Punkte	1	2	3
Bilirubin (mg/dl)	<2,0	2,0–3,0	>3,0
Albumin (g/dl)	>3,5	2,8–3,5	<2,8
Quick (%)	>70	40–70	<40
Aszites	0	Mild–moderat	Ausgeprägt
Enzephalopathie	0	Gering (I–II)	Fortgeschritten (III–IV)
Summe der Punkte	**Stadium**	**Leberfunktion**	**1-Jahres-Mortalität**
5–6	Child A	Gut	0 %
7–9	Child B	Mäßig	15 %
10–15	Child C	Schlecht	65 %

▬ Prognoseabschätzung bei Leberzirrhose anhand klinischer und laborchemischer Parameter (◻ Tab. 5.18)

▪ **Therapie**
▬ Alkoholabstinenz, keine hepatotoxischen Medikamente
▬ ausgewogene Diät mit ausreichender Kalorien- und Eiweißzufuhr, evtl. Eiweißrestriktion bei beginnender hepatischer Enzephalopathie
▬ ggf. Vitaminsubstitution, z. B. Folsäure und Vitamin B_1 (Thiamin) bei Alkoholismus
▬ Therapie einer der Leberzirrhose zugrunde liegenden Erkrankung
▬ Therapie auftretender Komplikationen, z. B. Varizenblutungen
▬ regelmäßige Kontrolluntersuchungen zur Früherkennung eines hepatozellulären Karzinoms (Lebersonographie und AFP alle 6 Monate)
▬ ggf. Lebertransplantation

5.6.14 Portale Hypertension

▬ Druckanstieg im Pfortadersystem >13 mmHg (Normwerte 3–13 mmHg) mit konsekutiver Ausbildung von Umgehungskreisläufen (portokavale Kollateralen)
    ▬ porto-gastro-ösophageal
    ▬ umbilikal (Cruveilhier-von-Baumgarten-Syndrom)
    ▬ mesenteriko-hämorrhoidal
    ▬ gastro-phreno-(supra)renal

Tag 3

- Krankheiten mit portaler Hypertension
    - mit prähepatischem Block, z. B. Pfortaderthrombose
    - mit intrahepatischem Block (>90 % d. F.)
        - präsinusoidal, z. B. Bilharziose, myeloproliferatives Syndrom, Lebermetastasen, primär biliäre Zirrhose
        - sinusoidal, z. B. Leberzirrhose
        - postsinusoidal, z. B. Venenverschlusssyndrom
    - mit posthepatischem Block, z. B. Budd-Chiari-Syndrom (Verschluss der Lebervenen), Rechtsherzinsuffizienz, Trikuspidalinsuffizienz, Pericarditis constrictiva

- **Klinik**
- Hypersplenismus-Syndrom (insbesondere bei prähepatischem Block)
- Varizenblutungen (ca. 30 % aller Patienten mit Leberzirrhose)
- bei Aszites Zunahme des Bauchumfangs mit Vorwölbung des Abdomens und ausladenden Flanken, evtl. Nabelhernie, Dyspnoe infolge des Zwerchfellhochstandes, Gewichtszunahme
- spontan bakterielle Peritonitis (bei portaler Hypertension ca. 15 % der Patienten mit Aszites), evtl. Fieber, nur selten mit abdominellen Beschwerden
- hepatorenales Syndrom (ca. 10 % aller Patienten mit Leberzirrhose) mit progredienter Abnahme der glomerulären Filtrationsrate infolge renaler Vasokonstriktion und verminderter Ausscheidung freien Wassers (evtl. infolge einer spontan bakteriellen Peritonitis oder einer oberen gastrointestinalen Blutung)
- hepatopulmonales Syndrom mit Lungenfunktionsstörung (Hypoxämie)

- **Diagnostik**
- ggf. klinischer Nachweis von Aszites und Kollateralvenen
- bei Hypersplenismus Thrombozytopenie, Leukozytopenie und Anämie
- bei hepatorenalem Syndrom Kreatinin >1,5 mg/dl und Kreatinin-Clearance <40 ml/min
- in der Abdomensonographie Nachweis einer Splenomegalie und freier Flüssigkeit; sonographische Beurteilung des Portalvenensystems und der Lebervenen (Nachweis portokavaler Kollateralen, evtl. Flussumkehr in der Pfortader mittels Duplexsonographie)
- ggf. invasive Druckmessung (Lebervenenverschlussdruck)
- in der Ösophago-Gastroskopie Nachweis von Ösophagus-, Korpus- und Fundusvarizen, evtl. mit »red colour signs« oder aktiver Blutung
- diagnostische Aszitespunktion und laborchemische, mikrobiologische und zytologische Untersuchung der Aszitesflüssigkeit (◗ Tab. 5.19)

Tag 3

◻ Tab. 5.19 Differenzierung der Aszitesflüssigkeit

Unterscheidungskriterium	Transsudat	Exsudat
Spezifisches Gewicht	<1016 g/l	>1016 g/l
Eiweißgehalt	<2,5 g/dl	>2,5 g/dl
Serum-/Aszites-Albuminquotient	>1,1	<1,1

— Transsudat bei Leberzirrhose, Budd-Chiari-Syndrom, Rechts-herzinsuffizienz, Pericarditis constrictiva, nephrotischem Syndrom, exsudativer Enteropathie
— Exsudat bei malignem Aszites, Peritonitis, Pankreatitis
— bei spontan bakterieller Peritonitis im Aszitespunktat >250 Granulozyten/µl; kultureller Nachweis von *E. coli* (50 % d. F.), grampositiven Kokken, Klebsiellen etc.

- **Therapie**
— Therapie der Grunderkrankung
— bei Varizenblutung
  — Volumensubstitution, Erythrozytenkonzentrate (Ziel-Hb >9 g/dl), »Fresh-frozen«-Plasma (FFP) und endoskopische Blutstillung mittels Ligaturen oder durch Sklerosierung mit Macrogollaurylether (Aethoxysklerol®), evtl. auch mit Fibrinkleber
  — Ballontamponade massiv blutender Ösophagusvarizen mit Sengstaken-Blakemore-Sonde oder Minnesota-Sonde und von Fundusvarizen mit Linton-Nachlas-Sonde
  — in der Akutsituation portale Drucksenkung mit Terlipressin 1 mg i. v. alle 4-6 h oder Somatostatin initial 3,5 µg/kg KG über 1 min i. v., dann Dauerinfusion 3,5 µg/kg KG/h
  — Magensonde, abführende Maßnahmen (Lactulosegabe, Ein-läufe), Eiweißrestriktion zur Prophylaxe eines Leberkomas
— bei erhöhtem Risiko einer Varizenblutung Primärprophylaxe mit nichtselektiven Betablockern, z. B. Propranolol, evtl. Ligatur-behandlung, ggf. zur Sekundärprophylaxe im Stadium Child A/B zusätzlich Anlage eines portokavalen Shunts (transjugulärer intrahepatischer portosystemischer Shunt [TIPS], distaler splenorenaler Shunt [Warren-Shunt], portokavale End-zu-Seit-Anastomose [PCA])
— bei Aszites
  — Natriumrestriktion, Flüssigkeitsbilanzierung
  — Aldosteronantagonisten (z. B. Spironolacton [Aldactone®] 100–200 mg/d), evtl. Schleifendiuretikum (Furosemid [Lasix®] 20–40 mg/d oder Torasemid [Unat®] 5 mg/d)
  — evtl. Parazentese (Aszitespunktion und Albumingabe 6–8 g/l Aszites)

! Cave
erhöhtes Risiko für prärenales Nierenversagen bei forcierter Diuretikatherapie, tägliche Ausschwemmung <500 ml

◼ Tab. 5.20 Stadien des Coma hepaticum

Koma-Stadium	Bewusstseinslage	Flapping- Tremor (Asterixis)	EEG-Veränderung
I (Prodromalstadium)	Stimmungsschwankungen, leichte Verwirrung, Konzentrationsschwäche, Verlangsamung, Schlafstörungen	Leicht	Keine
II (drohendes Koma)	Schläfrigkeit, Apathie	Vorhanden	Triphasische Wellen
III (Stupor)	Patient schläft die meiste Zeit, erweckbar, Korneal- und Sehnenreflexe erhalten, beginnender Foetor hepaticus	Noch vorhanden	Triphasische Wellen
IV (tiefes Koma)	Patient reagiert nicht mehr auf Schmerzreize, tiefer Schlaf, fehlender Kornealreflex, deutlicher Foetor hepaticus	Meistens fehlend	Delta-Wellen

- bei spontan bakterieller Peritonitis Cephalosporine der 3. Generation (z. B. Cefotaxim, Ceftriaxon) oder Fluorchinolone (z. B. Ciprofloxacin, Levofloxacin), evtl. Dauerprophylaxe mit Gyrasehemmern
- bei hepatorenalem Syndrom Somatostatin-Analoga (z. B. Octreotid [Sandostatin®], Terlipressin [Haemopressin®]) oder α-Sympathomimetika (z. B. Noradrenalin [Arterenol®], Midodrin [Gutron®]) zusammen mit Albumin, evtl. transjugulärer intrahepatischer portosystemischer Shunt (TIPS)

5.6.15 Hepatische Enzephalopathie

- zentralnervöse Störung bei schweren Lebererkrankungen mit Anhäufung neurotoxischer Stoffe, z. B. Ammoniak, Mercaptan, Phenole, γ-Aminobuttersäure
- mögliche auslösende Faktoren: eiweißreiche Kost oder Alkoholexzess, Varizenblutungen (Ammoniakbildung im Darm ↑), fieberhafte Infekte (Katabolismus↑), Alkalose (Diffusion von freiem Ammoniak ins Gehirn ↑), intensive Diuretikatherapie, Sedativa (v. a. Benzodiazepine), Analgetika

- **Klinik**
- Stadieneinteilung des **Coma hepaticum** anhand neurologischer Kriterien (◼ Tab. 5.20)

- **Diagnostik**
- Schriftproben, Rechentest, Zahlenverbindungstest (Reitan-Test)
- in der Flimmerfrequenzanalyse verminderte Wahrnehmungsfähigkeit für Flimmerfrequenzen

- evtl. Ammoniak im Blut ↑ (>100 µg/dl)
- evtl. respiratorische Alkalose durch Hyperventilation (Wirkung des Ammoniaks!)

- **Therapie**
- kausale Therapie der Leberzirrhose und auslösender Faktoren der hepatischen Enzephalopathie
- ausreichende Kalorienzufuhr (2000 kcal/d), überwiegend als Kohlenhydrate, Proteinrestriktion (0,5 g/kg KG/d), evtl. verzweigtkettige Aminosäuren bei Eiweißreduktion <50 g/d
- ggf. L-Ornithin-L-Aspartat (Hepa-Merz®, stimuliert die extrahepatische Ammoniakentgiftung durch Steigerung der Harnstoffsynthese im Harnstoffzyklus)
- abführende Maßnahmen (Lactulosegabe, Einläufe), evtl. nichtresorbierbare Antibiotika zur Reduktion der ammoniakbildenden Darmflora, z. B. Paromomycin (Humatin®)

5.6.16 Akutes Leberversagen

- fulminanter (innerhalb von 7 d), akuter (8–28 d), subakuter/ protrahierter (>4 Wochen) Ausfall der Leberfunktionen
- Ursachen
  - Virushepatitis (30 % aller Fälle; Hepatitis B>A>C)
  - hepatotoxische Medikamente (Halothan), Drogen (Ecstasy) oder Chemikalien (Tetrachlorkohlenstoff)
  - Intoxikation (Paracetamol, Knollenblätterpilz)
  - selten akute Schwangerschaftsfettleber, HELLP-Syndrom, Schockleber, M. Wilson etc.

- **Klinik**
- Ikterus
- Bewusstseinsstörungen infolge hepatischer Enzephalopathie
- Flapping-Tremor
- Foetor hepaticus, Hyperventilation (Ammoniakwirkung!)
- Gerinnungsstörungen
- arterielle Hypotonie (Vasodilatation)
- Komplikationen: Hirnödem, gastrointestinale Blutungen, Hypoglykämien (Glukoneogenese↓), akutes Nierenversagen, Sepsis (gesteigerte Infektneigung)

- **Diagnostik**
- Bilirubin↑, evtl. Transaminasen↑
- Ammoniak↑
- Quickwert↓(INR >1,5), evtl. Thrombozytopenie
- Hypoglykämie
- Alkalose
- Hypokaliämie

Tag 3

- Sonographie mit Duplex der Pfortader und Lebervenen
- evtl. EEG und Hirndruckmessungen

- **Therapie**
- kausale Therapie, z. B. nach Intoxikationen Magenspülung, forcierte Diurese, Plasmapherese, außerdem bei Paracetamol-intoxikation Acetylcystein, nach Knollenblätterpilzintoxikation Silibinin, evtl. antivirale Therapie bei Virushepatitis
- parenterale Ernährung, einschl. Substitution von Elektrolyten und Glukose
- Substitution von Gerinnungsfaktoren (FFP, AT III)
- Eiweißrestriktion, Darmeinläufe, Lactulose, Neomycin oral
- Ulkusprophylaxe
- Hämodialyse bei hepatorenalem Syndrom mit akutem Nieren-versagen
- hyperosmolare Mannitol-Lösung bei Hirndrucksymptomatik, Hyperoxygenierung und Hyperventilation, Thiopental-Narkose (Sauerstoffbedarf$\downarrow$)
- extrakorporale Detoxikation, z. B. mittels MARS (»molecular adsorbent recirculating system«)
- Lebertransplantation, evtl. auxilliäre partielle orthotope Leber-transplantation bis zur Regeneration der eigenen Leberfunktion

5.6.17 Hepatozelluläres Karzinom (HCC, primäres Leberzellkarzinom)

- Manifestationsalter in Europa meist 50.–60. Lebensjahr, ♂:♀ = 3:1; große geographische Unterschiede (häufigstes Malignom in Südostasien und Teilen Afrikas)
- Risikofaktoren: chronische Hepatitis B oder C, Leberzirrhose, Aflatoxine (insbesondere Aflatoxin B1, *Aspergillus flavus*), Nitrosamine, Nikotin- und Alkoholabusus

- **Klinik**
- ggf. Druck im rechten Oberbauch
- Inappetenz, Gewichtsverlust, Leistungsminderung
- evtl. Fieber
- Ikterus
- paraneoplastische Manifestationen, z. B. Polyglobulie
- Komplikation: Dekompensation einer vorbestehenden Leber-zirrhose

>**Memo**
in der Kontrastmittelsonographie »Irisblenden-Phänomen« bei Leberhämangiom, bei fokal nodu-lärer Hyperplasie früharterielle Darstellung der zentralen Arterie und Radspeichenmuster

- **Diagnostik**
- α_1-Fetoprotein (AFP) >20 µg/l (ca. zwei Drittel d. F.)
- in der Abdomensonographie solitärer/multizentrischer/diffus infiltrierender Tumor, evtl. Farbduplex-, Power-Doppler- und Kontrastmittelsonographie, ggf. Aszitesnachweis

- sonographisch gesteuerte Feinnadelpunktion zur histologischen Sicherung
- CT-Abdomen (Spiral-CT mit Kontrastmittel), evtl. MRT, Röntgen-Thorax, ggf. CT-Thorax

- **Differenzialdiagnose**
- maligne Tumoren: embryonales Hepatoblastom, Angiosarkom, Lebermetastasen, Cholangiosarkom, cholangiozelluläres Karzinom
- benigne Tumoren: Leberhämangiom, fokal noduläre Hyperplasie (Hamartom), Leberzelladenom, Gallengangsadenom, intrahepatisches Gallengangszystadenom, intrahepatische Gallengangspapillomatose (Präkanzerose)
- zystische Leberveränderungen: multiple dysontogenetische Zysten, solitäre Leberzysten, alveoläre Echinokokkose (*Echinococcus multilocularis*, Fuchsbandwurm), zystische Echinokokkose (*E. granulosus*, Hundebandwurm), pyogener Leberabszess (meist *E. coli* und Klebsiellen), Amöbenabszess (*Entamoeba histolytica*), Leberhämatom, Peliosis hepatis (Blutzysten bei *Bartonella*-Infektion)
- fokale Mehr-/Minderverfettung der Leber

- **Therapie**
- Leberteilresektion, ggf. Lebertransplantation
- lokal ablative Therapie, z. B. perkutane Äthanolinstillation, Radiofrequenzablation, laserinduzierte Thermotherapie, intravasale Injektion von radioaktiven Mikrosphären, transarterielle Chemoembolisation (TACE)
- evtl. palliative Systemtherapie mit dem Multi-Kinase-Inhibitor Sorafenib (Nexavar®)
- bei Leberzirrhose zur Früherkennung eines HCC Abdomensonographie und AFP alle sechs Monate

Tag 3

! Cave
Gefahr der Streuung von Impfmetastasen, deshalb keine Punktion bei potenziell kurativem Befund

! Cave
Beim Leberzelladenom können komplizierend Infarzierung und Ruptur mit lebensbedrohlichen Blutungen in 10 % d. F. auftreten.

5.7 Gallenwegserkrankungen

5.7.1 Primär sklerosierende Cholangitis (PSC)

- chronisch fibrosierende Entzündung intra- und extrahepatischer Gallengänge
- unklare Ätiologie
- ♂:♀ = 3:1; Erkrankungsgipfel um das 40. Lebensjahr; assoziiert mit HLA-B8 und HLA-DR3
- 80 % der PSC-Patienten leiden an einer Colitis ulcerosa (umgekehrt etwa 5 %)

Tag 3

- **Klinik**
- initial asymptomatisch
- Ikterus mit Juckreiz
- evtl. Oberbauchbeschwerden
- Gewichtsverlust
- Komplikationen: Leberzirrhose, cholangiozelluläres Karzinom (ca. 10 % aller Fälle)

- **Diagnostik**
- γGT und AP ↑
- Nachweis antineutrophiler zytoplasmatischer Antikörper mit perinukleärem Fluoreszenzmuster (pANCA)
- in der endoskopisch retrograden Cholangiographie (ERC), ggf. MRC typische perlschnurartige Gallengangsunregelmäßigkeiten
- in der Leberstanzbiopsie histologisch entzündliche Infiltrate um die Gallengänge und Gallengangsproliferation mit periduktaler Fibrose

- **Differenzialdiagnose**
- siehe primär biliäre Zirrhose (▶ Abschn. 5.7.2)

- **Therapie**
- Ursodeoxycholsäure
- endoskopische Ballondilatation und Stentimplantation bei dominanten Stenosen
- ggf. Antibiotikatherapie bei sekundär bakterieller Cholangitis
- Lebertransplantation bei Leberzirrhose

5.7.2 Primär biliäre Zirrhose (PBC)

- chronisch verlaufende, cholestatische Lebererkrankung infolge einer nicht-eitrigen Destruktion intrahepatischer Gallengänge (primäre Cholangitis) mit Entwicklung einer Leberzirrhose
- unklare Ätiologie
- 1–2 % aller Leberzirrhosen, meist Frauen nach dem 40. Lebensjahr (>90 % aller Fälle); assoziiert mit HLA-DR8
- 5-Jahresüberlebensrate 50 % bei symptomatischen Patienten

- **Klinik**
- initial asymptomatisch (Zufallsbefund aufgrund erhöhter Leberwerte)
- starker Juckreiz bereits im anikterischen Stadium
- Müdigkeit, Leistungsschwäche
- Ikterus
- Maldigestionssyndrom mit Steatorrhö, evtl. Osteoporose
- Xanthelasmen und Xanthome

Tag 3

▣ **Tab. 5.21** Histologische Stadien der PBC	
Stadium	Histologie
I	Floride Gallengangsläsionen
II	Duktale Proliferation (Pseudogallengänge)
III	Fibrose, Mottenfraßnekrosen, Duktopenie
IV	Mikronoduläre Zirrhose

— häufige Assoziation mit extrahepatischen Autoimmunerkrankungen, z. B. Sjögren-Syndrom, rheumatoide Arthritis, Sklerodermie, Hashimoto-Thyreoiditis, Lupus erythematodes
— Komplikationen: Leberzirrhose mit portaler Hypertension (Aszites, Varizenblutungen, Hypersplenismus), Leberversagen mit hepatischer Enzephalopathie

! Cave
Überlappungssyndrom mit Autoimmunhepatitis in 10 % d. F.

- **Diagnostik**
— Abdomensonographie zum Ausschluss einer extrahepatischen Cholestase
— AP, γGT und Bilirubin ↑
— Hypercholesterinämie
— IgM↑↑↑
— spezifischer Nachweis mitochondrialer Antikörper (AMA) vom Subtyp M_2, ggf. ANA (50 % d. F.)
— Leberstanzbiopsie
— Stadieneinteilung der primär biliären Zirrhose anhand histologischer Kriterien (▣ Tab. 5.21)

- **Differenzialdiagnose**
— primär sklerosierende Cholangitis
— **Zieve-Syndrom** (Alkoholfettleber/-hepatitis und Hyperlipidämie und hämolytische Anämie)
— sekundäre biliäre Zirrhose bei chronischer extrahepatischer Cholestase und eitriger Cholangitis
— cholestatischer Verlauf einer Virushepatitis
— Drogenikterus
— Pruritus bei Hauterkrankungen, allergischer Reaktion, Diabetes mellitus, malignen Lymphomen, Polycythaemia vera, Niereninsuffizienz, Eisenmangel, Darmparasiten, senilem Pruritus, psychogenem Pruritus

- **Therapie**
— keine kausale Therapie verfügbar
— Ursodeoxycholsäure (Ursofalk®)
— symptomatisch: Cholestyramin gegen den Juckreiz, evtl. fettarme Diät, mittelkettige Triglyzeride und Lipase
— bei Leberzirrhose Lebertransplantation

! Cave
bei Malabsorption Substitution fettlöslicher Vitamine und Osteoporoseprophylaxe

Tag 3

5.7.3 Cholelithiasis (einschl. Cholezystitis und Cholangitis)

- Bildung von Cholesterin- (80 %) oder Pigment-(Bilirubin-) steinen (20 %) in der Gallenblase und in den intra- oder extrahepatischen Gallengängen
- Risikofaktoren: Übergewicht, Lebensalter, weibliches Geschlecht, cholesterinreiche und ballaststoffarme Kost, Diabetes mellitus, Leberzirrhose, Ileitis terminalis (Gallensäureverlustsyndrom), Hämolyse, Östrogentherapie, Einnahme von Clofibraten, hereditäre Faktoren (z. B. Mutation des Pospholipidtransporters)
- etwa 10–15 % der Bevölkerung haben Gallensteine, ♀:♂ = 2:1

> **Memo**
>
> Zusammenfassung der häufigsten Risikofaktoren für cholesterinhaltige Gallensteine in der **6F-Regel**: female, forty, fertile, fat, fair, family

- **Klinik**
- Die Mehrzahl der Gallensteine ist klinisch stumm (Zufallsbefunde!).
- häufig uncharakteristische rechtsseitige Oberbauchbeschwerden (v. a. postprandial)
- kolikartige Schmerzen mit Ausstrahlung in die rechte Schulter und evtl. in den Rücken, evtl. flüchtiger Ikterus und Brechreiz
- bei Cholangitis **Charcot-Trias:** Schmerzen im rechten Oberbauch, Ikterus und Fieber
- Komplikationen:
  - Gallenblasenhalsstein mit Kompression des benachbarten Ductus hepaticus (**Mirizzi-Syndrom**)
  - akute Cholezystitis, Cholangitis, evtl. gangränöse Cholezystitis, Gallenblasenhydrops und -empyem
  - Leberabszess, sekundär biliäre Zirrhose bei rezidivierender Cholangitis
  - biliäre Pankreatitis
  - Steinperforation mit duodenaler Obstruktion (**Bouveret-Syndrom**) oder mit galliger Peritonitis, evtl. Cholangiosepsis, subhepatischer Abszess nach gedeckter Perforation, Gallensteinileus infolge einer Obstruktion des terminalen Ileums
  - chronisch-rezidivierende Cholezystitis mit Schrumpfgallenblase (evtl. »Porzellangallenblase« mit erhöhtem Risiko eines Gallenblasenkarzinoms)

- **Diagnostik**
- fakultativ (bei Cholezystitis) durch Druck auf die Gallenblasenregion plötzlicher schmerzbedingter Stopp der tiefen Inspiration (**Murphy-Zeichen**)
- evtl. Leukozytose, CRP und BSG ↑
- γGT, AP, direktes Bilirubin ↑, evtl. leichter Anstieg der Transaminasen
- in der Abdomensonographie Darstellung von Konkrementen mit Schallschatten, bei akuter Cholezystitis Dreischichtung der Gallenblasenwand, evtl. erweiterter D. choledochus (>6 mm im

Durchmesser, nach Cholezystektomie >11 mm), evtl. Endosonographie
- im Röntgen-Abdomen Aerobilie nach Steinperforation
- in der endoskopisch-retrograden Cholangio-Pankreatikographie
(ERC[P]) Steindarstellung, evtl. negatives Cholezystogramm
bei Zystikusverschluss, ggf. MRC(P)
- evtl. perkutane transhepatische Cholangiographie, falls ERCP
technisch nicht möglich

- **Therapie**
- keine Therapie bei stummen Gallenblasensteinen (Ausnahme:
Porzellangallenblase wegen des erhöhten Karzinomrisikos)
- bei symptomatischen Gallensteinen und akuter Cholezystitis
frühelektive laparoskopische Cholezystektomie; bei zu später
Diagnosestellung (Symptomdauer >5 d) oder zu hohem
OP-Risiko operative Cholezystektomie im beschwerde-
freien Intervall nach 6 Wochen (ggf. mit Sanierung der Gallen-
wege)
- bei einer akuten Gallenkolik Butylscopolamin (Buscopan®-Supp.),
evtl. Nitroglyzerin (Nitrolingual®), Metamizol (Novalgin®), ggf.
Pethidin (Dolantin®), initial Nahrungskarenz über mindestens
24 h (beschwerdeabhängig), anschließend langsamer Kostaufbau
- bei V. a. Cholezystitis und/oder Cholangitis Antibiotikatherapie
mit Fluorchinolonen (z. B. Ciprofloxacin®) oder Aminopenicillin und Betalaktamasehemmer (z. B. Augmentan®), ggf.
ergänzt um Metronidazol (Clont®)
- bei Choledochussteinen mit Verschlussikterus notfallmäßige
endoskopische Papillotomie und Steinextraktion mittels Dormia-
körbchen bzw. Ballonkatheter

! Cave
Postcholezystektomie-Syndrom
bei persistierender funktioneller
Störung des DHC!

>Memo
bakterielle Infektionen meist
durch *E. coli*, Enterokokken,
Klebsiellen, Enterobacter,
Clostridium perfringens

! Cave
bei Verschlussikterus Gefahr
der Cholangiosepsis

5.7.4 Gallenblasenkarzinom

- meist Adenokarzinome
- Risikofaktoren: Cholelithiasis, chronische Cholezystitis, Gallenblasenpolypen >1 cm, Salmonellen-Dauerausscheider
- Häufigkeitsgipfel um das 70. Lebensjahr; ♀:♂ = 4:1
- insgesamt schlechte Prognose

- **Klinik**
- teilweise Zufallsbefund nach Cholezystektomie
- keine Frühsymptome
- Verschlussikterus

- **Diagnostik**
- γGT, AP, Bilirubin ↑
- evtl. positiver Tumormarker CA 19-9

Tag 3

! Cave
Gefahr der karzinomatösen
Entartung eines Gallenblasenpolypen bei Größenzunahme
bzw. einer Größe ≥1 cm

- in der Oberbauchsonographie Nachweis erweiterter intrahepatischer Gallengänge, häufig Darstellung einer tumorösen Infiltration des Gallenblasenbettes
- evtl. Endosonographie oder intraduktale Sonographie
- MRT, MRCP und MR-Angiographie
- ERCP
- Spiral-CT, evtl. PET-CT

- **Differenzialdiagnose**
- Cholelithiasis, Cholezystitis
- Gallenblasenpolypen
- Gallengangskarzinom (cholangiozelluläres Karzinom, Chol-
  angiokarzinom), Klatskin-Tumor im Bereich der Hepatikusgabel
- Pankreaskopfkarzinom

- **Therapie**
- Cholezystektomie bei Carcinoma in situ bzw. im Tumorstadium
  T1N0M0
- in fortgeschrittenen Stadien ggf. erweiterte operative Resektion,
  evtl. einschließlich neoadjuvanter Radiochemotherapie
- palliative Maßnahmen, z. B. endoskopisches Stenting zur
  Sicherung des Galleabflusses

5.7.5 Gallengangskarzinom (cholangiozelluläres Karzinom, CCC)

- meist Adenokarzinome
- Risikofaktoren: Choledochuszysten, Choledochussteine, primär
  sklerosierende Cholangitis, parasitäre Erkrankungen der Gallen-
  wege
- Altersgipfel um das 70. Lebensjahr
- insgesamt schlechte Prognose

- **Klinik**
- keine Frühsymptome
- schmerzloser (Verschluss-)Ikterus bei palpatorisch vergrößerter
  Gallenblase (**Courvoisier-Zeichen**)

- **Diagnostik**
- γGT, AP, Bilirubin ↑
- evtl. positiver Tumormarker CA 19-9
- in der Oberbauchsonographie Nachweis erweiterter intrahepatischer Gallengänge
- evtl. Endosonographie oder intraduktale Sonographie
- MRT, MRCP und MR-Angiographie
- ERCP
- Spiral-CT, evtl. PET-CT

Tab. 5.22 Einteilung der Gallengangskarzinome nach Bismuth	
Typ	**Lokalisation des Karzinoms**
I	Ductus hepaticus communis ohne Hepatikusgabel
II	Beteiligung der Hepatikusgabel (**Klatskin-Tumor**)
III	Einseitige Beteiligung der Segmentabgänge
IV	Ausdehnung auf sekundäre Segmentabgänge beiderseits

- Einteilung der Gallengangskarzinome anhand der Lokalisation im Gallengangssystem (Tab. 5.22)

- **Therapie**
- erweiterte Resektion der Gallengänge einschl. Hemihepatektomie und Lymphknotendissektion
- palliative Maßnahmen, z. B. endoskopisches Stenting zur Sicherung des Galleabflusses, Chemotherapie

Tag 3 – Gastroenterologie und Stoffwechsel

Stoffwechsel

W. Karges, S. Al Dahouk

W. Karges, S. Al Dahouk, *Innere Medizin...in 5 Tagen*,
DOI 10.1007/978-3-642-41618-7_6, © Springer-Verlag Berlin Heidelberg 2014

Tag 3

6.1   Erkrankungen des Intermediärstoffwechsels

6.1.1   Porphyrien

- Störungen im Porphyrinstoffwechsel (Biosynthese von Häm)
  - **erythropoetische Porphyrien**
    - erythropoetische Protoporphyrie (autosomal-dominanter Erbgang, Ferrochelatase-Defekt)
    - kongenitale erythropoetische Porphyrie, M. Günther (autosomal-rezessiver Erbgang, Uroporphyrinogen-Synthase-Defekt)
  - **akute hepatische Porphyrien**
    - akute intermittierende Porphyrie (autosomal-dominanter Erbgang, Porphobilinogen-Desaminase-Defekt, Aktivitätsminderung um 50 %); zweithäufigste Porphyrie, ♀:♂ = 3:1, Manifestationsalter 20.–40. Lebensjahr; Auslöser akuter Krisen: Stress (Operationen, Infekte, Fasten), Medikamente (Sulfonamide, Barbiturate, Halothan) und Alkohol
    - hereditäre Koproporphyrie (autosomal-dominanter Erbgang, Koproporphyrinogen-Oxidase-Defekt)
    - Porphyria variegata (autosomal-dominanter Erbgang, Protoporphyrinogen-Oxidase-Defekt)
    - Doss-Porphyrie (autosomal-rezessiver Erbgang, δ-Aminolävulinsäure-Dehydratase-Defekt)
  - **chronische hepatische Porphyrie**
    - Porphyria cutanea tarda (sporadisch oder familiär gehäuft, autosomal-dominanter Erbgang, Uroporphyrinogen-Decarboxylase-Defekt); häufigste Porphyrie, ♂:♀ = 2–3:1, Erkrankungsgipfel >40. Lebensjahr; Risikofaktoren für eine Manifestation: Alkoholabusus, Östrogene, Hepatitis C, AIDS

- **Klinik**
- bei **erythropoetischer Protoporphyrie** Photodermatose mit Erythem und Juckreiz, Gallensteine, evtl. Leberzirrhose mit Leberversagen
- bei **kongenitaler erythropoetischer Porphyrie** schwere Photodermatose, rötlich-braune Zähne, hämolytische Anämie und Splenomegalie, roter Urin
- bei **akuter intermittierender Porphyrie** (klinisch manifeste Erkrankung nur bei 20 % der Anlageträger)
  - heftige, kolikartige Unterbauchschmerzen
  - psychiatrisch-neurologische Symptomatik, z. B. Polyneuropathie, Paresen, Psychosen, Halluzinationen, Adynamie, Koma, Delir
  - kardiovaskuläre Symptomatik, z. B. Tachykardie, arterielle Hypertonie
  - keine Hautveränderungen

! Cave
häufig Laparotomie in der Anamnese bei ähnlicher abdomineller Symptomatik!

! Cave
erhöhte Prävalenz bei psychiatrischen Patienten!

- bei **Porphyria cutanea tarda**
  - Photodermatose mit Hyperpigmentierung der atrophischen, leicht vulnerablen Haut, Bläschenbildung an lichtexponierten Stellen
  - evtl. dunkler Urin
  - Leberschäden, evtl. Leberzirrhose

Tag 3

- **Diagnostik**
- bei **erythropoetischer Protoporphyrie**
  - Nachweis von Porphyrinen im Blut, im Stuhl und im Urin
  - in der Leberbiopsie histologischer Nachweis von Pigmentablagerungen aus Protoporphyrinkristallen
- bei **kongenitaler erythropoetischer Porphyrie**
  - im UV-Licht fluoreszierender, roter Urin
- bei **akuter intermittierender Porphyrie**
  - Rotfärbung des Urins mit Nachdunkeln beim Stehenlassen
  - im Hoesch-Test Porphobilinogennachweis durch Rotfärbung des Ehrlichschen Aldehydreagens nach Zugabe des Urins, evtl. Schwartz-Watson-Test
  - quantitative Bestimmung von δ-Aminolävulinsäure, Porphobilinogen und der Porphyrine im 24-h-Sammelurin zur Verlaufskontrolle
  - Nachweis der verminderten Porphobilinogen-Desaminase-Aktivität (<50 %) in Erythrozyten
  - evtl. molekulardiagnostischer Nachweis des Gendefekts
- bei **Porphyria cutanea tarda**
  - Leberenzyme↑
  - Rotfluoreszenz des angesäuerten Urins im UV-Licht
  - quantitative Bestimmung der Porphyrine im 24-h-Sammelurin
  - in der Lebersonographie evtl. multiple echoreiche Rundherde
  - in der Leberbiopsie typische Rotfluoreszenz des Gewebes unter UV-Licht, histologisch ausgeprägte Siderose bei Fettleber, evtl. chronische Hepatitis oder Leberzirrhose

- **Differenzialdiagnose**
- sekundäre Porphyrien, z. B. bei Lebererkrankungen oder Blutkrankheiten
- Bleivergiftung (ähnlich der akuten intermittierenden Porphyrie)
- Alkoholkrankheit
- akutes Abdomen anderer Genese
- evtl. neurologisch-psychiatrische Erkrankungen
- Panarteriitis nodosa

- **Therapie**
- bei **erythropoetischer Protoporphyrie** Lichtschutz, evtl. β-Caroten, Ursodeoxycholsäure (Ursofalk®), ggf. Lebertransplantation, evtl. Knochenmark-/Stammzelltransplantation

Tag 3

! Cave
bulbäre Atemlähmung bei
aufsteigender Paralyse!

— bei **kongenitaler erythropoetischer Porphyrie** absoluter Lichtschutz, ggf. allogene Knochenmarktransplantation
— bei **akuter intermittierender Porphyrie** intensivmedizinische
Überwachung und Therapie
  — Absetzen auslösender Medikamente
  — Hemmung der δ-Aminolävulinsäure-Synthase durch Glukose
    (4–6 g/kg KG/d) und Hämarginat i. v. (3 mg/kg KG/d über 4 d)
  — forcierte Diurese zur Ausschwemmung von Stoffwechsel-
    metaboliten
  — Sedierung (z. B. Chlorpromazin) und Schmerzbekämpfung
    (z. B. Paracetamol, evtl. Pethidin)
  — ggf. Betablocker (z. B. Propranolol) bei Tachykardie und
    Hypertonie
  — ggf. Ondansetron bei Erbrechen
  — bei rezidivierenden akuten Krisen prophylaktisch 250 mg
    Hämin (Normosang®)/Woche
  — Beratung hinsichtlich auslösender Faktoren zur Rezidiv-
    prophylaxe
  — genetische Familienberatung
— bei **Porphyria cutanea tarda**
  — evtl. Therapie einer Grunderkrankung
  — konsequente Alkoholabstinenz
  — Aderlässe oder Erythrozytapharese
  — Chloroquin (Resochin®) 2×125 mg/Woche (fördert die renale
    Porphyrinausscheidung durch Komplexbildung)
  — Lichtschutzsalbe

6.1.2 Hyperurikämie und Gicht (Arthritis urica)

— **primäre Hyperurikämie**
  — mit gestörter renaler tubulärer Harnsäuresekretion (>99 %
    der Fälle, polygener Erbgang); Manifestationsfaktoren: Über-
    gewicht, Alkohol, purinreiche Kost
  — mit gesteigerter Harnsäuresynthese (<1 % der Fälle) bei
    Enzymdefekten
    – Mangel des Enzyms Hypoxanthin-Guanin-Phosphoribosyl-
      transferase, z. B. Lesch-Nyhan-Syndrom (X-chromosomal
      rezessiver Erbgang; Enzymaktivität <1 %), Kelley-Seegmiller-
      Syndrom (Enzymaktivität 1–20 %)
    – gesteigerte Aktivität der Phosphoribosyl-Pyrophosphat-
      synthetase
— **sekundäre Hyperurikämie**
  — mit vermehrter Harnsäurebildung
    – myeloproliferative Erkrankungen, z. B. Leukämien,
      Polyzythämien
    – Zytostatika und Radiatio bei Malignomen
    – hämolytische Anämien

- mit verminderter renaler Harnsäureausscheidung

  Tag 3

  - Laktatazidose, Ketoazidose
  - Fasten
  - Medikamente, z. B. Saluretika, Salicylate, Nikotinsäure
  - Nierenkrankheiten
- Harnsäure in der Gelenksflüssigkeit$\uparrow$ → Ausfällung von Urat-kristallen → reaktive Leukozyteninvasion → Synovitis → akuter Gichtanfall
- Pseudogicht (Pyrophosphatgicht, Chondrokalzinose) infolge von Kalkablagerungen (Kalziumpyrophosphat-Dihydrat-Kristalle)

- **Klinik**
- asymptomatische Hyperurikämie (Prävalenz ca. 15 %)
- symptomatische Hyperurikämie (Prävalenz 1–2 %)
- akuter Gichtanfall, meist ausgelöst durch Ess- und Trinkexzesse (spontanes Abklingen der Symptomatik innerhalb von 3 Wochen)
  - akute, stark schmerzhafte Monarthritis mit Schwellung, Rötung und Überwärmung zumeist des Großzehengrund-gelenks (**Podagra**), seltener der Sprunggelenke, der Knie-gelenke, der Hand- und Fingergelenke (am Daumengrund-gelenk **Chiragra**)
  - evtl. Fieber
- chronische Gicht
  - Weichteiltophi überwiegend an der Ohrmuschel, an Händen und Füßen, am Olekranon, an Sehnen und Sehnenscheiden, evtl. Knochentophi
  - Nephrolithiasis und Uratnephropathie (abakterielle intersti-tielle Nephritis), evtl. renale Hypertonie und selten chronische Niereninsuffizienz
- selten obstruktive Uratnephropathie mit akuter Niereninsuffi-zienz infolge einer Verstopfung der Nierentubuli bei plötzlichem Anfall großer Harnsäuremengen

- **Diagnostik**
- bei akutem Gichtanfall BSG$\uparrow$, Leukozytose
- Hyperurikämie (>6,4 mg/dl)
- Harnsäureausscheidung im 24-h-Sammelurin$\downarrow$
- Harnsäure/Kreatinin-Quotient im Spontanurin >0,8
- im Röntgenbild der betroffenen Gelenke evtl. Nachweis gelenk-naher becherförmiger oder rundlich geformter intraossärer Knochendefekte (Usuren)
- in der polarisationsmikroskopischen Untersuchung der Syno-vialflüssigkeit Nachweis von Leukozyten mit phagozytierten Uratkristallen
- evtl. einmalige Colchicingabe mit spezifischem Therapieeffekt bei Arthritis urica zur ätiologischen Abklärung einer unklaren Monarthritis

Tag 3

- Therapie
- im akuten Gichtanfall
  - Ruhigstellung des betroffenen Gelenks, Kühlung
  - nichtsteroidale Antirheumatika, z. B. Diclofenac
  - ggf. Kortikosteroide, z. B. Prednisolon 20 mg/d
  - evtl. Colchicin (Colchicum-Dispert®) hemmt die Phagozyten-aktivität (Mittel der Reserve), initial 1 mg p. o., dann alle 1–2 h bis zur Beschwerdebesserung 0,5–1,5 mg (maximale Tagesdosis 8 mg/d)
  - Rasburicase (Fasturtec®) bei bedrohlicher akuter Hyper-urikämie infolge Tumorlyse (oxidiert Harnsäure zu Allantoin, welches leichter renal ausgeschieden werden kann)
- bei asymptomatischer Hyperurikämie <9 mg/dl diätetische Therapie
  - Normalisierung des Körpergewichts
  - ausreichende Trinkmengen
  - purinarme Kost
  - Alkoholabstinenz
- bei manifester Gicht (nach dem zweiten Gichtanfall im Verlauf eines Jahres) oder Harnsäurespiegeln >9 mg/dl
  - Allopurinol (z. B. Zyloric®) 100–300 mg/d, hemmt die Xanthinoxidase
  - Urikosurika (z. B. Benzbromaron, Probenecid) bei Allopuri-nol-Unverträglichkeit (hemmen die tubuläre Reabsorption der Harnsäure)

! Cave
zu Beginn der Therapie mit Allo-purinol Gichtanfälle durch mobili-sierte Harnsäuredepots!

6.2 Lipidstoffwechselstörungen (Dyslipidämien)

- Lipidstoffwechselstörungen
  - **reaktiv** unter fett- und cholesterinreicher Ernährung, Alko-holkonsum etc.
  - **sekundär** in Assoziation mit Erkrankungen (z. B. Diabetes mellitus, Niereninsuffizienz, Hypothyreose) oder Medika-menten (z. B. Kortikosteroide, Kontrazeptiva, Betablocker)
  - **primär** (hereditär)
- Lipoproteine (Transportvehikel) = Lipide (Triglyzeride, Cholesterin, Phospholipide) + Apolipoproteine
  - Chylomikronen: exogene Triglyzeride
  - VLDL (»very low density lipoproteins«, prä-β-Lipoproteine; LDL-Vorläufer): endogene Triglyzeride (10 % der Lipo-proteine im Nüchternserum)
  - LDL (»low density lipoproteins«, β-Lipoproteine): Cholesterin zu extrahepatischen Zellen (70 % der Lipoproteine)
  - HDL (»high density lipoproteins«, α-Lipoproteine): Cholesterin zur Leber (20 % der Lipoproteine)
- IDL, LDL, VLDL↑ und HDL↓ → Arterioserisiko↑

- Chylomikronen, VLDL↑ → Pankreatitis
- Vorkommen bei >50 % der über 40-Jährigen, gehäuft bei Adipositas und Diabetes mellitus

Tag 3

- **Klinik**
- erhöhtes Arterioskleroserisiko
  - koronare Herzkrankheit, Myokardinfarkt (Verdopplung des Infarktrisikos durch LDL-Erhöhung auf 250 mg/dl, Vervierfachung durch LDL-Erhöhung auf 300 mg/dl)
  - periphere arterielle Verschlusskrankheit
  - transitorische ischämische Attacken, Apoplex
- Pankreatitis bei ausgeprägter Hypertriglyzeridämie
- bei **familiärer Hypercholesterinämie** Sehnenxanthome (Achillessehne und Fingerstrecksehnen), planare Xanthome (Interdigitalfalten) und tuberöse Xanthome (Knie, Ellenbogen), Xanthelasmen (Augenlider), Arcus lipoides
- bei ausgeprägter **Hypertriglyzeridämie** eruptive Xanthome (Streckseiten der Unterarme, Gesäß), Fettleber
- bei **familiärer Dysbetalipoproteinämie** Handlinienxanthome, Arcus lipoides

- **Diagnostik**
- Triglyzeride im Serum, Gesamtcholesterin, HDL- und LDL-Cholesterin (Bestimmung nach 12 h Nahrungskarenz)
- Berechnung des LDL-Cholesteringehaltes nach Friedewald: LDL = Gesamtcholesterin – 0,2× Triglyzeride – HDL
- Lipidelektrophorese
- Differenzialdiagnostik zum Ausschluss einer sekundären Hyperlipoproteinämie
- Erfassung des kardiovaskulären Risikoprofils
- Einteilung der familiären Hyperlipoproteinämien nach Frederickson mittels Lipoproteinelektrophorese (Klassifikation teilweise überholt und durch eine genetisch/metabolische Klassifizierung abgelöst) (◻ Tab. 6.1)
- **familiäre Hypercholesterinämien**
  - polygene Hypercholesterinämie: ernährungsinduzierte Hypercholesterinämie bei entsprechender Disposition (unklare bzw. komplexe Molekulargenetik), Cholesterin↑ (250–400 mg/dl)
  - monogene Hypercholesterinämien
    - familiäre Hypercholesterinämie (Typ IIa): Mutation im LDL-Rezeptorgen (autosomal-dominanter Erbgang), LDL↑ (LDL-Cholesterin 300–500 mg/dl bei Heterozygoten und 500–1200 mg/dl bei Homozygoten)
    - familiär defektes Apolipoprotein B100: Mutation im LDL-Rezeptorligandengen (autosomal-dominanter Erbgang), LDL↑ (vergleichbar mit familiärer Hypercholesterinämie)

! Cave
nicht verwendbar bei ausgeprägter Triglyzerid-, Lp(a)- und IDL-Erhöhung

Tag 3

◘ Tab. 6.1 Einteilung familiärer Hyperlipoproteinämien

Typ	Lipoproteinmuster	Cholesterin	Triglyze-ride	Häufigkeit
I	Chylomikronen↑	Normal	↑↑↑	Sehr selten
IIa	LDL↑	↑↑↑	Normal	Häufig
IIb	LDL und VLDL↑	↑	↑	Häufig
III	IDL↑ ª	↑	↑	Gelegentlich
IV	VLDL↑	Normal – ↑	↑↑↑	Häufig
V	VLDL und Chylomikronen↑	Normal – ↑	↑↑↑	Selten

ª »intermediary density lipoproteins« (VLDL-Remnants: Abbauprodukte der VLDL und Vorläufer der LDL).

 – Apolipoprotein-E-Varianten: verminderte LDL-Rezeptor-aktivität, LDL↑
- **familiäre kombinierte (gemischte) Hyperlipidämie** (Typ IIa, IIb oder IV): molekulargenetisch unklar (autosomal-dominanter Erbgang), Triglyzeride↑ (200–400 mg/dl), Cholesterin↑ (bis 350 mg/dl)
- **familiäre Hypertriglyzeridämie** (Typ IV): molekulargenetisch uneinheitlich, z. B. Mutation im Lipoprotein-Lipasegen (autosomal-dominanter Erbgang), Triglyzeride↑↑↑ (200 bis >1000 mg/dl), HDL↓
- **familiäre Dysbetalipoproteinämie/VLDL-Remnant-Hyperlipoproteinämie** (Typ III): Apolipoprotein-E2-Homozygotie, Triglyzeride↑↑↑ (400 bis >1000 mg/dl), Cholesterin↑ (300–800 mg/dl), IDL ↑
- **Chylomikronämie-Syndrom**: Triglyzeride↑↑↑↑↑ (2–10 g/dl)
  - Typ-I-Hyperlipoproteinämie bei familiärem Lipoproteinase- oder Apolipoprotein-CII-Mangel (autosomal-rezessiver Erbgang)
  - Typ-V-Hyperlipoproteinämie
- **Lipoprotein(a)-Hyperlipoproteinämie:** Lp(a)↑ (>30 mg/dl) → antiplasminogene Wirkung (bindet an endotheliale Bindungsstellen des Plasminogens und steigert die Expression des Plasminogen-Aktivator-Inhibitors) → Hemmung der Thrombolyse am Endothel → Bildung atherosklerotischer Plaques
- **familiäre Hypoalphalipoproteinämie:** HDL↓ (<40 mg/dl)
- bei Verdacht auf schwere, familiäre Dyslipidämie Spezialdiagnostik inkl. Molekulargenetik

- ■ Therapie

- ▬ bei sekundären Hypercholesterinämien Therapie der auslösenden Ursache
- ▬ Optimierung des kardiovaskulären Risikoprofils
- ▬ Normalisierung des Körpergewichts
- ▬ Alkoholkarenz
- ▬ körperliches Training
- ▬ fett- und cholesterinarme Diät (Fettreduktion <25 % der Gesamtkalorien, bevorzugt pflanzliche Fette, Cholesterin <200 mg/d, hoher Anteil an Omega-3-Fettsäuren, komplexe Kohlenhydrate 50–60 %, Eiweiße 15 %, mediterrane, ballaststoffreiche Kost)
- ▬ bei Chylomikronämie Fettreduktion <10 % der Gesamtkalorien, mittelkettige Fettsäuren, ggf. Fastentage, sofortiger Plasmaaustausch bei Pankreatitis
- ▬ medikamentöse, lipidsenkende Therapie
  - ▬ Statine (Cholesterin-Synthese-Enzym(CSE)hemmer, Hydroxy-methylglutaryl-Coenzym A-[HMG-CoA-]Reduktasehemmer), z. B. Atorvastatin (Sortis®) 10–80 mg/d, Pravastatin, Simvastatin
  - ▬ Anionenaustauscherharze (Gallensäurebinder), z. B. Cholestyramin (z. B. Quantalan®) 3×4–8 g/d, Colesevelam (z. B. Cholestagel®) 4–6×625 mg/d, häufig kombinierte Therapie zusammen mit Statinen
  - ▬ Cholesterinabsorptionshemmer, z. B. Ezetimib (Ezetrol®) 10 mg/d, ggf. kombiniert mit Statinen, z. B. Ezetimib und Simvastatin (Inegy®)
  - ▬ Clofibrinsäurederivate (Fibrate steigern die Lipoproteinlipase-Aktivität), z. B. Bezafibrat (z. B. Cedur®), Fenofibrat (z. B. Lipidil®)
  - ▬ Nikotinsäure (Nicolip®) bei primären Hypercholesterinämien und kombinierten Hyperlipoproteinämien nach Ausschöpfung der übrigen medikamentösen Therapie
- ▬ bei **Hypercholesterinämie** Statine (»first line«), evtl. kombiniert mit Ezetimib oder Anionenaustauschern
- ▬ bei **Hypertriglyzeridämie** Fibrate (»first line«), evtl. ergänzt um Statin bei ungünstigem LDL/HDL-Cholesterinverhältnis
- ▬ evtl. LDL-Apharese bei schweren familiären Hypercholesterinämien und unzureichendem medikamentösem Therapieerfolg
- ▬ Therapie-Zielwerte
  - ▬ für Triglyzeride
    - – <200 mg/dl
    - – bei erhöhtem Risiko <150 mg/dl
  - ▬ für LDL-Cholesterin in Abhängigkeit vom Arteriosklerose-risiko (❒ Tab. 6.2)
  - ▬ für HDL-Cholesterin
    - – ♂ >40 mg/dl
    - – ♀ >50 mg/dl

! Cave
erhöhtes Risiko für eine Rhabdomyolyse bei gleichzeitiger Therapie mit Statinen **und** Fibraten!

! Cave
verminderte Resorption fettlöslicher Vitamine und von Medikamenten mit Säuregruppen bei Einnahme von Anionenaustauscherharzen

Tag 3

◻ Tab. 6.2 Therapie-Zielwerte für LDL-Cholesterin (European Society of Cardiology und European Atherosclerosis Society, 2011)

Arterioskleroserisiko	Risikofaktoren	LDL (mg/dl)
Moderat	Maximal 1 Risikofaktor	<115
Hoch	≥2 Risikofaktoren	<100
Sehr hoch	Manifeste KHK oder KHK-Äquivalent, z. B. pAVK, ischämischer Insult, Diabetes mellitus	<70

◻ Tab. 6.3 Normalgewicht, Übergewicht und Adipositas

	BMI in kg/m²
Normalgewicht	18,5–24,9
Übergewicht (Präadipositas)	25–29,9
Adipositas Grad I	30–34,9
Adipositas Grad II	35–39,9
Adipositas (permagna) Grad III	≥40

6.3   Adipositas

— Definition von Normalgewicht, Übergewicht und Adipositas anhand des **Body-Mass-Index (BMI)** = Körpergewicht (kg)/Körperlänge (m²) (◻ Tab. 6.3)
— Ursachen der Adipositas
    — genetische Disposition, sehr selten monogenetische Erkrankungen, z. B. Mutation im Melanocortin-4-Rezeptor, hypothalamische Leptinresistenz
    — Überernährung, verminderte körperliche Aktivität
    — psychische Faktoren, z. B. Stress, Frustration, Einsamkeit, Nikotinverzicht
    — Endokrinopathien, z. B. M. Cushing, Hypothyreose
    — Hypothalamus- oder Hypophysentumoren, evtl. auch nach Operation oder Radiatio
— erhöhte Morbidität und Mortalität (kardiovaskulär, Malignome, muskuloskelettal, gastrointestinal und andere)
— wesentlicher Faktor für die Entstehung eines Typ-2-Diabetes (exponentieller Zusammenhang zwischen BMI und Diabetesrisiko)

- **Klinik**
- rasche Ermüdbarkeit
- Dyspnoe
- Wirbelsäulen- und Gelenkbeschwerden
- Schweißneigung, Intertrigo, Striae
- evtl. Potenzstörungen (infolge erhöhter Aromataseaktivität der Fettzellen mit vermehrter Östrogenbildung)
- evtl. Hirsutismus, Haarausfall, Akne, sekundäre Amenorrhö (infolge vermehrter Androgene)
- reduziertes Selbstwertgefühl, evtl. reaktive Depression
- erhöhtes Risiko für Schlafapnoe, arterielle Hypertonie, KHK, Apoplex, Thromboembolien, Cholezystolithiasis, Kniegelenks- und Hüftgelenksarthrosen, Kolon-, Mamma- und Prostata-karzinom
- **metabolisches Syndrom** (Insulinresistenz-Syndrom, »Syndrom X«) gemäß International Diabetes Federation (IDF, 2005)
  - stammbetonte Adipositas mit einem Taillenumfang bei ♂ ≥94 cm bzw. bei ♀ ≥80 cm **plus 2 Kriterien:**
    – Triglyzeride >150 mg/dl
    – HDL bei ♂ <40 mg/dl bzw. bei ♀ <50 mg/dl
    – RR >130/85 mmHg
    – Nüchtern-Plasmaglukose >100 mg/dl oder Typ-2-Diabetes

> **>Memo**
> Das metabolische Syndrom ist keine Diagnose (ICD-10), sondern ein kardiovaskulärer Risikocluster.

- **Diagnostik**
- Beurteilung des Fettverteilungsmusters
  - **androider Typ** mit stammbetonter oder abdominaler Fett-verteilung
  - **gynoider Typ** mit hüftbetonter oder gluteofemoraler Fett-verteilung
- Erfassung des kardiovaskulären Risikoprofils (initial und im Ver-lauf), z. B. Lipidstatus, Diabetesdiagnostik (Nüchternblutzucker, HbA_{1c}, ggf. oGTT), RR-Messung
- Diagnostik zum Ausschluss einer Endokrinopathie, z. B. Dexa-methason-Hemmtest, TSH basal, oraler Glukosetoleranztest
- Erfassung möglicher Folgeerkrankungen
- evtl. sonographischer Nachweis einer Fettleber

- **Therapie**
- Verringerung der Energiezufuhr durch eine kalorienreduzierte, fettarme, ballaststoffreiche Mischkost (1200 kcal/d, 50 g Eiweiß/d, keine schnell resorbierbaren Kohlenhydrate, aus-reichende Flüssigkeitszufuhr)
- bei erhöhtem kardiovaskulärem Risiko Cholesterin <150 mg/ 1000 kcal, Anteil der mehrfach ungesättigten Fettsäuren 10 %, der gesättigten Fettsäuren <10 %
- Erhöhung des Energieverbrauchs durch vermehrte körperliche Aktivität (senkt auch Insulinresistenz!)

Tag 3

! Cave

Jo-Jo-Effekt nach Kurzdiäten;
Therapieziel ist eine langsame und
dauerhafte Gewichtsabnahme!

- Diätberatung und Verhaltenstherapie
- ggf. medikamentöse Diabetestherapie
- evtl. medikamentöse Gewichtsreduktion: Orlistat (Xenical®, nicht-resorbierbarer Lipasehemmer)
- bei erfolgloser konservativer Therapie und BMI >40 (BMI >35 und Folgeerkrankungen) evtl. bariatrische Chirurgie, z. B. laparoskopisches »Gastric-banding« oder Magen-Bypass-Operation

Tag 4 – Hämatologie und Rheumatologie

Hämatologie

S. Al Dahouk, W. Karges

W. Karges, S. Al Dahouk, *Innere Medizin...in 5 Tagen*,
DOI 10.1007/978-3-642-41618-7_7, © Springer-Verlag Berlin Heidelberg 2014

7.1 Anämien

- Anämie = Hämoglobinkonzentration (Hb) ↓ unterhalb des alters-/geschlechtsspezifischen Normwertes
- Hb korreliert mit dem Hämatokrit (Hkt), aber nicht direkt mit der Erythrozytenzahl
- Jede Anämie bedarf der Ursachenabklärung.
- Einteilung der Anämien nach mittlerem korpuskulärem Volumen (MCV) und mittlerem korpuskulärem Hb-Gehalt (MCH) (◘ Tab. 7.1)
- Einteilung der Anämien nach ihrer Ätiologie (◘ Tab. 7.2)
- **allgemeine Anämiesymptome**
  - Kopfschmerzen, Konzentrationsschwäche
  - Ohrgeräusche
  - verminderte Leistungsfähigkeit, leichte Ermüdbarkeit
  - Belastungsdyspnoe
  - Schwindel- und Schwächegefühl
  - Tachykardie, evtl. systolisches Herzgeräusch (Strömungsgeräusch infolge von Turbulenzen bei verminderter Viskosität; DD Endokarditis lenta mit Infektanämie)
  - Blässe der Haut und Schleimhäute

> **>Memo**
> keine Therapie ohne Diagnose!

> **>Memo**
> klinische Zeichen der Anämie sind charakteristisch, aber nicht spezifisch!

7.1.1 Eisenmangelanämie

- mit 80 % häufigste Anämieform; 80 % aller Fälle sind Frauen
- Eisenverluste durch chronische Blutungen (80 % der Fälle): meist genitale Blutungen bei der Frau (z. B. Uterus myomatosus) oder Blutungen aus dem Verdauungstrakt
- mangelnde Eisenzufuhr: v. a. bei Säuglingen, Kleinkindern und Vegetariern
- ungenügende Eisenresorption: Anazidität nach Magenresektion, Malassimilationssyndrom, CED
- gesteigerter Eisenbedarf: Gravidität, Stillperiode, Wachstum

- **Klinik**
- allgemeine Anämiesymptome
- weitere Symptome
  - brüchige Nägel, diffuser Haarausfall, trockene Haut mit Pruritus, chronisch-rezidivierende Aphthen der Mundschleimhaut, Mundwinkelrhagaden
  - **Plummer-Vinson-Syndrom:** Zungenbrennen und schmerzhafte Dysphagie infolge sideropenischer Schleimhautatrophie (sehr selten!)
- Eisenmangel ohne manifeste Anämie wird Sideropenie oder latenter Eisenmangel genannt.

◘ Tab. 7.1 Einteilung der Anämien nach MCV und MCH

Hypochrom, mikrozytär (MCH und MCV↓)	**Ferritin↑**: Thalassämie, Eisenverwertungsstörung	**Ferritin↓**: Eisenmangelanämie	**Ferritin ↔ oder ↑, Retikulozyten ↔**: Entzündungs-, Infekt-, Tumoranämie
Normochrom, normozytär (MCH und MCV↔)	**Retikulozyten↑**: hämolytische Anämie, Blutungsanämie	**Retikulozyten↓**: aplastische Anämie, renale Anämie	
Hyperchrom, makrozytär (MCH und MCV ↑)	**Retikulozyten↔**: megaloblastäre Anämie, Alkoholismus, Lebererkrankungen, nach Zytostatika, myelodysplastisches Syndrom		

◘ Tab. 7.2 Einteilung der Anämien nach ihrer Ätiologie

Ursache	Anämieform
Gestörte Erythrozytopoese	**Nicht-hämolytische Anämien**
Störung der Hb-Synthese	Eisenmangelanämie
Störung der DNA-Synthese	Megaloblastäre Anämie durch Vitamin-B_{12}- und -Folsäuremangel
Störung der Stammzelle	Aplastische Anämie, myelodysplastisches Syndrom, Knochenmarkinfiltration (z. B. Leukämien, Lymphome, Karzinose) oder Knochenmarkschädigung (z. B. toxisch, nach Radiatio)
Erythropoetinmangel	Renale Anämie, Tumoranämie
Gesteigerter Erythrozytenabbau	**Korpuskuläre oder extrakorpuskuläre Hämolyse**
Membrandefekte	Sphärozytose, Elliptozytose, paroxysmale nächtliche Hämoglobinurie
Enzymdefekte	Glukose-6-Phosphat-Dehydrogenase-Mangel, Pyruvatkinase-Mangel
Hämoglobinopathien	Sichelzellanämie, Thalassämie
Isoantikörper	Transfusionszwischenfälle, Rh-Inkompatibilität des Neugeborenen
Autoantikörper	Autoimmunhämolytische Anämien (Wärmeantikörper, Kälteantikörper)
Physikalische/chemische Schäden	Verbrennung, Herzklappenersatz, »runner's anemia«, Schlangengift
Medikamentös induzierte Immunhämolysen	Phenacetin-Typ, Penicillin-Typ oder α-Methyldopa-Typ
Infektionskrankheiten	Malaria
Mikroangiopathie	Hämolytisch-urämisches Syndrom, thrombotisch-thrombozytopenische Purpura, mikroangiopathische hämolytische Anämie (z. B. bei metastasierendem Karzinom, medikamenteninduziert)
Erythrozytenverlust	Blutungsanämie
Verteilungsstörung	Hypersplenismus (»Pooling« in vergrößerter Milz)

- **Diagnostik**
- Hb↓, Hkt↓, Erythrozyten↓, evtl. Thrombozyten↑
- Transferrin↑ (kompensatorisch)
- Ferritin↓
- löslicher Transferrin-Rezeptor (sTfR) ↑
- Diff-BB: Poikilozytose (unregelmäßig geformte Erythrozyten), Anisozytose (unterschiedlich große Erythrozyten), Anulozyten, mikrozytäre hypochrome Erythrozyten (MCV <85 fl, MCH <28 pg)
- Im Vordergrund steht die Ursachenabklärung.
  - Ausschluss einer Blutungsquelle im Magen-Darmtrakt (Hämoccult®-Test, Endoskopie)
  - oder im Bereich der Urogenitalorgane (gynäkologische bzw. urologische Untersuchung)
  - evtl. Ausschluss einer Eisenresorptionsstörung (Eisenresorptionstest)

- **Therapie**
- Behandlung der Grunderkrankung
- Eisensubstitution
  - **orale Eisensubstitution:** 100–200 mg Fe(II)/d (verteilt auf zwei Tagesdosen) für 3–6 Monate; Hb und Retikulozyten steigen nach 1 Woche an; UAW: gastrointestinale Beschwerden, Schwarzfärbung des Stuhls
  - **parenterale Eisensubstitution:** wenn orale Gabe nicht möglich, z. B. bei Malabsorption; Eisen(III)-Glukonat oder Eisensaccharat (maximaler Gesamtbedarf in mg = Hb-Defizit in g/dl × KG (kg) × 3); UAW: Kopfschmerzen, Hitzegefühl, Übelkeit, Erbrechen, Metallgeschmack, Herzschmerzen, Kollaps, anaphylaktischer Schock

7.1.2 Megaloblastäre Anämie

- meist durch Mangel an Vitamin B$_{12}$; zunehmende Häufigkeit mit höherem Lebensalter
- Mangel-/Fehlernährung: strikte Vegetarier/Veganer, Alkoholiker, einseitige Kost älterer Leute
- intestinale Erkrankungen mit Malabsorptionssyndrom
- erhöhter Bedarf durch Hämolyse oder in der Schwangerschaft
- bakterielle Überwucherung des Dünndarms (»blind loop syndrome« bei Billroth-II-Magen infolge aus der Nahrungspassage ausgeschalteter Dünndarmschlinge)
- Intrinsic-Factor-Mangel: Zustand nach Magenresektion, Autoantikörper gegen Parietalzellen und Intrinsic Factor mit atrophischer Autoimmungastritis vom Typ A und Anazidität (**perniziöse Anämie**)
- Medikamente: Methotrexat (Folsäureantagonist), Störung der Folsäuredekonjugation im Darm (Phenytoin)
- Fischbandwurm (*Diphyllobothrium latum*)

Tag 4

> **>Memo**
> sTfR-Konzentration wird nicht durch akute Leberfunktionsstörungen oder maligne Tumoren beeinflusst; Abschätzung des aktuellen Eisenbedarfs.

Tag 4

- **Klinik**
  - allgemeine Anämiesymptome; blasse, ggf. strohgelbe Haut (Café au lait-Farbe) als Folge eines diskreten Ikterus bei ineffektiver Erythropoese mit intramedullärer Hämolyse
  - kutan: Vitiligo (Autoantikörper gegen Melanozyten) bei perniziöser Anämie
  - gastrointestinal: atrophische Autoimmungastritis vom Typ A mit Achlorhydrie bei perniziöser Anämie (selten!), trophische Schleimhautveränderungen mit glatter, roter, brennender Zunge (**Hunter-Glossitis**)
  - neurologisch: funikuläre Myelose mit Markscheidenschwund der Hinterstränge und Pyramidenbahnen, Polyneuropathie mit Störung der Tiefensensibilität, evtl. Areflexie
  - **Vitamin-B$_{12}$-Mangel-Trias**: hämatologische, gastrointestinale und neurologische Störungen; bei Folsäuremangel megaloblastäre Anämie ohne funikuläre Myelose
  - **Folsäuremangel**: erhöhtes Risiko von Neuralrohrdefekten bei schwangeren Frauen

- **Diagnostik**
  - Diff-BB: megalozytäre hyperchrome Erythrozyten (MCV >98 fl, MCH >34 pg, MCHC normal), häufig Leukopenie und Thrombopenie
  - Knochenmarkzytologie: ineffektive Erythro-, Granulo- und Thrombopoese, erythropoetische Hyperplasie, Megaloblasten, hypersegmentierte und riesenstabkernige Granulozyten (Riesen-Metamyelozyten)
  - Folsäure bzw. Vitamin B$_{12}$ im Serum ↓, Serumeisen ↑ infolge ineffektiver Erythropoese, LDH↑↑ infolge intramedullärer Hämolyse, indirektes Bilirubin↑
  - bei perniziöser Anämie
    - Nachweis von Autoantikörpern gegen Parietalzellen, gegen Intrinsic Factor, teilweise auch gegen Schilddrüsengewebe und Melanozyten
    - Gastroskopie einschl. Biopsie: chronisch-atrophische Typ-A-Gastritis; Magensaftanalyse: pentagastrinrefraktäre Anazidität

- **Therapie**
  - Kausaltherapie: bei »Blind-loop«-Syndrom intermittierend Tetracycline, ggf. operative Umwandlung eines Billroth-II- in einen Billroth-I-Magen; Behandlung eines Fischbandwurmes, Ernährungsumstellung etc.
  - Vitamin-B$_{12}$-Substitution
    - parenteral: Hydroxycobalamin initial 100 µg täglich oder 1000–2000 µg/Woche i. m. für 2–3 Wochen; anschließend Erhaltungsdosis 100 µg/Monat oder 500 µg alle 3 Monate

- oral: auch bei Intrinsic-Factor-Mangel liegt die Resorptionsquote des oral aufgenommenen Vitamins noch bei etwa 1 %; hochdosierte Erhaltungsdosis grundsätzlich oral möglich
  - Nach 5–12 Tagen Vitamin-B_{12}-Substitution kommt es durch die gesteigerte Hämatopoese zur Retikulozytenkrise mit erhöhtem Eisen- und Kaliumbedarf.
- regelmäßige Kontrollgastroskopien bei chronisch-atrophischer Typ-A-Gastritis mit erhöhtem Risiko für Magenkarzinom
- Folsäuresubstitution (5 mg/d p. o.)

7.1.3 Kugelzellanämie (hereditäre Sphärozytose)

- häufigste angeborene hämolytische Anämie in Nordeuropa
- Spektrin-Defekt (autosomal-rezessiver Erbgang) oder Ankyrin-Defekt (autosomal-dominanter Erbgang)
- Membrandefekt führt zu Natrium- und Wassereinstrom in die Erythrozyten
- Die kugeligen, schlecht verformbaren Erythrozyten bleiben in den Milzsinus hängen und werden vorzeitig abgebaut, Membranbestandteile werden phagozytiert.

- **Klinik**
- im Kindesalter bereits Anämie und/oder Ikterus, positive Familienanamnese (95 % der Fälle)
- Splenomegalie, evtl. Bilirubingallensteine
- akute hämolytische Krise: Fieber, Schüttelfrost, evtl. Kollaps, Kopf-, Abdominal- und Rückenschmerzen, Ikterus, Hyperbilirubinämie, Hämoglobinurie mit bierbraunem Urin (Komplikation: akutes Nierenversagen)
- evtl. lebensbedrohliche aplastische Krisen infolge von Virusinfektionen (Parvo-Virus B19/Ringelröteln)

- **Diagnostik**
- normochrome Anämie (MCH und MCV normal); MCV evtl. auch ↓, MCHC↑
- Hämolysezeichen: LDH↑, Haptoglobin↓, indirektes Bilirubin↑, Retikulozytose
- Diff-BB: Kugelzellen mit kleinem Durchmesser
- verminderte osmotische Resistenz (Hämolysebeginn in NaCl-Lösung bereits >0,46 %)
- EMA-Test: durchflusszytometrischer Nachweis der Kugelzellen anhand der reduzierten Bindung von Eosin-5-Maleimid an das Bande-3-Protein der Erythrozytenmembran

- **Therapie**
- Splenektomie bei rezidivierenden hämolytischen Krisen indiziert; nach Entfernung der Milz, einschl. Nebenmilzen (Milzszintigraphie), normalisiert sich die Erythrozytenlebenszeit

Tag 4

! Cave
passagere Thrombozytose mit erhöhtem Thromboembolierisiko

! Cave
bei megaloblastärer Anämie niemals alleine Folsäure substituieren, ohne Vitamin-B_{12}-Mangel auszuschließen – funikuläre Myelose!

>Memo
mehr als 200 verschiedene genetische Veränderungen, kein spezifischer Gentest zum Nachweis einer Kugelzellanämie!

! Cave
erhöhte Sepsisgefahr bei Milzexstirpation vor dem 5. Lebensjahr – OPSI-Syndrom (»overwhelming postsplenectomy infection«); vor Splenektomie Pneumokokken-, *Haemophilus-influenzae*-Typ-b- und Meningokokken-Impfung

Tag 4

7.1.4 Glukose-6-Phosphat-Dehydrogenase-(G-6-PD-)Mangel (Favismus)

- Defektvariante A (Westafrika, Farbige in USA) mit 5–15 % Restaktivität der G-6-PD oder mediterrane Defektvariante mit Restaktivität <1 % der Norm
- X-chromosomal rezessive Vererbung
- Infolge des G-6-PD-Mangels kommt es zur verminderten Bildung reduzierten Glutathions, welches die Erythrozyten vor Oxidationsschäden schützt.

>**Memo**
Heterozygote Anlageträger sind resistenter gegenüber Malariaplasmodien als die übrige Bevölkerung (Selektionsvorteil in Malariagebieten).

- **Klinik**
- allgemeine Anämiesymptome
- oxidativer Stress durch Infektionen, Genuss von Saubohnen (Favabohnen), Arzneimittel (Sulfonamide, Acetylsalicylsäure, Malariamittel) kann nicht durch Glutathion kompensiert werden und führt zu hämolytischen Krisen

- **Diagnostik**
- Blutausstrich: Heinz-Innenkörperchen (Denaturierungsprodukte des Hämoglobins)
- G-6-PD-Aktivität der Erythrozyten ↓

- **Therapie**
- Meidung auslösender Noxen
- keine Steroidtherapie, keine Splenektomie!

7.1.5 Pyruvatkinase-Mangel

- PK-Mangel = häufigster hereditärer Glykolysedefekt (autosomal-rezessive Vererbung)
- Energiegewinnung kann im reifen Erythrozyten bei fehlenden Mitochondrien nur über die Glykolyse erfolgen
- PK-Mangel führt zu ATP-Mangel, wodurch der Na^+/K^+-Gradient an der Membran nicht mehr aufrechterhalten werden kann
- gestörte transmembranöse Ionenverteilung mit konsekutiver Hämolyse

- **Klinik**
- hämolytische Anämie nur bei Homozygoten
- Splenomegalie

- **Diagnostik**
- Blutausstrich: Akanthozyten (nicht spezifische »Stechapfelform«: geschrumpfte Erythrozyten mit Spiculae)
- PK-Aktivität der Erythrozyten ↓

- **Therapie**
- Splenektomie bei überwiegend lienaler Hämolyse

7.1.6 Sichelzellanämie

- häufigste Hämoglobinopathie; vor allem unter Schwarz-afrikanern verbreitet
- autosomal kodominante Vererbung
- Punktmutation im β-Globinlocus auf Chromosom 11 führt zum Austausch der Glutaminsäure durch Valin in Position 6 der β-Kette des Hämoglobins (HbS)
- im deoxygenierten Zustand präzipitiert HbS
- Verlust der Verformbarkeit der sichelförmigen Erythrozyten führt zu Mikrozirkulationsstörungen mit Organinfarkten

- **Klinik**
- Heterozygote meist asymptomatisch, resistenter gegenüber Malariaplasmodien als die übrige Bevölkerung
- Homozygote bereits im Kindesalter symptomatisch
    - hämolytische Anämie
    - schmerzhafte vasookklusive Krisen (»Sichelzellkrisen«) mit Organinfarkten bei Hypoxämie
    - akute abdominelle Schmerzen (DD akutes Abdomen)
    - Hand-Fuß-Syndrom mit schmerzhafter Schwellung und Hyperämie durch Gefäßverschlüsse
- Komplikationen
    - gesteigerte Neigung zu bakteriellen Infekten als Folge einer Milzatrophie durch multiple Milzinfarkte
    - pulmonale Infektionen (Pneumokokken, *Haemophilus influenzae*)
    - Osteomyelitis
    - Sepsis
    - aplastische Krisen durch Parvo-Virus-B19-Infektionen

- **Diagnostik**
- Sichelzelltest: Erythrozyten nehmen auf einem Objektträger unter Luftausschluss (luftdichtes Deckglas) Sichelform an
- Hb-Elektrophorese

- **Differenzialdiagnose**
- Lungenembolie
- Myokardinfarkt
- Apoplex

- **Therapie**
- kausal: bei Homozygoten allogene Knochenmark-/Stammzelltransplantation

Tag 4

— symptomatisch
 — Meidung von Sauerstoffmangelzuständen und Exsikkose
 — Infektionsschutz (Penicillinprophylaxe zwischen dem
  3. Lebensmonat und mindestens dem 5. Lebensjahr)
 — in der Krise: Sauerstoffgabe, parenterale Flüssigkeitsgabe,
  Analgetika
 — Bluttransfusionen nur nach strenger Indikation, z. B. bei
  Organversagen Austauschtransfusionen, aplastische Krisen
 — Hydroxyharnstoff-Therapie kann die Mortalität bei häufigen
  Schmerzkrisen senken
 — 5-Azacytidin reaktiviert Transkription von γ-Globin

7.1.7 α-Thalassämie

— Vorkommen überwiegend in Südostasien, im Mittleren Osten
 und Mittelmeerraum
— α-Globine werden von 2 Genloci kodiert (insgesamt 4 Genkopien)
— α-Kettenproduktion durch defekte α-Globingene vermindert

■ **Klinik**
— abhängig von der Zahl intakter Genkopien
 — α-Thalassaemia minima (3 intakte Genkopien): klinisch und
  hämatologisch unauffällig
 — α-Thalassaemia minor (2 intakte Genkopien): leichte Anämie,
  klinisch unauffällig
 — HbH-Krankheit (1 intakte Genkopie): Bildung von Hämoglobin H ($\beta\beta/\beta\beta$); hämolytische Anämie mit Splenomegalie
 — Hb Barts ($\gamma\gamma/\gamma\gamma$) (keine intakte Genkopie): nicht lebens-
  fähiger Fetus, Hydrops fetalis

■ **Diagnostik**
— Hb-Elektrophorese
— genetischer Nachweis

■ **Therapie**
— siehe nächstes Kapitel β-Thalassämie (▶ Abschn. 7.1.8), abhängig
 von der klinischen Ausprägung

7.1.8 β-Thalassämie

— häufigste Thalassämie; vor allem im Mittelmeerraum verbreitet
— autosomal-rezessiv vererbte β-Globin-Synthesestörung mit
 verminderter HbA_1-Synthese ($\alpha\alpha/\beta\beta$) und kompensatorisch
 erhöhter Synthese von HbF ($\alpha\alpha/\gamma\gamma$) und HbA_2 ($\alpha\alpha/\delta\delta$)
— intra- und extramedulläre Hämolyse infolge ineffektiver
 Erythropoese

- **Klinik**
- Heterozygote: **Thalassaemia minor**
  - evtl. diskrete Milzvergrößerung
  - leichte Anämie
- Homozygote: **Thalassaemia major** (Cooley-Anämie)
  - bereits im Säuglingsalter manifest
  - schwere hämolytische Anämie
  - Hepatosplenomegalie
  - Wachstumsstörungen (»Bürstenschädel« durch erweiterte Markräume infolge einer Knochenmarkhyperplasie)
  - ggf. sekundäre Hämosiderose durch wiederholte Transfusionen mit entsprechenden Folgeschäden

- **Diagnostik**
- hypochrome mikrozytäre Anämie (MCH und MCV $\downarrow$)
- Hämolysezeichen: Retikulozytose, LDH$\uparrow$, Haptoglobin$\downarrow$, Bilirubin$\uparrow$
- Eisen und Ferritin $\leftrightarrow$/$\uparrow$
- verstärkte osmotische Resistenz der Erythrozyten
- Blutausstrich: Targetzellen, basophile Tüpfelung
- Hb-Elektrophorese
  - Thalassaemia minor: HbF$\uparrow$, HbA$_2\uparrow$
  - Thalassaemia major: HbF$\uparrow\uparrow$, HbA$_2\uparrow$

- **Therapie**
- Thalassaemia minor: keine Therapie erforderlich
- Thalassaemia major
  - kausal: kurative Therapie durch allogene Knochenmark-/ Stammzelltransplantation
  - symptomatisch: regelmäßige Bluttransfusionen (Hb-Zielwert >10 g/dl); Eisenelimination mit Deferoxamin (Desferal®) s. c. oder Deferasirox (Exjade®) bzw. Deferipron (Ferriprox®) p. o.

7.1.9 Paroxysmale nächtliche Hämoglobinurie (PNH, Marchiafava-Anämie)

- Erkrankung vorwiegend zwischen 25. und 45. Lebensjahr
- erworbene Mutation des *PIG-A*-Gens (X-Chromosom), das für die Biosynthese des PIG-(Phosphatidyl-Inos, itol-Glykan-)Ankerproteins verantwortlich ist
- klonale Erkrankung der pluripotenten hämatopoetischen Stammzelle
- fehlerhafte Bindung (Verankerung) komplementregulierender Membranfaktoren auf der Zellmembran → komplementvermittelte Hämolyse$\uparrow$
- Abfall des Blut-pHs in der Nacht begünstigt Hämolyse

Tag 4

- **Klinik**
  - Hämolyse, Zytopenie, Thrombosen
  - überwiegend nächtliche Hämolyse führt zu dunklem Morgenurin
  - unspezifische Anämie-/Hämolysesymptome
  - schubweiser Verlauf, evtl. hämolytische Krisen
  - Neutropenie, Thrombozytopenie
  - Hepatosplenomegalie
  - Komplikationen
    - Thrombosen: Pfortader, Lebervenen, zerebrale Gefäße, Milzvene
    - Übergang in aplastische Anämie, myelodysplastisches Syndrom oder AML

- **Diagnostik**
  - Hämolysezeichen: Hämoglobinurie, LDH↑, Haptoglobin↓, indirektes Bilirubin↑
  - durchflusszytometrischer Nachweis PIG-verankerter Membranproteine (z. B. CD55, CD59) oder direkt des PIG-Ankers
  - Säurehämolysetest (Ham-Test): komplementvermittelte Hämolyse nach Ansäuerung einer Blutprobe, ggf. Zuckerwassertest
  - molekulargenetischer Nachweis der Mutation des *PIG-A*-Gens

- **Therapie**
  - bei Bedarf leukozytendepletierte Erythrozytenkonzentrate
  - Antikoagulation mit Cumarinen zur Thromboseprophylaxe
  - zur Vermeidung hämolytischer Krisen frühzeitige Antibiotikagabe
  - bei hämolytischen Krisen niedrig dosiert Kortikoide
  - Blockierung des Komplementsystems mit monoklonalen Antikörpern gegen C5 (Eculizumab, Soliris®)
  - ggf. allogene Stammzell-/Knochenmarktransplantation

7.1.10 Hämolytische Transfusionsreaktionen

- etwa einmal unter 1000 transfundierten Konserven
- Fehltransfusion im AB0-System (hämolytische Sofortreaktionen)
- Antikörper gegen Kidd-, Kell- und Duffy-Antigen, Titer meist unterhalb der Nachweisgrenze (verzögerte hämolytische Transfusionsreaktion)

- **Klinik**
  - Sofortreaktion
    - Fieber, Schweißausbruch, Schüttelfrost
    - Dyspnoe
    - Blutdruckabfall
    - Übelkeit, Erbrechen

- Kopf- und Rückenschmerzen
- Urtikaria, Flush
- Schock, akutes Nierenversagen, disseminierte intravasale Gerinnung
- verzögerte Transfusionsreaktion
  - eine bis mehrere Wochen nach der Transfusion kommt es zu Fieber, Hb-Abfall und leichtem Ikterus

- **Diagnostik**
- Rotfärbung von Urin und Plasma (freies Hämoglobin)
- Hämolysezeichen: LDH↑, Haptoglobin↓, indirektes Bilirubin↑
- Hb-Abfall nach Transfusion

- **Therapie**
- Transfusion sofort beenden
- Volumensubstitution
- Natriumbikarbonatlösung zur Prophylaxe eines akuten Nierenversagens, ggf. Dialyse
- antiallergische Therapie

7.1.11 Morbus haemolyticus neonatorum

- **Rh-Erythroblastose**: bei rh-negativer Frau und Rh-positivem Fetus, fetomaternaler Erythrozytenübergang im Rahmen vorangegangener Schwangerschaften führt zur Sensibilisierung der Mutter (Bildung von Anti-D-IgG-Antikörpern)
- **AB0-Erythroblastose**: plazentagängige IgG-Antikörper bei Blutgruppe A/B des Kindes und 0 der Mutter

- **Klinik**
- Rh-Erythroblastose: hämolytische Anämie des Feten, Kernikterus, Hydrops congenitus universalis, Tod
- AB0-Erythroblastose: leichte Hämolyse ohne intrauterine Schäden

- **Diagnostik**
- **positiver direkter Coombs-Test**, Anämie, Retikulozytose, unkonjugiertes Bilirubin↑ beim Fetus
- **positiver indirekter Coombs-Test** bei der Mutter

- **Therapie**
- Rh-Erythroblastose: Austauschtransfusion beim Kind (intrauterin), vorzeitige Entbindung
- AB0-Erythroblastose: postnatale Phototherapie (zur Vermeidung eines Kernikterus)
- Anti-D-Prophylaxe der Mutter

7.1.12 Autoimmunhämolytische Anämie durch inkomplette Wärmeautoantikörper (IgG)

- 70 % aller autoimmunhämolytischen Anämien (AIHA)
- idiopathisch
- sekundär
  - Non-Hodgkin-Lymphome
  - systemischer Lupus erythematodes, Kollagenosen
  - Virusinfekte
  - Induktion durch Medikamente, z. B. Betalaktamantibiotika
- Bindung der IgG-Wärmeautoantikörper an Erythrozyten bei Körpertemperatur mit konsekutiver Phagozytose und Abbau im RHS

- **Klinik**
- allgemeine Anämiesymptome
- evtl. hämolytische Krisen

- **Diagnostik**
- Hämolysezeichen: LDH↑, Haptoglobin↓, indirektes Bilirubin↑, Retikulozytose
- direkter Coombs-Test positiv; indirekter Coombs-Test nur bei sehr hohen Antikörpertitern positiv (Sättigung der Erythrozyten mit Autoantikörpern)
- indirekte Hinweise: BSG↑↑, erschwerte Blutgruppenbestimmung
- Ausschluss einer anderen Grunderkrankung, z. B. NHL oder SLE

- **Therapie**
- Kortikosteroide (Prednison)
- evtl. Immunsuppressiva (Azathioprin, Cyclophosphamid, Ciclosporin A, Rituximab)
- evtl. hochdosiert Immunglobuline
- bei chronischen Verläufen und überwiegend lienaler Hämolyse ggf. Splenektomie
- zurückhaltende Indikation für Bluttransfusionen (Hb <7 g/dl)

7.1.13 Autoimmunhämolytische Anämie durch Kälteagglutinine (IgM)

- 15 % aller autoimmunhämolytischen Anämien (AIHA)
- Bindung der IgM-Kälteagglutinine an Erythrozyten bei niedrigen Temperaturen und Komplementaktivierung (Temperatur der Akren bei normaler Außentemperatur ausreichend!)
- idiopathisch (Kälteagglutininkrankheit)

■ sekundär
  ▬ akutes Kälteagglutininsyndrom: passagere polyklonale
    IgM-Vermehrung meist 2–3 Wochen nach Mykoplasmen-
    Infektion, spontane Remission innerhalb von 4 Wochen
  ▬ chronisches Kälteagglutininsyndrom: monoklonale IgM-
    Vermehrung meist bei B-Zell-Lymphomen (z. B. M. Walden-
    ström)

Tag 4

■ **Klinik**
▬ Akrozyanose bei Kälteexposition
▬ schubweise nach Kälteexposition intravasale Hämolysen mit
  Hämoglobinurie
▬ allgemeine Anämiesymptome

■ **Diagnostik**
▬ bei Raumtemperatur BSG↑↑, bei 37°C normal
▬ Nachweis der Kälteagglutinine
▬ indirekte Hinweise: Autoagglutination der Erythrozyten bei
  Raumtemperatur erschwert die Blutentnahme, Erythrozyten-
  zählungen, Blutausstriche und die Kreuzprobe

■ **Differenzialdiagnose**
▬ Raynaud-Syndrom

■ **Therapie**
▬ Kälteschutz
▬ evtl. Immunsuppressiva bei ausgeprägter hämolytischer Anämie
  (Cyclophosphamid, Chlorambucil)
▬ ggf. Plasmapherese
▬ Kortikosteroide und Splenektomie sind therapeutisch
  unwirksam
▬ zurückhaltende Indikation für Bluttransfusionen (Hb <7 g/dl)
▬ Thromboembolieprophylaxe bei ausgeprägter akuter Hämolyse

7.1.14 Autoimmunhämolytische Anämie durch bithermische Hämolysine (IgG)

▬ idiopathisch
▬ postinfektiös
▬ akut nach viralem Infekt (meist im Kindesalter)
▬ chronischer Verlauf bei Lues

■ **Klinik**
▬ siehe autoimmunhämolytische Anämien durch Wärme-/Kälte-
  autoantikörper (▶ Abschn. 7.1.12 und ▶ Abschn. 7.1.13)

Tag 4

- Diagnostik
- **Donath-Landsteiner-Test**
  - Bindung bithermischer Autoantikörper und Komplementfaktoren an Erythrozyten bei tiefen Temperaturen
  - konsekutive Hämolyse im Rahmen der Wiedererwärmung

- Therapie
- siehe autoimmunhämolytische Anämien durch Wärme-/Kälteautoantikörper (▶ Abschn. 7.1.12 und ▶ Abschn. 7.1.13)

7.1.15 Renale Anämie

- hyporegeneratorische Anämie infolge eines Erythropoetinmangels bei chronischer Niereninsuffizienz (Serumkreatinin >3,5 mg/dl; Kreatinin-Clearance <30 ml/min)
- zusätzlich verkürzte Erythrozytenlebenszeit durch Urämiegifte

- Klinik
- Café au lait-Farbe der Haut infolge anämischer Blässe und der Ablagerung von Urochromen
- allgemeine Anämiesymptome
- Symptomatik der Nierenerkrankung

- Diagnostik
- normochrome, normozytäre Anämie (MCH normal)
- Retikulozyten↓
- fehlende kompensatorische Erhöhung des Erythropoetinspiegels (Erythropoetin niedrig bis normal)

- Differenzialdiagnose
- Eisenmangelanämie
- megaloblastäre Anämie

! Cave
unter Erythropoetin gehäuftes Auftreten von Thrombosen und Embolien bei Hb >12 g/dl

- Therapie
- Erythropoetin (Ziel-Hb: 10–12 g/dl)
- Nierentransplantation

! Cave
Ausschluss und ggf. Therapie eines Eisenmangels (erworben durch Blutverluste im Rahmen der Dialyse)

7.1.16 Aplastische Anämie (Panmyelopathie)

- Bi-/Trizytopenie durch hämatopoetische Insuffizienz
- gehäuftes Auftreten in der Adoleszenz, zu Beginn des Seniums, während der Schwangerschaft (Hormonumstellung)
- teilweise Assoziation zu HLA-Antigenen (HLA-DR2)

- **Ätiologie**
- angeboren: Fanconi-Anämie
- erworben
  - idiopathischer, autoimmunologischer Stammzellschaden (>70 % aller Fälle)
  - sekundär
    - medikamentös: NSAR, Goldpräparate, Colchicin, Allopurinol, Thyreostatika, Phenytoin, Sulfonamide, Chloramphenicol (dosisabhängige versus dosisunabhängige Knochenmarkschädigung)
    - toxisch: Benzol
    - Virusinfekte, z. B. Epstein-Barr-Virus, Hepatitis-Viren, Parvo-Virus B19
    - ionisierende Strahlung

- **Klinik**
- allgemeine Anämiesymptome
- Granulozytopenie: Infektanfälligkeit (bakteriell, mykotisch), Nekrosen, Fieber
- Thrombozytopenie: Blutungszeichen (Petechien, Nasen-/Zahnfleischbluten)

- **Diagnostik**
- Blutbild: Panzytopenie, Retikulozyten↓
- Knochenmarkhistologie: zellarmes/aplastisches Knochenmark, Fettmark, lymphoplasmozytoide Hyperplasie

> **>Memo**
> Knochenmarkzytologie allein zur Diagnosestellung nicht ausreichend!

- **Differenzialdiagnose**
- myelodysplastisches Syndrom (klonale Stammzellerkrankung)
- Leukämien und maligne Lymphome (Knochenmarkinfiltration)
- Osteomyelosklerose (Knochenmarkfibrose)
- megaloblastäre Anämie (Vitamin-B_{12}-/Folsäuremangel)
- Hypersplenismus (»Pooling«)
- systemischer Lupus erythematodes (antinukleäre Antikörper)

- **Therapie**
- Erythrozyten- und Thrombozytensubstitution (leukozytendepletiert)
- Infektionsprophylaxe/-therapie
- Transplantation allogener hämatopoetischer Stammzellen
- immunsuppressive Therapie
  - Anti-Thymozyten-/Lymphozytenglobulin
  - Prednisolon
  - Methotrexat, Ciclosporin A, Cyclophosphamid

Tag 4

7.2   Akute Leukämien (inkl. myelodysplastische Syndrome)

7.2.1   Akute myeloische und lymphatische Leukämie

- neoplastische Transformation und Proliferation hämatopoetischer Stammzellen/unreifer Vorläuferzellen der Hämatopoese
- Bildung von Fusionsgenen durch Translokationen
- Ätiologie der Stammzellschädigung
  - HTLV 1 oder 2
  - Benzol, Zytostatika, ionisierende Strahlen
  - Trisomie 21 (Down-Syndrom), Klinefelter-Syndrom (XXY)
  - Übergang in AML bei myelodysplastischem Syndrom und myeloproliferativen Neoplasien
- akute lymphatische Leukämie (ALL) überwiegend im Kindesalter, akute myeloische Leukämie (AML) überwiegend im Erwachsenenalter

■ **Klinik**
- unspezifische Allgemeinsymptome: Fieber, Nachtschweiß, Abgeschlagenheit (kurze Anamnese)
- Anämiesymptomatik, Infektanfälligkeit, Blutungen infolge der Verdrängung der normalen Hämatopoese
- Lymphknotenschwellungen (30 %), Spleno-/Hepatomegalie (häufiger bei Kindern)
- leukämische Haut-/Organinfiltrationen im fortgeschrittenen Stadium
- Knochen-/Gelenkschmerzen bei kindlicher ALL
- Meningeosis leucaemica bei ALL, evtl. Infiltrate am Augenhintergrund
- hypertrophische Gingivitis (AML M4 und M5)
- Verbrauchskoagulopathie: DIC und sekundäre Hyperfibrinolyse (AML M3)

>Memo
Leukozytenzahl ist diagnostisch nicht richtungsweisend ($\uparrow$/$\leftrightarrow$/$\downarrow$)!

■ **Diagnostik**
- im Blutbild: häufig Anämie, Thrombozytopenie und/oder Granulozytopenie
- durch erhöhten Zellumsatz Harnsäure$\uparrow$ und LDH$\uparrow$
- im Knochenmark und ggf. im Blutausstrich: undifferenzierte Blasten mit großen atypischen Nukleolen und schmalem basophilem Zytoplasmasaum, **Auerstäbchen** (Myeloblasten-Leukämie), Faggot-Zellen (Auerstäbchen in Bündeln bei Promyelozyten-Leukämie)
- Blastenanteil im Knochenmark bei ALL >25 % und bei AML >20 % (nach WHO-Klassifikation) bzw. >30 % (nach FAB-Klassifikation)
- **Hiatus leucaemicus**: Fehlen der mittleren Entwicklungsstufe der Granulopoese

- **Therapie**
  - palliative Chemotherapie bei Organomegalie oder Hyperleuko-zytose mit Hydroxycarbamid, Melphalan, Cytosin-Arabinosid
  - Polychemotherapie bei RAEB und RAEB-T mit Induktions-protokollen der AML
  - 5-Azacytidin (Vidaza®, Inhibition der DNA-Methyltransferase)
  - allogene Knochenmark-/Stammzelltransplantation nach (nicht-) myeloablativer Konditionierung
  - supportive Therapie
    - Transfusion von Thrombozyten-/Erythrozytenkonzentraten
    - Wachstumsfaktoren: EPO, G-CSF
    - Breitbandantibiose bei unklarem Fieber
    - Eisenchelatoren, z. B. Deferasirox (Exjade®) p. o. bei sekun-därer Siderose

7.3   Myeloproliferative Neoplasien

- klonale Proliferation myeloischer Stammzellen (Fähigkeit zur Ausdifferenzierung bleibt erhalten)
  - chronische myeloische Leukämie (CML)
  - Polycythaemia vera
  - essenzielle Thrombozythämie
  - Osteomyelofibrose
- gemeinsame Klinik
  - initiale Vermehrung aller drei Zellreihen
  - Splenomegalie
  - Knochenmarkfibrosierung
  - evtl. extramedulläre Blutbildung (Leber, Milz, Lymphknoten)
  - evtl. terminaler Blastenschub
- IFN-α als mögliche gemeinsame Therapieoption

7.3.1   Chronische myeloische Leukämie (CML)

- Häufigkeitsgipfel zwischen 40. und 60. Lebensjahr, bei Kindern sehr selten
- monoklonale Stammzellentartung
- mögliche Ätiologie: ionisierende Strahlung, Benzol
- Protoonkogen *c-abl* (auf Chromosom 9) lagert sich an den *bcr*-Locus des Chromosoms 22 an (Philadelphia-Chromosom)
- das aberrante Genprodukt des Fusionsgens *bcr/abl* besitzt Tyrosinkinaseaktivität und wirkt proliferationsfördernd

Tag 4

- **Klinik**
- Krankheitsverlauf
  - chronisch stabile Phase über 3–5 Jahre: Leukozytose, Splenomegalie
  - Akzelerationsphase: 10–30 % Blasten im Blut/Knochenmark, Basophilie >20 %, Anämie, Thrombozytopenie
  - Blastenkrise: Myeloblasten und Promyelozyten >30 % im Blut/Knochenmark oder lymphatische Blastenkrise (v. a. bei IFN-α-Vorbehandlung)
- unspezifische Allgemeinsymptome: Müdigkeit, Abgeschlagenheit, Fieber, Nachtschweiß
- Thromboembolien durch initiale Thrombozytose und leukämische Thromben mit konsekutiven Milzinfarkten, Zentralvenenthrombose der Retina etc.
- Knochenmarkinsuffizienz durch Myelofibrose
- Blutungen infolge der Thrombozytopenie

- **Diagnostik**
- durch erhöhten Zellumsatz Harnsäure↑ und LDH↑
- Diff-BB: Leukozytose mit Linksverschiebung (bis >500.000/µl), granulopoetische Vorstufen bis zum Myeloblasten, Basophilie, Anämie, initial Thrombozytose, später Retikulozytose infolge extramedullärer Blutbildung
- Knochenmark: Hyperplasie der Myelopoese
- Zytochemie: alkalische Leukozytenphosphatase↓↓↓
- Zytogenetik: Philadelphia-Chromosom, *bcr/abl*-Fusionsgen

- **Differenzialdiagnose**
- leukämoide Reaktionen im Rahmen schwerer bakterieller Infektionen
- Osteomyelosklerose

- **Therapie**
- bei *bcr/abl*-positiver CML Tyrosinkinaseinhibitoren, z. B. Imatinib (Glivec®), Dasatinib (Sprycel®), Nilotinib (Tasigna®)
- IFN-α als Dauertherapie, initial in Kombination mit Hydroxyurea oder Cytarabin
- konventionelle Chemotherapie mit Hydroxycarbamid
- Polychemotherapie des Blastenschubs wie bei akuter Leukämie
- allogene Knochenmarktransplantation oder periphere Stammzelltransplantation nach (nicht-)myeloablativer Konditionierungstherapie bei Hochrisikopatienten (<55. Lebensjahr)
- supportive Therapie
  - Breitbandantibiotika bei Infekten
  - Erythrozyten-/Thrombozytenkonzentrate
  - Flüssigkeit, Harnalkalisierung und Allopurinol zur Prophylaxe einer Hyperurikämie
  - Leukozytapharese bei Gefahr leukämischer Thromben

7.3.2 Polycythaemia vera

Tag 4

- autonome Proliferation überwiegend der Erythropoese, aber auch der Thrombo- und Granulozytopoese
- Häufigkeitsgipfel 60. Lebensjahr

- **Klinik**
- hyperproliferative Frühphase und panzytopenische Spätphase
- Rötung des Gesichts (Plethora) und der Extremitäten, evtl. Zyanose der Lippen
- schmerzhafte Rötung/Überwärmung der Füße (Erythromelalgie)
- Pruritus
- Kopfschmerz, Schwindel
- Müdigkeit, Abgeschlagenheit
- Ohrensausen, Sehstörungen
- Hypertonie
- Splenomegalie
- Komplikationen
  - Thromboembolien
  - hämorrhagische Diathese
  - Knochenmarkinsuffizienz durch Übergang in Osteomyelofibrose
  - Entwicklung einer akuten Leukämie

- **Diagnostik**
- im Blutbild: Hkt↑, Hb↑, Erythrozyten↑, Thrombozyten↑, Leukozyten↑
- BSG↓
- Knochenmark: Überwiegen der Erythropoese (mit Eisenverarmung)
- Ausschluss einer sekundären Polyglobulie: pO_2 arteriell, EPO-Spiegel, Herz-/Lungenbefunde, Abdomensonographie
- molekulargenetischer Nachweis einer *JAK2*-Mutation

- **Differenzialdiagnose**
- sekundäre Polyglobulien: paraneoplastisches Syndrom, Nierenerkrankungen, Sauerstoffmangel, Hämoglobinstörung, exogenes Erythropoetin, Hormonstimulation

- **Therapie**
- regelmäßige Aderlässe mit Ziel-Hkt <45 %
- IFN-α
- ASS bei Thrombozytose, evtl. Anagrelid (Xagrid®, Reservemittel)
- evtl. myelosuppressive Therapie mit Hydroxycarbamid nach thromboembolischen Komplikationen, bei Thrombozyten >1.000.000/μl und symptomatischer Splenomegalie

! Cave
keine Substitution des Eisenmangels zur Vermeidung der weiteren Stimulation der Erythropoese!

! Cave
leukämogenes Risiko nach Behandlung mit Hydroxycarbamid

Tag 4

- supportive Therapie
  - Flüssigkeit, Harnalkalisierung und Allopurinol zur Prophylaxe einer Hyperurikämie
  - Antihistaminika bei Juckreiz

7.3.3 Essenzielle Thrombozythämie

- neoplastische monoklonale Proliferation der Thrombozytopoese

- **Klinik**
- thromboembolische Komplikationen
- hämorrhagische Diathese bei nicht funktionsfähigen Thrombozyten
- im Verlauf Splenomegalie

- **Diagnostik**
- Thrombozyten dauerhaft >600.000/µl
- hyperplastisches Knochenmark: gesteigerte Megakaryopoese mit abnorm großen, ausgereiften Megakaryozyten
- durch erhöhten Zellumsatz Harnsäure↑ und LDH↑
- molekulargenetischer Nachweis einer *JAK2*-Mutation

- **Differenzialdiagnose**
- andere myeloproliferative Neoplasien
- reaktive Thrombozytose durch Entzündung, Infektion, maligne Erkrankungen oder nach Splenektomie

- **Therapie**
- bei symptomatischen Patienten oder bei asymptomatischer Thrombozytose >1.000.000/µl:
  - Hydroxyurea und ASS (100 mg/d)
  - Anagrelid (Xagrid®) führt zur Verzögerung der Megakaryozytenreifung
  - IFN-α
  - evtl. allogene Stammzelltransplantation bei jungen Patienten

! Cave
unter Therapie mit Anagrelid erhöhte Inzidenz thromboembolischer Ereignisse!

7.3.4 Osteomyelosklerose (Osteomyelofibrose)

- hochgradige Markfibrose, extramedulläre Blutbildung, Splenomegalie
- meist nach dem 40. Lebensjahr

- **Klinik**
- unspezifische Allgemeinsymptome: Gewichtsabnahme, Abgeschlagenheit, Fieber
- Splenomegalie, evtl. leichte Hepatomegalie

Tag 4

- Komplikationen
  - thrombozytopenisch bedingte Blutungen
  - Infektionen
  - terminaler Blastenschub

- **Diagnostik**
- im Blutbild: hyperproliferative Frühphase (mit Leukozytose und Thrombozytose, meist normale Erythrozytenzahlen) und panzytopenische Spätphase (mit leukoerythroblastischem Blutbild infolge extramedullärer Blutbildung und Poikilozytose)
- Knochenmark: trockenes Markaspirat (»Punctio sicca«), histologisch Myelofibrose
- Zytochemie: alkalische Leukozytenphosphatase↑ (bei CML ↓)
- molekulargenetischer Nachweis einer *JAK2*-Mutation

- **Therapie**
- IFN-α
- Thalidomid oder Lenalidomid (Revlimid®), evtl. kombiniert mit niedrig dosiertem Prednisolon
- Ruxolitinib (Inhibitor der Januskinasen JAK1 und JAK2, Jakavi®)
- Milzbestrahlung, evtl. Splenektomie bei Hypersplenismus
- allogene Blutstammzelltransplantation bei jungen Patienten
- ggf. Erythrozytenkonzentrate bei Anämie
- ggf. ASS bei Thrombozytose

! Cave
extramedulläre Blutbildung!

7.4 Maligne Lymphome und multiples Myelom

7.4.1 M. Hodgkin (Lymphogranulomatose)

- zwei Häufigkeitsgipfel: um das 25. und 60. Lebensjahr
- ♂:♀ = 3:2
- monoklonales B-Zell-Lymphom mit großen einkernigen Hodgkinzellen und mehrkernigen Sternberg-Reed-Riesenzellen (CD30-positiv)
- initial lokalisierte Lymphknotenerkrankung, im fortgeschrittenen Stadium Systemerkrankung
- histologische Formen
  - lymphozytenreich 5–10 %
  - nodulär-sklerosierend 60–80 %
  - gemischtzellig 15–20 %
  - lymphozytenarm (diffus fibrosierend/retikulär) 1–5 %

- **Klinik**
- schmerzlose Lymphknotenvergrößerung
  - zervikal (70 %)
  - mediastinal (30 %), evtl. Hustenreiz
  - abdominell (5 %)

Tab. 7.7 Ann-Arbor-Klassifikation bei M. Hodgkin

Stadium	Befall
I	Befall einer Lymphknotenregion (I/N) oder eines extralymphatischen Organs (I/E) [a]
II	Befall von ≥2 Lymphknotenregionen (II/N) oder lokalisierter Befall eines extralymphatischen Organs mit Befall von ≥1 Lymphknotenregion (II/E) auf der gleichen Seite des Zwerchfells
III	Befall von ≥2 Lymphknotenregionen (III/N) oder lokalisierter Befall extralymphatischer Organe und Lymphknoten (III/E) beidseits des Zwerchfells ± Milzbefall
IV	Disseminierter Befall eines/mehrerer extralymphatischer Organe (z. B. Lunge, Leber, Knochenmark) mit oder ohne Befall des lymphatischen Systems
Zusätze	
A	Ohne Allgemeinsymptome
B	Mit Fieber (>38°C) und/oder Nachtschweiß und/oder Gewichtsverlust (>10 % innerhalb von 6 Monaten)

[a] **! Cave** exklusiver Leberbefall ist immer Stadium IV

— B-Symptomatik: Fieber (**Pel-Ebstein-Fieber:** wellenförmiger Verlauf), Nachtschweiß, Gewichtsverlust (>10 % des Körpergewichts)
— Müdigkeit, Leistungsschwäche
— Pruritus
— evtl. Hepato-/Splenomegalie

■ **Diagnostik**
— Lymphknotenhistologie
— absolute Lymphozytopenie, evtl. Eosinophilie (30 % aller Fälle), evtl. Anämie
— BSG↑, LDH↑
— Staging: Lymphknotenstatus, Röntgen-Thorax, CT-Thorax, Abdomensonographie, CT-Abdomen, Knochenmarkbiopsie (Histologie/Zytologie), evtl. Szintigraphie, evtl. PET, evtl. Leberbiopsie
— Stadieneinteilung nach der Ann-Arbor-Klassifikation (**Tab. 7.7)
— Prognosefaktoren (erhöhtes Risiko)
  — BSG↑ (Stadium A: ≥50 mm/h; Stadium B: ≥30 mm/h)
  — extranodaler Befall
  — Befall von ≥3 Lymphknotenregionen
  — großer Mediastinaltumor
— Therapieüberwachung: Lungenfunktion, EKG, Echokardiographie

■ **Differenzialdiagnose**
— Non-Hodgkin-Lymphome
— Tumoren anderer Genese, Metastasen
— Infektionskrankheiten, z. B. EBV, HIV, Tbc
— bakterielle Lymphadenitis
— Sarkoidose

- **Therapie**
- im Stadium I/II ohne Risikofaktoren: Polychemotherapie (z. B. 2× ABVD) + Strahlentherapie (30 Gy, »involved field«)
- im Stadium I/II mit Risikofaktoren: Polychemotherapie (z. B. 4× ABVD) + Strahlentherapie (30 Gy, »involved field«)
- im Stadium IIB mit Risikofaktoren oder III und IV: Polychemotherapie (z. B. 6× BEACOPP) + Strahlentherapie (initialer Bulktumor/Restlymphome)
- ABVD-Schema: Adriamycin, Bleomycin, Vinblastin, Dacarbazin (Wiederholung d 29)
- BEACOPP-Schema: Bleomycin, Etoposid, Adriamycin, Cyclophosphamid, Oncovin (Vincristin), Procarbazin, Prednison (Wiederholung d 22)
- Rezidivtherapie (im Rahmen klinischer Studien): »Salvage«-Chemotherapie, Hochdosischemotherapie mit autologer Stammzelltransplantation, Brentuximab vedotin (Antikörper-Wirkstoff-Konjugat, Adcetris®)
- Komplikationen
    - primäre Therapieversager (10 %), Frührezidive (15 %), Spätrezidive (15 %)
    - posttherapeutische Folgen der Bestrahlung: Pneumonitis, Perikarditis, Parästhesien der oberen Extremität (Lhermitte-Syndrom), Lähmungen und radikuläre Symptomatik (A. spinalis anterior-Syndrom)
    - posttherapeutische Folgen der Chemotherapie: Kardiomyopathie durch Anthrazykline, Lungenfibrose durch Bleomycin
    - Zweitneoplasien (15 % aller Fälle innerhalb der ersten 20 Jahre nach Abschluss der Therapie)

> **>Memo**
> Konservierung von Sperma bei noch unerfülltem Kinderwunsch vor Therapiebeginn

7.4.2 Non-Hodgkin-Lymphome (NHL)

- heterogene Gruppe maligner klonaler Neoplasien des lymphatischen Systems
- leukämische Manifestation in 30 % der NHL
- gehäuft in höherem Lebensalter
- Ursache meist unbekannt, mögliche Ätiologie
    - Immundefekte
    - Infektionen: HTLV 1 bei T-Zell-Lymphomen, EBV bei Burkitt-Lymphom, *Helicobacter pylori* bei MALT-Lymphomen
    - radioaktive Strahlung
- pathogenetisch relevant sind chromosomale Translokationen mit Entstehung von Fusionsgenen
- WHO-Klassifikation der malignen Non-Hodgkin-Lymphome unterteilt in Vorläufer-B-Zell-Neoplasien, reifzellige B-Zell-Neoplasien, Vorläufer-T-Zell-Neoplasien, reifzellige T-Zell- und NK-Zell-Neoplasien
- Gruppierung der malignen Non-Hodgkin-Lymphome nach klinischer Bedeutung (◘ Tab. 7.8)

◻ Tab. 7.8 Einteilung der Non-Hodgkin-Lymphome

B-Zell-Typ (80 %)	T-Zell-Typ (20 %)
I. Indolente Lymphome	
Chronische lymphatische Leukämie/kleinzelliges lymphozytisches Lymphom	T-Zell-, großgranuläre lymphozytische Leukämie
Lymphoplasmozytisches Lymphom Immunozytom (M. Waldenström)	Mycosis fungoides Sézary-Syndrom
Haarzell-Leukämie	»Smoldering« und chronische adulte T-Zell-Leukämie/Lymphom
Marginalzonen-B-Zell-Lymphome – splenisch – nodal (monozytoid) – extranodal (MALT-Lymphom)	
Follikuläre Keimzentrumslymphome Grad I und II	
II. Aggressive Lymphome	
B-Zell-Prolymphozyten-Leukämie	T-Zell-Prolymphozyten-Leukämie
Multiples Myelom	Peripheres T-Zell-Lymphom, unklassifiziert
Mantelzell-Lymphom	Angioimmunoblastisches T-Zell-Lymphom
Follikuläres Keimzentrumslymphom Grad III	Angiozentrisches Lymphom
Diffuses großzelliges B-Zell-Lymphom	Intestinales T-Zell-Lymphom
Mediastinales (thymisches) großzelliges B-Zell-Lymphom	Anaplastisches großzelliges T- und Null-Zell-Lymphom
Hochmalignes Burkitt-ähnliches B-Zell-Lymphom	
III. Sehr aggressive Lymphome	
Vorläuferzell-B-lymphoblastisches Lymphom/Leukämie	Vorläuferzell-T-lymphoblastisches Lymphom/Leukämie
Burkitt-Lymphom Akute B-Zell-Leukämie	Adultes T-Zell-Lymphom/Leukämie
Plasmazell-Leukämie	

- **Klinik**
  - Lymphknotenschwellungen, Splenomegalie, seltener Hepatomegalie
  - B-Symptomatik: Fieber, Nachtschweiß, Gewichtsverlust
  - Knochenmarkinfiltration mit Anämie (Müdigkeit, Schwäche), Leukozytopenie (Infektanfälligkeit), Thrombozytopenie (Blutungsneigung) und leukämischer Ausschwemmung der Lymphomzellen ins Blut
  - evtl. Organbefall
  - kutane Manifestationen (Ekzeme, Knoten) vor allem bei T-Zell-Lymphomen
  - monoklonale Gammopathien bei B-Zell-Lymphomen

Tag 4

Stadium	Befall
I	Befall einer einzelnen Lymphknotenregion (I/N) oder isolierter extralymphatischer Befall (I/E)
II	Befall von ≥2 Lymphknotenregionen (II/N) oder Vorliegen lokalisierter extranodaler Herde (II/E) und Befall ≥1 Lymphknotenregion auf einer Seite des Zwerchfells
III	Befall von ≥2 Lymphknotenregionen (III/N) oder Befall von lokalisierten extranodalen Herden (III/E) und Lymphknotenbefall auf beiden Zwerchfellseiten
III_1	Subphrenische Lokalisation, beschränkt auf Milz, zöliakale und/oder portale Lymphknoten allein oder gemeinsam
III_2	Subphrenische Lokalisation mit Beteiligung paraaortaler, mesenterialer, iliakaler und/oder inguinaler Lymphknoten allein oder gemeinsam
IV	Diffuser oder disseminierter Befall extralymphatischer Lokalisation (z. B. Knochenmark, Leber, Lunge) mit oder ohne Lymphknotenbeteiligung
Zusätze	
A	Ohne Allgemeinsymptome
B	Mit Fieber (>38°C) und/oder Nachtschweiß und/oder Gewichtsverlust (>10 % innerhalb von 6 Monaten)

◘ Tab. 7.9 Ann-Arbor-Klassifikation bei Non-Hodgkin-Lymphomen

- **Diagnostik**
- Lymphknotenhistologie
- Staging: Lymphknotenstatus, Röntgen-Thorax, CT-Thorax, Abdomensonographie, CT-Abdomen, Knochenmarkbiopsie (Histologie/Zytologie), evtl. Szintigraphie, ggf. Leberbiopsie und gastroenterologische Diagnostik, Liquordiagnostik bei Burkitt-Lymphom und lymphoblastischem NHL
- molekulare Diagnostik
- Prognosefaktoren (erhöhtes Risiko)
  - LDH↑
  - mehrere extranodale Herde
  - reduzierter Allgemeinzustand (Karnofsky-Index <80 %)
- Stadieneinteilung nach der Ann-Arbor-Klassifikation (◘ Tab. 7.9)

- **Therapie**
- indolente (niedrigmaligne) Lymphome
  - im Stadium I/II (lokalisiert): Radiotherapie, Chemotherapie (CHOP) mit kurativer Intention, evtl. »watch and wait«
  - im Stadium III/IV (generalisiert): »watch and wait«, ggf. Polychemotherapie (z. B. CHOP) mit palliativer Zielsetzung bei rascher Progredienz mit hämatopoetischer Insuffizienz und Organdestruktionen oder anderen Komplikationen

Tag 4

◘ Tab. 7.10 Stadieneinteilung der CLL nach Binet

Stadium	Kriterien	Mittlere Überlebenszeit (in Monaten)
A	Hb >10 g/dl, Thrombozyten >100.000/µl <3 vergrößerte Lymphknotenregionen	>120
B	Hb >10 g/dl, Thrombozyten >100.000/µl ≥3 vergrößerte Lymphknotenregionen	60
C	Hb <10 g/dl und/oder Thrombozyten <100.000/µl	24

- CHOP-Schema: Cyclophosphamid, Doxorubicin, Oncovin (Vincristin), Prednison
- Anti-CD20-Antikörper (Rituximab)
- Radioimmuntherapie mit Ibritumomab-Tiuxetan (Zevalin®) bei CD20-positivem, follikulärem NHL
- bei älteren Patienten evtl. Chlorambucil-Monotherapie
- aggressive (hochmaligne) Lymphome
  - 6–8× CHOP (Wiederholung d 14/21), ergänzt um Rituximab (R-CHOP)
  - Schädelbestrahlung und Methotrexat intrathekal bei lymphoblastischen NHL
  - evtl. Hochdosischemotherapie mit autologer Stammzelltransplantation
- Prognose
  - mittlere Überlebenszeit beim indolenten NHL 2–10 Jahre, nur im lokalisierten Stadium heilbar
  - aggressive NHL verlaufen unbehandelt rasch letal, behandelt Heilung in 50 % der Fälle (ungünstigere Prognose im Stadium III/IV, bei Vorliegen von Risikofaktoren und in höherem Alter)

7.4.3 Chronische lymphatische Leukämie (CLL)

- indolentes, meist leukämisch verlaufendes B-Zell-Lymphom
- immuninkompetente B-Lymphozyten
- häufigste Leukämieform, mit dem Alter zunehmende Inzidenz, ♂ > ♀
- »gutartigste« Leukose

- **Klinik**
- häufig asymptomatisch, ggf. Leistungsminderung, Nachtschweiß
- derbe, indolente Lymphknotenschwellungen (anfangs nur bei 50 % der Patienten, im weiteren Verlauf obligat)
- Stadieneinteilung anhand des Hb-Wertes, der Thrombozytenzahl und der Zahl vergrößerter Lymphknoten (◘ Tab. 7.10)

Tag 4

- evtl. Hepato-/Splenomegalie
- Hautaffektionen, z. B. Erythrodermie, Urtikaria, knotige Infiltrate, Juckreiz, Herpes zoster/simplex, Mykosen
- **Mikulicz-Syndrom:** Parotisschwellung, Tränendrüsenbefall
- Komplikationen
    - Antikörpermangelsyndrom mit Infektneigung
    - autoimmunhämolytische Anämie durch Wärme-autoantikörper
    - Hypersplenismus
    - zelluläres Hyperviskositätssyndrom
    - Organinfiltration
    - Zweitmalignome
    - Transformation in sekundär hochmalignes Non-Hodgkin-Lymphom (**Richter-Syndrom**)

- **Diagnostik**
- Leukozytose, Lymphozytenanteil↑ (70–95 %), Lymphozyten-zahl↑ (>10.000/µl)
- im Blutausstrich **Gumprecht-Kernschatten** (gequetschte Zell-kerne)
- Lymphozyteninfiltration des Knochenmarks >30 %
- B-CLL-Immunphänotyp: CD5, CD19, CD23; Leichtketten-restriktion (kappa oder lambda)
- evtl. monoklonale Immunglobuline, inkomplette Wärmeauto-antikörper
- chromosomale Veränderungen in mehr als 80 % aller Fälle

- **Therapie**
- keine Therapie bei smoldering CLL (Stadium A, noduläres Kno-chenmarkinfiltrationsmuster, Verdopplungszeit der Blutlympho-zyten >12 Monate, absolute Lymphozytenzahl <30.000/µl, Hb nor-mal)
- symptomatische Patienten im Stadium B und alle Patienten im Stadium C
    - konventionelle Chemotherapie
        - >65. Lebensjahr: Chlorambucil (Leukeran®) bis Leukozy-tenzahl <20.000/µl, alternativ Bendamustin (Ribomustin®)
        - <65. Lebensjahr: Purinanaloga, z. B. Fludarabin
    - evtl. Fludarabin, Cyclophosphamid und Rituximab bei fortge-schrittener CLL
    - bei Therapieresistenz: Anti-CD52-Antikörper (Alemtuzumab, MabCampath®), myeloablative Hochdosischemotherapie mit autologer Stammzelltransplantation, allogene Stammzelltrans-plantation nach dosisreduzierter Konditionierung (»Graft-versus-Leukämie-Effekt«)
    - palliative Therapiemaßnahmen
        - Strahlentherapie bei Splenomegalie oder großen Lymphomen

Tag 4

- Antibiotikatherapie bei Infekten infolge des Antikörper-
  mangels
- Glukokortikosteroide bei autoimmunhämolytischer Anämie
- Splenektomie bei Hypersplenismus

7.4.4   Haarzell-Leukämie

- indolentes Non-Hodgkin-Lymphom der B-Zellreihe
- ♂ > ♀, Altersmedian 50.–55. Lebensjahr

- **Klinik**
- Panzytopenie infolge diffuser Knochenmarkinfiltration und
  Markfibrose
- Splenomegalie (Hyperspleniesyndrom)
- erhöhte Infektanfälligkeit

- **Diagnostik**
- im Blutausstrich feine, filamentöse (»haarige«) Zytoplasmaaus-
  läufer an den Leukämiezellen
- Zytochemie: Tartratresistenz der sauren Phosphatasereaktion
  (95 % der Fälle)
- Immunphänotypisierung: CD11c und CD103 positiv
- indirekter Hinweis: Punctio sicca bei Knochenmarkaspiration

- **Differenzialdiagnose**
- Osteomyelosklerose
- myelodysplastisches Syndrom

- **Therapie**
- Chemotherapie mit Purinanaloga (Pentostatin, Desoxycoformy-
  cin, Nipent®; Cladribin, 2-Chlorodesoxyadenosin, Leustatin®)
  (kurative Intention!)
- IFN-α
- Anti-CD20-Antikörper (Rituximab) als Rezidivtherapie oder bei
  Refraktärität
- ggf. Splenektomie bei Milzruptur

7.4.5   Gastrointestinale Lymphome

- histologische Klassifikation (◨ Tab. 7.11)
- MALT (»mucosa associated lymphatic tissue«)-Lymphome sind
  in 60 % aggressiv und in 40 % indolent.
- MALT-Lymphome sind die häufigsten primär extranodalen
  Lymphome (35 %), etwa 2 % aller malignen Neoplasien des
  Gastrointestinaltraktes.
- in 50 % der Fälle API2/MLT-Fusionsgen durch Translokation

Tag 4

Tab. 7.11 Histologische Klassifikation der gastrointestinalen Lymphome	
B-Zell-Lymphome	Marginalzonenzell-Lymphom (MALT-Typ)
	Immunoproliferatives Syndrom des Dünndarms (atypisches monoklonales IgA ohne Leichtketten)
	Mantelzell-Lymphom
	Burkitt-/Burkitt-ähnliche Lymphome
T-Zell-Lymphome	(Nicht)Enteropathie-assoziierte T-Zell-Lymphome

- Ätiologie
  - meist unbekannt
  - chronische Infektion mit *Helicobacter pylori*
  - Komplikation im Rahmen einer Zöliakie bzw. Sprue

- **Klinik**
- symptomlos/-arm
- erst im Spätstadium Schmerzen, Inappetenz, B-Symptomatik
- evtl. Blutungen, Perforation, Ileus, Malabsorption

- **Diagnostik**
- endoskopische Untersuchung einschl. Probenentnahme (Histologie)
- Röntgen-Dünndarm, CT, MRT
- ggf. explorative Laparotomie
- Knochenmarkbiopsie (Zytologie)

- **Therapie**
- in Abhängigkeit vom Stadium Breitbandantibiotika, chirurgische Intervention, Anti-CD20-Antikörper (Rituximab), Chemotherapie, Radiotherapie

> **>Memo**
> im Stadium I/E kann ein niedrig-malignes MALT-Lymphom des Magens unter *H.-p.*-Eradikationstherapie ausheilen!

7.4.6 Kutane T-Zell-Lymphome

- meist T-Helferzell-Lymphome
- Mycosis fungoides (kutan), Sézary-Syndrom (generalisiert)

- **Klinik**
- **Mycosis fungoides**
  - prämykosid: Erytheme (scharf begrenzt mit feiner Schuppung), Juckreiz
  - infiltrativ: Verdickung der Haut durch Infiltration der Herde (Plaques), gesamtes Integument

- mykosid: halbkugelige Tumoren mit Erosionen und Ulzerationen
- im fortgeschrittenen Stadium systemische Ausbreitung mit Organbefall
- **Sézary-Syndrom**
  - diffuse Erythrodermie mit starkem Juckreiz
  - Hyperkeratosen palmoplantar
  - Alopezie und Onychodystrophie
  - Lymphknotenschwellungen
  - leukämisches Blutbild mit Sézary-Zellen

- **Diagnostik**
- Histologie
  - Lymphozytenanhäufung intraepidermal (Pautrier-Mikroabszesse)
    - atypische T-Lymphozyten mit zerebriformer Einschnürung der Zellkerne (Sézary-Zellen/Lutzner-Zellen)
    - große basophile Zellen mit großen Nukleolen (Mycosiszellen)
- Immunhistochemie
- Molekularbiologie

- **Therapie**
- PUVA-Therapie (Psoralen und UVA-Bestrahlung der Haut)
- Photopherese (Psoralen und extrakorporale UVA-Bestrahlung von Leukozyten)
- Chemotherapie
- bei Mycosis fungoides IFN-α oder Ganzkörper-Elektronenbestrahlung

7.4.7 Multiples Myelom

- ab dem 40. Lebensjahr; Häufigkeitsgipfel zwischen dem 60. und 70. Lebensjahr
- monoklonale neoplastische Proliferation plasmazellulär differenzierter B-Lymphozyten
- pathologische Bildung monoklonaler Immunglobuline oder nur kappa- bzw. lambda-Leichtketten (Paraprotein)
  - IgG-Plasmozytom: 60 %
  - IgA-Plasmozytom: 20 %
  - IgD-Plasmozytom: 1 %
  - κ-/λ-Leichtketten-Plasmozytom: 15 %
  - Schwerkettenkrankheit, nichtsekretorische Plasmozytome

- **Klinik**
- unspezifische Allgemeinsymptome: Müdigkeit, Gewichtsverlust, subfebrile Temperaturen, Nachtschweiß

Tag 4

- osteolytische Herde (Prädilektionsstellen: Schädel, Rippen, Wirbel, Becken, Femur, Humerus) mit Knochenschmerzen infolge pathologischer Frakturen
- evtl. Querschnittslähmung durch Wirbelkörperfrakturen
- hyperkalzämische Krisen
- Panzytopenie durch Knochenmarkinfiltration
- Antikörpermangelsyndrom mit Infektanfälligkeit
- nephrotisches Syndrom/Niereninsuffizienz bei Myelomniere durch Ablagerung der Paraproteine in den Nierentubuli
- Hyperviskositätssyndrom mit Durchblutungsstörungen
- Amyloidose
- evtl. Polyneuropathie durch Paraproteine
- selten Plasmazell-Leukämie

- **Diagnostik**
- BSG↑↑↑(>100 mm/1 h)
- M-Gradient in der Serumeiweißelektrophorese (fehlt bei Bence-Jones-Myelom)
- Bence-Jones-Proteinurie
- Immunfixation und Immunephelometrie
- Hyperkalzämie
- Anämie
- Knochenmarkbiopsie: Plasmazellnester im Knochenmark, Plasmazellanteil >15 %
- Stadieneinteilung anhand des Hb-Wertes, des Serumkalziums, der Zahl der Osteolysen und der Paraproteinkonzentration (◘ Tab. 7.12)
- Einteilung in prognostische Subgruppen durch Bestimmung des Serumalbumins und des β_2-Mikroglobulins im Serum (◘ Tab. 7.13)
- Röntgen: Schädel (»Schrotschussschädel«), osteolytische Herde in Wirbelkörpern, Rippen, Becken und langen Röhrenknochen (Myelomherde speichern häufig nicht in der Skelettszintigraphie)
- MRT und CT

> **! Cave**
> keine signifikante BSG-Erhöhung bei Leichtketten-Plasmozytomen!

> **! Cave**
> kein Nachweis von Bence-Jones-Proteinen über Urinteststreifen!

> **>Memo**
> MRT und CT haben eine höhere Sensitivität beim Nachweis von Myelomherden als konventionelles Röntgen!

- **Differenzialdiagnose**
- solitäres Plasmozytom
- sekundäre monoklonale Gammopathien, z. B. CLL, Autoimmunerkrankungen
- monoklonale Gammopathie unbestimmter Signifikanz (MGUS)
- degenerative Wirbelsäulenerkrankungen

- **Therapie**
- ab Stadium II
  - >65. Lebensjahr: Chemotherapie mit Melphalan, Prednison und Bortezomib (Velcade®, Proteasominhibitor)

◼ **Tab. 7.12** Stadien des multiplen Myeloms nach Durie und Salmon

Stadium	Kriterien	Plasmazellmasse ($\times 10^{12}$/m^2 KOF)	Mittlere Überlebenszeit (Monate)
I	1. Hb >10 g/dl 2. Serumkalzium normal 3. maximal eine solitäre Osteolyse 4. Paraproteinkonzentration – IgG <5 g/dl – IgA <3 g/dl – Bence-Jones-Proteinurie <4 g/24 h Alle Kriterien müssen erfüllt sein.	<0,6	64
II	Weder Kriterien des Stadiums I noch des Stadiums III erfüllt	0,6–1,2	32
III	1. Hb <8,5 g/dl 2. Serumkalzium erhöht 3. ausgedehnte Knochenläsionen 4. Paraproteinkonzentration – IgG >7 g/dl – IgA >5 g/dl – Bence-Jones-Proteinurie >12 g/24 h Mindestens eines dieser Kriterien muss erfüllt sein.	>1,2	12
Zusatz A	Normale Nierenfunktion (Kreatinin <2 mg/dl)		
Zusatz B	Gestörte Nierenfunktion (Kreatinin ≥2 mg/dl)		

◼ **Tab. 7.13** International Staging System (International Myeloma Working Group, 2005)

Stadium	Serumkonzentration	Medianes Überleben (Monate)
I	β_2-Mikroglobulin <3,5 mg/l und Albumin >3,5 g/dl	62
II	Weder Stadium I noch Stadium III	44
III	β_2-Mikroglobulin >5,5 mg/l	29

- <65. Lebensjahr
  - nach Induktionstherapie (z. B. mit Bortezomib und Dexamethason) Hochdosischemotherapie mit Melphalan und autologe Stammzelltransplantation
  - nicht-myeloablative Konditionierungstherapie und allogene Stammzelltransplantation
- Thalidomid oder Nachfolgesubstanz Lenalidomid (Revlimid®), evtl. in Kombination mit Dexamethason
- palliative Maßnahmen
  - Bisphosphonate einmal monatlich, z. B. Pamidronat (Aredia®), Zoledronat (Zometa®)
  - bei Frakturgefahr lokale Bestrahlung von Knochenherden, evtl. operative Fixierung

- suffiziente Schmerztherapie
- bei Antikörpermangelsyndrom ggf. IgG-Substitution, frühzeitige Antibiose bei Infekten
- bei Hyperviskositätssyndrom Plasmapherese

Tag 4

7.4.8 Immunozytom (M. Waldenström)

- B-Zell-Immunozytom, lymphoplasmozytoides Lymphom
- Bildung monoklonaler IgM-Globuline

- **Klinik**
- Osteoporose (keine Osteolysen, keine Hyperkalzämie)
- hämorrhagische Diathese durch Thrombozytenaggregation und Bindung von Gerinnungsfaktoren
- Hyperviskositätssyndrom mit akralen Durchblutungsstörungen, evtl. Sehstörungen
- evtl. autoimmunhämolytische Anämie durch Kryoglobuline
- evtl. Lymphknotenschwellungen und Hepatosplenomegalie

- **Diagnostik**
- BSG↑↑↑
- Immunfixation: monoklonale IgM-Globuline
- Knochenmarkbiopsie: lymphoplasmozytoide Zellinfiltration

! Cave
Jodhaltige Kontrastmittel können zum akuten Nierenversagen führen!

- **Therapie**
- palliative Therapie mit prinzipiell schlechterem Ansprechen als beim multiplen Myelom, z. B. Kombinationstherapie mit Rituximab und Bendamustin
- im Rezidiv: Purinanaloga, z. B. Fludarabin

7.5 Hämostaseologische Erkrankungen

- Thrombozytopenien/-pathien (ca. 70 % der Fälle)
- Koagulopathien (ca. 20 %)
- vaskulär hämorrhagische Diathesen (ca. 10 %)

7.5.1 Thrombozytopenie

- Bildungsstörung
  - aplastische Störung (Megakaryozyten↓)
    - angeboren: Fanconi-Anämie
    - erworben: medikamentöse, chemisch-toxische, physikalische, infektiöse, immunologische Knochenmarkschädigung; leukämische/karzinomatöse Infiltration des Knochenmarks; Osteomyelosklerose

Tag 4

- Reifungsstörung (Megakaryozyten↔/↑)
  - Vitamin-B_{12}-/Folsäuremangel
- Umsatzsteigerung (Megakaryozyten↑)
- gesteigerte Thrombinaktivität, z. B. DIC
- Autoantikörper
  - akut postinfektiös: meist bei Kindern nach respiratorischen/ gastrointestinalen Infekten, selbstlimitierender Verlauf, ggf. Gabe von Immunglobulinen
  - medikamentös induziert, z. B. Cotrimoxazol
  - heparininduziert (**HIT I**: mäßige Thrombozytopenie 1–5 Tage nach Beginn der Heparingabe [selten <100.000/µl] infolge einer Thrombozytenaktivierung durch direkte Wechselwirkungen mit Heparin; **HIT II**: Abfall der Thrombozytenzahl 5–20 Tage nach Beginn der Heparingabe um mehr als 50 % [in 0,5–3 % der Fälle] infolge einer Antikörper-vermittelten Thrombozytenaktivierung [Anti-Heparin/ Plättchenfaktor(PF)-4-Antikörper])
  - sekundär bei SLE, malignen Lymphomen etc.
  - chronisch idiopathische Thrombozytopenie (ITP)
- Alloantikörper
  - Posttransfusionsthrombozytopenie/-purpura: Sensibilisierung gegen »human platelet antigen« (Glykoprotein IIb/IIIa)
  - passive Alloimmunthrombozytopenie: Transfusion der Antikörper
  - neonatale Alloimmunthrombozytopenie: fetomaternale Inkompatibilität der Antikörper
- Hypersplenismus
- Klappenersatz mit mechanischer Prothese
- thrombotische Mikroangiopathien
  - hämolytisch-urämisches Syndrom (HUS, Gasser-Syndrom)
    - EHEC-Infektionen (enterohämorrhagische *E. coli*, Shigatoxin-bildend), aber auch nicht-infektiöse Ursachen
    - mikroangiopathische hämolytische Anämie (Fragmentozyten >1 %), Thrombopenie und Nierenversagen
    - symptomatische Therapie, keine Antibiose, keine Motilitätshemmer, ggf. Dialyse
  - thrombotisch-thrombozytopenische Purpura (Moschcowitz-Syndrom)
    - angeborener Mangel an Von-Willebrand-Faktor spaltender Protease (ADAMTS-13) oder sekundär erworben durch ADAMTS-13-Antikörper
    - HUS und neurologische Symptome, z. B. Krampfanfälle
    - Plasmapherese, evtl. immunsuppressive Therapie

- **Klinik**
- petechiale Blutungen, Purpura

- **Diagnostik**
- Thrombozyten↓ (<140.000/μl) mit verlängerter Blutungszeit
- Ursachenabklärung

- **Differenzialdiagnose**
- Pseudothrombozytopenie, z. B. durch EDTA-abhängige Agglutinine (Thrombozytenaggregate im Blutausstrich, Thrombozytenzahl im Citratblut normal), Kälteagglutinine, Riesenplättchen

- **Therapie**
- therapeutische Substitution von Thrombozytenkonzentraten (Zielwert bei größeren Blutungen >50.000/μl bzw. bei kleinen Blutungen >20.000/μl)
- bei heparininduzierter Thrombozytopenie (HIT II) keine Thrombozytengabe, Absetzen des Heparins, Gabe von Danaparoid (Orgaran®) oder Argatroban (Argatra®)

Tag 4

> **>Memo**
> keine prophylaktische Substitution von Thrombozytenkonzentraten bei ITP!

7.5.2 Idiopathische thrombozytopenische Purpura (ITP, Immunthrombozytopenie)

- Milz ist Hauptbildungsort der Autoantikörper und Hauptabbauort der Thrombozyten

- **Klinik**
- petechiale Blutungen
- Epistaxis
- keine Splenomegalie
- Komplikation: intrazerebrale Blutung

- **Diagnostik**
- isolierte Thrombozytopenie (Ausschlussdiagnose)
- Anti-Thrombozyten-IgG-Antikörper nachweisbar
- Plättchenüberlebenszeit↓ (technisch sehr schwieriger Nachweis mittels ^{51}Cr- oder ^{111}In-markierten Thrombozyten)
- im Blutausstrich Riesenthrombozyten
- im Knochenmark Megakaryozytopoese↑
- Blutungszeit↑, Quick und PTT normwertig

- **Differenzialdiagnose**
- medikamentös induzierte Thrombozytopenien
- sekundäre Immunthrombozytopenien
- Pseudothrombozytopenien

Tag 4

- **Therapie**
- Substitution von Thrombozytenkonzentraten bei Blutungen und Thrombozytenzahlen <20.000/μl
- Prednison initial 2 mg/kg KG/d (alternativ Dexamethason 40 mg/d für 4 Tage, gefolgt von Prednison), bei Remission anschließendes Ausschleichen über 2–3 Monate
- vorübergehende RHS-Blockade mittels Immunglobulinen
- Splenektomie nach sechsmonatiger, erfolgloser Behandlung
- Elimination der B-Lymphozyten mittel Anti-CD20-Antikörpern (Rituximab)
- Thrombopoetin-Rezeptoragonist (Thrombozytopoese↑), z. B. Romiplostim (Nplate®) oder Eltrombopag (Revolade®)
- evtl. Immunsuppressiva

7.5.3 Thrombozytopathien

- Störung der Thrombozytenfunktion bei normaler Thrombozytenzahl
- angeborene Thrombozytopathien, z. B. Thrombasthenie Glanzmann-Naegli
- medikamentös bedingte Thrombozytopathien, z. B. ASS, Clopidogrel, Dextrane
- gestörte Thrombozytenfunktion durch Urämiegifte, monoklonale Antikörper (multiples Myelom), im Rahmen einer essenziellen Thrombozythämie oder Polycythaemia vera

- **Klinik**
- Nachblutungen nach Trauma und Operation
- nur selten Spontanblutungen bei reiner Thrombozytopathie

- **Diagnostik**
- Thrombozytenzahl normwertig
- verlängerte Blutungszeit

- **Therapie**
- kausale Therapie bei bekannter Ursache
- sorgfältige Blutstillung
- ggf. Gabe von Thrombozytenkonzentraten

7.5.4 Koagulopathien

- angeboren
  - Hämophilie
  - Von-Willebrand-Syndrom
  - zahlreiche andere Koagulopathien

Tag 4

◻ Tab. 7.14 Schweregrade symptomatischer Hämophilien

Schweregrad der Hämophilie	Faktorenaktivität	Anteil der Patienten
Schwer	<1 %	55 %
Mittelschwer	1–5 %	20 %
Mild	6–45 %	20 %

▬ erworben
  ▬ Leberschaden mit Störung der Gerinnungsfaktorsynthese
  ▬ Vitamin-K-Mangel, z. B. bei Malabsorption, Verschlussikterus oder unter Therapie mit Vitamin-K-Antagonisten
  ▬ Immunkoagulopathien, z. B. Hemmkörperhämophilie durch Isoantikörper, Autoantikörper im Rahmen von Immunkrankheiten
  ▬ Verbrauchskoagulopathien
  ▬ Hyperfibrinolyse, z. B. reaktiv bei disseminierter intravasaler Gerinnung

7.5.5 Hämophilie (Bluterkrankheit)

▬ Hämophilie A (80 %): Faktor-VIII-Aktivitätsmangel (Faktor VIIIC)
▬ Hämophilie B (20 %): Faktor-IX-Aktivitätsmangel (Christmasfaktor)
▬ X-chromosomal rezessive Vererbung, Neumutationen in etwa 30 % der Fälle
▬ bei Konduktorinnen (heterozygote Frauen) etwa 50 % Aktivität des Faktors VIII ohne/mit geringer Symptomatik
▬ Schweregradbeurteilung symptomatischer Hämophilien anhand der Faktorenaktivität (◻ Tab. 7.14)

■ Klinik
▬ Nabelschnurblutungen
▬ großflächige Hautblutungen und subkutane Blutungen
▬ Muskel- und Gelenkblutungen mit Muskelatrophien, Kontrakturen, chronischer Synovitis, Gelenkversteifungen (betroffen sind v. a. die Kniegelenke)
▬ postoperative/posttraumatische Nachblutungen
▬ Komplikationen
  ▬ Arthrosen und Ankylosen
  ▬ Asphyxie bei Blutungen im Mundbodenbereich
  ▬ intrazerebrale Blutungen (25 % aller Todesfälle)

Tag 4

- **früher:** Infektionsrisiko durch verunreinigte Faktorenkonzentrate, z. B. Hepatitis B/C, HIV (**heute:** gentechnisch hergestellter Faktor VIII oder virusfreie humane Faktoren mittels SD(»solvent/detergent-treated«)-Aufreinigung)
- Induktion einer Antikörperbildung gegen substituierte Faktor-VIII-Präparate (Therapieoptionen: Immuntoleranzentwicklung durch Dosiserhöhung, rekombinantes aktiviertes Faktor-VIIa-Präparat [Eptacog alpha, NovoSeven®], Wechsel von humanem zu porcinem Faktor VIII, FEIBA® mit Faktor-VIII-Inhibitor-Bypassing-Aktivität angereicherte Humanplasmafraktion)

! Cave

normale Blutungszeit bei verlängerter Gerinnungszeit (PTT↑, Quick normwertig)!

- **Diagnostik**
- Bestimmung von Faktor VIII bzw. IX
- meist positive Familienanamnese

- **Therapie**
- sorgfältige Blutstillung
- Desmopressin (Minirin®) bei leichter Hämophilie A: Freisetzung von Faktor VIII und vWF aus Endothelzellen
- Substitution von Gerinnungsfaktoren
  - Faktor VIII (antihämophiles Globulin A): 1 IE/kg KG erhöht den Faktor-VIII-Spiegel um 2 %, HWZ ca. 12 h (Zielwert vor Operationen oder bei schwerwiegenden Blutungen: >50 %)
  - Faktor IX (Christmasfaktor, antihämophiles Globulin B): 1 IE/kg KG erhöht den Faktor-IX-Spiegel um 0,5–1,5 %, HWZ ca. 24 h

7.5.6 Von-Willebrand-Jürgens-Syndrom

- Mangel des Von-Willebrand-Faktors (Teil des Faktor-VIII-Komplexes) mit gestörter Adhäsionsfähigkeit der Thrombozyten und sekundärer plasmatischer Gerinnungsstörung durch verminderte Faktor-VIIIC-Aktivität
- häufigste angeborene Gerinnungsstörung (in Westeuropa 1–2 % der Bevölkerung)
- autosomal-dominante Vererbung
- genauere Differenzierung des Von-Willebrand-Jürgens-Syndroms anhand der Pathogenese (◘ Tab. 7.15)

- **Klinik**
- meist nur geringe spontane Blutungsneigung bei Typ I, stärkere Blutungsneigung bei Typ II und III möglich
- Schleimhautblutungen, z. B. Epistaxis (hämophile und petechiale Blutungen)

Tag 4

vWS-Variante	Pathogenese	Anteil der Patienten
Typ I	Quantitative Verminderung des vW-Faktors	80 %
Typ II	Qualitativer Defekt des vW-Faktors	15–20 %
Typ III	vW-Faktor fehlt, <0,1 % der Norm (autosomal-rezessiver Erbgang)	0,5–5 %
Plättchentyp	vWF-Rezeptordefekt der Thrombozyten-membran	

❑ **Tab. 7.15** Varianten des Von-Willebrand-Jürgens-Syndroms

- **Diagnostik**
  - positive Familienanamnese
  - Blutungszeit↑
  - PTT↑, Quick normal
  - verminderter oder funktionell defekter vW-Faktor
  - außerdem Bestimmung des Faktors VIII und des Ristocetin-Cofaktors
  - vWF-Multimer-Analyse

- **Therapie**
  - sorgfältige Blutstillung
  - Desmopressin (Minirin®)
  - Substitution von virusinaktivierten Faktor-VIII/vWF-Konzentraten prophylaktisch vor Operationen bzw. bei Blutungskomplikationen

! Cave
Der therapiebedingt aus dem Endothel freigesetzte vWF weist beim Subtyp 2B die gleichen funktionellen Anomalien auf wie der plasmatische vWF, weshalb Desmopressin in diesem Fall kontraindiziert ist!

7.5.7 Disseminierte intravasale Gerinnung (DIC, Verbrauchskoagulopathie)

- pathologischer Verbrauch von Gerinnungsfaktoren und Thrombozyten bei generalisierter Gerinnungsaktivierung mit nachfolgender hämorrhagischer Diathese und sekundärer Hyperfibrinolyse
- Mikrothromben in der Endstrombahn
- direkte Gerinnungsaktivierung (durch Prothrombinaktivatoren)
  - Komplikationen in der Geburtshilfe, z. B. Fruchtwasserembolie
  - Operation thrombokinasereicher Organe (Pulmo, Pankreas, Plazenta, Prostata)
  - akute Promyelozyten-Leukämie (AML M3 nach FAB), Tumorzerfall, hämolytische Krisen

Tag 4

— indirekte Gerinnungsaktivierung (durch Mediatoren)
  – Septikämie (meist gramnegative Bakterien, Waterhouse-Friderichsen-Syndrom im Rahmen einer fulminanten Meningokokkensepsis)
  – Purpura fulminans (postinfektiöse, großflächige Hautblutungen mit zentralen Nekrosen infolge von Mikrothrombosierungen)
— Kontaktaktivierung
  – körperfremde Oberflächen, z. B. extrakorporaler Kreislauf
  – Mikrozirkulationsstörungen im Schock

- **Klinik**
— meist akuter, lebensbedrohlicher Verlauf; sehr selten sind chronische Verläufe bei Malignomen
— hämorrhagische Diathese
— Fieber, Hypotension, Azidose, Hypoxie, Proteinurie
— evtl. Symptomatik einer ursächlichen Erkrankung
— Komplikationen
  – Thrombosen und Lungenembolien
  – Schock
  – Multiorganversagen (akutes Nierenversagen, ARDS)

- **Diagnostik**
— Thrombozyten↓
— Fibrinogen↓, AT III ↓
— PTT↑, Quick↓
— Fibrinmonomere nachweisbar
— D-Dimere↑ (Fibrin-Fibrinogen-Spaltprodukte) bei sekundärer Hyperfibrinolyse

! Cave
Fibrinogen-Erhöhung in der Schwangerschaft, bei Infektionen und Tumoren

- **Therapie**
— Therapie der auslösenden Erkrankung
— in der Aktivierungsphase (selten möglich!) low-dose Heparin (10.000–15.000 IE/d i. v.)
— bei manifester DIC
  – AT-III-Substitution (Zielwert: >70 % der Norm)
  – FFP (»fresh frozen plasma«)
  – ggf. Thrombozytenkonzentrate, falls Thrombozyten <20.000/µl
  – ggf. Fibrinogen, falls Fibrinogen <1 g/l
  – evtl. PBSB
  – Erythrozytenkonzentrate bei schweren Blutungen mit Hb-Abfall
  – keine Heparingabe
— nach Ablauf der DIC Heparingabe bei reaktiver Hyperkoagulabilität
— Therapie der Komplikationen

! Cave
Thrombosierungsgefahr in der Mikrozirkulation wird durch Thrombozytenkonzentrate gefördert!

7.5.8 Vaskuläre hämorrhagische Diathesen   Tag 4

- angeborene Vaskulopathien
    - **Osler-Weber-Rendu-Erkrankung** (hereditäre hämorrhagische
      Teleangiektasie): autosomal-dominant vererbte Störung
      der Extrazellulärmatrix der Endothelzellen (Mutation im
      Endoglin-Gen oder im Gen für die Aktivin-Rezeptor-
      ähnliche Kinase ALK 1); Teleangiektasien der Haut, der
      Nase und des Zahnfleisches; Blutungen in den Gastro-
      intestinaltrakt, urogenital und pulmonal, evtl. Leber-
      zirrhose
    - **Ehlers-Danlos-Syndrom:** autosomal-dominant vererbte
      Bindegewebserkrankung mit leichter Verletzbarkeit des Ge-
      fäßsystems und der Haut sowie überstreckbaren Gelenken;
      leichte und spontane Blutungen
- erworbene Vaskulopathien
    - Kortikosteroid-Langzeittherapie, Cushing-Syndrom
    - Skorbut (Vitamin-C-Mangel)
    - Purpura senilis (bei atrophischer Altershaut)
    - Purpura Schoenlein-Henoch (Vaskulitis allergica, anaphy-
      laktoide Purpura)

- **Klinik**
- petechiale Blutungen, hämorrhagische Maculae an Gesäß und
  distalen Unterschenkelstreckseiten

- **Diagnostik**
- Prüfung der Kapillarresistenz (Rumpel-Leede-Test positiv)
- Thrombozytenzahl und Gerinnungsfaktoren normwertig
- evtl. verlängerte Blutungszeit

- **Differenzialdiagnose**
- Angiopathien
- Thrombozytopathien/-penien

- **Therapie**
- abhängig von der Grunderkrankung
- bei angeborenen Vaskulopathien keine spezifische Therapie

7.6   Immundefizienzen

- **primäre B-Zelldefekte** mit Antikörpermangel, u. a.
    - selektiver IgA-Mangel (häufigste primäre Immundefizienz,
      Prävalenz 1:700)
    - autosomal-rezessive und X-chromosomale Agamma-
      globulinämie
    - »common variable immunodeficiency« (CVID)

Tag 4

- IgG-Subklassen-Defizienz
- Hyper-IgM-Syndrom
- **primäre T-Zelldefekte** mit primär zellulärem Immundefekt, u. a.
  - Di-George-Syndrom (kombiniert u. a. mit Hypoparathyreoidismus)
  - MHC-Klasse-II-Defizienz
  - CD8-T-Zell-Defizienz
  - T-Zell-Rezeptor-Defizienz
- **primäre schwere kombinierte (T- und B-Zell) Immundefekte** (»severe combined immunodeficiency«, SCID)
  - Adenosin-Desaminase-(ADA-)Mangel
  - CD45-Defizienz
  - RAG1/2-Defizienz
  - X-linked SCID
- erworbene und sekundäre Immundefekte, u. a.
  - infektiös (z. B. HIV/AIDS)
  - bei Immunsuppression, Chemotherapie, Radiatio
  - bei Tumorerkrankungen und hämatopoetischer Insuffizienz
  - bei Malnutrition, Proteinverlust, Diabetes mellitus, Lebererkrankungen
  - Granulozytenfunktionsstörungen

- ▪ **Klinik**
- Leitsymptom: rezidivierende bakterielle und andere Infektionen
- klinischer Schweregrad abhängig vom Ausmaß der Immundefizienz: lebensbedrohliche Infekte im frühen Kindesalter (SCID), rezidivierende Infekte im Erwachsenenalter (CVID), überwiegend asymptomatisch (IgA-Mangel)
- **B-Zelldefekte** mit Antikörpermangel
  - überwiegend bakterielle Infektionen sinopulmonal und gastrointestinal
  - chronische gastrointestinale Infekte (Lambliasis)
  - mögliche Komplikationen: Autoimmunerkrankungen, Lymphome
- **T-Zelldefekte** und kombinierte T-/B-Zelldefekte
  - schwere Infektionen mit intrazellulären Erregern, Pilzen, Viren
  - chronische therapieresistente Diarrhöen
  - Thymus-/Lymphknotenhypoplasie, Lymphopenie, Hypogammaglobulinämie
  - ggf. Hepatosplenomegalie
- bei seltenen Immundefizienzsyndromen auch dermatologische Störungen, Wachstumsstörungen oder andere assoziierte Erkrankungen

- ▪ **Diagnostik**
- sorgfältige Anamnese
- Differenzialblutbild, Blutausstrich

- Serumimmunglobuline (IgG, IgM, IgA, IgE), Impfantikörper (u. a. Tetanustiter)
- T-Zelldefekte: Lymphozytenfunktionstest (Mitogenstimulation)
- Immunfluoreszenzanalyse (FACS) u. a. CD19, CD4, CD8
- Monozyten-Makrophagendefekte: O_2-Radikalbildung

Tag 4

- **Therapie**
- symptomatische Therapie
  - Infektionsprophylaxe bzw. frühzeitige Antibiotikatherapie
  - Immunglobulinsubstitution
  - ggf. Enzymsubstitution (z. B. ADA)
- Kausaltherapie in seltenen Fällen möglich
  - Stammzell-/Knochenmarktransplantation
  - Gentherapie (experimentell, z. B. ADA-Defizienz)

7.7 Amyloidose

- heterogene Gruppe von erworbenen oder hereditären Erkrankungen mit Störung der intrazellulären Proteinfaltung mit der Folge intrazellulärer Ablagerung von »Amyloid-Protein« (antiparallele β-Faltblattstruktur)
- WHO-Klassifikation der Amyloidose je nach Typ des Amyloid-Proteins bzw. dessen Vorstufe
  - AA (Serum-Amyloid A)
  - AB (β_2-Mikroglobulin)
  - AE (endokrin, Peptidhormone)
  - AL (λ-/κ-Leichtketten)
  - ATTR (Transthyretin)
  - AS (Senium)
- erworbene Amyloidose assoziiert mit multiplem Myelom (AL-Amyloidose) oder chronischen Infektionen (z. B. Tuberkulose), chronisch entzündlichen Erkrankungen (z. B. Arthritis, CED) oder familiärem Mittelmeerfieber (AA-Amyloidose)

- **Klinik**
- breites klinisches Bild mit unterschiedlichem Schweregrad (asymptomatisch bis letal) je nach Organmanifestation
- evtl. Symptomatik einer zugrunde liegenden Erkrankung
- systemische/generalisierte Amyloidosen
  - AL-Amyloidosen (Immunglobulin-assoziiert): Herz, Niere, Leber, Milz, Magen-Darmtrakt, Zungenmuskulatur, Gefäße
    - multiples Myelom, M. Waldenström
    - benigne monoklonale Gammopathien
    - primäre Amyloidose ohne gestörte Immunglobulinproduktion
  - AA-Amyloidosen (sekundäre Amyloidose): Niere, Leber, Milz, Magen-Darmtrakt, Nebennieren

Tag 4

- – chronische Infektionen, z. B. Osteomyelitis, Tuberkulose
- – chronische, nicht-infektiöse Entzündungen, z. B. rheumatoide Arthritis, CED, Kollagenosen
- – maligne Tumoren
- – familiäres Mittelmeerfieber
- AP/ATTR-Amyloidose (hereditäre/familiäre Amyloidosen, autosomal-dominanter Erbgang): peripheres somatisches und autonomes Nervensystem (familiäre Amyloid-Polyneuropathie), Magen-Darmtrakt, Auge, Herz
- AB-Amyloidose (β_2-Mikroglobulin-assoziiert): Sehnenscheiden, Ligamente, Knochen, Gefäße
  - – Langzeithämodialyse
- lokalisierte Amyloidosen
  - Typ-2-Diabetes: Inselamyloid im Pankreas
  - M. Alzheimer: Alzheimerplaques im Gehirn
  - seniles kardiales Amyloid
- nephrotisches Syndrom, Proteinurie, Niereninsuffizienz
- Herzinsuffizienz, Reizbildungs-/-leitungsstörungen
- sensomotorische Polyneuropathie, autonome Neuropathie
- Organomegalie, Makroglossie

- **Diagnostik**
- klinischer Verdacht ausschlaggebend, vor allem bei bestehender Grunderkrankung
- Diagnosestellung nach Schleimhautbiopsie (Rektum, Mundschleimhaut)
- histologisch typisches Färbeverhalten: durch Kongorot rötlich anfärbbar, polarisationsmikroskopisch Doppelbrechung mit Farbumschlag nach grün (Dichroismus)
- monoklonale Immunglobuline und Leichtketten im Urin und Serum
- Transthyretin im Serum
- immer auch Ausschlussdiagnostik einer Grunderkrankung

- **Therapie**
- Behandlung einer evtl. Grunderkrankung
- spezifische Therapie von Organkomplikationen
- bei familiärem Mittelmeerfieber Colchicin-Dauertherapie
- bei AA-Amyloidose konsequente antiinflammatorische/antibiotische Behandlung, sonst keine spezifische Therapie verfügbar
- bei AL-Amyloidose und multiplem Myelom Chemotherapie und Stammzelltransplantation möglich

Tag 4 – Hämatologie und Rheumatologie

Rheumatologie

S. Al Dahouk, W. Karges

W. Karges, S. Al Dahouk, *Innere Medizin...in 5 Tagen*,
DOI 10.1007/978-3-642-41618-7_8, © Springer-Verlag Berlin Heidelberg 2014

8.1 Rheumatoide Arthritis (RA, chronische Polyarthritis)

- chronisch-entzündliche Systemerkrankung mit schubweise fortschreitender Gelenkdestruktion und fakultativ extraartikulären Organmanifestationen
- Autoimmunerkrankung unbekannter Ätiologie
- autoreaktive T-Helferzellen → granulozytäre, monozytäre und lymphozytäre Infiltration der Synovia → proinflammatorische Zytokine↑ (z. B. IL-1, TNF-α), Bildung von Autoantikörpern gegen das Fc-Fragment von IgG (Rheumafaktor) → Immunkomplexe → Komplementaktivierung → knorpelaggressive Enzyme↑ (z. B. Kollagenase, Elastase) → Pannusbildung → Knorpelzerstörung
- Prävalenz 1 %, Häufigkeitsgipfel 60.–75. Lebensjahr, ♀:♂ = 3:1; assoziiert mit HLA-DR4 (70 % aller Patienten)

- **Klinik**
- Abgeschlagenheit, evtl. subfebrile Temperaturen und Nachtschweiß, Myalgien
- synovitische Symptome
  - Polyarthritis
  - Morgensteifigkeit (>60 min), Anlaufschmerz
  - initial typischerweise symmetrischer Befall der Fingergrund- und proximalen Interphalangealgelenke
  - im akuten Entzündungsschub Schwellung, Rötung, Überwärmung und Bewegungsschmerz, evtl. Gelenkergüsse
  - zentripetale Ausbreitung des Gelenkbefalls
  - evtl. Tendovaginitis mit Karpaltunnelsyndrom
  - Baker-Zyste in der Kniekehle
  - evtl. Bursitis
- im weiteren Verlauf zunehmend strukturelle Symptome
  - Fehlstellung der betroffenen Gelenke mit zunehmender Funktionseinschränkung, z. B. »Schwanenhalsdeformität« der Finger, »Knopflochdeformität« der Fingermittelgelenke nach volarem Abrutschen der Strecksehne, Ulnardeviation der Finger, Ankylosierung, evtl. anteriore atlantoaxiale Subluxation mit zervikaler Myelopathie
  - durch eingeschränkte Beweglichkeit zunehmende Muskelatrophie
  - paraossäre Rheumaknoten, v. a. an den Streckseiten der Gelenke
- extraartikuläre Manifestationen
  - Perikarditis, granulomatöse Myokarditis, evtl. Herzklappenveränderungen
  - Lungenfibrose, Bronchiolitis, Pleuritis
  - evtl. periportale Leberfibrose
  - Glomerulonephritis

Tag 4

- digitale Vaskulitis, Polyneuropathien
- Anämie
- Lymphadenopathie, Splenomegalie
- Episkleritis, Keratoconjunctivitis sicca, evtl. Sicca-Syndrom
- nach langem Krankheitsverlauf sekundäre Amyloidose vom Typ AA mit nephrotischem Syndrom und progredienter Niereninsuffizienz möglich
- Sonderformen
  - **maligne Form der rheumatoiden Arthritis**: rasche Gelenkdestruktion und vaskulitisch bedingte Organmanifestationen
  - **Felty-Syndrom**: schwere Verlaufsform mit Hepatosplenomegalie, Lymphadenopathie und Leukopenie (Nachweis granulozytenspezifischer ANA)
  - **Alters-rheumatoide Arthritis**: initial häufig Mono-/Oligoarthritis oder polymyalgieähnliche Beschwerden, im Verlauf aggressive Gelenkdestruktion
  - **juvenile chronische Arthritis (JRA)**
    - systemische juvenile chronische Arthritis (**M. Still**): flüchtiges lachsfarbenes Exanthem, Anämie und Leukozytose, intermittierendes hohes Fieber, Hepatosplenomegalie, Lymphadenopathie, Perikarditis und Pleuritis (Rheumafaktor negativ)
    - frühkindliche Oligoarthritis: <4 Gelenke betroffen (asymmetrische Manifestation), Iridozyklitis, meist Mädchen (Rheumafaktor negativ und ANA positiv)
    - HLA-B27-assoziierte frühkindliche Oligoarthritis: häufig mit Spondylarthritis, meist Jungen (Rheumafaktor negativ)
    - seronegative Polyarthritis: >4 Gelenke betroffen, meist Mädchen
    - seropositive Polyarthritis: ähnlich der rheumatoiden Arthritis des Erwachsenen (Rheumafaktor und ANA positiv)
  - **Caplan-Syndrom:** rheumatoide Arthritis und Silikose
  - **adultes Still-Syndrom:** mehr als 5 einschl. 2 Hauptkriterien müssen für die Diagnose des adulten M. Still erfüllt sein (Klassifikationskriterien modifiziert nach Yamaguchi, 1992)
    - Hauptkriterien: Alter >16 Jahre, intermittierendes Fieber (>39°C), Arthralgien und/oder Arthritis, makulöses lachsfarbenes Exanthem (flüchtig, z. T. nur nachts), Leukozytose (>10.000/µl, >80 % Granulozyten), Rheumafaktoren und antinukleäre Antikörper negativ
    - Nebenkriterien: Halsschmerzen, Lymphadenopathie mit oder ohne Hepato-/Splenomegalie, erhöhte Transaminasen- und LDH-Werte, Polyserositis, Hyperferritinämie

Tag 4

◘ Tab. 8.1 Klassifikationskriterien für die rheumatoide Arthritis (American College of Rheumatology, European League Against Rheumatism, 2010)

Klinische Symptomatik und Labordiagnostik	Score
Gelenkbeteiligung (Synovitis)	
1 großes Gelenk	0
2–10 große Gelenke	1
1–3 kleine Gelenke (mit/ohne Beteiligung von großen Gelenken)	2
4–10 kleine Gelenke (mit/ohne Beteiligung von großen Gelenken)	3
>10 Gelenke (zumindest 1 kleines Gelenk)	5
Rheumaserologie	
Rheumafaktor und Anticitrullin-Antikörper (anti-CCP) negativ	0
Rheumafaktor oder/und anti-CCP niedrig positiv	2
Rheumafaktor oder/und anti-CCP hoch positiv	3
Dauer der Beschwerden	
<6 Wochen	0
≥6 Wochen	1
Akute-Phase-Reaktion	
CRP und BSG normwertig	0
CRP erhöht oder/und beschleunigte BSG	1

Für die definitive Diagnose einer rheumatoiden Arthritis sind ≥6 Punkte erforderlich.

- **Diagnostik**
- diagnostische Kriterien der rheumatoiden Arthritis (ACR, 1987): mindestens 4 der 7 Kriterien müssen für die Diagnose der rheumatoiden Arthritis erfüllt sein und klinische Erscheinungen müssen für wenigstens 6 Wochen vorliegen
    - Morgensteifigkeit der Gelenke >1 h
    - Arthritis an 3 oder mehr Gelenkgruppen
    - Arthritis der Hand- oder Fingergelenke
    - symmetrische Arthritis
    - Rheumaknoten
    - Rheumafaktoren im Serum
    - typische Röntgenveränderungen an den Händen
- erleichterte Diagnose in der Initialphase der rheumatoiden Arthritis mit Hilfe der neuen ACR/EULAR-Klassifikationskriterien unter Berücksichtigung der Anzahl der betroffenen Gelenke, der Rheumaserologie, der Akute-Phase-Reaktion und der Dauer der Beschwerden (◘ Tab. 8.1)
- positives **Gaenslen-Zeichen** mit schmerzhaftem Händedruck (Querdruckschmerz)

- evtl. positiver **Hoffmann-Tinel-Test** mit Parästhesien und Schmerzen beim Beklopfen des Karpaltunnels
- im **Hämagglutinationstest nach Waaler-Rose** oder im **Latexagglutinationstest** Nachweis von Rheumafaktoren (Autoantikörper gegen das Fc-Fragment von IgG) bei etwa 80 % aller Patienten; Anticitrullin-Antikörper (hohe Spezifität!)
- BSG↑, CRP↑, α_2- und γ-Globuline ↑, Serumkomplement↓
- im Blutbild Entzündungsanämie, evtl. leichte Leukozytose und Thrombozytose
- Serumeisen↓, Serumkupfer↑
- in der Arthrosonographie Nachweis der Pannusbildung und von Gelenkergüssen
- ggf. MRT zur frühen Diagnostik von Knorpel- und Knochenerosionen
- im Röntgenbild betroffener Gelenke gelenknahe Osteoporose, verschmälerter und inkongruenter Gelenkspalt, ossäre Arrosionen, Usuren und Zysten, im Spätstadium Gelenksluxationen und Ankylosen
- Zweiphasenskelettszintigraphie mit ^{99m}Tc-Phosphonat zum Nachweis einer Gelenkentzündung in der Frühphase
- ggf. diagnostische Arthroskopie mit Synoviabiopsie und histologischen Zeichen der Entzündung sowie Nachweis von Rhagozyten (Granulozyten mit phagozytierten Immunkomplexen und Rheumafaktoren)

- **Differenzialdiagnose**
- Kollagenosen, Vaskulitiden, HLA-B27-assoziierte Spondylarthritiden
- aktivierte Arthrosen, Polyarthrose der Fingergelenke (Bouchard-Knoten der Fingermittelgelenke, Heberden-Knoten der Fingerendgelenke, Rhizarthrose des Daumensattelgelenkes)
- Arthritis urica
- Fibromyalgie-Syndrom
- rheumatisches Fieber
- infektiöse Arthritis
- Lyme-Arthritis
- Löfgren-Syndrom
- Hämochromatose

- **Therapie**
- physikalische Therapie (v. a. Kälteanwendung), Ergo- und Physiotherapie
- medikamentöse Therapie
  - im akuten entzündlichen Schub
    - nichtsteroidale Antirheumatika: unselektive Cyclooxygenase (COX)-1/2-Inhibitoren, z. B. Ibuprofen, Diclofenac, ggf. Ulkusprophylaxe mit Protonenpumpeninhibitoren; selektive COX-2-Inhibitoren (Coxibe) z. B. Etoricoxib (Arcoxia®), Celecoxib (Celebrex®)

Tag 4

! Cave
Rheumafaktoren finden sich auch bei anderen Autoimmunkrankheiten, chronischen Infektionen und bei Gesunden in höherem Lebensalter.

! Cave
zurückhaltender Einsatz von selektiven COX-2-Inhibitoren bei Patienten mit erhöhtem kardiovaskulärem Risiko!

Tag 4

! Cave
Osteoporoseprophylaxe mit
Kalzium und Vitamin D!

>Memo
Nebenwirkungen der MTX-Thera-
pie, wie gastrointestinale Beschwerden, Stomatitis, Anstieg der
Leberwerte, Knochenmarkdepres-
sion etc., können durch die Gabe
von Folsäure 24–48 h nach MTX-
Applikation reduziert werden;
unter laufender Therapie sind
regelmäßige Kontrollen des Blutbildes, der Transaminasen und des
Kreatinins erforderlich!

! Cave
Risiko einer Hydroxychloroquin-
Retinopathie nimmt mit Therapiedauer und -dosis zu; regelmäßige
augenärztliche Kontrollen!

! Cave
Anti-TNF-α immer in Kombination
mit MTX, um die Bildung
neutralisierender Antikörper zu
verhindern!

– Glukokortikoide bei hochaktiver rheumatoider Arthritis,
z. B. Prednisolon initial 20 mg/d mit anschließend stufenweiser Reduktion bis zum Wirkungseintritt der Basistherapeutika, ggf. niedrig dosierte Dauertherapie (<5 mg/d)
— frühzeitiger Einsatz von Basistherapeutika (»disease
modifying antirheumatic drugs«, DMARD), ggf. als
Kombinationstherapie (»hit hard and early«)
– Immunsuppressiva: Methotrexat, MTX (Folsäureantagonist) 7,5–20 mg einmal wöchentlich oral oder s. c. bei
mittelschwerer und schwerer rheumatoider Arthritis, ggf.
Azathioprin oder Ciclosporin; Leflunomid, Arava® als
Mittel der Reserve (Hemmung der Dihydroorotatdehydro-
genase und damit der Pyrimidinsynthese)
– Alkylanzien, z. B. Cyclophosphamid bei schwerer rheuma-
toider Arthritis und Versagen anderer Basistherapeutika
– Hydroxychloroquin (Quensyl®) bei leichter, nicht erosiver
rheumatoider Arthritis
– Sulfasalazin (z. B. Azulfidine RA®) bei leichter, nicht
erosiver rheumatoider Arthritis
– evtl. Goldtherapie
– Anti-TNF-α (z. B. Infliximab i. v., Remicade®; Adalimumab
s. c., Humira®; Etanercept s. c., Enbrel®; Golimumab s. c.,
Simponi®; Certolizumab Pegol s. c., Cimzia®) als Mittel der
Reserve nach Versagen der übrigen Therapie
– Hemmung der proinflammatorischen IL-6-Wirkung durch
Bindung an IL-6-Rezeptoren (Tocilizumab, RoActemra®)
– IL-1-Rezeptorantagonist (Anakinra, Kineret®) (hohes
Nebenwirkungspotenzial)
– Anti-CD20-Antikörper (Rituximab, MabThera®) zur
Elimination der peripheren B-Lymphozyten
– Hemmung der T-Zellaktivierung (Abatacept, Orencia®)
— evtl. Immunabsorption
— Radiosynoviorthese (^{90}Yttrium, ^{186}Renium und ^{169}Erbium für
große, mittlere bzw. kleine Gelenke)
— arthroskopische Synovektomie
— ggf. prothetischer Gelenksersatz und Rehabilitationsmaß-
nahmen

8.2   Seronegative Spondylarthropathien

8.2.1   Ankylosierende Spondylitis (M. Bechterew)

— Rheumafaktor-negative und HLA-B27-positive, chronisch
entzündliche Erkrankung des Achsenskeletts
— Prävalenz 1 %; ♂:♀ = 3:1, Häufigkeitsgipfel 20.–40. Lebensjahr,
assoziiert mit HLA-B27 (90 % aller Patienten)

Tag 4

◼ **Tab. 8.2** Modifizierte New-York-Kriterien der ankylosierenden Spondylitis (1984)	
1. Klinische Kriterien	a. Tiefe Rückenschmerzen und -steifigkeit >3 Monate
	b. Bewegungseinschränkung der Lendenwirbelsäule in zwei Ebenen (sagittal, frontal)
	c. Bewegungseinschränkung des Thorax
2. Radiologische Kriterien	Bilaterale Sakroiliitis ≥Grad 2 oder unilateral Grad 3–4
Definitive Diagnose ankylosierende Spondylitis, wenn 2 und 1a, 1b oder 1c erfüllt sind bzw. wahrscheinliche Diagnose, wenn nur 1a, 1b und 1c oder nur 2 erfüllt sind	

- **Klinik**
- inital nächtliche oder morgendliche tiefsitzende Rückenschmerzen, evtl. Gesäßschmerzen mit Ausstrahlung in die Oberschenkel
- zunehmende Steifigkeit mit eingeschränkter Beuge- und Streckfunktion der Wirbelsäule
- im weiteren Verlauf Schmerzen im thorakolumbalen Übergang der Wirbelsäule, Brustschmerzen, Schambeinschmerzen
- schmerzhaft entzündete Sehnenansätze, z. B. Achillessehne, Plantaraponeurose, Sitzbein
- extraartikuläre Manifestationen: Iridozyklitis (in 25 % der Fälle)
- Komplikationen: Versteifung der Wirbelsäule mit fixierter BWS-Kyphose, Amyloidose

- **Diagnostik**
- Diagnose des M. Bechterew wird anhand klinischer Symptomatik und radiologisch nachweisbarer Veränderungen im Achsenskelett gestellt (◼ Tab. 8.2)
- positives Mennell-Zeichen mit Scherungsschmerz der Ileosakralgelenke
- zunehmende Bewegungseinschränkung der Wirbelsäule und des Thorax
    - Finger-Fußboden-, Hinterhaupt-Wand- und Kinn-Sternum-Distanz ↑
    - **Schober-Maß**↓ (bei Rumpfbeugung Vergrößerung der Distanz vom 5. LWK 10 cm nach kranial <4 cm) und **Ott-Maß**↓ (bei Rumpfbeugung Vergrößerung der Distanz vom 7. HWK 30 cm nach kaudal <2 cm)
    - in-/exspiratorische Thoraxumfangsdifferenz↓ (<6 cm)
- HLA-B27 positiv
- BSG und CRP ↑

Tag 4

- im Röntgenbild Zeichen der Spondylitis und Sakroiliitis, ggf. MRT zur Frühdiagnostik
  - ileosakral verwaschener Gelenkspalt mit gelenknahen Sklerosierungen und Erosionen
  - Appositionen an den Wirbelkörpern, Verkalkung des Bandapparates mit überbrückenden Knochenspangen zwischen den Wirbelkörpern (Syndesmophyten), Ankylosierung der Intervertebralgelenke (infolge der Spondylarthritis); im Spätstadium Bild eines »Bambusstabes«

- **Differenzialdiagnose**
- Osteoporose
- infektiöse Spondylitis und Spondylodiszitis
- reaktive Arthritis
- Arthritis psoriatica
- enteropathische Arthritiden bei chronisch entzündlichen Darmerkrankungen (25 % aller Patienten mit Colitis ulcerosa bzw. M. Crohn, 60 % aller Patienten mit einem M. Whipple)
- Knochenmetastasen
- Spondylitis hyperostotica (M. Forestier, degenerative Erkrankung der Wirbelsäule)

- **Therapie**
- physikalische Maßnahmen, Physio- und Ergotherapie als Eigentherapie
- nichtsteroidale Antirheumatika
- im schweren entzündlichen Schub kurzfristig Kortikosteroide, evtl. auch intraartikuläre Injektionen
- Sulfasalazin (z. B. Azulfidine RA®) bei leichter peripherer Arthritis
- Anti-TNF-α (z. B. Infliximab i. v., Remicade®; Adalimumab s. c., Humira®; Etanercept s. c., Enbrel®) bei schweren therapierefraktären Verläufen

8.2.2 Reaktive Arthritis (früher: Reiter-Syndrom)

- para- oder postinfektiöse Arthritis infolge gastrointestinaler oder urogenitaler bakterieller Infekte
  - posturethritisch, z. B. bei Gonorrhö oder nichtgonorrhoischer Urethritis (*Chlamydia trachomatis* Serovar D-K, *Ureaplasma urealyticum*)
  - postenteritisch (Yersiniose, Salmonellose, Shigellose, *Campylobacter-jejuni*-Infektionen)
- assoziiert mit HLA-B27 (80 % aller Patienten)
- i. d. R. vollständige Ausheilung nach mehreren Wochen bis Monaten, ggf. Neuerkrankung aufgrund der genetischen Prädisposition

- **Klinik**
- klinische Symptomatik 2–6 Wochen nach Urethritis oder
  Enteritis
  - typischerweise asymmetrische, »springende« Oligoarthritis
    der großen Gelenke, evtl. Sakroiliitis, evtl. Daktylitis
    (»Wurstfinger/-zehen«), Enthesopathien
  - Urethritis
  - Konjunktivitis, Iritis
  - Dermatosen, z. B. Balanitis circinata, Keratoma blennorrhagi-
    cum (palmar und plantar), Aphthen der Mundschleimhaut,
    psoriasiforme Effloreszenzen
- evtl. Fieber
- selten Karditis oder Pleuritis
- Komplikation: chronische Verläufe bei persistierender Infektion,
  z. B. mit Yersinien oder Chlamydien

Tag 4

- **Diagnostik**
- BSG↑, CRP↑
- α_2-Globuline↑
- HLA-B27 positiv
- evtl. molekulargenetischer Erregernachweis mittels PCR aus
  Morgenurin, Stuhl oder Schleimhautbiopsien
- indirekter serologischer Nachweis der Infektion durch
  spezifische Titeranstiege
- Rheumafaktor negativ, ANA negativ, Antistreptolysintiter
  negativ, Borrelientiter negativ
- evtl. szintigraphischer Nachweis der Entzündungsaktivität in den
  betroffenen Gelenken

! Cave
aseptische Entzündung der
Gelenke, kein Nachweis
bakterieller Erreger im
Gelenkpunktat, aber möglicherweise Nachweis von Bakterien-
antigenen!

- **Therapie**
- bei nichtgonorrhoischer Urethritis und persistierender Infektion
  mit Chlamydien bzw. Ureaplasmen Antibiose mit Doxycyclin
  oder Makroliden (Erythromycin, Clarithromycin, z. B. Klacid®)
  bis zu 3 Monaten
- bei Gonorrhö Cephalosporine der 2. oder 3. Generation
  (Partnerbehandlung)
- bei postenteritischer reaktiver Arthritis i. d. R. keine klinische
  Besserung durch antibiotische Therapie
- symptomatische Therapie
  - nichtsteroidale Antirheumatika, evtl. Glukokortikosteroide
    bei extraartikulärer Manifestation und hochakuten Verläufen,
    ggf. Sulfasalazin bei chronischen Verläufen
  - physikalische Therapie (Kryotherapie), Physiotherapie

8.2.3 Arthropathia psoriatica (Psoriasis-Arthritis)

- Psoriasis-Prävalenz 2-3 %, Psoriasis-Arthritis bei 10–20 % der Patienten

- **Klinik**
- überwiegend asymmetrische Oligoarthritis (60 % aller Fälle), evtl. strahlenförmiger Befall einzelner Finger oder Zehen (Daktylitis mit »Wurstfingern/-zehen«), ggf. Spondylarthritis mit Sakroiliitis (10 % aller Fälle)
- »Schuppenflechte« (rote Papeln und Plaques mit silberweißer Schuppung) an den Streckseiten der Extremitäten, an der Kopfhaut und in der Sakral-/Analregion
- dystrophische Nägel (Tüpfelnägel, Ölflecknägel, Krümelnägel und Onycholyse)
- selten deformierende, mutilierende Polyarthritis (knapp 5 % aller Fälle, assoziiert mit HLA-DR3)
- Sonderform: **SAPHO-Syndrom** mit Synovitis, Akne, Psoriasis pustulosa palmaris et plantaris, Hyperostosis (sternoklavikulär und spondylär) und multifokaler steriler Osteitis

- **Diagnostik**
- typische Haut- und Nagelveränderungen
- HLA-B27 positiv (ca. 30 % der Fälle), Rheumafaktor negativ
- im Röntgenbild der Hände nebeneinander von Destruktionen (Erosionen) und Appositionen

- **Therapie**
- Sulfasalazin bei milder Oligoarthritis, evtl. kurzzeitiger Einsatz von Glukokortikosteroiden
- Immunsuppressiva (z. B. Methotrexat) bei erosiver Polyarthritis
- Anti-TNF-α (z. B. Infliximab i. v., Remicade®; Adalimumab s. c., Humira®; Etanercept s. c., Enbrel®) bei schweren therapierefraktären Verläufen

8.3 Kollagenosen

8.3.1 Systemischer Lupus erythematodes (SLE, Lupus erythematodes disseminatus)

- chronisch entzündliche Systemerkrankung der Haut und des vaskulären Bindegewebes
    - kutaner, chronisch diskoider Lupus erythematodes (nur Hautbefall)
    - subakuter kutaner Lupus erythematodes (Hautveränderungen, Arthralgien und Myalgien, evtl. Sjögren-Syndrom)
    - systemischer Lupus erythematodes (Mitbeteiligung innerer Organe)

- Autoimmunreaktion unklarer Genese
- ♀:♂ = 10:1, Häufigkeitsgipfel 20.–40. Lebensjahr; assoziiert mit HLA-DR2 und HLA-DR3
- **medikamentös induzierter Lupus erythematodes**, z. B. durch Procainamid, Hydralazin, Phenytoin
- Die Gesamtprognose wird meist von der Nierenbeteiligung bestimmt.

- **Klinik**
- unspezifische Allgemeinsymptome: Leistungsminderung, Gewichtsverlust, Kopfschmerzen, Fieber
- nicht-erosive Polyarthritis mit Subluxationen, evtl. Myositis mit Muskelatrophie
- (muko-)kutane Manifestationen
  - »Schmetterlingserythem« an Wangen und Nasenrücken
  - scheibenförmige entzündliche Effloreszenzen mit Hyperkeratosen und zentraler Atrophie (diskoider Lupus)
  - Dermatitis nach Lichtexposition
  - multiple kleine Erosionen der Mund- und Nasenschleimhäute
  - selten vernarbende Alopezie
- selten Lymphadenopathie
- Raynaud-Symptomatik
- Mitbeteiligung innerer Organe
  - Pleuritis, evtl. Pneumonitis
  - **Libmann-Sacks-Endokarditis**, Myokarditis, Perikarditis, evtl. Beteiligung der Herzkranzgefäße mit Myokardinfarkt (kardiopulmonale Beteiligung bei 30 % aller Patienten)
  - **Lupusnephritis** (Immunkomplex-Glomerulonephritis) mit Mikrohämaturie und Proteinurie (60–70 % aller Patienten), rasch progrediente Glomerulonephritis mit nephrotischem Syndrom, chronische Niereninsuffizienz und renoparenchymatöse Hypertonie
  - bei fokaler ZNS-Beteiligung infolge von Mikrozirkulationsstörungen überwiegend neurologische Symptomatik, z. B. Krampfanfälle, Apoplex, Paresen
  - bei diffuser ZNS-Beteiligung gehäuft psychiatrische Symptome, z. B. Antriebslosigkeit, Psychosen, Depressionen (neurologisch-psychiatrische Symptome bei 60 % aller Patienten)
  - seltener Polyneuropathien
- **Antiphospholipid-Syndrom** mit arteriellen/venösen Thrombosen, Aborten und Thrombozytopenie
- bei schwangeren Patientinnen mit SLE und Anti-Ro(SS-A) bzw. Anti-La(SS-B) mögliche transplazentare Übertragung der Antikörper mit konsekutivem kongenitalem »Herz-Block« (AV-Block)

Tag 4

>Memo
Nachweis von Anti-Histon-Antikörpern, keine Anti-dsDNS-Antikörper nachweisbar; reversibel nach Absetzen der Medikamente!

>Memo
Nasolabialfalten sind ausgespart!

! Cave
Risikoschwangerschaft; Einleitung der Geburt in kinderkardiologischer Bereitschaft, Schrittmacherindikation!

Tag 4

- **Diagnostik**
- BSG↑, CRP normwertig
- α_2- und γ-Globuline ↑
- C3 und C4 ↓ (Komplementverbrauch!)
- evtl. Serumkreatinin↑, Erythrozyturie und Proteinurie bei renalem Befall
- durch Autoantikörper induzierte, Coombs-positive hämolytische Anämie, Leukozytopenie und Thrombozytopenie
- in der immunfluoreszenzmikroskopischen Untersuchung von Hautbiopsien granuläre Ablagerungen aus IgG und Komplement (C3) entlang der Basalmembran (sog. »Lupusband«)
- in der immunologischen Diagnostik Nachweis von antinukleären Antikörpern (ANA) (95 % aller Patienten), von Anti-Doppelstrang-DNS-Antikörpern (Anti-dsDNS) (50–80 % aller Patienten), Anti-Sm- (25 %), Anti-Ro(SS-A)- (60 %), Anti-La(SS-B)- (20 %), Anti-C1q-Antikörpern (korrelieren mit der Krankheitsaktivität) und Antiphospholipid-Antikörpern (Anti-Cardiolipin-Antikörper und Lupusantikoagulans; 35 %)
- Nachweis zirkulierender Immunkomplexe, evtl. auch gegen Gerinnungsfaktoren gerichtete Autoantikörper
- in der Nierenbiopsie histologische Differenzierung zwischen minimal mesangialer, mesangial proliferativer, fokaler oder diffuser, membranöser und fortgeschritten sklerosierender Lupusnephritis
- diagnostische Kriterien des systemischen Lupus erythematodes (ACR, 1997): mindestens 4 der 11 Kriterien müssen für die Diagnose des systemischen Lupus erythematodes erfüllt sein
    - Schmetterlingserythem
    - diskoider Lupus
    - Photosensitivität
    - Ulzera der Mund- oder Nasenschleimhäute
    - Nicht-erosive Arthritis ($\geq$2 Gelenke)
    - Pleuritis oder Perikarditis (Serositis)
    - Lupusnephritis (Proteinurie >0,5 g/d)
    - ZNS-Beteiligung
    - Coombs-positive hämolytische Anämie, Leukopenie, Thrombopenie
    - Anti-dsDNS-, Anti-Sm-, Antiphospholipid-Antikörper
    - ANA

- **Therapie**
- bei kutanem Lupus erythematodes Lichtschutzsalben, steroidhaltige Salben und Retinoide, ggf. Pimecrolimus (Elidel®) 1 %
- bei **systemischem Lupus erythematodes (SLE)**
    - ohne viszerale Beteiligung nichtsteroidale Antirheumatika und Hydroxychloroquin (Quensyl®), ggf. Kortikosteroide

! Cave

Osteoporoseprophylaxe mit Kalzium und Vitamin D bei längerer Therapiedauer mit Steroiden!

- mit viszeraler Beteiligung hochdosierte Prednisolon-Stoß-therapie, ggf. Azathioprin oder Cyclophosphamid-Bolus-therapie, alternativ Mycophenolat-Mofetil
  - bei Therapieresistenz Rituximab (MabThera®), ggf. autologe Stammzelltransplantation
- bei Lupusnephritis
  - antihypertensive Therapie bevorzugt mit ACE-Hemmern zum Erhalt der Nierenfunktion
  - bei mesangial proliferativer Lupusnephritis Kortikosteroide
  - bei fokaler und diffuser Lupusnephritis Kortikosteroide und Cyclophosphamid-Bolustherapie über 3–6 Monate als Induktionstherapie und Kortikosteroide und Mycophenolat oder Azathioprin zur Remissionserhaltung
  - bei membranöser Lupusnephritis Kortikosteroide und Cyclophosphamid-Bolustherapie oder Ciclosporin A
  - keine immunsuppressive Therapie bei fortgeschritten sklerosierter Lupusnephritis

Tag 4

8.3.2 Polymyositis und Dermatomyositis

- entzündliche Erkrankung der Skelettmuskulatur, ggf. mit Hautbeteiligung
- idiopathische Polymyositis (30 % aller Patienten) oder Dermatomyositis (25 %), im Zusammenhang mit anderen Kollagenosen (30 %), gleichzeitiges Auftreten maligner Prozesse (10 %), im Kindesalter gehäuft mit Vaskulitis (5 %)
- ♀:♂ = 2:1, Häufigkeitsgipfel 50.–60. Lebensjahr; assoziiert mit HLA-DR3 und HLA-B8

- **Klinik**
- Muskelschwäche im Bereich des Schulter- und des Beckengürtels, Myalgien
- evtl. Synovialitis mit Arthralgien
- lividrote, ödematöse Exantheme im Gesicht, überwiegend periorbital
- evtl. lichenoide Papeln an den Fingerstreckseiten (Gottron-Papeln), druckdolente Hyperkeratosen der Nagelfalz (Keinig-Zeichen), Palmar- und Plantarerytheme
- evtl. Fieber
- Mitbeteiligung innerer Organe
  - interstitielle Myokarditis mit Herzrhythmusstörungen
  - Alveolitis und Lungenfibrose mit gehäuftem Auftreten pulmonaler Infekte
  - evtl. Dysphagie bei Ösophagusbeteiligung
- **Anti-Jo1-Syndrom** mit Myositis, Arthritis, Raynaud-Symptomatik und fibrosierender Alveolitis

Tag 4

- **Diagnostik**
  - BSG↑, evtl. Leukozytose, α_2-Globuline↑
  - Muskelenzyme↑(CK, GOT, LDH, Aldolase) und evtl. Myoglobin im Serum ↑
  - ggf. Myoglobinurie
  - Nachweis von ANA (50 % aller Patienten), Anti-Jo1-Antikörpern (Anti-Histidyl-tRNA-Synthetase, 5–30 %), Anti-U1-RNP, Anti-Mi2, Anti-PmScl und Anti-SRP
  - in der Elektromyographie polyphasische Potenziale, Fibrillationen und hochfrequente Entladungen
  - im MRT Nachweis von Muskelödemen
  - in der Muskelbiopsie aus den betroffenen Muskelgruppen histologisch Anhäufung mononukleärer Zellen, perivaskulär lymphozytäre Infiltrate und Degeneration der Muskelfasern

! Cave

umfassende Diagnostik zum Ausschluss eines Malignoms!

- **Differenzialdiagnose**
  - Polymyalgia rheumatica
  - Muskeldystrophien
  - Myasthenia gravis
  - Lambert-Eaton-Syndrom
  - Einschlusskörperchen-Myositis
  - Alkoholmyopathie
  - Steroidmyopathie
  - infektiöse Myositis, z. B. bei Trichinellose

- **Therapie**
  - Kortikosteroide
  - bei Nichtansprechen Immunsuppressiva, z. B. Methotrexat, Azathioprin und Ciclosporin A
  - evtl. hochdosiert Immunglobuline
  - evtl. Anti-TNF-α (z. B. Infliximab i. v., Remicade®; Adalimumab s. c., Humira®; Etanercept s. c., Enbrel®) oder Anti-CD20-Antikörper (Rituximab, MabThera®)
  - ggf. Tumortherapie

8.3.3 Progressive systemische Sklerose (Sklerodermie)

- Systemerkrankung mit Fibrosierung und Sklerosierung des Bindegewebes infolge gesteigerter Kollagensynthese; Beteiligung des Gefäßsystems durch Intimaproliferation (obliterierende »Zwiebelschalenangiopathie«)
  - weites klinisches Spektrum
  - diffuse systemische Sklerodermie mit generalisierter Haut- und Organbeteiligung (schlechteste Prognose)
  - akrale limitierte systemische Sklerodermie (**CREST-Syndrom**)

- ▬ ♀:♂ = 4:1, Häufigkeitsgipfel 30.–50. Lebensjahr; assoziiert mit HLA-DR5 bei diffuser Verlaufsform und HLA-DR1, HLA-DR4 und HLA-DR8 bei limitierter Verlaufsform

- ■ **Klinik**
- ▬ Hautmanifestationen (Ödem, Induration und Atrophie)
  - ═ schmerzlose, ödematöse Schwellung, initial an Fingern und Händen
  - ═ Sklerodaktylie mit Kontrakturen infolge der straff gespannten Haut
  - ═ atrophische, pergamentartige, leicht verletzliche Haut (»Rattenbiss«-Nekrosen an den Fingerkuppen), Pigmentveränderungen
  - ═ Maskengesicht, Verkleinerung der Mundöffnung mit radiärer Faltenbildung (Mikrostomie und »Tabaksbeutelmund«)
  - ═ sekundäres Raynaud-Syndrom bei >90 % der Patienten
  - ═ Thibièrge-Weissenbach-Syndrom mit subkutaner Kalzinose
- ▬ Arthralgien
- ▬ Organmanifestationen
  - ═ Dysphagie infolge einer Ösophaguswandstarre, Sklerosierung des Zungenbändchens
  - ═ Lungenfibrose mit Dyspnoe und rezidivierenden Pneumonien, komplizierend pulmonale Hypertonie und Cor pulmonale
  - ═ evtl. Myokardfibrose, Perikarditis
  - ═ selten Nierenbeteiligung mit »renaler (hypertensiver) Krise«
- ▬ **CREST-Syndrom** mit Calcinosis cutis, Raynaud-Symptomatik, Ösophagusstarre, Sklerodaktylie und Teleangiektasien

- ■ **Diagnostik**
- ▬ klinische Diagnose vorrangig
- ▬ immunologische Diagnostik mit Nachweis von
  - ═ ANA (90 % aller Fälle)
  - ═ Anti-Scl70-(Antitopoisomerase-1-)Antikörpern bei diffuser Verlaufsform (40 % aller Patienten)
  - ═ Anti-Zentromeren-Antikörpern (ACA) bei limitierter Verlaufsform (70 % aller Patienten)
  - ═ Fibrillarinantikörpern bei Lungenfibrose
- ▬ in der intravitalen Nagelfalzkapillarmikroskopie Rarefizierung der Kapillaren und Kaliberunregelmäßigkeiten
- ▬ in der Hautbiopsie histologischer Nachweis lymphozytärer Infiltrate, Kollagenvermehrung, Intimaverdickung und Fibrose der Adventitia in den kleinen Blutgefäßen
- ▬ in der Röntgenaufnahme der Hände Nachweis von Akroosteolysen
- ▬ in der Ösophagusmanometrie evtl. Hinweise auf eine gestörte Koordination der Peristaltik mit herabgesetztem Sphinktertonus
- ▬ evtl. Nachweis einer restriktiven Ventilationsstörung mit Erhöhung des Residualvolumens, CO_2-Diffusionskapazität↓

Tag 4

>Memo
bei Sharp-Syndrom typischerweise Nachweis von Anti-
Ribonukleinprotein-Antikörpern,
Anti-U1-RNP

- **Differenzialdiagnose**
- **Sharp-Syndrom** mit Raynaud-Symptomatik und sklerodermie-artigen Hautveränderungen (Mischkollagenose aus systemischem Lupus erythematodes, Sklerodermie, Polymyositis und rheumatoider Arthritis)
- Raynaud-Syndrom anderer Genese
- zirkumskripte Sklerodermie
- **Shulman-Syndrom** (eosinophile Fasziitis)
- **nephrogene systemische Fibrose** (sklerodermieartige Hautveränderungen nach Gabe gadoliniumhaltiger Kontrastmittel bei schwerer Niereninsuffizienz)
- Lyme-Borreliose mit Acrodermatitis chronica atrophicans

- **Therapie**
- bei Raynaud-Symptomatik Nifedipin oder Nitroglyzerin, bei pulmonaler Hypertonie Bosentan (Tracleer®, Endothelin-Rezeptorantagonist), evtl. Prostaglandinanaloga (z. B. Iloprost, Ilomedin®) bei trophischen Störungen
- in der Ödemphase Kortikosteroide
- ggf. Immunsuppressiva bei viszeraler Beteiligung, z. B. Cyclophosphamid
- physikalische Therapie und Physiotherapie
- ACE-Hemmer zur Nephroprotektion

8.3.4 Sjögren-Syndrom

- chronische Entzündung der Tränen- und Speicheldrüsen
  - primär (idiopathisch)
  - sekundär in Form des »Sicca-Syndroms« bei anderen rheumatischen Erkrankungen und Kollagenosen, bei Hepatitis C und primär biliärer Zirrhose
- ♀:♂ = 9:1; assoziiert mit HLA-DR2 und HLA-DR3

- **Klinik**
- Keratoconjunctivitis sicca mit Xerophthalmie (Augenbrennen, Fremdkörpergefühl), evtl. Hornhautulzerationen
- Mundtrockenheit infolge reduzierter Speichelsekretion, evtl. Parotisschwellung
- evtl. Arthritis
- nur selten Organmanifestationen, Vaskulitis oder neurologische Symptome
- gehäuftes Auftreten maligner Lymphome

- **Diagnostik**
- BSG↑, γ-Globuline↑, Anämie, Leukozytopenie, evtl. Thrombozytopenie

- Nachweis antinukleärer Antikörper gegen SS-A (Ro) und SS-B (La) (70 % aller Patienten) und von Rheumafaktoren (50 %), evtl. Antikörper gegen das Epithel der Speicheldrüsenausführungsgänge
- in der augenärztlichen Untersuchung mit der Spaltlampe Nachweis einer Keratitis
- positiver **Schirmer-Test** (Nasszone auf einem in das Unterlid eingelegten Filterpapierstreifen <5 mm nach 5 min)
- in der Parotisbiopsie histologischer Nachweis einer Sialadenitis mit lymphozytärer Infiltration
- in der Szintigraphie mit ^{99m}Tc-Pertechnat verminderte Speicheldrüsensekretion

- **Therapie**
- symptomatische Therapie mit künstlicher Tränenflüssigkeit und künstlichem Speichel, ausreichend Flüssigkeitszufuhr
- Bromhexin (z. B. Bisolvan®), evtl. Salagen® (Pilocarpinderivat) zur Förderung der Tränen- und Speichelsekretion
- bei Arthralgien Hydroxychloroquin (Quensyl®)
- bei Vaskulitis Immunsuppressiva
- bei sekundärem Sicca-Syndrom Therapie der Grundkrankheit

8.4 Vaskulitiden

- primäre (idiopathische) Vaskulitiden
  - Vaskulitiden kleiner Gefäße
    - ANCA-assoziiert: Wegener-Granulomatose, Churg-Strauss-Syndrom und mikroskopische Panarteriitis
    - Immunkomplex-vermittelt: Purpura Schoenlein-Henoch, essenzielle kryoglobulinämische Vaskulitis, kutane leukozytoklastische Vaskulitis
  - Vaskulitiden mittelgroßer Gefäße: Panarteriitis nodosa, Kawasaki-Syndrom
  - Vaskulitiden großer Gefäße: Riesenzellarteriitis, Polymyalgia rheumatica, Takayasu-Arteriitis
- sekundäre Vaskulitiden, z. B. bei rheumatischen Erkrankungen, Kollagenosen, Infektionskrankheiten und nach Medikamenteneinnahme

8.4.1 Wegener-Granulomatose

- chronisch progrediente, granulomatöse Vaskulitis der kleinen Gefäße (häufig mit Beteiligung des Respirationstraktes und der Nieren)
- klinisch schwerwiegende Erkrankung, unbehandelt >80 % Letalität im 1. Jahr nach Diagnosestellung

Tag 4

- **Klinik**
  - unspezifische Allgemeinsymptome, z. B. Fieber, Nachtschweiß, Gewichtsverlust
  - initial lokal begrenzt auf den Respirationstrakt
    - chronische, häufig hämorrhagische Rhinitis, evtl. Septumperforation mit »Sattelnase«, Sinusitis, subakut-chronische Otitis media, Schwerhörigkeit
    - hyperplastische Gingivitis, Gaumenulzerationen
    - subglottische Larynxstenose mit Stridor, ulzerierende Tracheobronchitis
    - pulmonale Rundherde, evtl. Pseudokavernen, Infiltrationen, Atelektasen, alveoläre Hämorrhagien mit Hämoptoe
  - im Verlauf generalisierte Vaskulitis mit pulmorenalem Syndrom
    - rasch progressive Glomerulonephritis (nekrotisierende Glomerulonephritis)
    - evtl. Keratokonjunktivitis, Episkleritis
    - evtl. Mononeuritis multiplex, Hirnnervenlähmungen, Hirninfarkte, epileptiforme Anfälle
    - Arthralgien und Myalgien

- **Diagnostik**
  - BSG↑, evtl. Leukozytose, Thrombozytose und Anämie
  - ggf. Serumkreatinin↑, ggf. Erythrozyturie
  - in der immunologischen Diagnostik Nachweis von anti-neutrophilen zytoplasmatischen Antikörpern mit zytoplasmatischem Fluoreszenzmuster (cANCA, Anti-Proteinase-3-Antikörper)
  - im Thoraxröntgenbild Infiltrate und Rundherde, evtl. mit Einschmelzung
  - im Schädel-MRT/-CT Nachweis von Granulomen in den Nasennebenhöhlen
  - in Schleimhautbiopsien aus den Nasennebenhöhlen histologischer Nachweis granulomatöser Ulzerationen mit Riesenzellen und nekrotisierender Vaskulitis
  - diagnostische Kriterien der Wegener-Granulomatose (ACR, 1990): mindestens 2 der 4 Kriterien müssen für die Diagnose der Wegener-Granulomatose erfüllt sein
    - nasale oder orale Ulzerationen, Nasenbluten
    - pulmonale Infiltrate oder Kavernen (Röntgen-Thorax)
    - Mikrohämaturie/Erythrozyturie
    - granulomatöse Arteriitis (Histologie)

- **Therapie**
  - im lokal begrenzten Initialstadium Trimethoprim und Sulfamethoxazol (Cotrimoxazol), ggf. zusätzlich Prednisolon
  - im generalisierten Stadium Prednisolon (1 mg/kg KG/d) und Cyclophosphamid p. o. (2 mg/kg KG/d)

! Cave

hohes Risiko für die Entstehung von Blasenkarzinomen infolge der Therapie mit Cyclophosphamid!

- zur Remissionserhaltung Austausch von Cyclophosphamid gegen Azathioprin und Reduktion des Prednisolons auf <5–10 mg/d innerhalb von 6 Monaten
- alternativ Cyclophosphamid-Pulstherapie i. v. (Induktion); Erhaltungstherapie mit Methotrexat oder Azathioprin
- bei leichteren Verläufen evtl. Prednisolon (1 mg/kg KG/d) und Methotrexat 15–25 mg/Woche
- evtl. als Mittel der Reserve Mycophenolatmofetil (CellCept®), Anti-TNF-α (z. B. Infliximab), Anti-CD20-Antikörper (z. B. Rituximab), 15-Desoxyspergualin

Tag 4

8.4.2 Churg-Strauss-Syndrom

- systemische granulomatöse Vaskulitis vor allem der kleinen Gefäße mit Infiltration von eosinophilen Granulozyten kombiniert mit einer atopischen Diathese

- **Klinik**
- typische Kombination aus Asthma bronchiale, Rhinitis allergica, Eosinophilie und pulmonalen Infiltraten
- evtl. Fieber
- eosinophile granulomatöse Myokarditis oder Koronaritis mit Tachykardien und Rhythmusstörungen
- gastrointestinale Beschwerden, z. B. Übelkeit, abdominelle Krämpfe, Diarrhö
- häufig neurologische Störungen, z. B. Mono-/Polyneuropathien

- **Diagnostik**
- diagnostische Kriterien des Churg-Strauss-Syndroms (ACR, 1990): mindestens 4 der 6 Kriterien sollten für die Diagnose des Churg-Strauss-Syndroms erfüllt sein
    - allergisches Asthma
    - flüchtige Lungeninfiltrate
    - Sinusitis
    - Eosinophilie (>10 %)
    - Mono-/Polyneuropathie
    - histologischer Nachweis einer extravaskulären Eosinophilie
- BSG↑
- Gesamt-IgE↑, Nachweis zirkulierender IgE-enthaltender Immunkomplexe
- in der immunologischen Diagnostik Nachweis von cANCA oder pANCA bei 40 % aller Patienten

- **Therapie**
- Prednisolon (1 mg/kg KG/d)
- Cyclophosphamid bei schwerem, progressivem Verlauf (wie Wegener-Granulomatose)

8.4.3 Mikroskopische Panarteriitis (mikroskopische Polyangiitis)

- pANCA-assoziierte Vaskulitis der kleinen Gefäße ohne Immunkomplexablagerungen oder Granulome

- **Klinik**
- klinisch der Wegener-Granulomatose ähnlich
- Glomerulonephritis
- renale Hypertonie mit Kopfschmerzen
- pulmonale Vaskulitis, evtl. alveoläre Hämorrhagien mit Hämoptoe
- subkutane Knötchen, Purpura, evtl. mit Nekrosen
- Mononeuritis multiplex
- Episkleritis
- Sinusitis

- **Diagnostik**
- Mikrohämaturie und Proteinurie
- in der immunologischen Diagnostik Nachweis von antineutrophilen zytoplasmatischen Antikörpern mit perinukleärem Fluoreszenzmuster (pANCA, Anti-Myeloperoxidase (MPO)-Antikörper) bei 60 % aller Patienten
- in Hautbiopsien histologischer Nachweis einer Vaskulitis der kleinen Gefäße

! Cave
keine granulomatöse Entzündung!

- **Therapie**
- Kortikosteroide und Cyclophosphamid (wie Wegener-Granulomatose)

8.4.4 Immunkomplex-vermittelte Vaskulitiden der kleinen Gefäße

- nekrotisierende Vaskulitis der kleinen Gefäße mit Immunkomplex- und Komplementablagerungen in den entzündlichen Veränderungen
- **Purpura Schoenlein-Henoch:** Immunkomplexvaskulitis, gehäuft nach Infekten der oberen Atemwege, meist Kinder
- **kryoglobulinämische Vaskulitis:** essenzielle *versus* sekundäre Kryoglobulinämie bei Hepatitis C, Lymphomen oder Kollagenosen
- **kutane leukozytoklastische Vaskulitis:** Vaskulitis der kleinen Hautgefäße, keine systemische Vaskulitis

- **Klinik**
- bei Purpura Schoenlein-Henoch
    - Fieber, schweres Krankheitsgefühl, Kopfschmerzen
    - Purpura = multiple kleine, teilweise erhabene Petechien und Ekchymosen (überwiegend an Unterschenkelstreckseiten und Gesäß)

Tag 4

- schmerzhafte Schwellung der Gelenke (häufig der Sprung-
    gelenke)
  - kolikartige Leibschmerzen mit blutiger Diarrhö, evtl.
    Melaena (»Purpura abdominalis«), bei Kindern Invagination
    des Darmes
  - Mikro- oder Makrohämaturie (»Schoenlein-Henoch-
    Nephritis«, vor allem bei Erwachsenen)
- bei kryoglobulinämischer Vaskulitis
  - palpable Purpura (akral betont) mit Nekrosen
  - Hämaturie und Proteinurie infolge einer Glomerulonephritis
  - Arthralgien
  - Neuropathie
- bei kutaner leukozytoklastischer Vaskulitis
  - Fieber
  - reine Angiitis der Haut mit Purpura
  - keine viszeralen Manifestationen

- **Diagnostik**
- im Differenzialblutbild Leukozytose und Eosinophilie
- BSG↑
- bei Purpura Schoenlein-Henoch
  - Erythrozyturie
  - evtl. positiver Hämoccult®-Test
  - Nachweis zirkulierender Immunkomplexe, IgA↑
  - evtl. pathologisches EEG
  - in der Hautbiopsie histologischer Nachweis einer
    perivaskulären Leukozyteninfiltration mit Untergang der
    Leukozyten und subendothelialer IgA-Ablagerungen
  - in der Nierenbiopsie histologischer Nachweis einer
    mesangioproliferativen Glomerulonephritis mit mesangialen
    IgA-Ablagerungen
- bei kryoglobulinämischer Vaskulitis
  - Erythrozyturie und Proteinurie
  - Hypokomplementämie
  - Rheumafaktor meist positiv
  - evtl. bei Hepatitis C serologischer Nachweis von Anti-HCV
  - Nachweis von in der Kälte präzipitierenden IgM-IgG-Kom-
    plexen, ggf. Immunfixation zur Differenzierung zwischen
    monoklonalen und polyklonalen Kryoglobulinen
- bei kutaner leukozytoklastischer Vaskulitis
  - in der Hautbiopsie histologischer Nachweis einer nekrotisie-
    renden Vaskulitis der kleinen Gefäße mit Ablagerungen von
    Immunkomplexen und Komplement in den entzündlichen
    Veränderungen

- **Differenzialdiagnose**
- bei **Purpura Schoenlein-Henoch** Meningokokkensepsis mit
  Purpura

- bei **kryoglobulinämischer Vaskulitis** M. Waldenström, multiples Myelom

- **Therapie**
- bei **Purpura Schoenlein-Henoch** häufig spontane Remission; Kortikosteroide, evtl. Cyclophosphamid bei langen und schweren Krankheitsverläufen
- bei Hepatitis-C-assoziierter **kryoglobulinämischer Vaskulitis** IFN-α und Ribavarin sowie symptomatische Therapie, bei essenzieller Kryoglobulinämie MTX, ggf. Cyclophosphamid und Kortikosteroide bei progredientem Verlauf
- bei **kutaner leukozytoklastischer Vaskulitis** symptomatisch NSAR, ggf. Steroide

8.4.5 Panarteriitis nodosa (Polyarteriitis nodosa)

- chronisch progrediente, sterile Entzündung der mittelgroßen Gefäße ohne Glomerulonephritis
- unbekannte Ätiologie, evtl. im Rahmen einer chronischen Hepatitis B

- **Klinik**
- Allgemeinsymptome: Müdigkeit, Abgeschlagenheit, Fieber, Nachtschweiß, Gewichtsverlust
- subkutane Knötchen
- Arthralgien und Myalgien
- kolikartige Abdominalschmerzen, v. a. postprandial (Angina abdominalis)
- pektanginöse Beschwerden, evtl. Myokardinfarkt
- Mononeuritis multiplex (überwiegend sensorisch)
- Apoplex, Aphasie, Epilepsie, Psychosen

- **Diagnostik**
- BSG↑↑↑, CRP↑
- im Differenzialblutbild Leukozytose, Granulozytose, evtl. Thrombozytose
- bei Hepatitis-B-assoziierter Panarteriitis nodosa Nachweis von HBs-Ag
- kein immunologischer Nachweis von ANCA
- in der Angiographie der A. lienalis und des Truncus coeliacus Darstellung von Mikroaneurysmen
- in der Hautbiopsie histologischer Nachweis der Vaskulitis mit granulomatösen Veränderungen, Nekrosen der Media, Adventitia und Intima

- **Therapie**
- hochdosiert Kortikosteroide, ggf. Methotrexat
- Cyclophosphamid bei schweren, refraktären Verläufen

bei Hepatitis-B-assoziierter Panarteriitis nodosa antivirale
Therapie

Tag 4

8.4.6 Kawasaki-Syndrom

- häufigste Vaskulitis bei Kleinkindern (etwa 80 % der Fälle
  <5. Lebensjahr)
- unbekannte Ätiologie
- Letalität 1–2 % infolge einer Koronaritis

- **Klinik**
- hohes Fieber
- beidseitige Konjunktivitis
- Stomatitis mit scharlachähnlicher »Erdbeerzunge«
- Palmar-, evtl. auch Plantarerythem
- Exanthem mit an den Fingerspitzen beginnender halbmond-
  förmiger Schuppung
- zervikale Lymphadenopathie
- Komplikationen: Aneurysmen der Koronarien,
  Myokardinfarkt

- **Diagnostik**
- CDC-Kriterien des Kawasaki-Syndroms: Fieber ≥5 Tage und
  mindestens 4 der 5 Kriterien müssen für die Diagnose des
  Kawasaki-Syndroms erfüllt sein (bei gleichzeitigem Nachweis
  von Aneurysmen der Herzkranzgefäße sind weniger Kriterien
  für die Diagnosestellung ausreichend)
    - polymorphes Exanthem
    - bilaterale Konjunktivitis
    - mindestens eine Schleimhautveränderung: Schleimhaut-
      rötung (oral/pharyngeal), Erythem/Fissuren der Lippen,
      »Erdbeerzunge«
    - akute zervikale Lymphadenopathie
    - mindestens eine Veränderung im Bereich der Extremitäten:
      Palmar-/ Plantarerythem, induratives Ödem der Hände/Füße,
      Desquamation der Fingerkuppen
- BSG↑, CRP↑
- α_2-Globuline↑
- im Blutbild Leukozytose und Thrombozytose
- immunologischer Nachweis von Endothelzellantikörpern
  (»anti-endothelial cell antibodies«, AECA) möglich
- kardiologische Diagnostik erforderlich (EKG, Echokardiographie, Koronarangiographie)

- **Differenzialdiagnose**
- Scharlach
- infektiöse Mononukleose

Tag 4

- ■ **Therapie**
- ▬ Acetylsalicylsäure
- ▬ hochdosiert Immunglobuline i. v. (einmalig 2 g IgG/kg KG)

8.4.7 Takayasu-Arteriitis

- ▬ granulomatöse Vaskulitis des Aortenbogens (Aortitis) und der angrenzenden Gefäßabschnitte mit konsekutivem Gefäßverschluss (häufig A. subclavia sinistra > dextra)
- ▬ unklare Ätiologie
- ▬ überwiegend Frauen <40. Lebensjahr

- ■ **Klinik**
- ▬ Allgemeinsymptome: Fieber, Nachtschweiß, Myalgien, Gewichtsverlust
- ▬ okklusives Stadium mit Claudicatio intermittens der Arme, evtl. **Subclavian-steal-Syndrom**
- ▬ bei Beteiligung von Karotis-/Vertebralarterien kraniale Ischämie mit Sehstörungen, Schwindelattacken, Apoplex
- ▬ Angina pectoris, evtl. Myokardinfarkt
- ▬ evtl. renale Hypertonie

- ■ **Diagnostik**
- ▬ abgeschwächter Puls oder Pulslosigkeit der A. brachialis
- ▬ seitendifferenter Blutdruck zwischen beiden Armen >20 mmHg
- ▬ auskultatorisch Gefäßgeräusche über der A. subclavia oder der A. carotis
- ▬ BSG↑↑↑ (Sturzsenkung!), CRP↑
- ▬ im Blutbild Leukozytose und leichte Anämie
- ▬ in der Farbduplexsonographie konzentrische, echoarme Wandverdickung der Arterien mit Halo, evtl. in der Angio-CT bzw. im Angio-MRT Darstellung von Gefäßstenosen in den Ästen des Aortenbogens

- ■ **Therapie**
- ▬ Kortikosteroide und Acetylsalicylsäure über mindestens 24 Monate, ggf. Immunsuppressiva (z. B. Methotrexat)
- ▬ bei hämodynamisch relevanten Gefäßstenosen PT(C)A und Stenting, ggf. gefäßchirurgische Gefäßrekonstruktion

8.4.8 Arteriitis temporalis (Riesenzellarteriitis, M. Horton) und Polymyalgia rheumatica

- ▬ T-Zell-abhängige, granulomatöse Arteriitis der großen Arterien im Versorgungsbereich der A. carotis und der proximalen Extremitätenarterien

- überwiegend Frauen; mit dem Alter zunehmende Häufigkeit nach dem 50. Lebensjahr

Tag 4

- **Klinik**
- Allgemeinsymptome: Abgeschlagenheit, Konzentrationsschwäche, Fieber, Nachtschweiß, Gewichtsverlust, evtl. Depressionen
- heftige, pochende Schläfenkopfschmerzen
- Claudicatio intermittens der Zungen- und Kaumuskulatur
- evtl. Sehstörungen (ischämische Optikusneuropathie)
- Komplikationen: Verschluss der A. centralis retinae mit Erblindung, transitorische ischämische Attacke (TIA), Apoplex
- starke Muskelschmerzen im Schulter- und/oder Beckengürtel (»Arteriitis rheumatica«), evtl. Morgensteifigkeit
- Ca. 60 % aller Patienten mit einer Arteriitis cranialis leiden auch an einer Polymyalgia rheumatica, aber nur 20 % aller Patienten mit einer Polymyalgia rheumatica leiden auch an einer Arteriitis cranialis.

- **Diagnostik**
- diagnostische Kriterien der Arteriitis temporalis (ACR, 1990): mindestens 3 der 5 Kriterien müssen für die Diagnose der Riesenzellarteriitis erfüllt sein **und** klinische Erscheinungen müssen für wenigstens 6 Wochen vorliegen
    - Alter >50. Lebensjahr
    - neu aufgetretene Kopfschmerzen
    - abnorme Temporalarterien
    - BSG >50 mm in der 1. Stunde
    - typische Histologie
- in der körperlichen Untersuchung verhärtete, stark geschlängelte und druckschmerzhafte, evtl. pulslose A. temporalis
- evtl. Blutdruckseitendifferenz infolge eines Aortenbogensyndroms
- BSG↑↑↑ (Sturzsenkung!), CRP↑
- im Blutbild evtl. leichte Leukozytose und Anämie
- in der Farbduplexsonographie Darstellung des entzündlichen Wandödems als echoarmer Halo
- im MRT evtl. Nachweis einer bilateralen Bursitis subdeltoidea oder subacromialis bei Polymyalgia rheumatica
- in der Biopsie der Temporalarterien histologischer Nachweis einer granulomatösen Vaskulitis (»Riesenzellarteriitis«)
- in der ophthalmologischen Untersuchung evtl. kirschroter Fleck in der Fovea centralis bei Zentralarterienverschluss

- **Therapie**
- sofortiger Einsatz von Kortikosteroiden, z. B. initial Prednisolon 40–60 mg/d mit stufenweiser Reduktion von 5 mg/Woche, Gabe einer Erhaltungsdosis <7,5 mg/d über mindestens 24 Monate, evtl. in Kombination mit Immunsuppressiva (Methotrexat)

! Cave
keine Biopsie bei hochgradiger Stenose der A. carotis interna mit Kollateralisierung über die A. carotis externa!

Tag 4

— bei alleiniger Polymyalgie sind Steroide häufig in niedrigerer Dosierung ausreichend

8.5   Fibromyalgie-Syndrom

— chronisch remittierendes, multilokuläres Schmerzsyndrom mit begleitender vegetativer Symptomatik und funktionellen Beschwerden
  — primär
  — sekundär bei rheumatischen Erkrankungen oder Infektionskrankheiten
— Prävalenz ca. 2 %, ♀:♂ = 9:1, Häufigkeitsgipfel 30.–60. Lebensjahr
— unbekannte Ätiologie

- **Klinik**
— diagnostische Kriterien des Fibromyalgie-Syndroms (ACR, 1990): **beide Kriterien** müssen erfüllt sein
  — ausgedehnte Schmerzen in der Anamnese (≥3 Monate) in mindestens 3 Körperregionen (linke/rechte Körperhälfte, ober-/unterhalb der Gürtellinie)
  — in der klinischen Untersuchung (Palpation) Schmerzsymptomatik an mindestens 11 von 18 »tender points« an Stamm und Extremitäten
— vegetative Symptomatik, z. B. Hyperhidrosis, kalte Akren
— funktionelle Beschwerden, z. B. Schlafstörungen, Migräne, Globusgefühl
— Komplikationen: Chronifizierung, Depressionen

! Cave
gleichzeitige Untersuchung von üblicherweise nicht druckdolenten Kontrollpunkten!

- **Diagnostik**
— i. d. R. klinische Diagnose
— Ausschlussdiagnostik anderer Differenzialdiagnosen (Polymyositis, Polymyalgia rheumatica, myofasziales Schmerzsyndrom infolge einer Überbeanspruchung oder Fehlbelastung, orthopädische Erkrankungen)

- **Therapie**
— physikalische Therapie und Krankengymnastik, ggf. Akupunktur
— Antidepressiva, ggf. zeitlich befristet Pregabalin (Lyrica®) 150–300 mg/d
— Patientenschulung, Selbsthilfegruppen
— ggf. psychosomatische Therapie, Verhaltenstherapie

8

Tag 5 – Nephrologie und Endokrinologie

Kapitel 9   **Nephrologie   – 373**
S. Al Dahouk, W. Karges

Nephrologie

S. Al Dahouk, W. Karges

W. Karges, S. Al Dahouk, *Innere Medizin...in 5 Tagen*,
DOI 10.1007/978-3-642-41618-7_9, © Springer-Verlag Berlin Heidelberg 2014

9.1   Glomerulonephritis

- primäre/idiopathische Glomerulonephritis: primäre Erkrankung der Glomeruli
- sekundäre Glomerulonephritis: Systemerkrankung mit renaler Beteiligung
- Klassifikation der Glomerulonephritiden nach ihrer Pathogenese
  - **Immunkomplexnephritis** (z. B. akute postinfektiöse Glomerulonephritis)
  - **Anti-Basalmembran-Glomerulonephritis** (z. B. rasch progrediente Glomerulonephritis)
  - **IgA-Nephropathie**
- Charakterisierung nach klinischem Verlauf (Übergänge möglich)
  - **initial asymptomatisch/oligosymptomatisch**: (Mikro-)Hämaturie, evtl. Proteinurie, normale Nierenfunktion
  - **aku**t: Mikrohämaturie, leichte Proteinurie, evtl. nephrotisches Syndrom, akutes oligoanurisches Nierenversagen
  - **chronisch-progredient**: Erythrozyturie, Proteinurie, meist Hypertonie, langsames Fortschreiten der Niereninsuffizienz
- verantwortlich für etwa 15 % aller chronischen Niereninsuffizienzen

9.1.1   IgA-Nephropathie (IgA-Nephritis, Berger-Nephritis)

- mesangioproliferative Glomerulonephritis: massive Ablagerungen von IgA_1 im Mesangium, mäßig starke C3- und IgM-Ablagerungen in segmentaler Verteilung
- häufigste primär glomeruläre Erkrankung (bis zu 35 %), Häufigkeitsgipfel zwischen dem 20. und 30. Lebensjahr, ♂:♀ = 2–3:1
- innerhalb von 20 Krankheitsjahren sind 25–30 % der Patienten terminal niereninsuffizient

- **Klinik**
- meist asymptomatische Mikrohämaturie (Zufallsbefund!), selten intermittierende infektassoziierte Makrohämaturie
- evtl. Dysurie, Flankenschmerzen
- Komplikationen: Hypertonie, nephrotisches Syndrom (10 % aller Fälle), Niereninsuffizienz

- **Diagnostik**
- im Urinsediment Erythrozyturie mit Nachweis von Erythrozytenzylindern und dysmorphen Erythrozyten
- im 24-h-Sammelurin Proteinurie (meist <3 g/24 h)
- IgA im Serum ↑ (in 50 % aller Fälle)
- Bestimmung der Kreatinin-Clearance

▬ Ausschluss einer Poststreptokokken-Glomerulonephritis
(ASL-Titer, Anti-DNAase-B-Titer, Komplement C3)   **Tag 5**
▬ zur Diagnosesicherung Nierenbiopsie und immunhistologischer
Nachweis der mesangialen IgA-Ablagerungen

▪ **Differenzialdiagnose**
▬ benigne familiäre Hämaturie (Syndrom der dünnen Basalmembranen; autosomal-dominanter Erbgang; glomeruläre Mikrohämaturie bei normaler Nierenfunktion, geringe Proteinurie,
ohne Progredienz zur Niereninsuffizienz)
▬ Alport-Syndrom (hereditäre Nephritis; meist X-chromosomal
dominant vererbtes Krankheitsbild mit Hämaturie, Proteinurie,
progressiver Niereninsuffizienz, bilateraler Innenohrschwer-
hörigkeit, selten auch Augenfehlbildungen aufgrund fehlge-
bildeter Kollagenfasern Typ IV)

▪ **Therapie**
▬ symptomatische Therapie
    ▬ konsequente antihypertensive Therapie mit ACE-Hemmer
    oder AT_1-Blocker
    ▬ bei höhergradiger Proteinurie (>1 g/24 h) immunsuppressive
    Therapie mit Kortikosteroiden, ggf. kombiniert mit Azathio-
    prin oder Cyclophosphamid bei rasch progredienter Nieren-
    insuffizienz

9.1.2 Akute postinfektiöse Glomerulonephritis (akute Poststreptokokken-Glomerulonephritis)

▬ Immunkomplexnephritis, überwiegend nach Infektionen mit
β-hämolysierenden Streptokokken der Gruppe A
▬ endokapillär diffus proliferative Glomerulonephritis
▬ bei Kindern Ausheilung in >90 % der Fälle, bei Erwachsenen in
ca. 50 % der Fälle

▪ **Klinik**
▬ in 50 % der Fälle keine klinische Symptomatik (Zufallsbefund)
▬ 1–2 Wochen nach Pharyngitis, Angina tonsillaris oder Hautinfektionen
▬ Mikrohämaturie und Proteinurie (<3 g/24 h), seltener Makrohämaturie
▬ evtl. Hypertonie und Ödeme
▬ evtl. Fieber, Kopf- und Gliederschmerzen, Lendenschmerz
▬ Komplikationen: Hirnödem mit epileptischen Anfällen und
Somnolenz, hypertone Krise mit Linksherzversagen und
Lungenödem

Tag 5

- ■ Diagnostik
- ▬ Erythrozyturie, Nachweis von Erythrozytenzylindern und dysmorphen Erythrozyten im Urin
- ▬ im 24-h-Sammelurin unselektiv großmolekulare Proteinurie (<3 g/24 h)
- ▬ ASL-Titer↑ (in 50 % der Fälle), Anti-DNAase-B-Titer↑
- ▬ in der Akutphase Serumkomplement C3↓
- ▬ BSG↑, CRP↑, Leukozytose
- ▬ evtl. Harnstoff und Kreatinin ↑
- ▬ in der Sonographie Darstellung großer Nieren
- ▬ evtl. Nierenbiopsie zum Ausschluss einer rasch progredienten Glomerulonephritis bei ansteigenden Retentionswerten

- ■ Therapie
- ▬ körperliche Schonung, Bettruhe
- ▬ salzarme, eiweißarme Diät
- ▬ regelmäßige Laborkontrollen
- ▬ bei Streptokokkeninfekten Penicillin 3 Mio. IE/d (über mindestens 10 d), ggf. Herdsanierung
- ▬ ggf. Schleifendiuretika (z. B. Furosemid) bei Gewichtszunahme, Ödemen und Oligurie
- ▬ zusätzlich ACE-Hemmer bei Hypertonie
- ▬ Nachuntersuchungen zur Erfassung chronischer Verläufe (etwa 1 % aller Fälle)

9.1.3 Rasch progrediente Glomerulonephritis (»rapid progressive« Glomerulonephritis)

- ▬ seltene glomeruläre Erkrankung mit raschem Abfall der glomerulären Filtrationsrate
- ▬ ausgeprägte extrakapillare Proliferation der parietalen glomerulären Epithelzellen (»Halbmondbildung« in >50 % aller Glomerula)
  - ▬ **Typ I**, **Goodpasture-Syndrom** (10 %): lineare Ablagerung von Anti-Basalmembran-Antikörpern (IgG) und C3-Komplement entlang der glomerulären Basalmembran, meist mit Lungenbeteiligung infolge antigener Verwandtschaft des Typ-IV-Kollagens der alveolären Basalmembran
  - ▬ **Typ II** (40 %): granuläre Ablagerung von Immunkomplexen entlang der glomerulären Basalmembran (»humps«), z. B. postinfektiös, bei systemischem Lupus erythematodes, Purpura Schoenlein-Henoch
  - ▬ **Typ III** (50 %): keine Ablagerung von Immunglobulinen oder Komplement, ANCA-assoziierte Vaskulitiden
    - – mikroskopische Polyangiitis (pANCA: Anti-Myeloperoxidase-Antikörper)
    - – Wegener-Granulomatose (cANCA: Anti-Proteinase-3-Antikörper)

— unbehandelt schlechte Prognose mit Ausbildung einer terminalen Niereninsuffizienz innerhalb von wenigen Wochen bis
Monaten; Prognose ist auch abhängig vom extrarenalen Befall;
bei frühzeitiger Behandlung Besserung der Nierenfunktion in ca.
60 % der Fälle; Typ I verläuft selbstlimitierend, Typ II und III
können rezidivieren

- **Klinik**
— Makrohämaturie und Proteinurie, evtl. nephrotisches Syndrom
— Hypertonie
— Arthralgien, Myalgien
— evtl. Fieber
— beim Goodpasture-Syndrom Hämoptysen

- **Diagnostik**
— BSG und CRP ↑
— Kreatinin und Harnstoff ↑↑
— im Urin Nachweis von Erythrozytenzylindern und dysmorphen
Erythrozyten
— im 24-h-Sammelurin unselektiv großmolekulare Proteinurie
— in der serologischen Untersuchung Nachweis von Anti-Basalmembran-Antikörpern beim Typ I, von zirkulierenden Immunkomplexen beim Typ II und von cANCA oder pANCA beim
Typ III
— in der Sonographie normal große Nieren
— in der Nierenbiopsie histologischer Nachweis der »Halbmondbildung« und evtl. einer nekrotisierenden Vaskulitis
— in der direkten Immunfloreszenz am Biopsat Darstellung der
verschiedenen Ablagerungsmuster der Antikörper und Immunkomplexe bzw. in der indirekten Immunfloreszenz mit Patien-
tenserum und Granulozyten gesunder Spender pANCA- und
cANCA-Muster

- **Therapie**
— Kortikosteroid-Pulstherapie (initial 500 mg Methylprednisolon
für 3 d i. v., anschließend stufenweise Dosisreduktion über
3–4 Monate) und Cyclophosphamid oral (1–4 mg/kg KG/d) oder
Cyclophosphamid-Bolustherapie i. v. (0,5–1,5 g/m² KOF alle
4 Wochen über 6 Monate)
— evtl. Azathioprin oder Methotrexat zur Remissionserhaltung
— beim Typ I tägliche Plasmapherese, ggf. bei Typ III ab einem
Serumkreatinin >6 mg/dl (nicht bei Typ II)
— symptomatische Therapie des Nierenversagens, ggf. Dialyse

9.1.4 Nephrotisches Syndrom

- Symptomenkomplex aus Proteinurie (>3,5 g/d), Hypalbuminämie, Hyperlipidämie und Ödemen
- Proteinurie mit IgG- und AT-III-Verlust → Infektions- und Thromboserisiko ↑
- Albuminurie → Hypalbuminämie → kolloidosmotischer Druck↓ → interstitielle Flüssigkeitsansammlung, intravasale Hypovolämie → ADH↑, Stimulation des Renin-Angiotensin-Aldosteron-Systems (sekundärer Hyperaldosteronismus) → Ödeme
- Glomerulonephritiden mit dem typischen Bild eines nephrotischen Syndroms
  - **minimal proliferierende interkapilläre Glomerulonephritis** (»minimal change« Glomerulonephritis) (20 % aller nephrotischen Syndrome im Erwachsenenalter; häufigste Ursache des nephrotischen Syndroms bei Kindern)
    - Verschmelzung der Fußfortsätze der Podozyten
    - idiopathisch oder sekundär bei Lymphomen oder paraneoplastisch bei soliden Malignomen, Assoziation mit Nahrungsmittelallergien und mit der Einnahme von NSAR
  - **fokal segmental sklerosierende Glomerulonephritis** (15 % aller nephrotischen Syndrome im Erwachsenenalter; die meisten Patienten entwickeln innerhalb von 5–10 Jahren eine dialysepflichtige Niereninsuffizienz):
    - Sklerose einzelner Glomeruli (fokal) und in diesen einzelner Kapillarschlingen (segmental) durch Adhäsionen glomerulärer Kapillarschlingen mit der Bowmanschen Kapsel infolge eines Podozytenverlusts der kapillären Basalmembran
    - idiopathisch (30 %) (kongenitales nephrotisches Syndrom, steroidresistentes nephrotisches Syndrom, familiäre fokal segmentale Glomerulosklerose) oder sekundär bei Drogenmissbrauch, HIV-Infektion, Refluxnephropathie, Malignomen, Fettstoffwechselstörungen, bei kapillärer, intraglomerulärer und systemischer Hypertonie
  - **membranöse Glomerulonephritis** (25 % aller nephrotischen Syndrome im Erwachsenenalter; häufigste Ursache des nephrotischen Syndroms bei Erwachsenen; in 25 % der Fälle Spontanremission, 30–40 % persistierendes nephrotisches Syndrom ohne weitere Verschlechterung der Nierenfunktion, 20–25 % der Fälle entwickeln eine terminale Niereninsuffizienz)
    - Ablagerung von Immunkomplexen und Komplement an der Außenseite der glomerulären Basalmembran; Bildung von »Spikes« durch die Basalmembran mit zunehmender Inkorporation der Immunkomplexe

- idiopathisch (75 %) oder sekundär bei Malignomen (Bronchial-, Kolon-, Mamma-, Magenkarzinom) oder Lymphomen und Leukämien, bei Infektionen (Hepatitis B oder C, HIV, Malaria), im Rahmen von Autoimmunerkrankungen (z. B. systemischer Lupus erythematodes), durch Medikamente (z. B. Penicillamin, Gold)
- **membranoproliferative Glomerulonephritis** (meist im Jugendalter)
  - Proliferation und Verdickung der Basalmembran; Typ I: chronische Immunkomplexerkrankung mit subendothelialen und mesangialen Ablagerungen; Typ II: Anti-C3-Konvertase-Antikörper und dichte intramembranöse Ablagerungen (»dense deposits«); Typ III: seltene Mischform mit histopathologischen Veränderungen wie Typ I und zusätzlichen subepithelialen Ablagerungen
- weitere mögliche Ursachen eines nephrotischen Syndroms
  - diabetische Nephropathie
  - multiples Myelom
  - Amyloidose
  - Nierenvenenthrombose

- **Klinik**
- Ödeme
- evtl. Aszites, Pleura- und/oder Perikarderguss
- schäumender Urin infolge der Proteinurie, evtl. Hämaturie
- evtl. Hypertonie
- evtl. erhöhte Infektanfälligkeit durch IgG-Mangel und thromboembolische Komplikationen infolge eines AT-III-Mangels
- im Verlauf evtl. klinische Symptomatik einer Niereninsuffizienz

- **Diagnostik**
- im 24-h-Sammelurin Nachweis einer großmolekularen Proteinurie (>3,5 g/24 h), spezifisches Harngewicht↑
- Hypoproteinämie mit einem Gesamteiweiß im Serum <6 g/dl und Serumalbumin <2,5 g/dl
- in der Serumeiweißelektrophorese Dysproteinämie mit relativer Erhöhung von α_2- und β-Globulinen sowie verminderter γ-Globulinfraktion und niedrigem Albumin
- evtl. IgG↓, AT III ↓
- Hypercholesterinämie, evtl. Hypertriglyzeridämie
- ggf. Harnstoff und Kreatinin ↑, Kreatinin-Clearance↓
- bei membranoproliferativer Glomerulonephritis Hypokomplementämie mit C3↓ (bei Typ II) und ggf. zusätzlich C4↓ (bei Typ I)
- Nierensonographie
- Nierenbiopsie mit histologischer Untersuchung des Gewebes

Tag 5

! **Cave**

langsame Ödemausschwemmung bei erhöhter Gefahr thromboembolischer Komplikationen durch AT-III-Mangel

! **Cave**

vorsichtiger Einsatz von ACE-Hemmern bei fortgeschrittener Niereninsuffizienz

! **Cave**

nicht-selektive Proteinurie spricht schlecht auf Steroidtherapie an!

- **Therapie**
  - ggf. Therapie der Grunderkrankung
  - kochsalzreduzierte Kost (3–5 g NaCl/d)
  - Eiweißrestriktion (0,8–1,0 g/kg KG/d)
  - Gabe von Schleifendiuretika, ggf. kaliumsparende Diuretika in Kombination mit einem Thiazid (z. B. Triamteren und Hydrochlorothiazid, Dytide H®)
  - Thromboseprophylaxe mit niedermolekularem Heparin, ggf. Cumarine nach thromboembolischen Komplikationen
  - Antibiotikatherapie, ggf. Substitution von Immunglobulinen bei bakteriellen Infekten; prophylaktisch aktive Immunisierung gegen Pneumokokken und Influenza-Viren
  - ggf. CSE-Hemmer bei Hypercholesterinämie
  - ACE-Hemmer bei Hypertonie (RR-Zielwert <130/80 mmHg)
  - evtl. immunsuppressive Therapie (solange Serumkreatinin <2 mg/dl)
    - bei minimal proliferierender interkapillärer Glomerulonephritis Kortikosteroide, ggf. Cyclophosphamid oder Kalcineurininhibitoren, z. B. Tacrolimus, Ciclosporin A
    - bei fokal segmentaler Glomerulosklerose Kortikosteroide, evtl. Kalzineurininhibitoren
    - bei membranöser Glomerulonephritis Kortikosteroide und Cyclophosphamid oder ggf. Chlorambucil, evtl. Kalzineurininhibitoren
    - bei membranoproliferativer Glomerulonephritis vom Typ I Kortikosteroide, vom Typ II zusätzliche immunsuppressive Therapie oder Rituximab, bei Komplementaktivierung Plasmainfusionen bzw. -austausch
  - Nierentransplantation bei terminaler Niereninsuffizienz

9.2   Pyelonephritis und Harnwegsinfektionen

- infektiöse Erreger im Harntrakt (überwiegend aszendierende bakterielle Infektionen)
  - Infektionen des oberen Harntraktes (Nieren)
    - akute bakteriell abszedierende Pyelonephritis (mit interstitiellen Abszessstraßen zwischen Papille und Rinde, evtl. Pyonephrose)
    - chronische herdförmig destruierende Pyelonephritis (mit keilförmiger Narbenbildung und Parenchymschwund)
  - Infektionen des unteren Harntraktes (Blase, Urethra)
    - akute Zystitis
    - Urethritis
- asymptomatische Bakteriurie, symptomatische (Dysurie, Pollakisurie) und komplizierte Harnwegsinfekte (funktionelle oder anatomische Anomalien des Harntraktes, relevante Nierenfunktionsstörungen oder relevante Begleiterkrankungen)

- prädisponierende Risikofaktoren: gestörter Harnabfluss (anatomische Anomalien, Obstruktionen, Blasenfunktionsstörungen), Analgetikaabusus, Stoffwechselstörungen, transurethraler Blasenkatheter, geschwächte Immunabwehr, Schwangerschaft
- mögliche Auslöser sind Unterkühlung, Durchnässung, sexuelle Aktivität, reduzierte Harnbildung
- bei Säuglingen und Kleinkindern meist infolge eines vesikoureteralen Refluxes; im Erwachsenenalter vor allem bei Frauen begünstigt durch die enge anatomische Beziehung zwischen Analregion und der relativ kurzen Harnröhre (gehäuft als »Honeymoon-Zystitis«, in der Schwangerschaft und postpartal); bei Männern meist erst nach dem 60. Lebensjahr als Folge von Prostataerkrankungen

Tag 5

- **Klinik**
- häufig klinisch asymptomatische Bakteriurie
- akute Zystitis mit Dysurie, Pollakisurie, imperativem Harndrang, suprapubischen krampfartigen Schmerzen und evtl. subfebrilen Temperaturen
- Urethritis häufig klinisch asymptomatisch, evtl. Harnröhrenausfluss (morgendliches »Bonjour-Tröpfchen«), Jucken und Brennen beim Wasserlassen
- **akute Pyelonephritis** mit Fieber, Schüttelfrost, Dysurie und Flankenschmerzen, ggf. Kopfschmerzen und gastrointestinale Symptomatik mit Übelkeit, Erbrechen und Subileus
- **chronische Pyelonephritis** häufig mit uncharakteristischer Symptomatik, z. B. Kopfschmerzen, Müdigkeit, Abgeschlagenheit, dumpfe Rückenschmerzen, evtl. Übelkeit und Gewichtsabnahme
- Komplikationen: hämorrhagische Zystitis, Prostatitis, »pelvic inflammatory disease«, Sterilität, aszendierende und rezidivierende Infektionen, eitrige Nephritis, Nierenrindenabszesse (»Nierenkarbunkel«), Papillennekrose, paranephritischer Abszess, Urosepsis, Hydronephrose, Pyonephrose, pyelonephritische Schrumpfniere, renal tubuläre Partialfunktionsstörungen, Niereninsuffizienz, Fitz-Hugh-Curtis-Syndrom (Perihepatitis nach Gonokokken- oder Chlamydien-Infektion), Reiter-Syndrom, evtl. Gedeihstörungen beim Kleinkind

! Cave
akuter Schub einer chronischen Pyelonephritis gleicht dem klinischen Bild einer akuten Pyelonephritis!

- **Diagnostik**
- ggf. suprapubischer Druckschmerz, klopfschmerzhafte Nierenlager
- evtl. RR↑ bei chronischer Pyelonephritis
- BSG und CRP↑
- im Blutbild evtl. Leukozytose oder Anämie
- evtl. Harnstoff und Kreatinin ↑, Kreatinin-Clearance↓ im Verlauf einer chronischen Pyelonephritis
- Leukozyturie, ggf. Leukozytenzylinder, evtl. Erythrozyturie
- im Urinstatus Nachweis von Nitrit

>Memo
bei unkompliziertem Harnwegsinfekt meist keine erhöhten Entzündungsparameter

Tag 5

- im Mittelstrahlurin signifikante Bakteriurie mit $>10^5$ Keimen/ml (Kass-Zahl)
- in der Urinkultur
  - beim akuten unkomplizierten Harnwegsinfekt ohne Risiko-faktoren meist Nachweis von *E. coli* (80 %), Staphylokokken (10 %) und *Proteus mirabilis* (5 %)
  - beim komplizierten Harnwegsinfekt mit Risikofaktoren Nachweis von *E. coli* (50 %), Klebsiellen (15 %), Enterokokken (10 %), Staphylokokken (10 %), *Proteus mirabilis* (10 %), *Pseudomonas aeruginosa* (5 %)
- im frischen Urethral- bzw. Zervixabstrich bei Urethritis kulturel-ler Nachweis von *Chlamydia trachomatis* (Serotypen D-K), *Ureaplasma urealyticum*, *Mycoplasma genitalium*, *Trichomonas vaginalis*, HSV II, *Neisseria gonorrhoeae*, *E. coli* etc.
- ggf. DNA-Nachweis mittels Nukleinsäureamplifikations-techniken bei Verdacht auf eine Chlamydien- oder Gonokokken-Infektion
- Blutkulturen bei Verdacht auf Urosepsis
- in der Nierensonographie evtl. Konkrementnachweis, ggf. Dar-stellung eines gestauten Nierenbeckens und Parenchymschwund
- Zusatzdiagnostik
  - in der Ausscheidungsurographie Nachweis einer Obstruktion und verkalkter Harnsteine, bei paranephritischem Abszess verlagerte, nicht atemverschiebliche Niere, bei chronischer Pyelonephritis deformierte, verplumpte Nierenkelche und verschmälertes Parenchym
  - CT mit Kontrastmittel, evtl. MRT bei Allergie gegenüber jodhaltigen Kontrastmitteln
  - evtl. Miktionszystourethrographie zum Ausschluss eines vesikoureterorenalen Refluxes, v. a. bei Kindern mit rezi-divierenden Harnwegsinfekten

- **Differenzialdiagnose**
- chronisch interstitielle Zystitis (mit Mastzellinfiltration)
- tuberkulöse oder parasitäre Zystitis, radiogene Zystitis, zytostati-kainduzierte hämorrhagische Zystitis (z. B. durch Cyclophos-phamid, Ifosfamid)
- Urolithiasis
- Adnexitis
- Prostatitis
- Darmerkrankungen
- Lumbago

- **Therapie**
- Behandlungsindikation besteht bei asymptomatischer Bakteriurie nur beim gleichzeitigen Vorliegen prädisponierender Risikofaktoren (im Kindesalter muss immer eine diagnostische Abklärung erfolgen!)

Tag 5

- bei prädisponierenden Risikofaktoren kausale Therapie, z. B. Antirefluxplastik bei vesikoureteralem Reflux
- vermehrte Flüssigkeitszufuhr, häufige Blasenentleerung, ggf. sexuelle Pause bei Urethritis und Partnertherapie
- evtl. Spasmolytika bei akuter Zystitis
- antibiotische Therapie nach Abnahme einer Urinkultur bei akuter Pyelonephritis über 7–14 d, bei chronischer Pyelonephritis nur nach Antibiogramm, ggf. parenteral, bei unkomplizierter Zystitis evtl. Kurzzeittherapie
  - Mittel der ersten Wahl in der Behandlung der unkomplizierten Zystitis: Fosfomycin, Nitrofurantoin
  - Cotrimoxazol oder Trimethoprim bei Kenntnis der lokalen Resistenzsituation (*Escherichia coli*-Resistenz <20 %)
  - Gyrasehemmer, z. B. Norfloxacin, Ofloxacin, Ciprofloxacin
- Makrolide (z. B. Azithromycin, Zithromax®) oder Doxycyclin über 14 d bei Infektionen mit Chlamydien (evtl. Therapiedauer von bis zu drei Monaten bei chronischen Infektionen), Ureaplasmen oder Mykoplasmen; Metronidazol bei Trichomonaden
- evtl. zusätzliche Ansäuerung eines alkalischen Urins mit Methionin bei rezidivierenden Harnwegsinfekten

! Cave
Anpassung der Antibiotikatherapie nach Antibiogramm!

! Cave
Fluorchinolone sind in der Behandlung von Harnwegsinfektionen gut wirksam, werden allerdings nicht mehr als Antibiotika der ersten Wahl für die Therapie der unkomplizierten Zystitis empfohlen, da sie bei anderen Indikationen eingesetzt werden (müssen).

9.3 Tubulointerstitielle Nierenkrankheiten

- im Interstitium der Nierenrinde lymphoplasmazelluläre Infiltrate
- akute Verläufe
  - viral, z. B. bei Hanta-Virus-Infektionen
  - parainfektiös, z. B. bei Streptokokken-Infektionen
  - medikamentös, z. B. durch chinesische Heilkräuter, Aminoglykoside, Gyrasehemmer (akut toxisch) oder Methicillin (allergisch)
- chronische Verläufe
  - medikamentös, z. B. durch Phenacetin, Paracetamol (chronisch toxisch) oder Gold (immunologisch)
  - chemisch, z. B. durch Cadmium, Blei
  - hämatologisch, z. B. bei multiplem Myelom
  - immunologisch, z. B. bei Amyloidose
  - infolge von Stoffwechselstörungen, z. B. bei Hyperurikämie, Hyperkalzämie, Hypokaliämie, Oxalatnephropathie, Zystinose
  - Sonstiges, z. B. Balkannephritis (sehr langsam progrediente Nephropathie, initial asymptomatische Proteinurie bei Jugendlichen, regional endemisch in den Ländern des Balkan, ausgelöst durch Verunreinigung von Getreideprodukten mit Aristolochiasäuren aus den Samen der Osterluzei)

>Memo
eine symptomlose Bakteriurie nach suffizienter Antibiotikatherapie bei chronischer Pyelonephritis evtl. nur bei akuter Exazerbation erneut behandeln!

Tag 5

9.3.1 Hanta-Virus-Infektionen

- weltweit (insbesondere in Südostasien) vorkommende Anthropozoonose mit Erregerreservoir in Mäusen und Ratten; aerogene Infektion über virushaltige Ausscheidungen
- Familie der Bunyaviridae
- Risikoberufe: Jäger, Waldarbeiter, Landwirt, Soldat

- **Klinik**
- Inkubationszeit: 1–5 Wochen
- klinischer Verlauf ist abhängig vom Serotyp des Hanta-Virus
  - Hantaan, Seoul, Dobrava: hämorrhagisches Fieber mit renalem Syndrom (interstitielle Nephritis)
  - Puumala: Nephropathia epidemica
  - Sin-Nombre: Hanta-Virus »pulmonary syndrome« mit hämorrhagischer Pneumonie und interstitiellem Lungenödem (50 % letale Verläufe)
- dreiphasiger klinischer Verlauf bei hämorrhagischem Fieber mit renalem Syndrom
  - akuter Beginn mit Fieber, Schüttelfrost, Zephalgien und Myalgien, evtl. Konjunktivitis
  - Lumbago, gastrointestinale Beschwerden und abdominelle Schmerzen
  - starke Proteinurie, Oligurie
- bei Hanta-Virus »pulmonary syndrome« zusätzlich trockener Reizhusten
- hämorrhagische Diathese mit petechialen Blutungen
- Komplikationen: Schock, Lungenödem, akutes Nierenversagen, ARDS

- **Diagnostik**
- im Blutbild Leukozytose mit Linksverschiebung, atypische Lymphozyten und Thrombozytopenie
- Kreatinin und Harnstoff im Serum ↑
- im 24-h-Sammelurin starke Proteinurie
- in der serologischen Diagnostik Nachweis spezifischer IgM-Antikörper
- in der PCR Nachweis der Erreger-RNA

- **Differenzialdiagnose**
- Leptospirose
- respiratorische Infekte
- Nephritiden anderer Genese

- **Therapie**
- symptomatische Therapie, ggf. Hämodialyse bei akutem Nierenversagen
- evtl. Therapieversuch mit Ribavirin bei komplikationsreichem Krankheitsverlauf

9.3.2 Analgetika-Nephropathie

Tag 5

━━ chronische interstitielle Nephritis infolge eines langjährigen Analgetikaabusus (überwiegend durch Einnahme von phenacetinhaltigen Analgetika (bzw. des Metaboliten Paracetamol, kumulative Dosis >1000 g) oder von Mischanalgetika in Kombination mit Koffein, Codein oder Barbituraten)

━━ NSAR → Synthese des vasodilatatorischen Prostaglandins E2 ↓ → medulläre Ischämie → Papillennekrosen

- **Klinik**

━━ initial uncharakteristische klinische Symptomatik, evtl. Kopfschmerzen, Müdigkeit

━━ schmutzig-graubräunliche Hautfarbe

━━ multifaktorielle Anämie (durch Met- und Sulfhämoglobinbildung (Wirkung des Phenacetinmetaboliten p-Phenetidin), toxische Hämolyse, gastrointestinale Blutungen, gehemmte Erythropoetinbildung)

━━ evtl. kolikartige Schmerzen durch Abgang von Papillengewebe

━━ evtl. Makrohämaturie

━━ Komplikationen: Papillennekrose, rekurrierende bakterielle Harnwegsinfekte, tubuläre Azidose (durch Tubulusschädigung mit abnehmendem Konzentrationsvermögen), Niereninsuffizienz, Urotheliome

- **Diagnostik**

━━ sterile Leukozyturie, evtl. Erythrozyturie

━━ im Urin Nachweis von Papillengewebe

━━ im 24-h-Sammelurin Nachweis einer tubulären Proteinurie

━━ in der Nierensonographie verkleinerte Nieren mit höckeriger Kontur infolge narbiger Einziehungen der Rinde über den Markkegeln und Papillenverkalkungen, ggf. CT

━━ evtl. Nachweis des Phenacetinmetaboliten N-Acetyl-p-Paraaminophenol (NAPAP) im Harn

- **Differenzialdiagnose**

━━ abakterielle interstitielle Nephritiden mit chronischem Verlauf

━━ diabetische Nephropathie

━━ Urogenitaltuberkulose

━━ Sichelzellanämie

- **Therapie**

━━ Verzicht auf Phenacetin und Absetzen von Mischanalgetika

━━ Therapie der Niereninsuffizienz

9.3.3 Renal tubuläre Partialfunktionsstörungen

- primär angeborene Störungen
- sekundär infolge von Nierenerkrankungen
- gestörter Aminosäurentransport: Zystinurie, Homozystinurie, Glyzinurie
- gestörte Glukoserückresorption: renale Glukosurie
- gestörter Wasser- und Elektrolyttransport:
  - Phosphatdiabetes (Vitamin-D-resistente Rachitis)
  - renaler Diabetes insipidus
  - Natrium- und Kaliumverlustniere
  - renal tubuläre Azidose
    - **distaler Typ I** (distal tubuläre H^+-Ionensekretion↓) mit schwerer metabolischer Azidose, Hypokaliämie, Nephrokalzinose, Vitamin-D-resistenter Rachitis
    - **proximaler Typ II** (proximal tubuläre HCO_3^--Rückresorption↓) mit leichter metabolischer Azidose und Hypokaliämie, ohne Nephrokalzinose und Osteomalazie
- **Debré-Toni-Fanconi-Syndrom** (angeborene oder erworbene Tubulopathie) mit Hyperaminoazidurie, Glukosurie, Hyperphosphaturie und metabolischer Azidose mit Hypokaliämie
- **Bartter-Syndrome** (autosomal-rezessiver Erbgang mit gestörter Funktion des Natrium-, Kalium-, 2-Chlorid-Kotransporters, des passiven Kaliumtransporters oder der Chloridkanäle im Tubulus) mit hypokaliämischer Alkalose, Salzverlust und Hypotension, Hyperkalziurie (Nephrokalzinose), ggf. mit Hypomagnesiämie, evtl. Niereninsuffizienz
- **Gitelman-Syndrom** (autosomal-rezessiver Erbgang mit gestörter Funktion des Natrium-Chlorid-Kotransporters im distalen Tubulus) mit hypokaliämischer Alkalose, Salzverlust und Hypotension, Hypomagnesiämie, Hypokalziurie

! Cave
Pseudo-Bartter-Syndrom infolge eines Laxanzien- und Diuretikaabusus meist bei Anorexia nervosa

9.4 Niereninsuffizienz

9.4.1 Akutes Nierenversagen (akute Niereninsuffizienz)

- akut einsetzende und anhaltende, prinzipiell jedoch reversible Abnahme der glomerulären Filtrationsrate beider Nieren
  - **prärenal**: zirkulierendes Blutvolumen↓ (z. B. Hypoproteinämie mit interstitiellen Ödemen bei Leberzirrhose oder nephrotischem Syndrom), Herzzeitvolumen↓ (z. B. bei Herzinsuffizienz), systemische Vasodilatation mit reflektorischer afferenter Renovasokonstriktion (z. B. bei Sepsis), renale Vasokonstriktion (z. B. bei hepatorenalem Syndrom)
  - **intrarenal**: akute Tubulusnekrosen (ischämisch, toxisch, septisch), akute interstitielle Nephritis (medikamentös, z. B.

Tag 5

Tab. 9.1 Klinischer Verlauf des akuten Nierenversagens	
Stadium	**Klinische Merkmale**
I (Initial-/Schädigungsphase)	Symptomatik des Grundleidens
II (oligurische/anurische Phase)	Glomeruläre Filtrationsrate↓, Retentionswerte↑, Überwässerung (Linksherzinsuffizienz mit Lungenödem, Hirnödem), metabolische Azidose, Hyperkaliämie, Urämie
III (diuretische/polyurische Phase)	Gefahr der Dehydratation, Hyponatriämie und Hypokaliämie

NSAR, Sulfonamide, Penicillin, Aminoglykoside, Gyrasehemmer; parainfektiös, z. B. Leptospirose, Hanta-Virus-Infektion), makrovaskuläre Erkrankungen (Vaskulitis, Thromboembolien), mikrovaskuläre Erkrankungen (rasch progrediente Glomerulonephritis, IgA-Nephritis, hämolytisch-urämisches Syndrom)

— **postrenal**: akute Harnabflussstörung

— Sonderformen: Kontrastmittel-Nephropathie, Pigment-Nephropathie (durch Hämolyse oder Rhabdomyolyse), tubuläre Verstopfung (durch Leichtketten, Urate oder Oxalate), thrombotische Mikroangiopathie

- **Klinik**
— Oligurie mit einer Urinmenge <500 ml/d oder Anurie <100 ml/d
— Übelkeit, Erbrechen, evtl. Diarrhö
— klinische Symptomatik und laborchemische Parameter des akuten Nierenversagens (**Tab. 9.1**)
— Komplikationen: Lungenödem (»fluid lung«), Pneumonie, Multiorganversagen mit ARDS, Herzrhythmusstörungen (infolge der Elektrolytentgleisungen), Pleuraergüsse, Perikarditis, Hypertonie, hämorrhagische Gastritis, Stressulzera, urämische Blutungsneigung, Enzephalopathie mit Verwirrtheit, Somnolenz und Koma, schnelle Entwicklung einer Anämie, gesteigerte Infektanfälligkeit (Sepsis)

- **Diagnostik**
— Hyperkaliämie
— metabolische Azidose
— Serumkreatinin↑ (>50 % des Ausgangswertes), Harnstoff↑
— Schweregradbeurteilung des akuten Nierenversagens mittels der RIFLE-Klassifikation (**Tab. 9.2**)
— spezifisches Gewicht des Urins <1015 g/l, Osmolalität <600 mosm/kg

! Cave
in 30 % der Fälle normo-/polyurischer Verlauf

Tag 5

◻ **Tab. 9.2** RIFLE-Klassifikation des akuten Nierenversagens (Acute Dialysis Quality Initiative, ADQI)

Stadium	GFR-Kriterien	Urinausfuhr
Risk	1,5–2× Kreatinin-Anstieg oder GFR-Abfall >25 %	Urinausscheidung <0,5 ml/kg/h für 6 h
Injury	2–3× Kreatinin-Anstieg oder GFR-Abfall >50 %	Urinausscheidung <0,5 ml/kg/h für 12 h
Failure	>3× Kreatinin-Anstieg oder GFR-Abfall >75 % oder Serum-Kreatinin >4 mg/dl	Urinausscheidung <0,3 ml/kg/h für 24 h oder Anurie für 12 h
Loss	Kompletter Verlust der Nierenfunktion >4 Wochen	
End-stage-kidney-disease	Kompletter Verlust der Nierenfunktion >3 Monate	

! Cave

bei Oligurie und Anurie ist die fraktionierte Natriumexkretion nur eingeschränkt aussagekräftig!

- fraktionierte Natriumexkretion = Natrium-Clearance/Kreatinin-Clearance = Urin-Natrium × Serum-Kreatinin/Serum-Natrium × Urin-Kreatinin zur Differenzierung zwischen einem prärenalen (<1) und einem intrarenalen (>1) akuten Nierenversagen
- im EKG überhöhtes, zeltförmiges T, P-Abflachung, PQ-Verlängerung, schenkelblockartige Deformierung des QRS-Komplexes, evtl. Kammerflattern/-flimmern
- sonographisch in Abhängigkeit von der Genese vergrößerte Nieren, evtl. Nachweis eines gestauten Nierenbeckens und Beurteilung des Füllungsgrades der Harnblase
- in der farbkodierten Duplexsonographie Darstellung arterieller und venöser Perfusionsstörungen, evtl. Angio-MRT
- ggf. Spiral-CT
- ggf. Nierenbiopsie zum Ausschluss einer rasch progredienten Glomerulonephritis

- **Therapie**
- kausale Therapie der Grunderkrankung
- symptomatische Therapie
  - bei prärenalem Nierenversagen Flüssigkeitssubstitution, bei Überwässerung strenge Flüssigkeits- und Elektrolytbilanzierung
  - evtl. Insulin und Glukose (z. B. 50 ml 40 %-ige Glukose und 10 IE Normalinsulin i. v.) zur kurzfristigen, symptomatischen Therapie einer Hyperkaliämie, ggf. Gabe von Kationenaustauschern (Resonium A® auf Natriumbasis oder Calcium-Resonium® auf Kalziumbasis)

! Cave

Der Einsatz von Schleifendiuretika stellt keine kausale Therapie dar!

  - Schleifendiuretika (z. B. Lasix®) bei oligurischem akutem Nierenversagen
  - evtl. Bikarbonatsubstitution bei metabolischer Azidose

- evtl. Alkalisierung des Harns bei Myoglobinurie
- ausreichend hohe Kalorienzufuhr
- Dosisanpassung von Medikamenten mit renaler Ausscheidung
- Hämofiltration oder Hämodialyse bei konservativ nicht beherrschbarer Überwässerungssymptomatik, Hyperkaliämie, metabolischer Azidose und urämischen Symptomen
- evtl. prophylaktische Gabe von Acetylcystein und adäquate Hydrierung bei der Gefahr einer Kontrastmittel-Nephropathie, Mannit zur Prophylaxe einer Crush-Niere durch Rhabdomyolyse und Selen und Glutamin bei Sepsis

9.4.2 Chronische Niereninsuffizienz

- irreversibel eingeschränkte glomeruläre, tubuläre und endokrine Funktion beider Nieren als Folge
  - einer diabetischen Nephropathie (35 % aller Fälle)
  - vaskulärer/hypertensiver Nephropathien (25 %)
  - chronischer Glomerulonephritiden (15 %)
  - chronischer tubulointerstitieller Nephritiden (<10 %)
  - polyzystischer Nephropathien (<5 %)

- **Klinik**
- meist erst im Spätstadium infolge von Sekundärkomplikationen symptomatisch
- initial gesteigerte osmotische Diurese mit Nykturie, evtl. Polyurie und Polydipsie; im fortgeschrittenen Stadium Oligurie und Anurie
- Abgeschlagenheit, Müdigkeit, Blässe bei renaler Anämie durch Erythropoetinmangel
- typisches schmutzig-gelbes Hautkolorit, Pruritus
- periphere Ödeme (evtl. Anasarka), interstitielles Lungenödem (»fluid lung«), Perikarditis/Perikarderguss, Pleuritis/Pleuraergüsse, Aszites
- renale Hypertonie, Herzinsuffizienz
- renale Osteopathie infolge einer Phosphatretention (Hyperphosphatämie) mit konsekutiv verminderter Synthese des aktiven 1,25-$(OH)_2$-Vitamin D_3 und Hypokalzämie sowie durch die vermehrte ossäre Kalziumfreisetzung bei anhaltender metabolischer Azidose; Knochenschmerzen im Bereich des Achsenskeletts und in den Hüft-, Knie- und Sprunggelenken, evtl. Spontanfrakturen, Schwäche der proximalen Beinmuskulatur mit Watschelgang
- evtl. extraossäre Verkalkungen bei gesteigertem Kalzium-Phosphat-Produkt, z. B. Herzklappenverkalkungen, Kalzifizierung der Koronarien
- gastrointestinale Beschwerden (urämische Gastroenteropathie), z. B. Inappetenz, Übelkeit, Erbrechen
- evtl. vertiefte Kussmaul-Atmung zur Kompensation einer metabolischen Azidose, ggf. Foetor uraemicus

Tag 5

> **□ Tab. 9.3** Stadien der chronischen Niereninsuffizienz (National Kidney Foundation)
>
> | Stadium | Nierenerkrankung | Glomeruläre Filtrationsrate (in ml/min/1,73 m^2 KOF) |
> |---|---|---|
> | 1 | Mit normaler Nierenfunktion | ≥90 |
> | 2 | Mit milder Funktionsein-schränkung | 60 bis <90 |
> | 3 | Mit mittelgradiger Insuffizienz | 30 bis <60 |
> | 4 | Mit hochgradiger Insuffizienz | 15 bis <30 |
> | 5 | Terminales Nierenversagen | <15 |

9

- Enzephalopathie mit Konzentrationsschwächen und Verwirrtheit, evtl. Polyneuropathie
- Blutungsneigung infolge einer Thrombozytopenie/-pathie

- **Diagnostik**
- im Urinstatus Proteinurie, evtl. Mikrohämaturie
- Bestimmung des Ausmaßes der Proteinurie im 24-h-Sammelurin oder im Spontanurin mittels Albumin/Kreatinin-Quotient oder Protein/Kreatinin-Quotient
- bei chronischer Niereninsuffizienz regelmäßige Kontrollen der Elektrolyte, des Urinvolumens und des Körpergewichts
- Kreatinin und Harnstoff im Serum ↑
- Hyperkaliämie, Hyperphosphatämie, Hypokalzämie, evtl. Hyponatriämie
- Kreatinin-Clearance↓
- Stadieneinteilung der chronischen Niereninsuffizienz anhand der glomerulären Filtrationsrate (□ Tab. 9.3)
- Isosthenurie (spezifisches Harngewicht ca. 1010 g/l), Osmolalität <600 mosmol/kg
- im Blutbild normochrome, normozytäre, hyporegenerative Anämie (Retikulozyten↓)
- metabolische Azidose (GFR <30 ml/min) infolge der zunehmend eingeschränkten Fähigkeit zur tubulären Bildung von Ammoniumionen und Abnahme der Bikarbonatrückresorption
- evtl. intaktes Parathormon↑, alkalische Phosphatase↑, Serumphosphat↑
- in der Sonographie meist geschrumpfte Nieren mit unregelmäßiger Oberfläche und verschmälertem Parenchymsaum
- im Thoraxröntgenbild evtl. bihiläre, schmetterlingsförmige Lungenstauung bei »fluid lung«
- im Röntgenbild der Wirbelsäule evtl. subperiostale Resorption, aufgelockerte Kortikalis und Querstreifung der Wirbelkörper bei renaler Osteopathie

! Cave

Anstieg der Retentionswerte erst nach Ausfall von mehr als 60 % des Nierenparenchyms; GFR <50 ml/min!

- **Therapie**

Tag 5

- bei chronischer Niereninsuffizienz mit erhöhten Kreatininwerten frühzeitige Therapie zur Verzögerung einer Progression
- kausale Therapie der Grunderkrankung
- keine nephrotoxischen Medikamente und Dosisanpassung renal eliminierter Medikamente
- konsequente Behandlung kardiovaskulärer Risikofaktoren
- konsequente antihypertensive Therapie (RR <130/80 mmHg; bei Proteinurie >1 g/24 h RR-Zielwert <125/75 mmHg) mit ACE-Hemmer oder Angiotensin-Rezeptorblocker
- Schleifendiuretika (z. B. Furosemid) zur Steigerung der Diurese bei Überwässerung und Ödemen bzw. zur Blutdruckkontrolle, ggf. Kombination mit Thiazid
- Eiweißrestriktion (0,8 g/kg KG/d), ausreichende Kalorienzufuhr (>2000 kcal), salzarme Kost bei Hypertonie und Ödemen (eine kochsalzarme Diät ist bei tubulären Funktionsstörungen mit Salzverlust nicht generell indiziert); Kochsalzzufuhr in Abhängigkeit vom Verlust über den Harn
- evtl. Bikarbonate zum Ausgleich einer metabolischen Azidose (ab einem Serumbikarbonat <22 mmol/l)
- bei renaler Anämie Erythropoetinsubstitution s. c. oder i. v. (Ziel-Hb-Wert 11–12 g/dl)
- bei renaler Osteopathie diätetische Phosphatrestriktion, Phosphatbinder (z. B. Kalziumazetat, Kalziumkarbonat, Sevelamer [Renagel®] oder Lanthancarbonat [Fosrenol®]), ab Stadium 3 der chronischen Niereninsuffizienz Therapie mit aktivem Vitamin D in Abhängigkeit vom Serumparathormonspiegel, Kalzimimetika (Cinacalcet, Mimpara®) zur Reduktion der Parathormonsekretion, ggf. Parathyreoidektomie als ultima ratio
- evtl. selektive UV-Phototherapie bei urämischem Pruritus
- Anlage einer arteriovenösen Fistel, z. B. Cimino-Shunt zwischen A. radialis und V. cephalica, zur Vorbereitung einer Nierenersatztherapie bei schwerer Niereninsuffizienz (GFR <30 ml/min)
- **Nierenersatztherapie** (bei Urämiesymptomen, therapierefraktärer Hypertonie und renaler Anämie, »fluid lung«, Hyperkaliämie >6,5 mmol/l, renaler Azidose (pH <7,2 und BE >–10 mmol/l), Kreatinin >8 mg/dl, Harnstoff >160 mg/dl, GFR <15 ml/min)
  - chronisch-intermittierende oder kontinuierliche extrakorporale Hämodialyse über eine semipermeable Membran, ggf. einschließlich Ultrafiltration zum Flüssigkeitsentzug
  - kontinuierlich-ambulante oder nächtlich-intermittierende Peritonealdialyse mittels kaliumfreier Glukoselösung über einen Tenckhoff-Katheter
  - kontinuierliche arteriovenöse oder venovenöse (Pumpe erforderlich) Hämofiltration über einen Druckgradienten an einer Membran mit Abpressen einer primärharnähnlichen Flüssigkeit

! Cave
bei diuretischer Therapie gleichzeitig ausreichende Flüssigkeitszufuhr erforderlich!

>Memo
sequenzielle Nephronblockade verhindert Diuretikaresistenz infolge der kompensatorischen Resorptionssteigerung im distalen Tubulus!

! Cave
keine aluminiumhaltigen Phospatbinder wegen der Gefahr einer Aluminium-Osteopathie

>Memo
geringere Kreislaufbelastung bei kontinuierlicher Hämofiltration als bei Hämodialyse!

Tag 5

– Hämodiafiltration (Kombination der Hämodialyse mit der Hämofiltration und damit suffiziente Elimination nieder- und höhermolekularer Stoffe)
– **Nierentransplantation** (extraperitoneal in die Fossa iliaca)
  – vor Transplantation Impfung gegen Diphtherie, Polio, Tetanus, Hepatitis B, Pneumokokken und Influenza
  – nach Transplantation
    – perioperative Prophylaxe einer akuten Abstoßungsreaktion mit IL-2-Rezeptor-Antikörpern (z. B. Basiliximab) oder Anti-Thymozytenglobulin
    – Prophylaxe gegen *Pneumocystis jirovecii* mit Cotrimoxazol oder Pentamidin-Inhalationen über 3–6 Monate
    – ggf. Prophylaxe einer CMV-Infektion mit Valganciclovir über 3–6 Monate
    – lebenslange immunsuppressive Therapie mit einer Dreierkombination aus Kalzineurininhibitor (Ciclosporin A, Tacrolimus) oder mTOR (»mammalian target of rapamycin«)-Inhibitor (Sirolimus, Everolimus) und Purinsynthesehemmer (Mycophenolat, Azathioprin) und Kortikoid

9.5   Nierentumoren und zystische Nierenerkrankungen

9.5.1   Nierenzellkarzinom (Grawitz-Tumor, Hypernephrom)

– maligne Neubildung, ausgehend vom Epithel der Nierentubuli (Adenokarzinom)
– Risikofaktoren: Kadmiumexposition, Trichlorethen, Zigarettenrauchen, Nitrosamine, Von-Hippel-Lindau-Syndrom (autosomal-dominant vererbte Mutationen im VHL-Tumorsuppressorgen mit ZNS-Hämangioblastomen, Angiomatosis retinae etc.), erworbene Nierenzysten bei Dialysepatienten
– ♂:♀ = 2:1; Häufigkeitsgipfel 50.–70. Lebensjahr
– 5-Jahresüberlebensrate ist abhängig vom Tumorstadium (im Stadium I 60–90 %; IV <5 %)

■ **Klinik**
– häufig asymptomatischer Zufallsbefund (60 % aller Fälle)
– Blässe
– Hämaturie
– Flankenschmerz, selten Koliken bei Abgang von Blutkoageln
– unklares Fieber, Gewichtsverlust
– paraneoplastische Syndrome: Hyperkalzämie (Parathormon-related protein), Hypertonie (Renin↑), Polyglobulie (Erythropoetin↑)
– **Stauffer-Syndrom** mit gleichzeitiger Leberfunktionsstörung

◻ Tab. 9.4 TNM-Klassifikation des Nierenzellkarzinoms

T	Primärtumor
T1	Tumor ≤7 cm in größter Ausdehnung, begrenzt auf die Niere
– T1a	Tumor ≤4 cm in größter Ausdehnung
– T1b	Tumor >4 cm, aber ≤7 cm in größter Ausdehnung
T2	Tumor >7 cm in größter Ausdehnung, begrenzt auf die Niere
– T2a	Tumor >7 cm, aber ≤10 cm in größter Ausdehnung
– T2b	Tumor >10 cm in größter Ausdehnung
T3	Tumor breitet sich in größeren Venen aus oder infiltriert direkt perirenales Gewebe, jedoch nicht in ipsilaterale Nebenniere und nicht über die Gerotafaszie hinaus
– T3a	Tumor mit makroskopischer Ausbreitung in die Nierenvene oder ihre segmentalen Äste (mit muskulärer Wand) oder mit Infiltration des perirenalen und/oder peripelvinen Fettgewebes, aber nicht über die Gerotafaszie hinaus
– T3b	Tumor mit makroskopischer Ausbreitung in die Vena cava unterhalb des Zwerchfells
– T3c	Tumor mit makroskopischer Ausbreitung in die Vena cava oberhalb des Zwerchfells oder mit Infiltration der Wand der V. cava
T4	Tumor überschreitet die Gerotafaszie (eingeschlossen kontinuierliche Ausbreitung in die ipsilaterale Nebenniere)
N	Lymphknotenbefall
N1	Metastase in einem regionären Lymphknoten
N2	Metastasen in mehr als einem regionären Lymphknoten
M	Metastasierung
M1	Fernmetastasen

■ **Diagnostik**

▬ selten abdominell tastbarer Tumor, klopfschmerzhaftes Nierenlager, evtl. Varikozele des linken Hodens

▬ Erythrozyturie

▬ BSG↑

▬ im Blutbild Anämie

▬ bei Stauffer-Syndrom alkalische Phosphatase↑

▬ Nachweis des Tumormarkers M2-Pyruvatkinase

▬ evtl. sofortige Zystoskopie zur Lokalisation der Blutungsquelle bei Makrohämaturie

▬ Nierensonographie, einschließlich Farbdoppler zur Darstellung des Tumors, Angio-CT

▬ evtl. Angiographie zum Ausschluss einer Tumorinfiltration in die V. renalis und die V. cava inferior

▬ Röntgen-Thorax, Abdomensonographie, Skelettszintigraphie, CT-Leber, CT-Gehirn zum Ausschluss von Fernmetastasen

▬ Stadieneinteilung nach TNM-System (◻ Tab. 9.4)

> **>Memo**
> Varikozele des linken Hodens als möglicher Hinweis für Tumoreinbruch in die linke V. renalis

Tag 5

◻ **Tab. 9.5** UICC-Stadieneinteilung des Nierenzellkarzinoms

Stadium	T	N	M
I	T1	N0	M0
II	T2	N0	M0
III	T3	N0	M0
	T1, T2, T3	N1	M0
IV	T4	N0, N1	M0
	Jedes T	N2	M0
	Jedes T	Jedes N	M1

◻ **Tab. 9.6** Stadieneinteilung des Nierenzellkarzinoms

Stadium	Tumorausbreitung
I	Tumor auf die Niere begrenzt (innerhalb der Nierenkapsel)
II	Durchbruch der Nierenkapsel, aber innerhalb der Gerotafaszie
IIIA	Infiltration der Nierenvene sowie der V. cava
IIIB	Befall lokaler Lymphknoten
IIIC	IIIA und IIIB
IVA	Einwachsen in Nachbarorgane (Nebennieren ausgenommen)
IVB	Fernmetastasen in Lunge, Leber, Skelettsystem, Nebenniere, kontralateraler Niere, ZNS (25 % der Fälle bei Erstdiagnose)

━ Stadieneinteilung nach Union International Contre le Cancer (UICC, 2010) (◻ Tab. 9.5)
━ Stadieneinteilung des Nierenzellkarzinoms (nach Flocks) (◻ Tab. 9.6)

▪ **Differenzialdiagnose**
━ Nierenzyste
━ Nephrolithiasis
━ Niereninfarkt
━ Nierenrindenadenom, Angiomyolipom
━ Nephroblastom, Nierensarkom

▪ **Therapie**
━ »En-bloc«-Resektion von Tumor, befallener Niere, Fettgewebe und Gerotafaszie, einschließlich Ausräumung von Tumorzapfen aus der V. renalis und V. cava sowie Mitnahme des Ureters,

parakavale/paraaortale Lymphadenektomie, ggf. Adrenalektomie und Entfernung solitärer Fernmetastasen   **Tag 5**

- evtl. organerhaltende Tumorentfernung im Stadium T1a oder bei Einzelniere
- palliative Therapie im fortgeschrittenen Stadium (lokale Tumorausdehnung ermöglicht keine kurative Resektion, Fernmetastasen etc.)
  - VEGF-Signalweg-Inhibitoren (Sunitinib, Sutent®; Sorafenib, Nexavar®; Pazopanib, Votrient®; Bevacizumab, Avastin®)
  - mTOR-Inhibitoren (Temsirolimus, Torisel®; Everolimus, Afinitor®)
  - Immunchemotherapie mit hochdosiertem IL-2 (first-line), IFN-α (second-line) und 5-FU

9.5.2 Nephroblastom (Wilms-Tumor)

- 7,5 % aller Neoplasien des Kindes; teilweise autosomal-dominanter Erbgang; Häufigkeitsgipfel 3.–4. Lebensjahr
- 5-Jahresüberlebensrate 90 %

- **Klinik**
- Inappetenz, Übelkeit, Erbrechen
- abdominelle Schmerzen
- evtl. Fieber
- Hämaturie

- **Diagnostik**
- evtl. palpabler Abdominaltumor
- sonographische Darstellung des Tumors
- ggf. Angio-CT, MRT, Angiographie

! Cave
in 5 % aller Fälle bilaterale Tumoren

- **Therapie**
- radikale, erweiterte Nephrektomie (siehe Nierenzellkarzinom, ▶ Abschn. 9.5.1), ggf. Entfernung solitärer Fernmetastasen
- Chemotherapie und Radiotherapie

9.5.3 Nierenzysten

- solitär/multipel, ein-/beidseitig

- **Klinik**
- häufig asymptomatischer Zufallsbefund
- evtl. Rücken- oder Abdominalschmerzen bei sehr großen Zysten
- selten Polyglobulie, Hypertonie, Zystenkarzinom

Tag 5

- **Diagnostik**
  - in der Nierensonographie echofreie, wandlose Raumforderung im Nierenparenchym mit distaler Schallverstärkung
  - ggf. Feinnadelaspirationszytologie zum Ausschluss einer malignen Entartung

- **Differenzialdiagnose**
  - Hämatom
  - Abszess
  - Hämangiom
  - Dermoidzyste
  - Echinokokkuszyste
  - tuberkulöse Kaverne

- **Therapie**
  - keine Therapie asymptomatischer Zysten
  - evtl. Abpunktion und Verödung oder Zystenresektion bei sehr großen symptomatischen Zysten

9.5.4 Zystenniere

- <5 % aller Patienten mit terminaler Niereninsuffizienz leiden an einer adulten polyzystischen Nierenerkrankung

- **Klinik**
  - evtl. Flankenschmerzen
  - evtl. Makrohämaturie infolge einer Zystenruptur
  - gehäuft obere Harnwegsinfekte, evtl. Nierenabszesse
  - Nephrolithiasis
  - renale Hypertonie
  - Niereninsuffizienz

- **Diagnostik**
  - Proteinurie, Erythrozyturie
  - in der Nierensonographie Nachweis von >3 Zysten/Niere
  - CT zum Ausschluss eines Zystenkarzinoms
  - evtl. Urographie zum Ausschluss von Missbildungen der ableitenden Harnwege
  - MR-Angiographie zum Ausschluss von Hirnbasisarterien-aneurysmen
  - evtl. molekulargenetischer Nachweis des »polycystic breakpoint gene« auf dem kurzen Arm des Chromosoms 16 bei adulter polyzystischer Nierendegeneration, insbesondere von Bedeutung im Rahmen einer genetischen Familienberatung (Manifestation nach dem 20. Lebensjahr)
  - Einteilung zystischer Nierenerkrankungen (nach Potter) (◻ Tab. 9.7)

Tag 5

◻ Tab. 9.7 Einteilung zystischer Nierenerkrankungen

Typ	Nierenerkrankung	Klinische Merkmale
I	Infantile polyzystische Nieren-erkrankung (autosomal-rezessive polyzystische Nephropathie)	Immer doppelseitig, kongenitale Leberfibrose, Lungenhypoplasie mit Atemnot
II	Zystische Nierendysplasie	Uni- oder bilateral
III	Adulte polyzystische Nieren-erkrankung (autosomal-dominante polyzystische Nephropathie)	Meist doppelseitig, Leber-zysten, evtl. Pankreaszysten, in 10 % der Fälle Aneurysmen der Basalarterien des Gehirns
IV	Multiple Zysten mit Obstruktion der unteren Harnwege	

- **Differenzialdiagnose**
- siehe auch Nierenzysten (▶ Abschn. 9.5.3)
- Meckel-Syndrom (zystische Nephropathie, Polydaktylie und Hirnfehlbildung)
- Markschwammnieren (zystische Erweiterung der Sammelrohre mit perlschnurartiger Konkrementbildung in den Nieren-papillen, Nephrokalzinose)
- Nephronophthise (medulläre zystische Nierenerkrankung mit Störung des renalen Konzentrationsvermögens, mentale Retardierung, Wachstumsstillstand, häufigste extrarenale Manifestation ist die Retinopathia pigmentosa)

- **Therapie**
- nur symptomatische Therapie
    - antihypertensive Therapie (Ziel-RR <125/75 mmHg)
    - konsequente antibiotische Therapie bei Harnwegsinfekten
    - evtl. laparoskopische Zystostomie
    - ggf. Nephrektomie
    - Therapie der Niereninsuffizienz

9.6   Nephro-/Urolithiasis

- Harnsteine finden sich in den Nieren (Nephrolithiasis) und den ableitenden Harnwegen.
    - Kalziumoxalat-Steine (65 % aller Harnsteine)
    - Kalziumphosphat-Steine (10 %)
    - Uratsteine (10–15 %)
    - Magnesiumammoniumphosphat-Steine (Struvite, »Infektsteine«; 10 %)
    - selten Zystinsteine, Xanthinsteine oder 2,8-Dihydroxyadenin-steine

Tag 5

— Prädisponierend sind Gicht, Diabetes mellitus, renale Erkrankungen, Hyperparathyreoidismus, Malignome.
  — Übersättigung des Harns mit lithogenen Substanzen, z. B. Hyperkalziurie, Hyperoxalurie, Hyperphosphaturie, Hyperurikosurie, Zystinurie
  — Mangel antilithogener Substanzen im Harn, z. B. Hypomagnesiurie, Hypozitraturie
  — Urin-pH ≤5,5 oder >7,0
  — erhöhte Harnkonzentrationen (spezifisches Gewicht >1015 g/l)
— Risikofaktoren: unzureichende Flüssigkeitszufuhr, hohe Kochsalzzufuhr, eiweißreiche Ernährung, Gewichtsabnahme, Harnstau und Harnwegsinfekte
— Prävalenz 5 %, ♂:♀ = 2:1

- **Klinik**
— häufig klinisch asymptomatisch
— Harnleiterkolik mit starken wehenartigen Schmerzen bei Steinabgang
— Unterbauchschmerzen, Flankenschmerzen mit Ausstrahlung bis in die Genitalien
— Übelkeit, Erbrechen
— Hämaturie
— evtl. reflektorischer Subileus
— Komplikationen: Harnwegsinfektionen, Urosepsis

- **Diagnostik**
— Urinstatus mittels Schnellteststreifen (z. B. Combur 9®), Urinsediment
— evtl. Bakteriurie, Leukozyturie, Erythrozyturie
— mikrobiologische Untersuchung des Harns
— evtl. Hyperurikämie und Hyperurikosurie
— evtl. Hyperkalzämie und Hyperkalziurie, primärer Hyperparathyreoidismus mit Parathormon↑
— im 24-h-Sammelurin Bestimmung lithogener und antilithogener Substanzen
— evtl. Serumkreatinin↑
— Infrarotspektroskopie oder Röntgendiffraktometrie zur Analyse der Steinzusammensetzung
— in der Nierensonographie evtl. sichtbarer Steinschatten, außerdem Ausschluss anatomischer Anomalien
— im Ausscheidungsurogramm direkter Nachweis kalziumhaltiger Steine in der Leeraufnahme bzw. indirekter Hinweis durch Kontrastmittelaussparungen, ggf. MR-Urographie
— ggf. Spiral-CT zur Abgrenzung eines Tumors

! Cave
bei kleinen Steinen sonographisch möglicherweise nur Nachweis einer Nierenbeckenstauung

- **Differenzialdiagnose**
- Nierentumoren
- Niereninfarkte, Nierenvenenthrombose
- Analgetika-Nephropathie mit Papillennekrose
- Adnexitis, stielgedrehte Ovarialzyste, Extrauteringravidität, Hodentorsion
- Appendizitis, Ileus, Divertikulitis
- Pankreatitis, Gallenkolik
- Lumbago

Tag 5

- **Therapie**
- bei akuter Harnleiterkolik Analgetika, z. B. Diclofenac, Metamizol (Novalgin®), Pethidin (Dolantin®), evtl. Spasmolytika, z. B. Butylscopolamin (Buscopan®)
- bei kleinen Harnleitersteinen (<5 mm) konservativer Therapieversuch mit Spasmolytika, ausreichend Flüssigkeitszufuhr, Bewegung und Wärmeapplikation, ansonsten extrakorporale Stoßwellenlithotripsie (ESWL) oder Ureteroskopie mit Lithothripsie und Steinextraktion
- bei Nierenbeckensteinen extrakorporale Stoßwellenlithotripsie (ESWL), ggf. nach innerer Harnleiterschienung mittels Splint
- ggf. perkutane Nephrolithotomie bei größeren Steinmassen mit sonographisch gesteuerter Endoskopie des Nierenbeckens, Zerstörung des Steins unter Sicht und Absaugen der Fragmente
- selten offene Nephropyelolithotomie oder Ureterolithotomie
- Prophylaxe des Rezidivs durch ausreichend große Trinkmengen (spezifisches Harngewicht <1010 g/l), Reduktion tierischer Eiweiße, kochsalzarme, kaliumreiche Diät, Gewichtsnormalisierung
  - bei Kalziumoxalat-/-phosphat-Steinen evtl. Thiazide zur Senkung des Kalziumgehalts im Urin
  - bei Oxalatsteinen oxalarme Kost (kein Rhabarber oder Spinat), Magnesium-Zitratkombinationen
  - bei Uratsteinen purinarme Kost, Urinalkalisierung mittels Kalium-Natrium-Hydrogencitrat (Uralyt-U®), evtl. Allopurinol
  - bei Magnesiumammoniumphosphat-Steinen Ansäuern des Harns mittels Methionin (z. B. Acimethin®), gezielte Antibiose
  - bei Zystinsteinen Alkalisierung des Harns mittels Tiopronin

! Cave
bei Anurie und Fieber Gefahr der Urosepsis!

! Cave
kein Apfel- oder Grapefruitsaft!

Tag 5 – Nephrologie und Endokrinologie

Endokrinologie

W. Karges, S. Al Dahouk

W. Karges, S. Al Dahouk, *Innere Medizin...in 5 Tagen*,
DOI 10.1007/978-3-642-41618-7_10, © Springer-Verlag Berlin Heidelberg 2014

10.1 Diabetes mellitus

- Gruppe ätiologisch verschiedener Stoffwechselerkrankungen mit chronischer Hyperglykämie
- Klassifikation nach American Diabetes Association/Deutsche Diabetes Gesellschaft
  - **Typ-1-Diabetes** mit absolutem Insulinmangel: T-Zell-abhängige Autoimmunerkrankung mit chronischer Zerstörung der pankreatischen β-Zellen; genetische Disposition (HLA-DR3 und HLA-DR4); Erkrankungsgipfel zwischen dem 5. und 25. Lebensjahr
    - **LADA** (»latent autoimmune diabetes with onset in adults«): Spätmanifestation eines Typ-1-Diabetes zwischen dem 30. und 60. Lebensjahr, zu Beginn häufig als Typ-2-Diabetes diagnostiziert
  - **Typ-2-Diabetes** mit relativem Insulinmangel infolge einer Insulinresistenz und einer gestörten Insulinsekretion; polygene Vererbung; Manifestationsalter meist >40. Lebensjahr, jedoch zunehmend im Jugend- und jungen Erwachsenenalter, häufig assoziiert mit Adipositas
- andere Diabetesformen
  - **monogenetische Diabetesformen: MODY** (»maturity onset diabetes of the young«): genetischer Defekt (autosomaldominante Vererbung) der β-Zellfunktion mit reduzierter Insulinsekretion, am häufigsten sind MODY 3 (HNF[»hepatocyte nuclear factor«]-1α) und MODY 2 (Glukokinase)
  - genetischer Defekt der Insulinwirkung, z. B. Typ-A-Insulinresistenz, Leprechaunismus, Rabson-Medenhall-Syndrom, lipatrophischer Diabetes
  - Krankheiten des exokrinen Pankreas, z. B. chronische Pankreatitis
  - Endokrinopathien, z. B. Akromegalie, M. Cushing, Phäochromozytom, Hyperthyreose, Glukagonom
  - Medikamente, z. B. Kortikosteroide, Diazoxid
  - Infektionen, z. B. kongenitale Rötelninfektionen, Zytomegalie-Virus-Infektion
  - seltene immunvermittelte Formen, z. B. Anti-Insulinrezeptor-Antikörper, »Stiff-man«-Syndrom
  - genetische Syndrome mit Diabetes, z. B. Down-, Klinefelter-, Turner-Syndrom
  - **Gestationsdiabetes** (ca. 3 % aller Schwangeren)
- Diabetesprävalenz in Deutschland ca. 6–9 % (ca. 90 % Typ-2-Diabetes, ca. 5–10 % Typ-1-Diabetes, ca. 1 % MODY)

>Memo
bei Typ-2-Diabetes häufig Zufallsbefund einer Hyperglykämie im Rahmen einer Routineuntersuchung!

- **Klinik**
- bei Typ-1-Diabetes oft rascher Beginn mit klinischen Symptomen
- bei Typ-2-Diabetes oft langsamer Beginn mit initial oligosymptomatischem/asymptomatischem Verlauf

- Müdigkeit, Leistungsschwäche
- Polyurie, starkes Durstgefühl und Polydipsie infolge der Glukosurie mit osmotischer Diurese
- Gewichtsabnahme
- Sehstörungen
- Pruritus
- Infektanfälligkeit, z. B. bakterielle und mykotische Hautinfektionen (Furunkulose, Candidamykose)
- Akutkomplikationen
  - **Coma diabeticum** (ketoazidotisch, hyperosmolar)
  - Hypoglykämie (als Therapiefolge)
- Spätkomplikationen
  - diabetische Angiopathie, u. a. infolge nicht-enzymatischer Glykosylierung von Proteinen mit Verdickung der kapillären Basalmembranen
  - **diabetische Makroangiopathie**
    - diffuse KHK (überwiegend der distalen Koronararterien und des Hauptstammes) mit Myokardinfarkt
    - periphere arterielle Verschlusskrankheit
    - ischämischer Hirninfarkt
  - **diabetische Mikroangiopathie**
    - diabetische Nephropathie mit Glomerulosklerose (Kimmelstiel-Wilson) bei Typ-1-Diabetes und unspezifischen vaskulären und tubulointerstitiellen Nierenveränderungen bei Typ-2-Diabetes (50 % aller Dialysepatienten sind Diabetiker)
    - diabetische nicht-proliferative oder proliferative Retinopathie und diabetische Makulopathie mit Makulaödem und harten Exsudaten
    - diabetische Polyneuropathie infolge metabolischer Veränderungen, z. B. Glykosylierung der Myelinscheiden, und einer Mikroangiopathie der Vasa nervorum; meist symmetrische, periphere sensomotorische Polyneuropathie mit distal betonten Parästhesien und Hypästhesie an den unteren Extremitäten; autonome Neuropathie mit Ruhetachykardie, Herzfrequenzstarre, asympathikotone orthostatische Hypotonie, Dysphagie, Gastroparese, Diarrhö im Wechsel mit Obstipation, Blasenatonie, erektile Dysfunktion, gestörte Hypoglykämiewahrnehmung
  - **diabetisches Fußsyndrom** infolge geringfügiger Traumen und Infektionen bei neuropathischen (obligat) und angiopathischen (fakultativ) Veränderungen
    - bei neuropathischem Fuß warme, trockene Haut, vermindertes Schmerz-/Temperaturempfinden, erhöhte Druckbelastung unter den Metatarsalköpfchen → Ulzerationen (schmerzlose, neuropathische Ulzera), Charcot-Fuß (diabetisch-neuropathische Osteoarthropathie) mit Fußdeformitäten

! Cave
stumme Myokardischämien und schmerzlose Infarkte infolge autonomer diabetischer Neuropathie

Tag 5

◻ **Tab. 10.1** Diagnostische Kriterien des Diabetes und Prädiabetes

	Nüchternglukose * (mg/dl)	2-h-Glukosewert * (mg/dl) im oGTT
Normal	<100	<140
Prädiabetes (IFG [a])	100–125	–
Prädiabetes (IGT [b])	–	140–200
Diabetes	>125	>200

[a] IFG: impaired fasting glucose
[b] IGT: impaired glucose tolerance
* Plasmaglukose venös

◻ **Tab. 10.2** Diagnose des Gestationsdiabetes (im oGTT mit 75 g Glukose)

	Nüchternglukose *	1-h-Glukosewert *	2-h-Glukosewert *
Pathologisch	>92 mg/dl	>180 mg/dl	>153 mg/dl

Gestationsdiabetes liegt vor, wenn ≥1 Wert pathologisch ist
* Plasmaglukose venös

  – bei zusätzlichem ischämischem Fuß infolge von Makro-
    und Mikroangiopathien peripherer Gefäße eher kühle,
    blasse Haut, Nekrosen und Gangrän der Akren
  ▬ **Dyslipidämie, Fettleber** (Übergang in Fibrose und Zirrhose
    möglich)

- **Diagnostik**
▬ zur Diagnosesicherung Glukosebestimmung im Serum mit
  Referenzmethode erforderlich (nicht mit Blutzuckermessstreifen!)
  (◻ Tab. 10.1, ◻ Tab. 10.2)
▬ Bei HbA_{1c}-Werten ≥6,5 % ist die Diagnose ebenfalls gesichert.
▬ bei diabetischer Ketoazidose Nachweis von Ketonkörpern
  (β-Hydroxybutyrat >3 mmol/l, evtl. Acetoacetat oder Aceton) im
  Plasma oder Urin sowie pH <7,2 im Plasma
▬ beim Typ-1-Diabetes serologischer Nachweis von Autoanti-
  körpern (fakultative Diagnostik)
  ▬ Inselzellantikörper (ICA; ca. 80 % der Fälle)
  ▬ Anti-Glutamatdecarboxylase-Antikörper (GADA) und
    Anti-Tyrosinphosphatase-2-Antikörper (IA-2A; ca. 90 %
    der Fälle)
  ▬ Insulin-Autoantikörper (IAA; 20–90 % der Fälle)

Tab. 10.3 Klassifikation des diabetischen Fußsyndroms nach Wagner/Armstrong

	0	1	2	3	4	5
A	Prä- oder postulzerative Läsion	Oberflächliche Wunde	Wunde bis zur Ebene von Sehne oder Kapsel	Wunde bis zur Ebene von Knochen oder Gelenk	Nekrosen von Fußteilen	Nekrose des gesamten Fußes
B	Mit Infektion					
C	Mit Ischämie					
D	Mit Infektion und Ischämie					

- im Behandlungsverlauf regelmäßige Kontrolluntersuchungen zur Beurteilung der Stoffwechseleinstellung und möglicher Folgeerkrankungen
    - vierteljährliche HbA_{1c}-Kontrollen
    - mindestens jährliche Untersuchung auf Mikroalbuminurie, Serumkreatinin
    - jährliche augenärztliche Untersuchung (Fundus in Mydriasis)
    - Pulsstatus, neurologischer Status, Fußinspektionen (mindestens jährlich)
    - regelmäßiges Screening auf weitere kardiovaskuläre Risikofaktoren, z. B. arterielle Hypertonie, Hyperlipoproteinämie
- im Stimmgabeltest vermindertes Vibrationsempfinden als Frühzeichen einer peripheren Polyneuropathie
- Bewertung diabetischer Fußläsionen und der Begleitkomplikationen Infektion und Angiopathie (■ Tab. 10.3)
- ab dem 45. Lebensjahr Bestimmung des Nüchternblutzuckers alle 3 Jahre als Screeninguntersuchung auf Diabetes mellitus, ggf. früher bei erhöhtem Risiko (Adipositas, arterielle Hypertonie, Dyslipidämie, makrovaskuläre Erkrankungen, positive Familienanamnese, Gestationsdiabetes)

> **>Memo**
> bei Erstdiagnose eines Typ-2-Diabetes bereits in bis zu 30 % der Fälle Nachweis von Folgeerkrankungen!

- **Therapie**
- Therapieziele
    - normale Lebensqualität
    - Reduktion des Risikos von Folgeerkrankungen
    - Vermeidung von Akutkomplikationen (einschließlich Hypoglykämien)
- metabolische Zielwerte
    - HbA_{1c} <6,5 % unter Vermeidung von Hypoglykämien und ausgeprägter Gewichtszunahme
    - Nüchternblutzucker und Blutzucker vor den Mahlzeiten 80–120 mg/dl
    - Albuminurie <20 mg/l
    - Triglyzeride <150 mg/dl, LDL <100 mg/dl und HDL >45 mg/dl
    - RR <130/80 mmHg

> **>Memo**
> individuelle Anpassung der metabolischen Zielwerte in Abhängigkeit von Komorbiditäten, Alter und Lebenserwartung

Tag 5

- Nikotinverzicht
- Therapie des Typ-1-Diabetes
  - **intensivierte Insulintherapie** (Basis-/Boluskonzept): an die Nahrungsaufnahme angepasste bedarfsgerechte Insulinzufuhr (Standardtherapie des Typ-1-Diabetes)
    - tägliche Gesamtinsulindosis variabel, abhängig u. a. von Körpergewicht, Nahrungsgewohnheiten, körperlicher Aktivität, Begleiterkrankungen, typischerweise ca. 0,6–1,0 IE/kg KG/d
    - basaler Insulinbedarf 0,7–1,5 IE/h (40–50 % des täglichen Insulinbedarfs), gedeckt durch langwirksame Insuline (z. B. NPH-Insulin) oder Insulin-Analoga (z. B. Insulin Glargin oder Detemir)
    - nahrungsabhängiger Insulinbedarf ca. 1,5–2,5 IE/BE morgens, 0,5–1,0 IE/BE mittags und 1,0–1,5 IE/BE abends, gedeckt durch schnellwirksame Insuline (Normalinsuline) oder Insulin-Analoga (z. B. Insulin Lispro, Aspart oder Glulisin)
    - 1 Kohlenhydrateinheit = 10 g Kohlenhydrate

> **>Memo**
> Broteinheit BE = Kohlenhydrateinheit + Ballaststoffe

  - **konventionelle Insulintherapie:** Anpassung der Mahlzeiten an ein vorgegebenes Insulinschema, z. B. unter Verwendung eines Mischinsulins (30 % schnellwirksam, 70 % langwirksam)
    - 2/3 der Insulintagesdosis morgens und 1/3 abends
  - **Insulinpumpentherapie** mit kontinuierlicher subkutaner Insulininfusion (CSII), meist Verwendung eines schnellwirksamen Insulin-Analogons
  - Insulinpräparate
    - schnellwirksame Insulin-Analoga (Wirkungseintritt 10–20 min, Wirkdauer ca. 3 h): Insulin Aspart (NovoRapid®), Insulin Lispro (Humalog®), Insulin Glulisin (Apidra®) (kein Spritz-Ess-Abstand notwendig)
    - schnellwirksame Insuline (Wirkungseintritt 15–30 min, Wirkdauer ca. 6 h): Insulin normal (früher: Altinsulin) human (z. B. Actrapid HM®, Insuman Rapid®, Huminsulin Normal®) (Spritz-Ess-Abstand 15–20 min)
    - langwirksame Insuline (Wirkungseintritt 30–90 min, Wirkdauer 9–18 h): NPH [neutrales Protamin Hagedorn]-Insulin human (z. B. Protaphane®, Insuman Basal®, Huminsulin Basal®)
    - langwirksame Insulin-Analoga (Wirkungseintritt 90 min, Wirkdauer 24 h): Insulin Glargin (Lantus®), Insulin Detemir (Levemir®)
    - Insulinkombinationen (Mischinsuline): Normalinsulin und NPH-Insulin (z. B. Actraphane® 10, 20, 30, 40 und 50; Insuman Comb® 15, 25 und 50); Insulin Lispro und langwirksames Insulin (Humalog Mix® 25 und 50), Insulin Aspart und langwirksames Insulin (Novomix® 30)

- mögliche Ursachen **morgendlicher Hyperglykämien**
  - zu niedrige abendliche Dosis eines Verzögerungs-
    insulins
  - erhöhter Insulinbedarf infolge nächtlicher Wachstumshor-
    mon- und Kortisolsekretion (**Dawn-Phänomen**)
  - zu hohe abendliche Insulindosis mit nächtlicher Hypoglyk-
    ämie und reaktiver Hyperglykämie in den Morgenstunden
    (**Somogyi-Effekt**, selten)
- Therapie des Typ-2-Diabetes
- Lebensstilintervention
- Gewichtsreduktion
  - Ernährungsberatung (u. a. gesunde Ernährungsweise, Blut-
    zuckerwirksamkeit von Kohlenhydraten)
  - bei leichter körperlicher Arbeit täglicher Energiebedarf =
    Normalgewicht × 32 (kcal)
  - ballaststoffreiche Kost (verzögerte Resorption der Kohlen-
    hydrate)
- Steigerung der körperlichen Aktivität
- orale Antidiabetika
  - Metformin (Antidiabetikum der 1. Wahl) hemmt die
    hepatische Glukoneogenese und verbessert die periphere
    Glukoseutilisation (gewichtsneutral, keine Hypoglykämi-
    en), z. B. Glucophage® initial 1×500 mg/d, Steigerung auf
    2×1000 mg/d
  - insulinotrope Substanzen erhöhen die Insulinfreisetzung
    aus den β-Zellen des Pankreas: Sulfonylharnstoffe, z. B.
    Glibenclamid (Euglucon N®) 3,5–7 mg/d (maximal
    10,5 mg) morgens 2/3 und abends 1/3 der Gesamtdosis,
    Glimepirid (Amaryl®) 1–4 mg/d (maximal 6 mg) morgens;
    Glinide, z. B. Repaglinid (Novonorm®) 0,25–4 mg vor den
    Mahlzeiten
- GLP1 (»glucagon-like peptide 1«)-Analoga (Inkretin-
  Mimetika) stimulieren die glukoseabhängige Insulinsekretion,
  hemmen die Glukagonfreisetzung, verzögern die Magenent-
  leerung und senken den Appetit: Exenatide (Byetta®),
  Liraglutid (Victoza®) s. c. (HbA$_{1c}$↓, Gewichtsabnahme, keine
  Hypoglykämien)
- Dipeptidylpeptidase-4-(DPP-4-)Inhibitoren hemmen den Ab-
  bau des endogenen GLP1: Saxagliptin (Onglyza®), Sitagliptin
  (Januvia®), Vildagliptin (Galvus®) p. o. (gewichtsneutral,
  keine Hypoglykämien)
- Insulintherapie bei Typ-2-Diabetes indiziert, wenn metabo-
  lisches Therapieziel mit anderen Antidiabetika nicht erreicht
  werden kann
  - Insulin als Add-on zu oralen Antidiabetika/Inkretin-
    Mimetika (z. B. einmal täglich Basalinsulin)
  - Insulin als Monotherapie (Mischinsulin oder intensivierte
    Insulintherapie)

Tag 5

! Cave
Gefahr der Laktatazidose bei
Niereninsuffizienz, dekompensierter Herzinsuffizienz, respiratorischer Insuffizienz, perioperativ
(Metformin 48 h vor Operation
absetzen) etc.

! Cave
Voraussetzung für die Therapie
mit insulinotropen Substanzen ist
eine ausreichende Eigeninsulinbil-
dung; Sekundärversagen der
Therapie nach durchschnittlich
10-jähriger Krankheitsdauer;
Hyperinsulinämie verschlechtert
metabolisches Syndrom,
Gewichtszunahme; Hypo-
glykämiegefahr!

! Cave
deutlich verlängerte Wirkungs-
dauer von Glimepirid (Amaryl®)
bereits bei leichter Nieren-
funktionseinschränkung!

! Cave
Hypoglykämierisiko und
Gewichtszunahme unter Insulin-
therapie beachten!

Tag 5

- Therapie anderer Diabetesformen
  - MODY 2 meist diätetisch
  - MODY 3 gut therapierbar mit Sulfonylharnstoffen
- Patientenschulung
- Prophylaxe von Spätkomplikationen
  - Fußpflege, evtl. druckentlastendes Schuhwerk
  - frühzeitige antihypertensive Therapie mit ACE-Hemmern oder AT_1-Blockern wirkt renoprotektiv
  - bei Diabetes und einem weiteren kardiovaskulären Risikofaktor ASS 100 mg/d und Statin
- Therapie der Spätkomplikationen
  - ggf. Revaskularisationstherapie (PTA, Bypass) bei pAVK
  - evtl. Amitriptylin bei Polyneuropathie
  - panretinale Laserkoagulation bei Retinopathie, ggf. Vitrektomie
  - evtl. Metoclopramid bei Gastroparese infolge autonomer Neuropathie
  - Protein- und Kochsalzrestriktion bei Proteinurie
  - Phosphodiesterase-5-Inhibitoren (z. B. Sildenafil, Viagra®) bei erektiler Dysfunktion
  - bei Typ-1-Diabetes mit terminaler Niereninsuffizienz ggf. kombinierte Pankreas-/Nierentransplantation

10.1.1 Diabetisches Koma

- schwere Form der diabetischen Stoffwechselstörung infolge eines absoluten oder relativen Insulinmangels bei Erstmanifestation (ca. 25 % der Fälle) oder inadäquat niedriger Insulinzufuhr, z. B. bei erhöhtem Bedarf in Stresssituationen (Infektionen, Operation etc.)
- klinisch auftretende Varianten des diabetischen Komas
  - **ketoazidotisches Coma diabeticum**/diabetische Ketoazidose (absoluter Insulinmangel; meist junge Patienten mit Typ-1-Diabetes)
  - **hyperosmolares Coma diabeticum** (relativer Insulinmangel; meist ältere Patienten mit Typ-2-Diabetes)
- Insulinmangel
  - → Hyperglykämie → Hyperosmolarität → osmotische Diurese mit Elektrolytverlust → intrazelluläre und extrazelluläre Dehydratation → metabolische Azidose, Bewusstseinsstörung, Volumenmangelschock, Nierenversagen
  - → Transport der Glukose in die Zellen ↓ → intrazellulärer Glukosemangel → in Fettzellen Synthese von Glyzerinphosphat↓ → keine Synthese von Triglyzeriden aus Fettsäuren → Transport der Fettsäuren in die Leber → Abbau zu Ketonkörpern → metabolische Azidose
- Letalität bis zu 6–10 % (abhängig vom Schweregrad)

>Memo
Restinsulinsekretion verhindert Ketoazidose durch Hemmung der Lipolyse im Fettgewebe

Tab. 10.4 Schweregrade der diabetischen Ketoazidose (American Diabetes Association, 2006)			
Parameter	Schweregrade		
	Leicht	Mittel	Schwer
pH	<7,3	<7,2	<7,1
Bikarbonat	<15 mmol/l	<10 mmol/l	<5 mmol/l

■ **Klinik**
- Übelkeit und Erbrechen
- Schwäche
- Benommenheit, Verwirrtheit, Somnolenz
- Polyurie, Durst und Polydipsie
- trockene Haut und Schleimhäute
- Kollapsneigung
- Fieber
- evtl. heftige abdominelle Schmerzen (**Pseudoperitonitis diabetica**)
- bei Ketoazidose Kussmaul-Atmung (tiefe, tachypnoische Atmung) und Azetongeruch
- Komplikationen: Koma, Volumenmangelschock, Nierenversagen (Oligurie/Anurie)

■ **Diagnostik**
- Puls↑, RR↓
- ZVD↓
- im EKG unspezifische Veränderungen möglich, z. B. PQ-Verkürzung, ST-Senkung, T-Abflachung und TU-Verschmelzung als Zeichen einer Hypokaliämie, evtl. Rhythmusstörungen
- bei ketoazidotischem Koma
  - Blutzucker >250 mg/dl
  - Ketonurie oder Ketonämie
  - pH-Wert arteriell <7,35 oder venös <7,3, Serumbikarbonat <15 mmol/l, Anionenlücke↑ (■ Tab. 10.4)
  - pCO_2↓ (durch Hyperventilation)
  - evtl. Hypokaliämie, evtl. leichte Hyponatriämie
  - Hkt↑, Hb↑, evtl. Leukozytose
- bei hyperosmolarem Koma
  - Blutzucker häufig >600 mg/dl
  - Plasmaosmolalität↑↑↑ (>310 mosmol/l)
- Ursachendiagnostik (Ausschluss einer Pneumonie, eines Harnwegsinfektes oder anderer Infektionen)

■ **Differenzialdiagnose**
- akutes Abdomen, z. B. bei Appendizitis
- Hyperventilationstetanie

! Cave
in ca. 10 % der Fälle Blutzucker <200 mg/dl

>Memo
initialer pH ist wichtigster Prognosefaktor!

! Cave
infolge der Azidose häufig normale Serumkaliumwerte!

Tag 5

- Hypoglykämie
- Bewusstlosigkeit anderer Genese

- **Therapie**
- intensivmedizinische Überwachung der Atmung, des Kreislaufs und des Wasser- und Elektrolythaushaltes
- Rehydratation mit physiologischer 0,9 %-iger NaCl-Lösung (initial ca. 1 l/h, im Verlauf in Abhängigkeit vom ZVD; in den ersten 24 h ca. 6–8 l)
- »Low-dose«-Insulintherapie (wegen der Gefahr eines Hirnödems und einer Hypokaliämie): initialer Bolus von 4–8 IE Normalinsulin i. v., anschließend 2–6 IE/h (stündliche Kontrolle des Blutzuckers)

! Cave
Senkung des Blutzuckers zunächst auf 250–300 mg/dl mit einer maximalen Rate von 100 mg/dl/h

- 5 %-ige Glukoselösung bei Blutzuckerwerten unter 250 mg/dl
- mit Beginn der Insulintherapie Kaliumsubstitution in Abhängigkeit vom Serumkalium 10–20 mmol/h (Kontrolle der Elektrolyte alle 2 h)
- evtl. Phosphatsubstitution bei Hypophosphatämie <0,5 mmol/l (ca. 50 mmol/24 h)
- i. d. R. keine Korrektur der metabolischen Azidose mit Bikarbonat, evtl. bei pH-Werten <7,0
- Thromboembolieprophylaxe mit »Low-dose«-Heparin
- bei Hinweis auf Infekt (z. B. Harnwegsinfekt, Pneumonie) antibiotische Therapie

10.1.2 Hypoglykämie

- keine einheitliche Definition der Hypoglykämie
- Absinken des kapillären Blutzuckers <40 mg/dl (♀) oder <50 mg/dl (♂) in Verbindung mit typischen klinischen Symptomen und Besserung der Symptomatik nach Glukosegabe (Whipple-Trias)
  - spontane Hypoglykämie, z. B. bei Insulinom, schweren Lebererkrankungen, Glykogenosen, Tumoren, Nebennierenrinden- oder Hypophysenvorderlappeninsuffizienz
  - reaktive Hypoglykämie, z. B. nach Magenresektion oder bariatrischer Magen-Bypass-Operation (Spät-Dumping-Syndrom), bei diabetischer Gastroparese, bei vegetativer Labilität

! Cave
Hypoglycaemia factitia infolge der Therapie mit Antidiabetika!

  - exogene Hypoglykämie, z. B. durch Überdosierung von Insulin oder Sulfonylharnstoffen, nach Alkoholexzessen mit Nahrungskarenz

! Cave
Hemmung der Glukoneogenese durch Alkohol!

- bei Diabetes mellitus meist durch relative Überdosierung der Antidiabetika bei verminderter Nahrungszufuhr, infolge vermehrter körperlicher Belastung oder bei gesteigertem Alkoholgenuss

- **Klinik**
- Symptome der adrenergen Gegenregulation
  - Heißhunger (parasympathikotone Reaktion)
  - Tremor
  - Tachykardie
  - Kaltschweißigkeit
- Symptome der Neuroglukopenie
  - Angst, Unruhe, Reizbarkeit
  - Kopfschmerzen
  - Konzentrationsschwäche, Verwirrtheit
  - Seh- und Sprachstörungen
  - Müdigkeit, Apathie, Somnolenz, Koma

- **Diagnostik**
- in der Blutzuckerbestimmung Werte <50 mg/dl bzw. 40 mg/dl (Bestätigung mit Referenzmethode erforderlich, außer im Notfall)
- evtl. erweiterte diagnostische Abklärung spontaner Hypoglykämien bei Nicht-Diabetikern
  - 72-h-Hungerversuch mit mehrmaliger Bestimmung des Insulin/Glukose-Quotienten, bei Insulinom C-Peptid und Insulin inadäquat ↑, Glukose↓
  - bei V. a. reaktive Hypoglykämie im oralen Glukosetoleranztest typischerweise Abfall des Blutzuckers nach 2–5 h auf Werte <50 mg/dl (typisch für Spät-Dumping-Syndrom)

- **Therapie**
- bei leichten Hypoglykämien ohne Bewusstseinsverlust 10–20 g Traubenzucker p. o., Fruchtsäfte oder glukosehaltige Softdrinks
- bei Bewusstlosigkeit evtl. 1 mg Glukagon i. m. in der Erstversorgung durch Laien
- 40–100 ml 40 %-ige Glukose langsam i. v., evtl. mehrfache Wiederholung, im weiteren Verlauf 5 %-ige Glukoselösung bis zu einem Blutzucker von ca. 200 mg/dl
- nach dem Erwachen orale Kohlenhydratzufuhr
- ggf. kausale Therapie und Patientenschulung

Tag 5

! Cave
durch häufige Hypoglykämien verringert sich die Hypoglykämiewahrnehmung; evtl. fehlende Warnsymptome bei autonomer Neuropathie!

! Cave
erneutes Auftreten von Hypoglykämien nach Überdosierung von Sulfonylharnstoffen oder langwirksamem Insulin

10.2 Schilddrüsenerkrankungen

10.2.1 Struma diffusa und Knotenstruma

- Struma = Schilddrüsenvergrößerung unterschiedlicher Ursache; normales Schilddrüsenvolumen bei Frauen <18 ml, bei Männern <25 ml (dreidimensionale Messung im Ultraschall)
- Häufigste Ursache der Struma diffusa und der Struma nodosa in Deutschland ist der chronische Jodmangel.

Tag 5

>**Memo**
Volumen eines Schilddrüsen-
lappens ≈ Länge × Breite ×
Dicke × 0,5

! **Cave**
kein jodhaltiges Kontrastmittel bei
V. a. Schilddrüsenkarzinom wegen
möglicher Radiojodtherapie!

>**Memo**
individuelle Dosisanpassung
erforderlich, Therapieziel ist ein
niedrig normales TSH bei
normalem fT_3 und fT_4!

! **Cave**
Operationsrisiken sind
Recurrensparese und
Hypoparathyreoidismus!

— Andere Ursachen der Struma diffusa sind Hashimoto-Thyreoiditis, M. Basedow, angeborene Schilddrüsenerkrankungen (z. B.
kongenitale Hypothyreose), Medikamente (z. B. Lithium).
— Prävalenz der Struma diffusa in Deutschland ca. 30 %, der
Struma nodosa ca. 25 %, im Alter zunehmend

- **Klinik**
— Symptome sind abhängig von der Schilddrüsengröße und der
Funktionslage der Schilddrüse
— bei großer Struma Globusgefühl und Schluckbeschwerden, ggf.
Trachealeinengung (»Säbelscheidentrachea«, Tracheomalazie),
Halsvenenstauung
— bei Hyperthyreose bzw. Hypothyreose typische klinische
Symptome und Zeichen

- **Diagnostik**
— basales TSH, ggf. fT_3 (freies Trijodthyronin) und fT_4 (freies
Thyroxin), Kalzitonin (Marker für medulläres Schilddrüsenkarzinom)
— in der Schilddrüsensonographie Bestimmung des Schilddrüsen-
volumens, Darstellung des Parenchymmusters und möglicher
fokaler Veränderungen (»Knoten«)
— bei Knoten >1 cm Durchmesser quantitative Schilddrüsenszintigraphie mit ^{99m}Technetium-Pertechnat zur Beurteilung der
Funktionalität (Differenzierung kalter, warmer und heißer
Knoten)
— ggf. Nachweis von autonomem Schilddrüsengewebe über eine
erhöhte thyreoidale ^{99m}Tc-Pertechnat-Aufnahme (>1,5 %) unter
Suppressionsbedingungen (z. B. zwei Wochen lang tägliche Einnahme von L-Thyroxin)
— bei hypofunktionellen (kalten) Knoten Feinnadelbiopsie zum
Ausschluss eines Schilddrüsenkarzinoms
— bei sehr großer, intrathorakaler Struma ggf. Tracheazielauf-
nahme und MRT/Nativ-CT zur Beurteilung der Ausdehnung

- **Therapie**
— zur Strumaprophylaxe und bei euthyreoter Struma täglich
100–200 µg Jodid (z. B. Jodetten®)
— bei Knotenbildung Levothyroxin (T_4)/Kaliumjodid-Kombinati-
onspräparate (z. B. Thyronajod®, Jodthyrox®)
— Schilddrüsenresektion bei großer, verdrängender Knotenstruma
— bei auffälligem zytologischem Befund nach Feinnadelbiopsie
Operationsindikation zur histologischen Klärung
— evtl. Radiojodtherapie mit ^{131}J bei funktioneller Autonomie,
Rezidivstruma oder Kontraindikationen für eine Operation

10.2.2 Hypothyreose

- Erniedrigung der Schilddrüsenhormone (fT_3 und fT_4) mit klinischen Symptomen
  - angeboren, z. B. Athyreose, Dysgenesie, Jodfehlverwertung, sehr selten Hormonresistenz bei T_3-Rezeptordefekt
  - erworben
    - primär, z. B. bei Hashimoto-Thyreoiditis (häufigste Ursache in Deutschland), nach Thyreoidektomie oder Radiojodtherapie, unter Thyreostatikatherapie
    - sekundär (hypophysär) bei Hypophysenvorderlappeninsuffizienz

- **Klinik**
- bei angeborener Hypothyreose
  - Ikterus neonatorum prolongatus
  - Trinkschwäche und Bewegungsarmut
  - Obstipation
  - Schwerhörigkeit, Sprachstörungen
  - schwere, irreversible Störung der neuronalen Entwicklung, Intelligenzminderung, Wachstumsstörungen (Kretinismus)
- bei erworbener Hypothyreose
  - Antriebsarmut, Müdigkeit, Leistungsschwäche
  - trockene, kühle, teigig geschwollene Haut und spröde Haare
  - Gewichtszunahme
  - Obstipation
  - raue Stimme
  - (Kardio-)Myopathie mit CK-Erhöhung und ggf. Herzinsuffizienz (»Myxödemherz«)
  - Zyklusunregelmäßigkeiten, Infertilität
  - Hypercholesterinämie mit erhöhtem Arterioskleroserisiko
- nach Infekten, Operationen, Traumata oder Stress evtl. **Myxödemkoma** mit Hypothermie, Hypoventilation, Bradykardie, Hypotonie und Myxödem

> **>Memo**
> obligates TSH-Screening bei
> Neugeborenen am 3. Lebenstag

> **! Cave**
> im Alter häufig symptomarmer
> Verlauf mit motorischer und
> geistiger Verlangsamung
> (DD Demenz)

- **Diagnostik**
- ausschlaggebend ist der klinische Verdacht
- bei primärer Hypothyreose $TSH\uparrow$, $fT_4\downarrow$ (bei latenter Hypothyreose fT_3 und fT_4 normwertig)
- bei sekundärer Hypothyreose $TSH\downarrow$, $fT_4\downarrow$ (weiterführende Abklärung einer Hypophysenvorderlappeninsuffizienz)
- immunologischer Nachweis von Antithyreoidale-Peroxidase(TPO)-Antikörpern (mikrosomale Antikörper, MAK) und/oder Anti-Thyreoglobulin(Tg)-Autoantikörpern bei Hashimoto-Thyreoiditis
- im EKG ggf. Bradykardie und Niedervoltage

Tag 5

> **Memo**
> keine Hypothyreose, keine
> Substitutionstherapie!

! Cave
kardiale Komplikationen bei
zu schneller Dosissteigerung
möglich!

! Cave
Vor Therapiebeginn sollte eine
gleichzeitig vorliegende Neben-
niereninsuffizienz klinisch und
laborchemisch ausgeschlossen
werden, ansonsten könnte eine
Addison-Krise ausgelöst werden!

! Cave
im Alter häufig symptomarmer
Verlauf mit Kräfteverfall, Apathie
und Gewichtsverlust

- in der Echokardiographie ggf. verminderte linksventrikuläre Funktion und Perikarderguss
- Abgrenzung gegenüber »Low-T_3/Low-T_4«-Syndrom mit TSH normal oder leicht ↓, fT_3 und fT_4 ↓ bei Intensivpatienten gelegentlich schwierig

- **Therapie**
- Substitutionstherapie mit L-Thyroxin, initial 25–50 µg/d mit langsamer Steigerung um 25 µg/d bis zur Normalisierung des TSH
- bei Myxödemkoma intensivmedizinische Therapie mit Gabe von Glukokortikoiden, Glukoseinfusionen und L-Thyroxin i. v. (100–200 µg/24 h)

10.2.3 Hyperthyreose

- Erhöhung der Schilddrüsenhormone (fT_3 und fT_4) mit typischen klinischen Symptomen und Zeichen
- mögliche Ursachen einer Hyperthyreose
  - Autoimmunhyperthyreose (M. Basedow, Graves' disease): chronische, T-Zell-abhängige Autoimmunerkrankung, fakultativ assoziiert mit endokriner Orbitopathie
  - funktionelle Autonomie der Schilddrüse (unifokal, multifokal, disseminiert), z. B. bei somatischer TSH-Rezeptor-Mutation assoziiert mit Jodmangelstruma
  - seltenere Ursachen: passager bei subakuter Thyreoiditis de Quervain oder Hashimoto-Thyreoiditis, Hyperthyreosis factitia, zentral bei TSH-produzierendem Hypophysenadenom, schwangerschaftsassoziiert, kongenital
- Prävalenz der Hyperthyreose 1–2 %, immunogene Hyperthyreose (♀:♂ = 5:1) und Schilddrüsenautonomie (in höherem Lebensalter) stellen jeweils etwa die Hälfte der Fälle

- **Klinik**
- Unruhe, Nervosität, Schlaflosigkeit
- vermehrtes Schwitzen, feuchtwarme Haut, Wärmeintoleranz, Haarausfall
- evtl. subfebrile Temperaturen
- feinschlägiger Tremor
- Gewichtsabnahme
- evtl. Diarrhö
- Tachykardie, Palpitationen
- Myopathie, Muskelschwäche
- evtl. Osteoporose (negative Kalziumbilanz)
- evtl. Zyklusstörungen, Infertilität
- bei **M. Basedow**
  - Struma diffusa (nicht obligat)

Tag 5

- endokrine Orbitopathie (fakultativ, in 20–40 % der Fälle) durch Infiltration des periorbitalen Gewebes
  - Lichtempfindlichkeit, Fremdkörpergefühl
  - Exophthalmus (oft asymmetrisch)
  - Lidödem und -rötung
  - Doppelbilder, Visusverschlechterung
- prätibiales Myxödem (sehr selten)
- klassische **Merseburg-Trias** mit Struma, Exophthalmus und Tachykardie eher selten
- bei thyreotoxischer Krise mit hoher (kardialer) Letalität (häufig ausgelöst durch Jodaufnahme bei Schilddrüsenautonomie, z. B. jodhaltige Röntgenkontrastmittel)
  - Tachykardie (>150/min), evtl. Tachyarrhythmie bei Vorhofflimmern
  - Hyperthermie (bis 41°C), Exsikkose
  - Erbrechen, Durchfälle
  - Adynamie, Psychosyndrom, Somnolenz, Koma

- **Diagnostik**
- evtl. auskultatorisches Schwirren über der Schilddrüse
- TSH basal ↓, fT_3 und fT_4 ↑ (bei latenter Hyperthyreose fT_3 und fT_4 normwertig)
- bei M. Basedow immunologischer Nachweis von TSH-Rezeptor-Autoantikörpern (TRAK), ggf. auch Anti-TPO-Antikörpern
- in der Sonographie diffuse echoarme Schilddrüse, in der Farbduplexsonographie evtl. Nachweis einer Hypervaskularisation
- in der Schilddrüsenszintigraphie unifokale, multifokale oder disseminierte Radionuklidanreicherung
- bei endokriner Orbitopathie mit Exophthalmus
  - Oberlidretraktion
  - Doppelbilder, trockenes Auge (Xerophthalmie)
  - mittels Ophthalmometer Nachweis und Quantifizierung einer Protrusio bulbi
  - Sonographie, evtl. MRT zur Beurteilung einer Augenmuskelbeteiligung
  - augenärztliche Untersuchung (Visus, Motilität, Augeninnendruck und vordere Augenabschnitte)

- **Differenzialdiagnose**
- subakute Thyreoiditis
- Kokain- oder Amphetaminabusus
- Psychose

- **Therapie**
- Thyreostatikatherapie bis zum Erreichen der Euthyreose; bei Immunhyperthyreose über 12–18 Monate
  - Carbimazol (initial 30 mg, Erhaltungsdosis 2,5–15 mg/d), Thiamazol (Favistan®) und Propylthiouracil (Propycil®)

Tag 5

hemmen die thyreoidale Peroxidase und somit die Synthese von L-Thyroxin (langsamer Wirkungseintritt)
— Natriumperchlorat (Irenat®) (initial 3×20 gtt, Erhaltungsdosis 5–10 gtt/d) hemmt kompetitiv die thyreoidale Jodidaufnahme
— ggf. Betablocker bei Tachykardie (Propranolol)
— totale Thyreoidektomie bei M. Basedow, großer verdrängender Struma, Malignomverdacht oder häufigen Rezidiven
— Radiojodtherapie mit ^{131}J bei M. Basedow oder funktioneller Autonomie, bei erhöhtem Operationsrisiko und Strumarezidiv
— bei endokriner Orbitopathie mit Exophthalmus lokale Therapie mit Augensalbe und künstlicher Tränenflüssigkeit, systemische Therapie mit Kortikosteroiden, ggf. Retrobulbärbestrahlung der Orbita oder operative Dekompression
— bei thyreotoxischer Krise intensivmedizinische Therapie

10.2.4 Akute Thyreoiditis

— sehr seltene, akute Schilddrüsenentzündung
  — eitrig (bakteriell)
  — nicht eitrig, z. B. viral, strahlenbedingt, traumatisch

- **Klinik**
— schmerzhaft geschwollene Schilddrüse
— Fieber

- **Diagnostik**
— BSG↑, CRP↑
— im Differenzialblutbild Leukozytose mit Linksverschiebung
— euthyreote oder selten hyperthyreote Stoffwechsellage
— ggf. in der Feinnadelbiopsie granulozytäre Infiltration bei bakterieller Entzündung, evtl. Erregernachweis
— in der Sonographie inhomogene, aufgelockerte und echoarme Schilddrüse, evtl. echofreie Areale infolge entzündlicher Einschmelzung

- **Therapie**
— bei bakterieller Thyreoiditis Antibiotikatherapie und Abszessspaltung/-drainage
— evtl. Antiphlogistika zur Schmerzbekämpfung und Fiebersenkung

10.2.5 Subakute Thyreoiditis de Quervain

— Ätiologie unbekannt, häufig in Assoziation mit viralen Infekten
— ♀:♂ = 3:1, Manifestationsalter 20.–50. Lebensjahr

- **Klinik**   Tag 5
- typischerweise sehr druckschmerzhafte Schilddrüse und Schmerzen beim Schlucken
- oft allgemeines Krankheitsgefühl mit Schwäche und Kraftlosigkeit
- subfebrile Temperaturen

- **Diagnostik**
- BSG$\uparrow\uparrow\uparrow$ (>50 mm/1 h), CRP$\uparrow$
- initial häufig Hyperthyreose, im Verlauf Euthyreose oder Hypothyreose
- in der Sonographie inhomogene echoarme Schilddrüse (Druckschmerz!)
- in der Feinnadelbiopsie (selten indiziert) Nachweis von Granulomen mit Epitheloidzellen und Langhansschen Riesenzellen

- **Therapie**
- Antiphlogistika, meist Glukokortikoide über mehrere Wochen
- ggf. Betablocker bei transienter Hyperthyreose, Thyreostatika sind wirkungslos

10.2.6 Autoimmunthyreoiditis (Hashimoto-Thyreoiditis)

- chronisch lymphozytäre Schilddrüsenentzündung mit progredientem Untergang von funktionsfähigen Thyreozyten
- assoziiert mit HLA-DR3, HLA-DR5 und HLA-B8
- häufig gemeinsames Auftreten mit anderen Autoimmunerkrankungen, z. B. M. Addison, Typ-1-Diabetes
- häufigste Form der Thyreoiditis und häufigster Grund für eine Hypothyreose, $\female$:$\male$ = 3:1, Manifestationsgipfel 15.–45. Lebensjahr

- **Klinik**
- abhängig von der Funktionslage und der Schilddrüsengröße, meist klinisch asymptomatisch

- **Diagnostik**
- im Verlauf Übergang von Euthyreose in eine primäre Hypothyreose möglich mit TSH basal $\uparrow$, fT$_3$ und fT$_4$ $\downarrow$
- Nachweis von Anti-TPO- und evtl. Anti-Thyreoglobulin-Autoantikörpern
- in der Sonographie kleine, normal große oder vergrößerte Schilddrüse mit inhomogenem, echoarmem Schallmuster
- in der Feinnadelbiopsie (selten indiziert) Nachweis einer lymphozytären Infiltration

Tag 5

- **Differenzialdiagnose**
- Riedel-Struma (chronisch fibrosierende Thyreoiditis)
- Postpartum-Thyreoiditis (Sonderform der Autoimmun-thyreoiditis)
- Amiodaron-induzierte Schilddrüsenfunktionsstörung

- **Therapie**
- Substitutionstherapie mit L-Thyroxin bei Nachweis einer manifesten oder latenten Hypothyreose
- bei euthyreoter Funktionslage keine Indikation zur L-Thyroxin-Therapie, Jodzufuhr >200 µg täglich vermeiden (aggraviert Autoimmunprozess!)
- keine Kausaltherapie verfügbar

10.2.7 Schilddrüsenkarzinom

- von den Thyreozyten oder C-Zellen ausgehende, heterogene Gruppe maligner Tumoren der Schilddrüse
  - **differenziertes Schilddrüsenkarzinom** (80–90 % aller Fälle)
    - papilläres Schilddrüsenkarzinom (70 %)
    - follikuläres Schilddrüsenkarzinom (15 %)
  - **undifferenziertes** (anaplastisches) **Schilddrüsenkarzinom** (5 %)
  - **medulläres Schilddrüsenkarzinom** (C-Zell-Karzinom) (10 %)
    - sporadisch (50.–60. Lebensjahr)
    - familiär im Rahmen der multiplen endokrinen Neoplasie Typ 2 (MEN-2-Syndrom), jüngeres Erkrankungsalter
  - sonstige Malignome: Sarkome, Lymphome, Teratome, Metastasen extrathyreoidaler Tumoren
- Risikofaktoren: ionisierende Strahlung, Radioaktivität, genetische Faktoren (C-Zell-Karzinom)
- häufigste endokrine Neoplasie, ♀:♂ = 3:1 (differenzierte Karzinome), Manifestationsalter 25.–60. Lebensjahr
- bei papillärem Karzinom 10-Jahresüberlebensrate >95 %, bei follikulärem Karzinom ca. 90 %, bei C-Zell-Karzinom ca. 50 %; Überlebenszeit bei anaplastischem Karzinom etwa 3–6 Monate

- **Klinik**
- meist asymptomatischer klinischer oder sonographischer Zufallsbefund
- selten Schluckbeschwerden und Heiserkeit infolge einer Recurrensparese
- sehr selten Horner-Syndrom mit Miosis, Ptosis, Enophthalmus
- in fortgeschrittenen Stadien Stridor und obere Einflussstauung
- bei C-Zell-Karzinomen (medullären Karzinomen) evtl. Diarrhö
- überwiegend lokoregionäre und lymphogene Metastasierung bei papillärem Karzinom, hämatogene Metastasierung in Lunge und Skelett bei follikulärem Karzinom

>Memo
Undifferenzierte Schilddrüsen-karzinome nehmen nicht am Jodstoffwechsel teil!

10

- Diagnostik
- palpatorisch ggf. Schilddrüsenknoten von harter Konsistenz, ggf. mit zervikalen Lymphknotenvergrößerungen
- TSH basal, fT_3 und fT_4 normwertig
- Kalzitonin$\uparrow$ bei medullärem Schilddrüsenkarzinom
- in der Sonographie typischerweise Nachweis meist echoarmer, unregelmäßig begrenzter Knoten mit verstärkter Perfusion
- in der Schilddrüsenszintigraphie mit ^{99m}Tc-Pertechnat Nachweis kalter Knoten
- Feinnadelbiopsie bei szintigraphisch kalten und sonographisch echoarmen Knoten immer erforderlich
- bei familiärem C-Zell-Karzinom molekulargenetischer Nachweis von Punktmutationen im *RET*-Protoonkogen; nach positivem Mutationsnachweis beim Indexpatienten ist das genetische Screening von erstgradigen Verwandten obligat
- Thyreoglobulin als Tumormarker in der Primärdiagnostik ungeeignet (korreliert mit der Masse des Schilddrüsengewebes), dagegen in der Verlaufskontrolle nach erfolgter Therapie von papillären und follikulären Schilddrüsenkarzinomen sehr sensitiver und spezifischer Marker für Rezidive/Metastasen
- im Rahmen des Stagings und der Nachsorge ggf. MRT der Halsregion und CT-Thorax
- Ganzkörperskelettszintigraphie mit ^{131}J, evtl. ^{18}F-FDG-PET zum Ausschluss von Metastasen

- Therapie
- totale Thyreoidektomie einschließlich zervikaler Lymphknotendissektion und anschließende (3–4 Wochen postoperativ) ablative Radiojodtherapie mit ^{131}J
- Ausnahme: bei papillärem Schilddrüsenkarzinom <10 mm (Mikrokarzinom) nach R0-Resektion keine weitere Behandlung notwendig (keine Radiojodtherapie, keine Nachoperation)
- in der Nachbehandlung TSH-Suppression (TSH <0,1 mU/l) mittels L-Thyroxin
- bei anaplastischem Karzinom multimodale Therapie (Operation, Chemotherapie, externe Radiatio)
- perkutane Strahlentherapie bei undifferenziertem Karzinom
- bei MEN-2-Syndrom prophylaktische Thyreoidektomie und regelmäßige Vorsorgeuntersuchungen auf Phäochromozytom und primären Hyperparathyreoidismus

10.2.8 Multiple endokrine Neoplasie (MEN)

- hereditäre neuroendokrine Tumorsyndrome
- autosomal-dominante Vererbung
  - **MEN 1** (früher auch Wermer-Syndrom): Mutation im *Menin*-Gen (Tumorsuppressorgen)
  - **MEN 2** (früher auch Sipple-Syndrom): Mutation im *RET*-Gen (Protoonkogen)

Tag 5

>Memo
Kalzitonin-Bestimmung im Rahmen der Abklärung eines Schilddrüsenknotens obligat; sowohl in der Primärdiagnostik als auch in der Nachsorge sehr sensitiver und spezifischer Marker!

! Cave
Jodkontamination durch Kontrastmittel vor geplanter Radiojodtherapie vermeiden!

>Memo
C-Zell-Karzinome sind strahlenresistent!

Tag 5

- **Klinik**
- **MEN-1-Syndrom**
  - primärer Hyperparathyreoidismus (>90 % der Fälle)
  - neuroendokriner Pankreastumor, z. B. Gastrinom, Insulinom, nicht-funktionale Tumoren (50 %)
  - Hypophysenadenom (40 %)
  - Nebennierenadenom (15 %)
  - Angiofibrome, v. a. im Gesicht
  - andere neuroendokrine Tumoren (Bronchus, Thymus etc.)
- **MEN-2A-Syndrom**
  - medulläres Schilddrüsenkarzinom (100 %)
  - Phäochromozytom (50 %)
  - primärer Hyperparathyreoidismus (25 %)
- **MEN-2B-Syndrom**
  - medulläres Schilddrüsenkarzinom (100 %)
  - Phäochromozytom (50 %)
  - zusätzlich multiple mukokutane Neurome und Ganglioneurome des Gastrointestinaltraktes (>90 %)
  - marfanoider Habitus (variabel)
  - frühes Erkrankungsalter mit schlechter Prognose

- **Diagnostik**
- besonderes Augenmerk auf Familienanamnese
- Merkmale hereditärer (MEN-assoziierter) im Vergleich zu sporadischen Tumoren: früheres Manifestationsalter, multifokales Auftreten, Assoziation mit anderen endokrinen Tumoren, häufig Rezidive/Zweiterkrankungen
- diagnostische Strategie zur Erkennung von Tumoren bei MEN i. d. R. wie bei sporadischen endokrinen Tumoren
- Gendiagnostik generell indiziert bei histologisch gesicherten MEN-typischen Tumoren und bei Hinweisen auf Heredität

- **Therapie**
- bei MEN-assoziierten Tumoren im allgemeinen vergleichbare operative oder medikamentöse Therapie wie bei sporadischen Tumoren
- bei MEN 2 totale Thyreoidektomie, bei *RET*-Mutationsträgern idealerweise prophylaktische Thyreoidektomie im Stadium der C-Zell-Hyperplasie (5.–10. Lebensjahr)
- klinische Betreuung und Therapie in spezialisierten Zentren erforderlich, lebenslange Nachsorge

10.3 Erkrankungen des Kalziumstoffwechsels

Tag 5

10.3.1 Primärer Hyperparathyreoidismus (pHPT)

- autonome Sekretion von Parathormon durch Nebenschilddrüse(n) mit gesteigerter intestinaler Kalziumabsorption, erhöhter renaler Kalziumrückresorption und vermehrter ossärer Kalziummobilisierung
  - solitäre (80 %) oder multiple (5 %) Adenome
  - Hyperplasie der Epithelkörperchen (15 %)
  - selten Nebenschilddrüsenkarzinom
- 40–80 % aller Fälle von Hyperkalzämien leiden an einem pHPT, Manifestationsalter 30.–70. Lebensjahr, häufiger betroffen sind Frauen

- **Klinik**
- Die Mehrzahl der Patienten haben eine klinisch asymptomatische Hyperkalzämie (Zufallsbefund bei Laboranalyse).
- Nephrolithiasis, Nephrokalzinose
- Polyurie und Polydipsie bei ausgeprägter Hyperkalzämie
- Appetitlosigkeit, Übelkeit, Erbrechen, Gewichtsabnahme
- peptische Gastroduodenalulzera
- sehr selten Pankreatitis
- Müdigkeit und Antriebsarmut, Depression, Muskelschwäche
- Komplikation: hyperkalzämische Krise (Serumkalzium meist >3,5 mmol/l) mit Exsikkose, Nierenversagen, Temperaturerhöhung, Adynamie, Psychosen, Somnolenz und Koma

> **>Memo**
> »Stein-, Bein-, Magenpein« (renale, ossäre und gastrointestinale Manifestationen) nur noch selten bei langjährigem pHPT

> **>Memo**
> Hyperkalzämie führt zu Hypergastrinämie!

- **Diagnostik**
- Hyperkalzämie, Hypophosphatämie
- Parathormon↑
- ggf. alkalische Phosphatase↑
- im 24-h-Sammelurin Kalzium↑
- im EKG QT-Verkürzung, evtl. Arrhythmien
- in der Sonographie ggf. Darstellung des echoarmen Nebenschilddrüsenadenoms
- evtl. ^{99m}Tc-MIBI (Metoxyisobutylisonitril)-Szintigraphie zur Lokalisationsdiagnostik
- in der radiologischen Diagnostik sehr selten Nachweis einer Osteodystrophia cystica generalisata von Recklinghausen (osteoklastär-zystische Pseudotumoren, sog. braune Tumoren)

> **! Cave**
> Digitalisüberempfindlichkeit!

- **Differenzialdiagnose**
- tumorinduzierte Hyperkalzämie
  - osteolytisch
  - paraneoplastisch durch parathormonverwandte Peptide
- Vitamin-D-Intoxikation (z. B. durch Dihydrotachysterol)
- Hyperthyreose

Tag 5

- Thiazidmedikation
- Immobilisation
- Sarkoidose
- familiäre hypokalziurische Hyperkalzämie (Mutationen im Kalziumsensor)
- sekundärer Hyperparathyreoidismus (Serumkalzium↓)
  - chronische Niereninsuffizienz mit Hyperphosphatämie und gestörter Bildung von Calcitriol
  - Malassimilationssyndrom mit verminderter Kalziumresorption
  - verminderte Bildung von Calcifediol bei Leberzirrhose, verminderte Vitamin-D$_3$-Synthese durch mangelnde Sonnenlichtexposition

- **Therapie**
- bei solitärem Adenom operative Entfernung, bei Hyperplasie der Epithelkörperchen totale Parathyreoidektomie mit Autotransplantation, z. B. in den M. sternocleidomastoideus
- bei asymptomatischem primärem Hyperparathyreoidismus (Serumkalzium <2,9 mmol/l, keine eingeschränkte Kreatinin-Clearance, normale Knochendichte, keine Gefahr der hyperkalzämischen Krise) ggf. konservatives Vorgehen möglich, d. h. ausreichende Flüssigkeitszufuhr, Osteoporoseprophylaxe postmenopausal, regelmäßige Kontrollen
- bei hyperkalzämischer Krise forcierte Diurese mit physiologischer Kochsalzlösung und Furosemid i. v., evtl. Hämodialyse mit kalziumfreiem Dialysat bei Nierenversagen

10.3.2 Hypoparathyreoidismus

- Unterfunktion der Nebenschilddrüse mit verminderter Parathormonsekretion
  - meist nach Schilddrüsenoperation (permanent bei 1–5 % aller Schilddrüsenoperationen)
  - selten idiopathisch (Immunparathyreoiditis, assoziiert mit M. Addison, primärer Hypothyreose und Typ-1-Diabetes)
  - Di-George-Syndrom: Aplasie der Nebenschilddrüsen und des Thymus

- **Klinik**
- hypokalzämische Tetanie mit muskulären Krämpfen, Parästhesien, Pfötchenstellung, evtl. Stimmritzenkrampf
- infolge der Hyperphosphatämie paradoxe Organverkalkungen, z. B. Stammganglienverkalkung, Kataraktbildung, Osteosklerose

- **Diagnostik**
- Pfötchenstellung der Hand, z. B. nach Stauung des Oberarmes (**Trousseau-Zeichen**)
- Hypokalzämie und Hyperphosphatämie, Hypomagnesiämie
- Parathormon↓
- Kalzium und Phosphat im Urin ↓
- im EKG QT-Verlängerung

- **Differenzialdiagnose**
- Malabsorptionssyndrom
- Infusion von EDTA- oder Zitratblut
- normokalzämische Tetanie durch Hyperventilation mit respiratorischer Alkalose
- **Pseudohypoparathyreoidismus** mit fehlender Wirkung des intakten Parathormons am Endorgan

> **Memo**
> Der Pseudohypoparathyreoidis-mus ist klinisch gekennzeichnet durch verkürzte Mittelhand- und Mittelfußknochen, gedrungenen Körperbau und heterotope Verkalkungen.

- **Therapie**
- bei tetanischer Krise 20 ml 10 %-ige Kalziumglukonatlösung langsam i. v.
- Dauertherapie mit Kalzium (1–2 g/d) oral und hochdosiert Vitamin D (40.000 IE Cholecalciferol/d oder 0,25–1,0 µg Calcitriol/d); Therapieziel: Serumkalzium im unteren Normbereich
- bei Persistenz der Hyperphosphatämie evtl. Phosphatbinder

10.3.3 Osteomalazie und Rachitis

- unzureichende Verkalkung neugebildeten Osteoids infolge eines verminderten Kalzium- oder Phosphatangebotes
  - im Kindesalter Rachitis (selten) mit unzureichender Minerali-sation der Knochen einschließlich Desorganisation der Epiphysenfugen
  - beim Erwachsenen Osteomalazie mit unzureichender Mineralisation der Spongiosa und Kompakta
- Vitamin-D-Mangel (häufigste Ursache), z. B. bei Fehlernährung, Malabsorption oder fehlender Sonnenlichtexposition
- Vitamin-D-Stoffwechselstörung, z. B. bei Lebererkrankungen, chronischer Niereninsuffizienz oder Endorganresistenz infolge einer genetischen Störung des intrazellulären Vitamin-D-Rezeptors
- selten phosphopenische Rachitis bzw. Vitamin-D-unabhängige Osteomalazie, z. B. infolge einer gestörten renal tubulären Phos-phatrückresorption (Fanconi-Syndrom, renal tubuläre Azidose, Phosphatdiabetes) oder bei Phosphatmangel

Tag 5

- Klinik
  - **Rachitis**
    - fehlender Fontanellenschluss mit Abflachung des Hinterkopfes (Kraniotabes)
    - osteophytische Verdickungen der Schädelknochen (Caput quadratum)
    - Auftreibungen der Rippen an der Knochenknorpelgrenze (»rachitischer Rosenkranz«)
    - Coxa vara, glockenförmiger Thorax, kartenherzförmiges Becken
    - gestörte Zahnbildung
  - **Osteomalazie**
    - Skelettschmerzen
    - Adynamie
    - Muskelschwäche, Watschelgang bei geschwächter Glutealmuskulatur
    - Coxa vara und Genua vara
    - Tetanieneigung

- Diagnostik
  - mäßige Hypokalzämie
  - sekundärer Hyperparathyreoidismus
  - alkalische Phosphatase$\uparrow$
  - bei Malabsorptionssyndrom Hypophosphatämie und 25-OH-Vitamin $D_3\downarrow$
  - bei Niereninsuffizienz Hyperphosphatämie und 1α-25(OH)$_2$-Vitamin $D_3\downarrow$
  - in der Röntgenaufnahme betroffener Knochen und der Wirbelsäule Nachweis der Deformierungen, evtl. bandförmige Aufhellungen quer zur Längsachse der Knochen (Looser-Umbauzonen), seltener Frakturen
  - in der Knochenbiopsie (selten indiziert) histologischer Nachweis unverkalkter Osteoidsäume

- Therapie
  - Substitution von Vitamin D_3 (Cholecalciferol), im Kindesalter präventiv (Vitamin-D-Prophylaxe)
  - bei Lebererkrankungen 25-OH-Vitamin D_3 (Calcifediol)
  - bei Nierenerkrankungen 1α-25(OH)$_2$-Vitamin D_3 (Calcitriol)

10.3.4 Osteoporose

- verminderte Knochendichte mit erhöhtem Frakturrisiko
- generalisierte Osteoporosen
  - **primäre Osteoporose** (95 % aller Osteoporosen)
    - juvenile Osteoporose
    - postmenopausale Osteoporose mit überwiegend trabekulärem Knochenverlust

10

Tag 5

Tab. 10.5 Stadien verminderter Knochendichte	
Stadium	Osteodensitometrie und klinisch diagnostische Kriterien
Osteopenie	T-Score -1 bis -2,5 SD [a]
Osteoporose ohne Frakturen	T-Score <-2,5 SD
Manifeste Osteoporose	T-Score <-2,5 SD und Wirbelkörperfrakturen

[a] Standardabweichung unterhalb der mittleren Knochendichte einer gesunden, jungen Referenzpopulation

- senile Osteoporose mit gleichermaßen trabekulärem und kortikalem Knochenverlust
- **sekundäre Osteoporosen**, z. B. bei
  - Hyperkortisolismus, Hyperthyreose, Hypogonadismus
  - Immobilisation
  - Malabsorptionssyndrom
  - medikamentöser Langzeittherapie mit Kortikosteroiden oder Heparin
  - multiplem Myelom
  - Sonstige: im Rahmen hereditärer Bindegewebserkrankungen, z. B. Osteogenesis imperfecta
- lokalisierte Osteoporosen, z. B. bei rheumatoider Arthritis, Sudeck-Syndrom
- allgemeine Risikofaktoren: höheres Alter, weibliches Geschlecht, frühe Menopause, niedriger Body-Mass-Index, Immobilität, Zigarettenkonsum, positive Familienanamnese für Osteoporose
- ♀:♂ = 4:1; ca. 30 % aller postmenopausalen Frauen sind betroffen

- **Klinik**
- bei präklinischer Osteoporose ohne Frakturen meist beschwerdefrei
- Spontanfrakturen oder Frakturen ohne adäquates Trauma (Prädilektionsstellen sind Brust- und Lendenwirbelsäule, Schenkelhals und distaler Radius)
- Rundrücken und Gibbusbildung infolge des Zusammensinterns der Wirbelkörper
- Abnahme der Körpergröße

- **Diagnostik**
- in der Röntgenaufnahme der Wirbelsäule erhöhte Strahlentransparenz, Hervortreten der Deckplatten und der vertikalen Trabekel, Fisch- und Keilwirbel
- Messung der Knochendichte mittels quantitativer digitaler Radiographie (DEXA), alternativ mit quantitativer Computertomographie (QCT) bei höherer Strahlenbelastung (**Tab. 10.5**)

Tag 5

- Abschätzung des Frakturrisikos unter Berücksichtigung des Lebensalters, des Geschlechts, des T-Wertes und zusätzlicher Risikofaktoren (proximale Femurfraktur eines Elternteils, periphere Fraktur nach Bagatelltrauma, multiple Stürze, Immobilität, Nikotinkonsum, Untergewicht)
- zum Ausschluss einer sekundären Osteoporose, z. B. BSG, CRP, Differenzialblutbild, Serumeiweißelektrophorese, Serumkalzium und -phosphat, γGT, AP, Kreatinin, TSH basal, Testosteron, Östrogene

- **Differenzialdiagnose**
- Knochenmetastasen
- Osteomalazie
- primärer Hyperparathyreoidismus

- **Therapie**
- vorrangig Prävention der Osteoporose, vor allem bei erhöhtem Risiko
  - regelmäßige körperliche Aktivität, ggf. physikalische Therapie und Krankengymnastik
  - Sonnenlichtexposition
  - ausgewogene, kalziumreiche Ernährung
- Supplementierung mit Kalzium (1000–1500 mg/d) und Vitamin D_3 (Cholecalciferol 600–1000 IE/d) als Basistherapie und zur Prävention
- bei sekundären Osteoporosen kausale Therapie
- erweiterte medikamentöse Therapie bei einem geschätzten Risiko für eine Wirbelkörperfraktur bzw. eine proximale Femurfraktur >30 % innerhalb von 10 Jahren (wissenschaftlicher Dachverband Osteologie, DVO-Leitlinie)
  - Bisphosphonate hemmen die Osteoklasten, z. B. Alendronsäure (Fosamax®) p. o. 10 mg/d oder 70 mg/Woche, Risedronsäure (Actonel®) p. o. 5 mg/d oder 35 mg/Woche, Ibandronsäure (Bonviva®) p. o. 150 mg/Monat oder vierteljährlich 3 mg i. v., Zoledronsäure (Aclasta®) einmal jährlich 5 mg i. v.
  - bei postmenopausaler Osteoporose alternativ möglich
    - Denosumab (Prolia®) 60 mg s. c. alle 6 Monate, RANKL (»Receptor Activator of NF-κB Ligand«)-Inhibitor (humaner monoklonaler Antikörper), hemmt Bildung, Funktion und Überleben der Osteoklasten und Vorläuferzellen
    - Strontiumranelat (Protelos®) 2 g/d p. o., stimuliert Osteoblasten und hemmt Osteoklasten (kalzimimetischer Effekt)
    - Raloxifen (Evista®) 60 mg/d p. o. (selektiver Östrogenrezeptor-Modulator), führt zu selektiver Expression östrogenregulierter Gene
    - Östrogene (insbesondere bei vorzeitiger Menopause)
  - bei schweren Verlaufsformen rekombinantes Parathormon (PTH 1–84, Preotact®) 100 μg/d s. c. für maximal 24 Monate oder Teriparatid (PTH-Fragment 1–34, Forsteo®) 20 μg/d s. c. für maximal 18 Monate

10.3.5 M. Paget (Ostitis deformans Paget)

Tag 5

- lokalisierte Osteopathie des Erwachsenen mit gesteigertem Knochenumbau unklarer Genese
- vermehrte Osteoklastenaktivität in der Frühphase → überschießender Knochenanbau in der Spätphase → funktionell gestörte Knochenarchitektur
- Prävalenz >40. Lebensjahr ca. 2 %, ♂ > ♀, zweithäufigste Knochenerkrankung nach Osteoporose

■ **Klinik**
- häufig klinisch beschwerdefrei
- überwiegender Befall von Becken, Femur, Tibia, Schädelknochen und Lendenwirbelsäule mit langsamer Verformung der Knochen
- im floriden Stadium Knochenschmerzen, auch in den angrenzenden Gelenken (Arthrose), lokale Überwärmung
- Komplikationen: Frakturen, neurologische Komplikationen, z. B. radikuläre Symptomatik, Schwerhörigkeit (durch Kompression des VIII. Hirnnerven und ankylosierende Ohrknöchelchen), Osteosarkom (ca. 1 % aller Fälle)

■ **Diagnostik**
- Leitbefund ist die isolierte Erhöhung der alkalischen Phosphatase
- im Röntgenbild lokal aufgetriebener Knochen mit teilweise osteolytischen und teilweise osteosklerotischen Bezirken, ggf. Deformierungen (z. B. »Säbelscheiden«-Tibia)
- mittels Skelettszintigraphie sensitive Suche nach weiteren Knochenherden
- evtl. in der Knochenbiopsie histologischer Nachweis vermehrter mehrkerniger Riesenosteoklasten und Osteoblasten (Mosaikstruktur)

> **>Memo**
> Serumkalzium und -phosphat sowie Parathormon im Normbereich!

■ **Differenzialdiagnose**
- Knochenmetastasen
- Osteomyelitis
- Osteosklerose
- Hyperparathyreoidismus

■ **Therapie**
- Therapieindikation besteht bei Beschwerden oder Komplikationen
- Bisphosphonate, z. B. Pamidronsäure (Aredia®) 30 mg wöchentlich über 6 Wochen i. v., Risedronsäure (Actonel®), Tiludronsäure (Skelid®)
- ggf. nichtsteroidale Antirheumatika zur Schmerztherapie
- Krankengymnastik und physikalische Therapie
- ggf. chirurgische Intervention bei Frakturen, Fehlstellungen oder Gelenkdestruktionen

10.4   Erkrankungen der Nebenniere

10.4.1 Phäochromozytom

- katecholaminproduzierende Tumoren des Nebennierenmarkes oder der sympathischen Ganglien (Grenzstrang)
- neuroektodermaler Ursprung: chromaffine Zellen des sympatho-adrenalen Systems
- etwa 10 % der Phäochromozytome sind maligne (häufiger extra-adrenal)
- multifokales/bilaterales Auftreten in 10 % der Fälle
- 0,2 % aller Hypertoniker
- Altersgipfel zwischen dem 30. und 50. Lebensjahr
- bis zu 25 % der Phäochromozytome sind hereditär, z. B. bei MEN-2-Syndrom, Von-Hippel-Lindau-Syndrom, Neurofibromatose (M. Recklinghausen) und familiärem Paragangliom (Mutationen der Succinat-Dehydrogenase (SDH) Gene)

- **Klinik**
- Blutdruckkrisen mit starken Kopfschmerzen, Schwitzen, Palpitationen, Tremor, innerer Unruhe und blasser Haut
- ggf. Dauerhypertonie (bei Kindern in über 90 % der Fälle)

- **Diagnostik**
- therapierefraktäre oder anfallsweise Hypertonie
- im angesäuerten 24-h-Sammelurin Katecholamine (Adrenalin, Noradrenalin) ↑ oder Katecholaminmetaboliten (Metanephrin, Normetanephrin) ↑
- Katecholamine im Plasma >2000 ng/l (falsch positive Ergebnisse möglich bei Stressreaktion)
- im Clonidin-Hemmtest fehlende Senkung der Plasmakatecholaminkonzentration durch die zentrale Sympathikushemmung (autonome Sekretion!)
- bei biochemisch gesicherter Diagnose Bildgebung mittels CT oder MRT, ggf. Szintigraphie/SPECT mit [123]J-MIBG (Metajodbenzylguanidin) oder ^{18}F-DOPA-PET/CT
- bei V. a. hereditäres Phäochromozytom Gendiagnostik

- **Differenzialdiagnose**
- Drogenmissbrauch (Kokain, Amphetamine)
- Hyperthyreose
- fortgeschrittene Niereninsuffizienz mit Blutdruckkrisen

- **Therapie**
- minimal invasive chirurgische Resektion (bei bilateralen Tumoren ggf. nur subtotale Adrenalektomie, um lebenslange Glukokortikoidsubstitution zu vermeiden!)
- präoperativ Alpharezeptorblockade (Phenoxybenzamin), ggf. in Verbindung mit Kalziumantagonisten, und Volumengabe

! Cave
Ein Nebennierentumor darf immer erst nach Ausschluss eines Phäochromozytoms punktiert werden – Gefahr der hypertensiven Krise!

- bei Inoperabilität Phenoxybenzamin/Prazosin und α-Methyl-p-Tyrosin (Demser®) (Katecholaminsynthesehemmer)
- bei Metastasierung ggf. interne Strahlentherapie mit ^{131}J-MIBG oder palliative Chemotherapie

10.4.2 Primärer Hyperaldosteronismus (Conn-Syndrom)

- Mineralokortikoid-Exzess mit arterieller Hypertonie
- Ursache: Aldosteron-produzierendes Nebennierenrindenadenom oder Nebennierenrindenhyperplasie (Zona glomerulosa), sehr selten Nebennierenkarzinom
- klassisches Conn-Syndrom mit Hypokaliämie, jedoch heute überwiegend normokaliämische Fälle
- ca. 10 % aller Hypertoniker, Manifestationsalter 30.–50. Lebensjahr

- **Klinik**
- arterielle Hypertonie, gelegentlich Kopfschmerzen
- ggf. Muskelschwäche
- Obstipation
- Polyurie, Polydipsie bei Hypokaliämie
- evtl. Tetanie infolge der metabolischen Alkalose

- **Diagnostik**
- Leitbefund: Hypokaliämie (gering ausgeprägt bei normokaliämischem Hyperaldosteronismus)
- metabolische Alkalose
- Plasmaaldosteron↑, Reninaktivität und -konzentration im Plasma ↓
- Suchtest: Aldosteron/Renin-Quotient↑
- Bestätigungstest
  - unter Kochsalzbelastung (2000 ml 0,9 % NaCl i. v. in 4 h) keine oder verminderte Aldosteronsuppression
  - im Captopril-Test (2 h nach oraler Gabe von 25 mg Captopril) keine oder verminderte Aldosteronsuppression
- im Orthostasetest nach 2 h Anstieg des Plasmaaldosterons (>30 %) bei bilateraler Hyperplasie und Abfall bei unilateralem Adenom
- CT oder MRT zur Lokalisationsdiagnostik
- evtl. Katheterisierung der Nebennierenrindenvenen und Bestimmung des Aldosterongradienten
- im EKG als Zeichen einer Hypokaliämie ST-Senkung, T-Abflachung, U-Welle, TU-Verschmelzung, evtl. QT-Verlängerung und Extrasystolen

! Cave
Viele Antihypertensiva verfälschen den Aldosteron/Renin-Quotienten, u. a. Betablocker, ACE-Hemmer, Diuretika und Aldosteronantagonisten.

- **Differenzialdiagnose**
- sekundärer Hyperaldosteronismus, z. B. unter Diuretikatherapie bei essenzieller Hypertonie, infolge einer Nierenarterienstenose oder bei Hyponatriämie und Hypovolämie (Renin↑)
- Cushing-Syndrom
- Pseudohyperaldosteronismus durch Hemmung der renalen 11β-Hydroxysteroiddehydrogenase bei Lakritzabusus (keine Inaktivierung von Kortisol am Mineralokortikoidrezeptor)
- adrenogenitales Syndrom mit 11β-Hydroxylasedefekt und konsekutiv gesteigerter Bildung von Desoxykortikosteron
- renaltubuläre Ionenkanal-/Transporter-Erkrankungen (Bartter-, Gitelman-, Liddle-, Gordon-Syndrom)

- **Therapie**
- bei bilateraler Hyperplasie Spironolacton (z. B. Aldactone®) 50–100 mg/d, evtl. kaliumsparende Diuretika (Triamteren, Amilorid), antihypertensive Therapie
- bei einseitigem Nebennierenrindenadenom minimal invasive chirurgische Resektion nach Vorbehandlung mit Spironolacton
- bei familiärem Hyperaldosteronismus niedrig dosiert Dexamethason
- bei Nebennierenrindenkarzinom radikale operative Resektion und Chemotherapie (Mitotan, Lysodren®)

10.4.3 **Hyperkortisolismus (Cushing-Syndrom)**

- chronischer Glukokortikoidexzess mit typischen klinischen Krankheitszeichen
    - **exogen** (iatrogen) durch Langzeittherapie mit Kortikosteroiden
    - **endogen**
        - ACTH-abhängiges Cushing-Syndrom mit sekundärer Nebennierenrindenhyperplasie: meist ACTH-produzierendes Hypophysenadenom (M. Cushing, 70 % der endogenen Cushing-Syndrome); ektope (paraneoplastische) ACTH-Bildung (z. B. bei kleinzelligem Bronchialkarzinom)
        - ACTH-unabhängiges (adrenales) Cushing-Syndrom: meist kortisolproduzierendes Nebennierenrindenadenom; selten Nebennierenrindenkarzinom (ausgeprägt Androgene↑); noduläre adrenale Hyperplasie

- **Klinik**
- Stammfettsucht, »Stiernacken«, Vollmondgesicht
- Myopathie, Adynamie
- arterielle Hypertonie
- Diabetes mellitus

- Atrophie der Haut, Striae rubrae, Wundheilungsstörungen mit Ulzera
- »Steroidakne« und Furunkulose
- bei Frauen Menstruationsstörungen
- bei Männern Impotenz
- bei Kindern Wachstumsstörungen
- depressive Verstimmung, Psychosen

- **Diagnostik**
- klinischer Aspekt ermöglicht Verdacht und Frühdiagnose
- freies Kortisol im 24-h-Sammelurin ↑
- Serumkortisol um Mitternacht ↑ (physiologisch <2 µg/dl), aufgehobene Tagesrhythmik der Kortisolausschüttung
- im Dexamethason-Hemmtest nach oraler Gabe von 2 mg um 22 Uhr nur unzureichende Suppression der Kortisolkonzentration am nächsten Morgen um 8 Uhr (>3 µg/dl)
- ACTH im Plasma je nach Ursache ↑, normal oder ↓
- Hyperglykämie, arterielle Hypertonie
- evtl. Hypokaliämie (sehr ausgeprägt bei paraneoplastischer ACTH-Sekretion)
- bildgebende Diagnostik in Abhängigkeit von der Verdachtsdiagnose (MRT-Hypophyse, CT-Abdomen)
- zur weiteren Differenzialdiagnostik ggf. hochdosierter Dexamethason-Hemmtest: nach (fakultativ) zweimaliger oraler Gabe von 8 mg Absinken der Kortisolkonzentration im Serum >50 % beim zentralen Cushing-Syndrom, keine Suppression bei adrenalem oder paraneoplastischem Hyperkortisolismus
- bei negativem MRT-Befund evtl. Katheterisierung des Sinus petrosus und Bestimmung des ACTH-Gradienten nach CRH-Stimulation

> **! Cave**
> pathologisches Testergebnis auch bei endogener Depression, Stress, Alkoholabusus, Adipositas, Östrogeneinnahme

- **Differenzialdiagnose**
- Adipositas
- »Inzidentalom« der Nebenniere (zufällig diagnostizierte Raumforderung der Nebenniere, findet sich in bis zu 5 % aller CT-Abdomen)
    - hormonell inaktive Adenome und Hyperplasien (60 %)
    - Phäochromozytom, Conn-Adenom, Cushing-Adenom (30 %)
    - Nebennierenrindenkarzinome (5 %)
    - Metastasen (Bronchial-, Mamma-, Nierenzellkarzinome, malignes Melanom)

> **! Cave**
> Bei hormonell inaktiven Tumoren besteht eine Operationsindikation ab einer Größe von 5 cm!

- **Therapie**
- bei Nebennierenrindenadenom minimal invasive chirurgische Resektion, ggf. postoperative Substitution mit Glukokortikoiden erforderlich
- bei Hypophysenvorderlappenadenom transnasale/transsphenoidale neurochirurgische Resektion

Tag 5

 ▬ bei Rezidiv oder Inoperabilität bzw. ektoper ACTH-Bildung Blockade der Kortisolsynthese, z. B. mit Pasireotid (Signifor®); falls möglich kausale Therapie, totale Adrenalektomie als ultima ratio
 ▬ bei Nebennierenrindenkarzinomen operative Entfernung, nachfolgend Chemotherapie mit Mitotan

10.4.4 Nebennierenrindeninsuffizienz

 ▬ primäre Nebennierenrindeninsuffizien mit Kortisol- und Aldosteronmangel (M. Addison)
   – **Autoimmunadrenalitis** (90 % der Fälle), entweder isoliert
   – oder selten im Rahmen eines **polyendokrinen Autoimmunsyndroms (PAS)**
     – **selten Typ 1** (juveniles polyglanduläres Autoimmunsyndrom, autosomal-rezessiver Erbgang, Mutation im autoimmunen Regulatorgen AIRE): M. Addison, Hypoparathyreoidismus, mukokutane Candidiasis, Lymphozytenfunktionsstörungen
     – **häufig Typ 2** (adultes polyglanduläres Autoimmunsyndrom, assoziiert mit HLA-B8 und HLA-DR3): M. Addison, Typ-1-Diabetes, Autoimmunthyreoiditis Hashimoto oder M. Basedow
   – bilaterale Nebennierenmetastasen (Bronchial-, Mamma-, Nierenzellkarzinome, maligne Melanome)
   – Nebennierentuberkulose, CMV-Infektion bei AIDS
   – hämorrhagische Infarzierung im Rahmen einer Meningokokkensepsis (Waterhouse-Friderichsen-Syndrom), einer Antikoagulantientherapie (Marcumar) oder bei Neugeborenen
   – aplastische oder hypoplastische Nebennierenrinde, angeborene Enzymdefekte (z. B. Triple-A-Syndrom mit der klinischen Trias adrenale Insuffizienz, Achalasie und Alakrimie)
   – nach Adrenalektomie
 ▬ sekundäre Nebennierenrindeninsuffizien (überwiegend Kortisolmangel infolge des ACTH-Mangels)
   – Langzeittherapie mit Kortikosteroiden
   – Hypophysenvorderlappeninsuffizienz

 ▪ **Klinik**
 ▬ Schwäche, Adynamie
 ▬ Gewichtsverlust, Dehydratation, eingefallene Augenhöhlen
 ▬ arterielle Hypotonie
 ▬ Appetitlosigkeit, Übelkeit und Erbrechen, abdominelle Schmerzen, Diarrhö, Obstipation
 ▬ Hyperpigmentierung (nur bei chronischer primärer NNR-Insuffizienz), auch an nicht lichtexponierten Hautarealen

Tag 5

- bei unerkannter NNR-Insuffizienz Gefahr der **Addison-Krise** unter Belastung (Stress, Trauma, Operation, Infektion etc.)
  - Exsikkose, Oligurie
  - evtl. Erbrechen, Diarrhö
  - Kreislaufschock
  - Hypoglykämie, metabolische Azidose
  - Pseudoperitonitis
  - Somnolenz, Koma

- **Diagnostik**
- Hyponatriämie, Hyperkaliämie, Hypoglykämie
- im Differenzialblutbild ggf. Lymphozytose und Eosinophilie
- basales Serumkortisol↓; basales Plasma-ACTH bei primärer NNR-Insuffizienz ↑↑(Suchparameter), bei sekundärer NNR-Insuffizienz ↓
- im ACTH-Test Nachweis eines niedrigen Serumkortisol-Basalwertes und 60 min nach i. v. Injektion von 0,25 mg ACTH (Synacthen®) kein ausreichender Anstieg des Serumkortisols
- bei M. Addison evtl. Nachweis von Autoantikörpern gegen das Schlüsselenzym der Steroidsynthese (17α-Hydroxylase)
- bildgebende Diagnostik (je nach Verdacht CT-Abdomen oder MRT-Hypophyse)

>Memo
Niedrige und unter ACTH-Applikation nicht adäquat ansteigende Serumkortisolwerte finden sich auch bei länger bestehender sekundärer NNR-Insuffizienz infolge der NNR-Atrophie bei fehlender ACTH-Stimulation!

- **Differenzialdiagnose**
- Hämochromatose
- evtl. okkultes Karzinom (Tumorkachexie)
- im Kindesalter adrenogenitales Syndrom (AGS) mit Salzverlust

- **Therapie**
- im begründeten Verdachtsfall Therapiebeginn ohne Verzögerung (Blutprobe für Diagnostik asservieren)
- dauerhafte Substitutionstherapie bei NNR-Insuffizienz
  - Hydrocortison (Kortisol) 10–15 mg morgens und 5–10 mg mittags und abends
  - Fludrocortison (0,05–0,2 mg/d p. o.; Dosisanpassung nach Plasmarenin und Blutdruck)
  - evtl. Dehydroepiandrosteron bei Frauen mit Libidoverlust
- bei Addison-Krise
  - Hydrocortison 100 mg i. v., im weiteren Verlauf 200 mg/24 h
  - Infusion von 0,9 %-iger Kochsalzlösung und 5 %-iger Glukoselösung (in Abhängigkeit vom ZVD, dem Serumnatrium und dem Blutzucker)
  - evtl. Ausgleich einer metabolischen Azidose
- genaue und wiederholte Patientenschulung (u. a. Verhalten in Krisensituationen)

! Cave
Anpassung der Glukokortikosteroiddosis an Belastungssituationen!

10.4.5 Adrenogenitales Syndrom (AGS)

- gestörte Glukokortikoid-/Mineralokortikoidsynthese aufgrund verschiedener erblicher (autosomal-rezessiver) Enzymdefekte in der Nebennierenrinde mit vermehrter Bildung von Androgenen
  - 21-Hydroxylase-Defekt (90 % der Fälle) oder 3β-Dehydrogenase-Defekt (klassisches adrenogenitales Syndrom)
    - adrenogenitales Salzverlustsyndrom (Virilisierung und Salzverlust)
    - adrenogenitales Syndrom ohne Salzverlust (nur Virilisierung)
  - 11β-Hydroxylase-Defekt (5 % der Fälle)
  - »late-onset«-adrenogenitales Syndrom bei heterozygoten Mutationen

>Memo

klinischer Schweregrad des AGS korreliert mit residualer Enzymaktivität!

10

- **Klinik**
- bei Salzverlustsyndrom Erbrechen, Diarrhö, Gewichtsverlust durch Exsikkose (ab der 2. Lebenswoche)
- bei Mädchen intersexuelles äußeres Genitale mit Klitorishypertrophie bei gleichzeitig weiblichem innerem Genitale mit Uterus und Ovarien (**Pseudohermaphroditismus femininus**), männlicher Körperbau und Geschlechtsbehaarung, primäre Amenorrhö, fehlende Brustentwicklung
- bei Jungen vorzeitige Entwicklung sekundärer Geschlechtsmerkmale (**Pseudopubertas praecox**), kleine Hoden (Androgene hemmen die Sekretion der Gonadotropine)
- Beschleunigung des Körperwachstums und der Knochenreifung mit Hochwuchs im Kindesalter, aber geringer Endgröße infolge des frühen Epiphysenfugenschlusses
- bei 11β-Hydroxylase-Defekt arterielle Hypertonie
- bei »Late-onset«-AGS im Erwachsenenalter Hyperandrogenämie/Hirsutismus (bei Frauen)
- bei »Cryptic«-Formen Enzymdefekt ohne Symptomatik

- **Diagnostik**
- Serumkortisol↓, ACTH↑
- bei Salzverlustsyndrom Hyponatriämie und Hyperkaliämie
- bei 21-Hydroxylase-Defekt 17α-Hydroxyprogesteron im Serum ↑ (Leitbefund!)
- bei 11β-Hydroxylase-Defekt 11-Desoxykortisol im Serum ↑

! Cave

bei schlecht eingestelltem AGS besteht ein erhöhtes Risiko für Hodentumoren!

- im ACTH-Stimulationstest bei heterozygoten Merkmalsträgern normale/leicht erhöhte basale Sekretion des 17α-Hydroxyprogesterons und überschießender Anstieg nach ACTH-Gabe
- Pränataldiagnostik bei erneuter Schwangerschaft

- Differenzialdiagnose
- **polyzystisches Ovarialsyndrom** (Stein-Leventhal-Syndrom) mit Hirsutismus, Oligo-/Amenorrhö, Adipositas und Insulinresistenz
- androgenbildende Tumoren (Ovarien, NNR)

- Therapie
- Substitutionstherapie mit Glukokortikosteroiden, Therapiekontrolle über das 17α-Hydroxyprogesteron im Serum
- bei Aldosteronmangel/Salzverlust Mineralokortikoide (Fludrocortison, Astonin H®) (Therapiekontrolle über Blutdruck und Plasmareninspiegel)
- bei weiblichen Patienten mit »Late-onset«-AGS Antiandrogene (z. B. Cyproteronacetat, Androcur®)

10.5 Hypophysenerkrankungen

10.5.1 Hormoninaktives Hypophysenadenom

- häufigster Hypophysentumor, klinisch und laborchemisch kein Hormonexzess
- nicht selten Erstdiagnose im Rahmen eines kranialen CT oder MRT bei anderer Indikation (»Inzidentalom der Hypophyse«)

- Klinik
- Mikroadenom (<10 mm) meist klinisch asymptomatisch
- bei Makroadenom (≥10 mm) Korrelation zwischen Tumorgröße und Symptomatik
  - Kopfschmerzen
  - Gesichtsfeldeinschränkungen (typischerweise bitemporale Hemianopsie)
  - ggf. Zeichen der Hypophyseninsuffizienz

- Diagnostik
- MRT der Hypophyse
- Labordiagnostik zum Ausschluss einer Hormonaktivität (Prolaktin, IGF-1, Dexamethason-Hemmtest oder Kortisol im 24-h-Sammelurin, TSH, fT_3 und fT_4)
- bei Makroadenom Beurteilung der Hypophysenfunktion und Ausschluss einer Hypophysenvorderlappen(HVL)-Insuffizienz
- ophthalmologische Untersuchung einschl. Perimetrie

- Therapie
- bei Mikroadenom i. d. R. keine Therapie erforderlich, sofern Gesichtsfeldausfälle und HVL-Insuffizienz ausgeschlossen wurden
- bei Makroadenom >20 mm und Gesichtsfeldausfällen/HVL-Insuffizienz i. d. R. neurochirurgische Resektion

Tag 5

- bei 10–20 mm großen Adenomen konservatives oder operatives Vorgehen in Abhängigkeit von den vorliegenden Befunden (HVL-Insuffizienz, Gesichtsfelddefekt, Größenprogredienz)
- bei inoperablen Adenomen externe Strahlentherapie
- nach jeder neurochirurgischen Intervention oder Strahlentherapie Ausschluss einer HVL-Insuffizienz erforderlich

10.5.2 Prolaktinom

- Prolaktin-sezernierendes Hypophysenvorderlappenadenom
  - Mikroprolaktinom <10 mm Tumorgröße
  - Makroprolaktinom ≥10 mm Tumorgröße
- häufigster endokrin aktiver Hypophysentumor, verursacht 20 % aller sekundären Amenorrhöen, ♀:♂ = 5:1, Manifestationsalter 20.–40. Lebensjahr

- **Klinik**
- bei Frauen Galaktorrhö, Zyklusstörungen (sekundäre Amenorrhö, Anovulation/Infertilität), Libidoverlust
- bei Männern Störungen der Potenz und Libido, evtl. Gynäkomastie
- evtl. Osteoporose durch langjährigen Hypogonadismus
- evtl. Kopfschmerzen und Gesichtsfeldeinschränkungen (bei Makroprolaktinom)
- evtl. partielle oder komplette Hypophysenvorderlappeninsuffizienz

> **Memo**
> Prolaktinexzess → Hemmung der pulsatilen Gonadotropinsekretion → Hypogonadismus

- **Diagnostik**
- basales Prolaktin im Serum ↑ (>200 ng/ml)
- Lokalisationsdiagnostik mittels MRT
- bei Makroprolaktinom Ausschluss einer Hypophysenvorderlappeninsuffizienz erforderlich
- ophthalmologische Untersuchung einschl. Perimetrie

> **! Cave**
> Serumprolaktinkonzentrationen zwischen 25 und 200 ng/ml (häufig bei Mikroprolaktinom) müssen weiter abgeklärt werden!

- **Differenzialdiagnose**
- physiologische Hyperprolaktinämie, z. B. in der Schwangerschaft, beim Stillen, durch Stress
- medikamentös induzierte Hyperprolaktinämie, z. B. durch Neuroleptika (häufig), trizyklische Antidepressiva, Reserpin, α-Methyldopa, Dopaminantagonisten, Antihistaminika, Östrogene
- primäre Hypothyreose
- chronische Niereninsuffizienz
- gestörte Bildung oder Transport von Dopamin (»prolactin inhibiting factor«, PIF) durch para-/suprasselläre Tumoren oder Hypophysenstielläsionen (sog. Begleithyperprolaktinämie)
- Mamillensekretion bei Mammakarzinom

- Therapie
- primär medikamentöse Therapie mit Dopamin(D_2)-Rezeptoragonisten, z. B. Cabergolin (Dostinex®), Quinagolid (Norprolac®) (führen häufig auch zur Tumorrückbildung)
- bei fehlendem Ansprechen oder Unverträglichkeit der medikamentösen Therapie ggf. neurochirurgische Resektion (bei Makroprolaktinom)

10.5.3 Akromegalie

- vermehrte Bildung (»Exzess«) von Wachstumshormon (GH, STH, Somatotropin) durch Hypophysenadenom
- zweithäufigster endokrin aktiver Hypophysentumor, Manifestationsalter 30.–50. Lebensjahr

- Klinik
- langsame klinische Progression, daher ist der klinische Verdacht entscheidend für eine frühe Diagnose
- Vergröberung der Gesichtszüge (Nase, Ohren, Supraorbitalwulst, Kiefer)
- Vergrößerung der Hände und Füße (Schuhgröße und Ringgröße nehmen zu!)
- Hochwuchs bei Manifestation im Jugendalter (vor dem Epiphysenschluss)
- Makroglossie mit kloßiger Sprache, obstruktives Schlafapnoe-Syndrom
- Vergrößerung innerer Organe (Organomegalie)
- Kopfschmerzen
- Hyperhidrosis
- ggf. Karpaltunnelsyndrom, Arthralgien
- ggf. arterieller Hypertonus
- Diabetes mellitus
- ggf. Zeichen der Hypophyseninsuffizienz und Gesichtsfeldausfälle (bitemporale Hemianopsie) bei großen Adenomen

! Cave
bei langjährigem Wachstumshormonexzess erhöhtes Risiko für Prostata-, Mamma- und Kolonkarzinome

- Diagnostik
- IGF-1↑
- Diagnosesicherung durch GH-Suppressionstest: nach Glukosebelastung (75 g p. o.) inadäquate oder fehlende Suppression von GH (Ausschluss einer Akromegalie bei Serumkonzentrationen des GH <1 ng/ml)
- Lokalisationsdiagnostik mittels MRT der Hypophyse
- ophthalmologische Untersuchung (Perimetrie)

>Memo
GH im Serum ist aufgrund der pulsatilen Sekretion als Einzelparameter ungeeignet; GH↑ während des Schlafes, bei Hunger, körperlicher Anstrengung und Stress; GH↓ nach Nahrungsaufnahme

Tag 5

- ■ **Therapie**
- ▬ transnasale, transsphenoidale Resektion (Therapie der Wahl), ggf. frontaler/temporaler Zugang bei sehr großen Adenomen mit prasellärer Ausdehnung
- ▬ medikamentöse Therapie, falls kurative Operation nicht möglich
  - ▬ Somatostatin-Analoga, z. B. Octreotid (Sandostatin LAR®) 10–30 mg alle 4 Wochen s. c., Lanreotid (Somatuline®) 60 mg alle 4 Wochen
  - ▬ GH-Rezeptorantagonisten (Pegvisomant, Somavert®), 10–20 mg/d s. c. (Dosisanpassung anhand des IGF-1-Serumspiegels)
- ▬ bei Inoperabilität oder nach erfolgloser Operation evtl. externe Strahlentherapie

10.5.4 Hypophysenvorderlappeninsuffizienz (Hypopituitarismus)

- ▬ partieller oder totaler Sekretionsausfall der Hypophysenvorderlappenhormone
- ▬ Ursachen einer HVL-Insuffizienz
  - ▬ Tumor, z. B. Hypophysenadenome (>50 % der Fälle), Kraniopharyngeome, Meningeome, Metastasen
  - ▬ Zustand nach Operation, Bestrahlung oder Schädel-Hirn-Trauma
  - ▬ Sheehan-Syndrom (ischämische Hypophysennekrose infolge größerer peripartaler Blutverluste)
  - ▬ M. Wegener, Sarkoidose, Tuberkulose, Langerhans-Histiozytose
  - ▬ Hämochromatose
  - ▬ Autoimmunhypophysitis
  - ▬ idiopathischer (hereditärer) hypogonadotroper Hypogonadismus mit Fehlen olfaktorischer Neurone (Kallmann-Syndrom)
  - ▬ Fehlen von Hypophysengewebe unterschiedlicher Ätiologie (»Empty-sella«-Syndrom)

- ■ **Klinik**
- ▬ variables klinisches Bild in Abhängigkeit von der Genese und dem Schweregrad der HVL-Insuffizienz sowie vom Manifestationsalter
- ▬ chronische Hypophysenvorderlappeninsuffizienz
  - ▬ ACTH-Mangel (sekundäre NNR-Insuffizienz) mit Adynamie, Gewichtsverlust, arterieller Hypotonie, Hypoglykämieneigung
  - ▬ LH-/FSH-Mangel (sekundärer Hypogonadismus) mit Amenorrhö, reduzierter Libido und Potenz, spärlicher oder fehlender Sekundärbehaarung

Tag 5

- TSH-Mangel (zentrale Hypothyreose) mit Müdigkeit, Kälteintoleranz, Bradykardie, im Kindesalter Entwicklungsstörungen
- GH-Mangel mit abdominaler Fetteinlagerung, Arteriosklerose, Osteoporose, Abnahme der Muskelmasse, im Kindesalter hypophysärer Kleinwuchs
- blasse Haut (durch MSH(Melanozyten-stimulierendes Hormon)-Mangel, Pigmentmangel und normochrome Anämie)
- bei größeren Tumoren evtl. Kopfschmerzen und Sehstörungen
- akute Hypophysenvorderlappeninsuffizienz (meist durch Belastungssituationen ausgelöste Krisen bei chronischer Insuffizienz; medizinischer Notfall)
  - arterielle Hypotonie, Bradykardie
  - Hypothermie
  - Hypoglykämie
  - Hypoventilation mit Hyperkapnie
  - Stupor, Koma

- **Diagnostik**
- Hyponatriämie, Hypoglykämie
- Erniedrigung der basalen Hormonparameter
  - ACTH↓, Kortisol↓
  - LH und FSH ↓, Testosteron und Östradiol ↓
  - TSH↓, fT$_4$↓
  - IGF-1↓
  - Prolaktin variabel, evtl. ↑ bei Hypothalamusläsionen oder hypophysennahen Tumoren
- Bestätigung der Diagnose durch dynamische Hypophysentests (Insulin-Hypoglykämie-Test, Releasing-Hormon-Tests)
- MRT der Hypophyse zur Ursachenabklärung obligat

> **>Memo**
> »prolactin inhibiting factor«, Dopamin↓

- **Therapie**
- Substitutionstherapie
  - Hydrocortison 20–30 mg/d (15–20 mg morgens, 5–10 mg mittags)
  - L-Thyroxin 75–150 µg/d
  - bei Männern Testosteron-Depotinjektion (z. B. Testoviron depot® 250 mg i. m. alle 3–4 Wochen, Nebido® 1000 mg i. m. alle 3 Monate) oder transdermal täglich (z. B. Testogel®)
  - bei Frauen zyklische Gabe von Östrogen-Gestagen-Präparaten
  - bei Kinderwunsch hMG-hCG-Therapie oder pulsatile GnRH-Therapie s. c.
  - rekombinantes humanes GH s. c. täglich bei nachgewiesenem schwerem Wachstumshormonmangel

> **! Cave**
> Erhöhung der Hydrocortisondosis in Krisensituationen!

> **! Cave**
> TSH nicht zur Dosiskontrolle geeignet!

10.5.5 Diabetes insipidus

- erhöhte Wasserdiurese infolge ADH-Mangels oder fehlender renaler ADH-Wirkung
  - **zentraler Diabetes insipidus**
    - sporadisch: Tumoren des Hypothalamus oder im Bereich des oberen Hypophysenstiels, Schädel-Hirn-Trauma, neurochirurgische Eingriffe, Bestrahlungsfolge, Enzephalitis, Meningitis, Autoimmunhypophysitis
    - selten familiär infolge einer Mutation des AVP(Arginin-Vasopressin)-Gens mit ungenügender oder fehlender Produktion bzw. Sekretion von ADH
  - **renaler Diabetes insipidus** (selten)
    - angeborener Vasopressin-Typ-2-Rezeptordefekt (X-chromosomal rezessiver Erbgang) oder defekter Wassertransportkanal Aquaporin 2 am renalen Sammelrohr (autosomal-rezessiver Erbgang)
    - erworbene tubuläre Nierenerkrankungen, Hypokaliämie, Hyperkalzämie
    - Medikamentenfolge (Lithium)

- **Klinik**
- Polyurie (5–30 l/d), Polydipsie
- Exsikkose, extremes Durstgefühl, Blutdruckabfall

- **Diagnostik**
- Urinosmolarität↓ <300 mosmol/l bei gleichzeitig erhöhter Serumosmolarität
- spezifisches Uringewicht <1008 g/l
- im kontrollierten Durstversuch (muss stationär durchgeführt werden!) Anstieg der Serumosmolarität (>295 mosmol/l) bei konstant niedriger Urinosmolarität (<300 mosmol/l)
- nach Gabe von Desmopressin Anstieg der Urinosmolarität beim zentralen Diabetes insipidus, kein Anstieg der Urinosmolarität beim renalen Diabetes insipidus
- bei gesichertem zentralem Diabetes insipidus MRT zum Tumorausschluss erforderlich

- **Differenzialdiagnose**
- Diabetes mellitus
- psychogene/habituelle Polydipsie
- Diuretikaabusus
- polyurische Nierenerkrankungen
- hyperkalzämische Krise

- **Therapie**
- bei zentralem Diabetes insipidus Desmopressin (Minirin®) 2×10–20 µg intranasal
- bei renalem Diabetes insipidus Therapieversuch mit Thiaziddiuretika, evtl. nichtsteroidale Antirheumatika
- falls möglich kausale Therapie der Grunderkrankung

10.5.6 Syndrom der inadäquaten ADH-Sekretion (SIADH)

- Wasserretention mit Verdünnungshyponatriämie infolge inadäquat erhöhter ADH-Sekretion (früher auch **Schwartz-Bartter-Syndrom**)
  - meist paraneoplastisch (überwiegend beim kleinzelligen Bronchialkarzinom)
  - enthemmte ADH-Sekretion
    - zentralnervöse Prozesse, z. B. ZNS-Tumoren, Schädel-Hirn-Traumata, Meningitis, Apoplex
    - pulmonale Prozesse, z. B. Pneumonien
    - Medikamente, z. B. trizyklische Antidepressiva, Antikonvulsiva (Oxcarbazepin), Cyclophosphamid, Vincristin
    - andere Ursachen, z. B. stressinduziert, Marathonlauf

- **Klinik**
- Verlangsamung, Kopfschmerzen
- Appetitlosigkeit, Übelkeit und Erbrechen
- Muskelkrämpfe
- evtl. Unruhe, Verwirrtheit, Krampfanfälle, Somnolenz und Koma infolge eines Hirnödems bei Hyponatriämie

- **Diagnostik**
- Hyponatriämie
- essenzielle Diagnosekriterien
  - effektive Serumosmolalität↓ (<275 mosmol/kg) und gleichzeitig Urinosmolalität >100 mosmol/kg
  - Natriumkonzentration im Urin >40 mmol/l
  - klinische Euvolämie, d. h. keine Dehydratation, keine Ödeme
  - keine Nebennierenrindeninsuffizienz, keine Hypothyreose, keine Diuretikaeinnahme
- ergänzende diagnostische Kriterien
  - Harnstoff, Harnsäure und Kreatinin im Serum ↓
  - Korrektur der Hyponatriämie durch Flüssigkeitsrestriktion

- **Differenzialdiagnose**
- hypovolämische Hyponatriämie, z. B. bei Diarrhö/Erbrechen, Diuretikatherapie oder Mineralokortikoidmangel (Nebennierenrindeninsuffizienz)

Tag 5

! Cave
bei Überdosierung Hyponatriämie, ggf. Hirndruckzeichen

! Cave
Hyponatriämie ist kein asymptomatischer Laborbefund; die klinische Symptomatik korreliert mit dem Schweregrad der Hyponatriämie!

>Memo
keine ausgeprägten peripheren Ödeme; euvolämische Hyponatriämie!

! Cave
Messung von ADH aufgrund der kurzen Halbwertzeit nicht praktikabel, ADH im Serum klinisch ohne Bedeutung

Tag 5

— hypervolämische Hyponatriämie, z. B. bei Herzinsuffizienz, nephrotischem Syndrom, Leberzirrhose
— Überdosierung von DDAVP (Desmopressin)

- **Therapie**
— ggf. kausale Therapie
— Flüssigkeitsrestriktion (0,5–1 l/d)
— bei erfolgloser Flüssigkeitsrestriktion Tolvaptan (Samsca®; selektiver Vasopressin-V2-Rezeptorantagonist) 15–30 mg/d p. o.
— ggf. langsame Infusion hypertoner Kochsalzlösung bei schwerer, akuter symptomatischer Hyponatriämie mit Serumnatriumwerten <100 mmol/l

! Cave
Gefahr der zentralen pontinen Myelinolyse, täglicher Anstieg des Serumnatriums maximal 10 mmol/l

Serviceteil

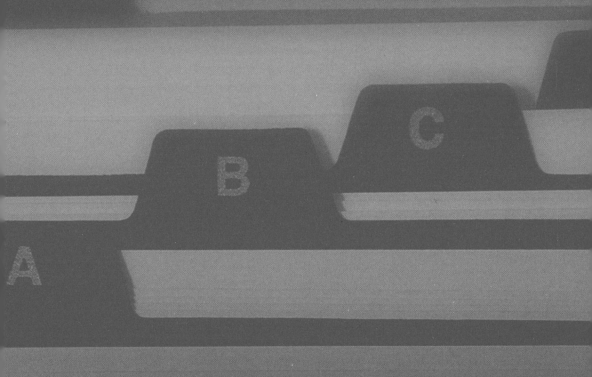

W. Karges, S. Al Dahouk, *Innere Medizin...in 5 Tagen*,
DOI 10.1007/978-3-642-41618-7, © Springer-Verlag Berlin Heidelberg 2014

Stichwortverzeichnis

Printing and Binding: Stürtz GmbH, Würzburg